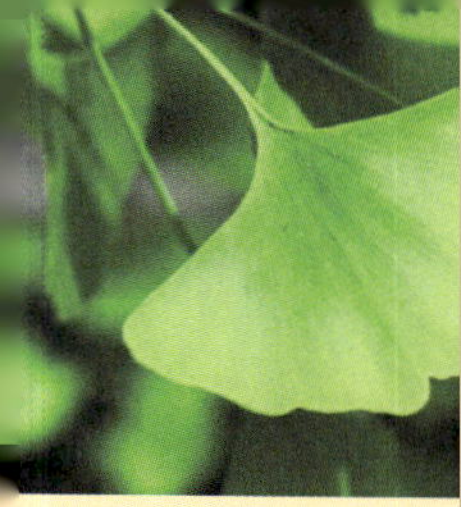

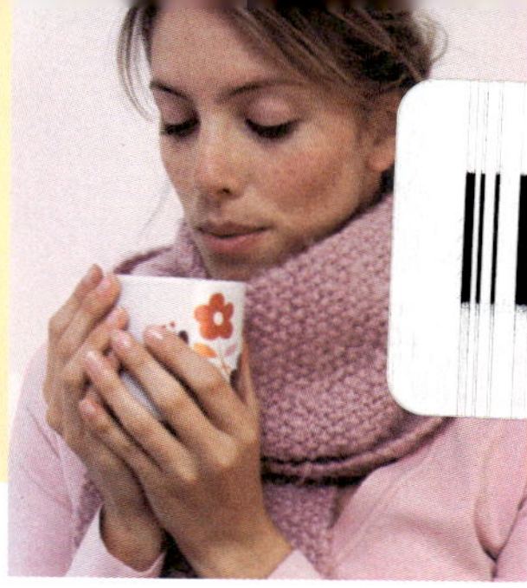

Hilfe aus der Hausapotheke

Beschwerden und Krankheiten

Vorwort

Mit der Hausapotheke haben Sie einen kompetenten, praktischen und modernen Gesundheitsratgeber für die ganze Familie in den Händen. »Vorbeugen ist besser als heilen«, sagt der Volksmund. So erfahren Sie, wie Sie Erkrankungen wirksam vorbeugen können. Informieren Sie sich in diesem Werk über gesunde Ernährung und eine ausreichende Versorgung mit Vitalstoffen – gegebenenfalls durch Verwendung geeigneter Nahrungsergänzung – als Basis für Ihre Gesundheit. Weitere Tipps zur Vorbeugung (Prävention) erhalten Sie bei Ihrem Präventologen.
Wenn Sie dennoch einmal Beschwerden haben, informiert Sie die Hausapotheke über grundsätzliche Möglichkeiten der Behandlung. Je nach Situation, persönlicher Vorliebe und Stärke der Beschwerden können Sie auswählen, ob Sie sie mit pflanzlichen, homöopathischen, chemisch-synthetischen Mitteln oder Schüßler-Salzen behandeln. Oft ist es möglich, auf die Einnahme von Arzneimitteln zu verzichten: Lesen Sie, wie Sie sich und Ihrer Familie mit Wasseranwendungen nach Kneipp, Wickeln, Bädern oder der traditionellen Akupressur helfen können. Ebenso erfahren Sie in der Hausapotheke, wo der Selbstbehandlung Grenzen gesetzt sind und ab wann Sie Ihre Ärztin/Ihren Arzt aufsuchen sollten.
Damit Sie die empfohlenen Behandlungen auch richtig anwenden, steht Ihnen ein kleines Selbsthilfepraktikum zur Seite, das alle im Buch erwähnten Methoden zur Vorbeugung und Heilung ausführlich vorstellt und ihre Anwendung Schritt für Schritt erklärt. Wenn Sie schon immer gerne wissen wollten, wie Sie sich gesund ernähren, welche Nahrungsergänzung empfehlenswert und was Homöopathie genau ist, wann Schüßler-Salze helfen oder wie Akupressur funktioniert, dann haben Sie vielleicht Lust, auch ohne Beschwerden in diesen Seiten zu blättern – eben vorbeugend! So unterstützen und erhalten Sie bei regelmäßiger Anwendung dauerhaft Ihre Gesundheit.

Dr. med. Petra Wenzel

Bad Kissingen, im November 2005

Inhalt

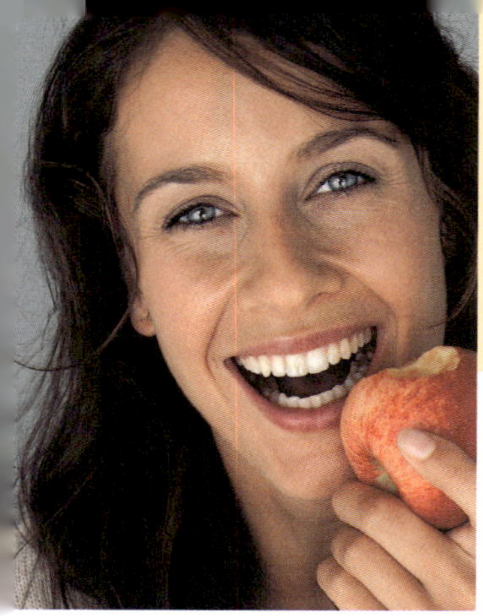

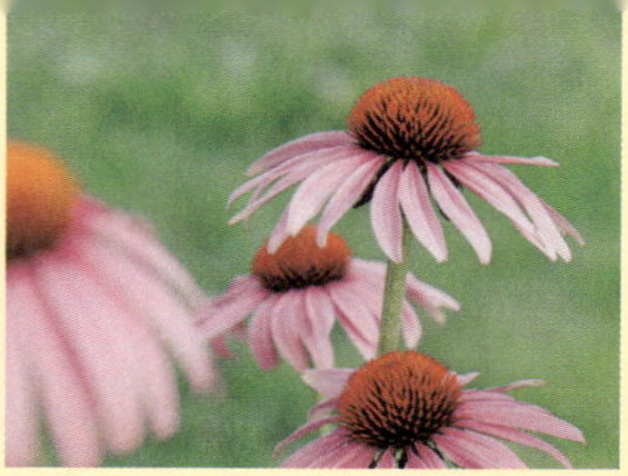

Erste Hilfe bei Notfällen

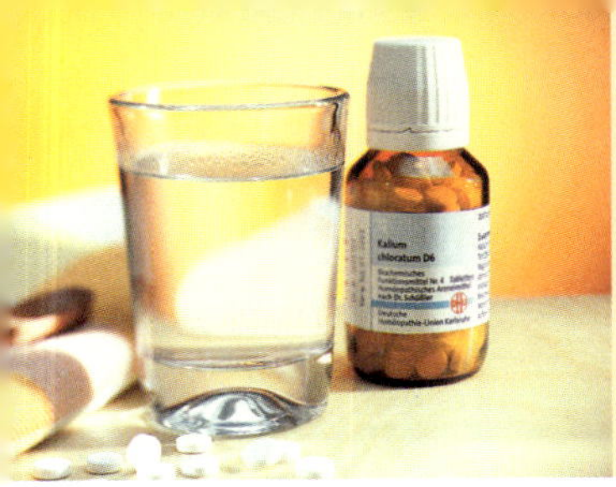
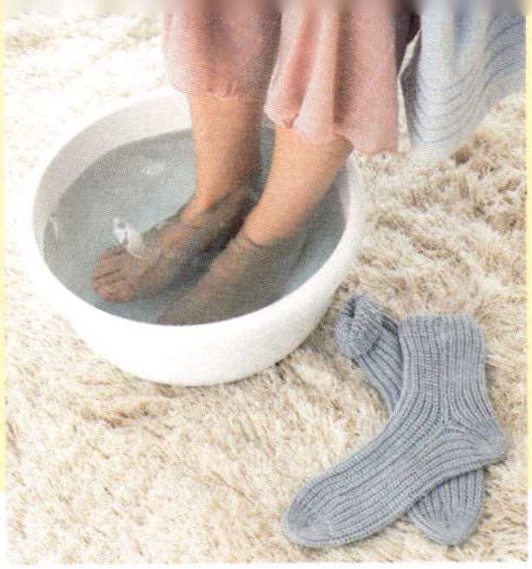
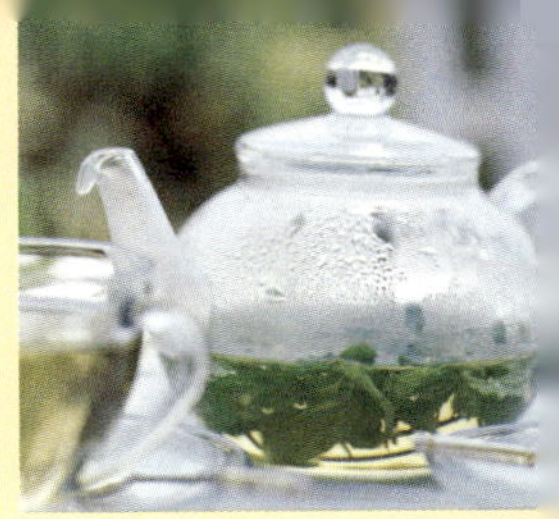

Kleines Vorsorge- und Selbsthilfepraktikum

Zum Nachschlagen

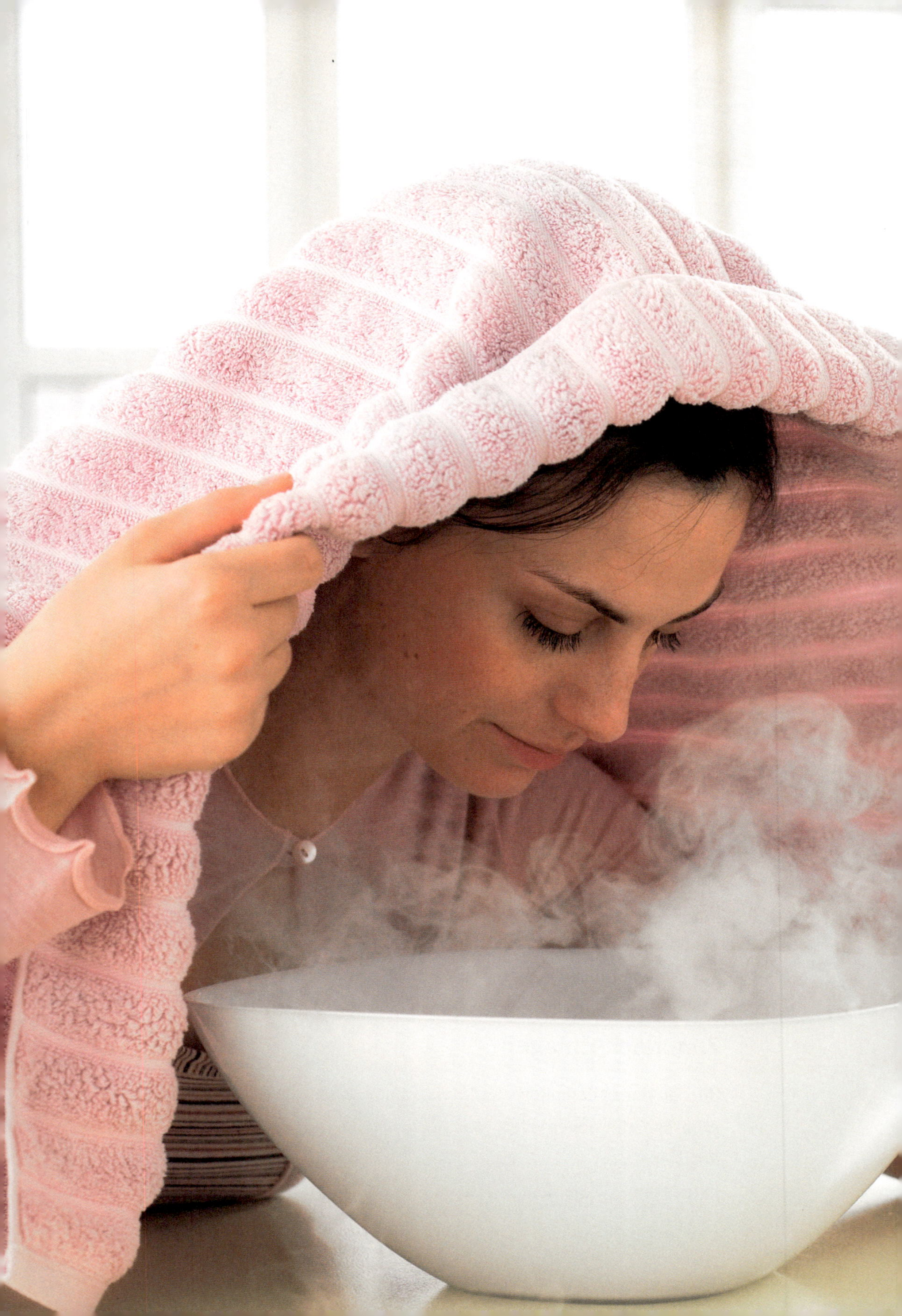

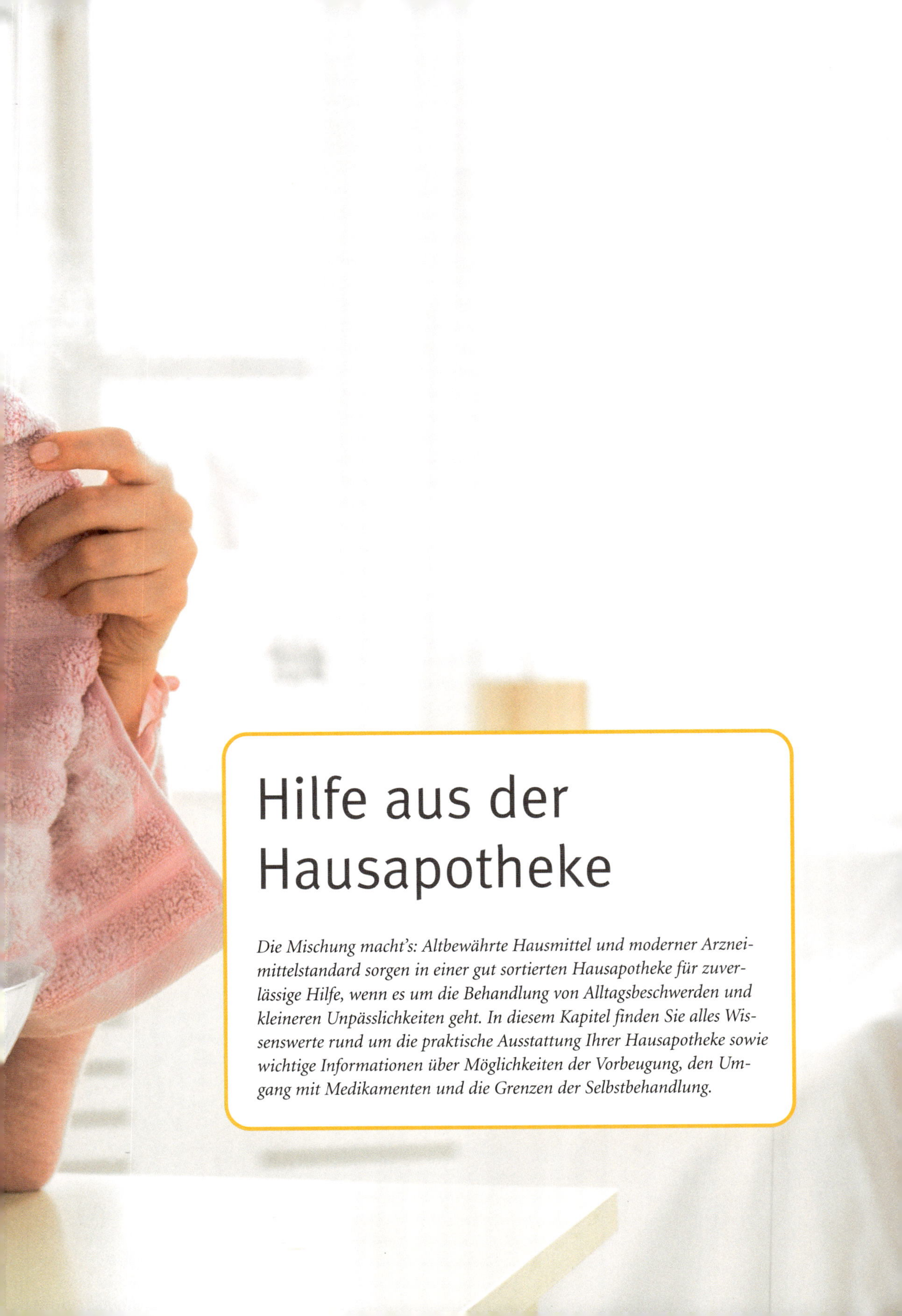

Hilfe aus der Hausapotheke

Die Mischung macht's: Altbewährte Hausmittel und moderner Arzneimittelstandard sorgen in einer gut sortierten Hausapotheke für zuverlässige Hilfe, wenn es um die Behandlung von Alltagsbeschwerden und kleineren Unpässlichkeiten geht. In diesem Kapitel finden Sie alles Wissenswerte rund um die praktische Ausstattung Ihrer Hausapotheke sowie wichtige Informationen über Möglichkeiten der Vorbeugung, den Umgang mit Medikamenten und die Grenzen der Selbstbehandlung.

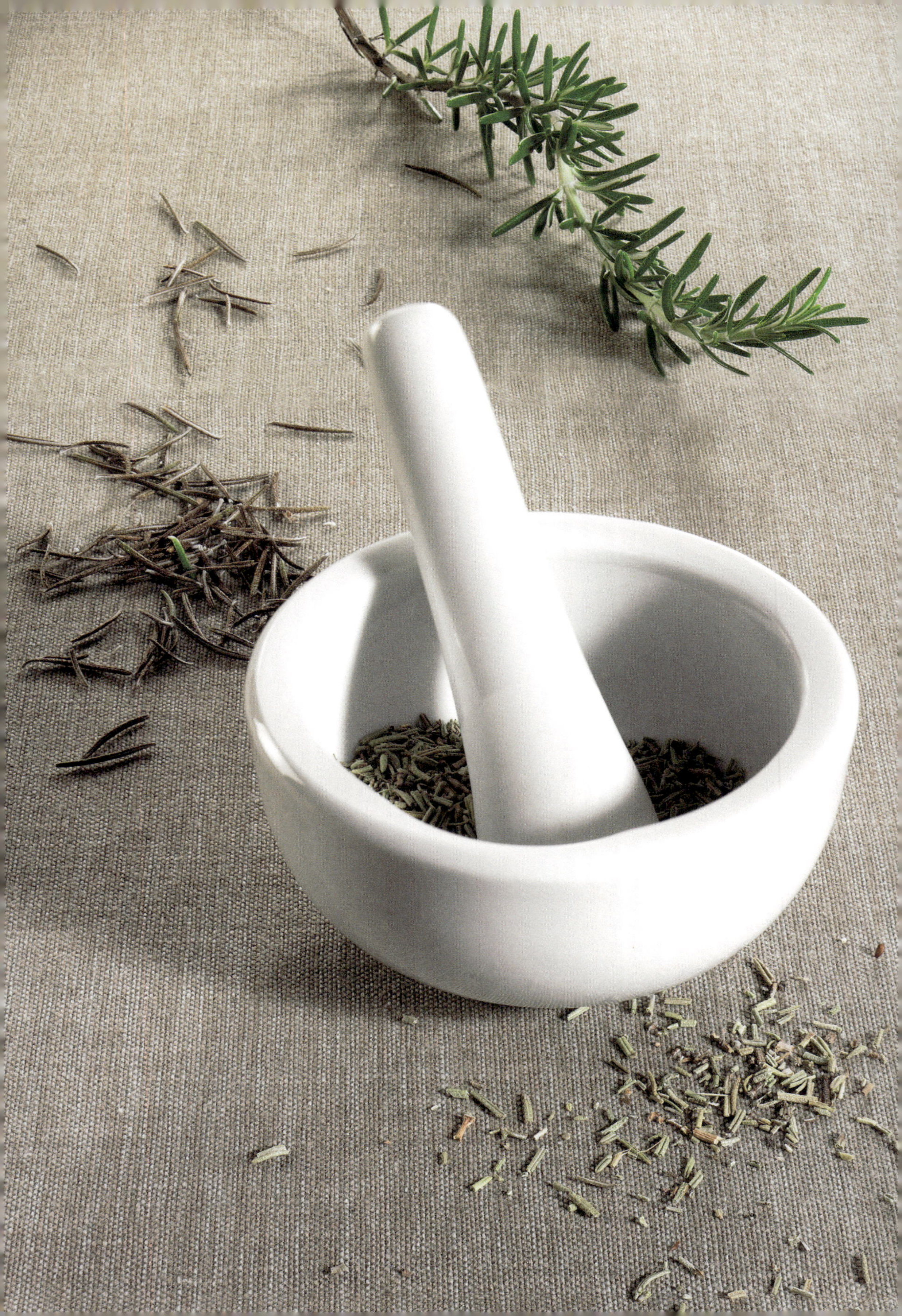

Zu Hause gesund werden und bleiben

Die gute alte Hausapotheke, die der ganzen Familie mit einfachen, aber bewährten Mitteln zur Seite stand und in der Urgroßmutters Hustensaftrezept sorgsam gehütet wurde, ist keineswegs out. Sich bei kleineren Unpässlichkeiten wie Husten, Schnupfen, Magendrücken oder Kopfschmerzen selbst zu behandeln, liegt im Trend: Die meisten Menschen versuchen vor dem Gang zum Arzt lieber erst einmal mit erprobten Hausmitteln ihr Glück.

Aber auch durch die Freigabe von immer mehr bislang rezeptpflichtigen Arzneimitteln steigt die Tendenz, kleineren Wehwehchen in Eigenregie zu Leibe zu rücken. Doch die Selbstbehandlung und -medikation setzen gewisse Grundkenntnisse sowie einen verantwortungsvollen Umgang mit den vorhandenen Therapiemöglichkeiten voraus – und nicht jeder fühlt sich auf dem Gebiet sicher.

Dieses Wissen will Ihnen der große Ratgeber »Hausapotheke« verständlich und zuverlässig vermitteln und Ihnen ein Wegweiser bei der vernünftigen und gefahrlosen Selbstbehandlung mit sanften Heilmethoden und rezeptfreien Arzneimitteln sein – als modernes Standardwerk für die ganze Familie. Besonderer Wert wurde dabei darauf gelegt, die Möglichkeiten der Vorbeugung aufzuzeigen.

SELBSTBEHANDLUNG: ERFOLGE UND GRENZEN

Dieser Ratgeber ist nicht zur Behandlung schwerer oder chronischer Krankheiten gedacht, sondern, wie der Name sagt, für den »Hausgebrauch«. Im Behandlungsteil (ab Seite 28) finden Sie daher Informationen, Ratschläge und Tipps zu den wichtigsten alltäglichen Beschwerden sowie einen übersichtlichen, nach Organsystemen gegliederten Praxisteil für die Erste-Hilfe-Behandlung in Notfällen.

Vorbeugen ist besser als heilen

Wo möglich, finden Sie wichtige Hinweise darauf, wie Sie den Beschwerden effektiv vorbeugen können. Manche Tipps mögen einfach klingen, doch in der Umsetzung sind solche Hinweise für Ihre Gesundheit langfristig am erfolgreichsten! Immer gehört zur gesunden Lebensführung auch eine ausgewogene Ernährung, die mit Nahrungsergänzung aus natürlichen Quellen abgerundet werden kann. Daher finden Sie Hintergrundinformationen und Vorschläge bei den einzelnen Beschwerden sowie in den entsprechenden Kapiteln im Selbsthilfepraktikum.

Selbsthilfe in zwei Schritten

In den Behandlungsvorschlägen wird immer nach dem gleichen Prinzip verfahren:

Zunächst sollten Sie versuchen, Ihre Beschwerden mit einfachen und gut verträglichen Maßnahmen und Mitteln zu behandeln. Eine Ernährungsumstellung, sinnvolle Nahrungsergänzung, der gezielte Einsatz von Tees und die richtige Anwendung von Bädern, Wickeln oder Güssen sind oft schon ausreichend, um schnell wieder auf die Beine zu kommen.

In einigen Fällen ist es sinnvoll, darüber hinaus pflanzliche oder homöopathische Mittel, Schüßler-Salze oder chemisch-synthetische Medikamente einzusetzen. Sie finden Hinweise zu geeigneten Mitteln bei den einzelnen Beschwerden. Tipps zur Vorbeugung durch gesunde Ernährung, Hinweise zur Auswahl hoch qualitativer Nahrungsergänzung, Anleitungen zur richtigen Heilpflanzenzubereitung sowie eine kurze Zusammenfassung über die Wirkweise der Homöopathie und der Schüßler-Salze erleichtern Ihnen den praktischen Umgang mit milden und gut verträglichen Mitteln.

• Wann wird's ernst?

Zu jedem Stichwort des Behandlungsteils werden jedoch nicht nur die Therapiemöglichkeiten, sondern auch die Grenzen der Selbstbehandlung genannt. Generell gilt: Wenn sich Ihre Beschwerden trotz Behandlung nicht innerhalb von drei Tagen deutlich bessern, müssen Sie in jedem Fall einen Arzt aufsuchen.

Hier gilt es nicht, tapfer die Zähne zusammenzubeißen nach dem Motto »Es wird schon wieder werden«, sondern es geht darum, zu verhindern, dass eine möglicherweise weniger harmlose Erkrankung verschleppt oder verschlimmert wird. Auch plötzlich auftretende starke Schmerzen, Bewusstseinsverlust oder starke Blutungen sind immer ein Fall für den Arzt!

BEWÄHRTE HEILMETHODEN

Die empfohlenen Maßnahmen lassen sich zu Hause durchführen. Es wurden bewährte Heilmethoden wie Wasseranwendungen (darunter Bäder, Güsse, Wickel und Auflagen), aber auch Akupressur, Homöopathie sowie Heilpflanzen- und Schüßler-Salz-Therapie ausgewählt, weil sie leicht erlernbare und gut in Eigenregie anzuwendende Heilverfahren sind. Im Kapitel »Kleines Vorsorge- und Selbsthilfepraktikum« (Seite 220 ff.) finden Sie alles Wissenswerte über das nötige Zubehör und die wichtigsten Handgriffe.

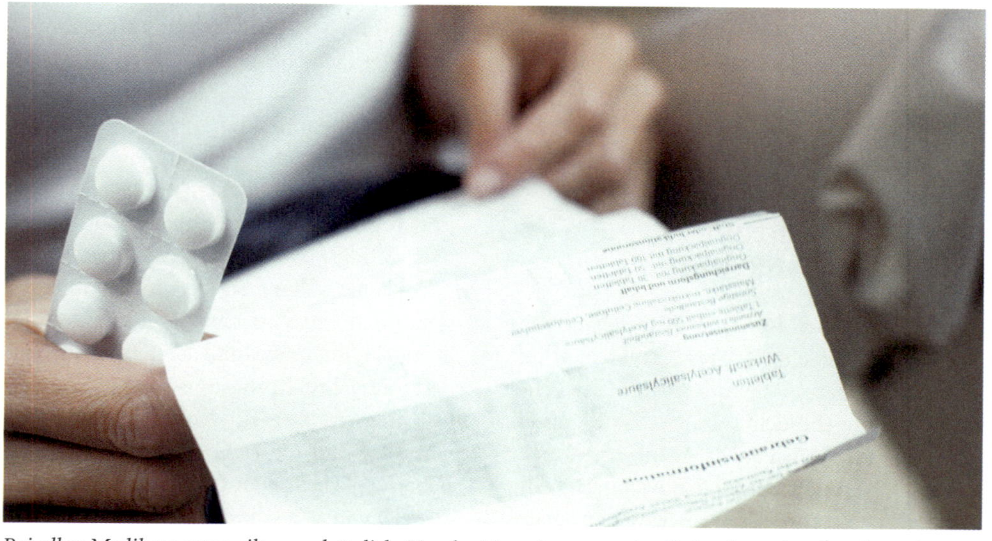

Bei allen Medikamenten gilt grundsätzlich: Vor der Einnahme stets den Beipackzettel aufmerksam lesen!

Natürlich gibt es noch eine ganze Reihe anderer hilfreicher Methoden. Sie alle aufzuführen hätte jedoch den Rahmen dieses Ratgebers, der Sie in Ihrem Alltag begleiten soll, gesprengt.

RICHTIGER UMGANG MIT ARZNEIMITTELN

Selbstbehandlung bedeutet auch verantwortungsvolle Selbstmedikation. Damit ist nicht nur die Auswahl, sondern auch der fachgerechte Umgang mit Pillen, Zäpfchen, Salben und Säften gemeint. Näheres dazu finden Sie auf den folgenden Seiten, aber auch im »Kleinen Vorsorge- und Selbsthilfepraktikum« (Seite 220 ff.), wo Sie Genaueres über die Herstellung und Wirkweise homöopathischer und pflanzlicher Medikamente sowie der Schüßler-Salze nachlesen können.

»Ist das auch wirklich ungefährlich?«, lautet die Frage, die im Zusammenhang mit der Einnahme von Arzneimitteln immer wieder gestellt wird. Diese Vorsicht gilt ganz besonders für Schwangere: Bei einer Behandlung von Erkrankungen in der Schwangerschaft gelangen kleinere Mengen des Arzneimittels, das die werdende Mutter einnimmt, auch in den Kreislauf des Kindes. Und der Blick auf die Packungsbeilage ist meist nicht geeignet, um Bedenken auszuräumen.

• Der Beipackzettel

Die Packungsbeilage informiert Sie über die Zusammensetzung, die Anwendungsgebiete und Dosierung sowie über Neben- und Wechselwirkungen, Gegenanzeigen und Vorsichtsmaßnahmen, die Sie bei der Anwendung eines bestimmten Medikaments beachten müssen. Wenn Sie sich diese Gebrauchsinformationen schon einmal genauer angesehen haben, waren Sie vielleicht überrascht, auch bei harmlosen Medikamenten eine solche Fülle an (teilweise noch schwer verständlichen) Informationen vorzufinden. Die Angaben sollen Ihnen jedoch helfen, das Arzneimittel so sicher wie möglich anzuwenden. Sie sollten die Packungsbeilage daher in jedem Fall lesen und sich vor Einnahme eines Mittels vergewissern, dass es noch haltbar ist.

Tipp

Arzneimittelkauf: Qualität geht vor

Noch ein Wort zum Arzneimittelkauf: Neben den von alters her bewährten Hausmitteln haben wir auch die Wirkstoffe von frei verkäuflichen Arzneimitteln empfohlen: homöopathische, pflanzliche und chemisch-synthetische. Frei verkäuflich bedeutet jedoch nicht, dass Sie überall die gleiche Qualität erhalten. Der Vorteil von Arzneimitteln aus der Apotheke liegt darin, dass diese geprüfte Arzneibuchqualität aufweisen. Dadurch unterscheiden sie sich von Mitteln, die in Drogerien, Supermärkten oder im Versandhandel angeboten werden. Deren Qualität unterliegt dem weniger strengen Lebensmittelrecht und wird seltener kontrolliert. Was die wenigsten Verbraucher wissen: Diese Mittel enthalten oft nur ganz geringe Dosierungen der Wirkstoffe, die in der Regel nicht für eine Behandlung ausreichen.

Für Produkte zur Nahrungsergänzung zur effektiven Vorbeugung gilt: Bedingt durch die deutsche Arzneimittelgesetzgebung erhalten Sie Produkte mit international empfohlenen Dosierungen derzeit über den Direktvertrieb oder das Empfehlungsmarketing von Herstellern, die ihren Firmensitz im Ausland haben (siehe dazu auch Seite 241). Achten Sie darauf, dass solche Produkte möglichst aus natürlichen Quellen hergestellt werden!

Nebenwirkungen: Risiko abschätzen

Das erschreckt jeden: Die Auflistung der Nebenwirkungen nimmt bei den meisten Präparaten weit mehr Raum ein als die Beschreibung der Wirkung. Oft ist man nach der Lektüre geneigt, das Medikament lieber gar nicht erst einzunehmen, als das Risiko der zahlreichen Nebenwirkungen einzugehen.

Dazu sollten Sie wissen, dass ein pharmazeutischer Hersteller gesetzlich verpflichtet ist, in der Packungsbeilage alle medizinischen Kenntnisse über sein Produkt bekannt zu geben. »Alles« bedeutet, dass auch seltene und selbst harmlose Nebenwirkungen aufgeführt werden müssen. Das heißt nun nicht, dass diese in jedem Fall eintreten. Sie sollen sich lediglich im Klaren darüber sein, dass bestimmte Nebenwirkungen möglicherweise auftreten können. Allerdings ist es schwer, hier zwischen »wahrscheinlich« und »unmöglich« abzuschätzen. In dem Bemühen, die Packungsbeilage anwenderfreundlicher zu gestalten, haben die Hersteller daher Formulierungen gewählt, aus denen Sie das mögliche Risiko einer unerwünschten Nebenwirkung abschätzen können.

Info

Risiko einer Nebenwirkung

Wie oft treten Nebenwirkungen tatsächlich auf? Die folgenden Formulierungen auf dem Beipackzettel sind Richtwerte für Ihre Risikoeinschätzung:

- »häufig« bedeutet:
  in über zehn Prozent der Fälle
- »gelegentlich«:
  in etwa ein bis zehn Prozent der Fälle
- »selten«:
  weniger als ein Prozent und Einzelfälle

Wechselwirkungen vermeiden

Viele Menschen leiden an mehreren Erkrankungen gleichzeitig. Vielleicht sind sie wegen einer Erkrankung in ärztlicher Behandlung, benötigen aber – etwa bei Erkältungserscheinungen – ein weiteres Präparat, das sie selbst in der Apotheke kaufen. Tritt auch bei Ihnen ein solcher Fall ein, sollten Sie unbedingt in der Packungsbeilage nachlesen, ob die Präparate sich gegenseitig beeinflussen, und gegebenenfalls die Einnahme unterlassen. Übrigens können nicht nur Medikamente miteinander in Wechselwirkung treten, auch mit Nahrungs- und Genussmitteln sowie Getränken ist dies möglich (siehe Seite 22).

Und noch eine Bitte: Nehmen Sie nicht mehrere Medikamente gleichzeitig ein, in der Hoffnung, eine schnelle Wirkung zu erzielen. Keinesfalls gilt hier »Viel hilft viel«. Entscheiden Sie sich immer nur für eines der vorgeschlagenen Arzneimittel.

Dosierung und Anwendung einhalten

Arzneimittelhersteller müssen aufwändige und umfangreiche Untersuchungen durchführen, in denen unter anderem geklärt wird, welche Dosierung ihres Medikaments für die Behandlung einer Erkrankung notwendig ist. Sie finden daher auf der Packungsbeilage eines jeden Arzneimittels genaue Dosierungsempfehlungen, die manchmal für verschiedene Krankheitsbilder und Schweregrade der Erkrankung ganz unterschiedlich ausfallen können. Halten Sie sich unbedingt an die Empfehlungen! Nur so erzielen Sie die erwünschte Wirkung.

Davon abgesehen werden in der Packungsbeilage auch Angaben dazu gemacht, zu welcher Tageszeit Sie das entsprechende Mittel am besten einnehmen sollten. Die Begriffe Einzeldosis und Tagesdosis klären darüber auf, wie viele Tabletten oder Dragees Sie auf einmal oder innerhalb von 24 Stunden ein-

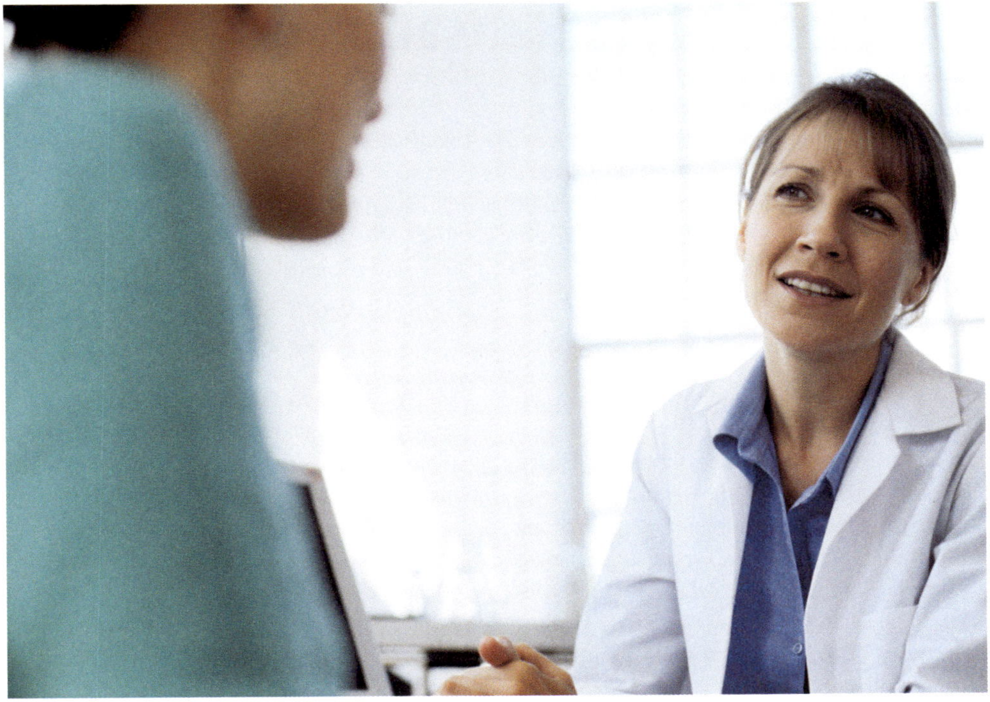

Halten Sie Rücksprache mit Ihrer Ärztin oder Ihrem Arzt, wenn Sie unsicher in der richtigen Anwendung und Dosierung eines Medikaments sind. So vermeiden Sie möglicherweise Fehler.

nehmen dürfen. Außerdem können Sie hier auch nachlesen, ob sich das Medikament nur für die kurzfristige Einnahme oder für eine langfristige Behandlung eignet. Und bitte bedenken Sie, dass es auch bei rezeptfreien Arzneimitteln auf die richtige Dosierung ankommt, damit die Inhaltsstoffe ihre optimale Wirkung entfalten können.

Im Zweifelsfall Rücksprache halten

Neigen Sie auch dazu, nach der Lektüre des Beipackzettels auf die Einnahme des betreffenden Mittels lieber doch zu verzichten? Dann sollten Sie sich dabei einmal vor Augen führen, dass zwar tatsächlich ein gewisses Risiko von Nebenwirkungen besteht, Sie andererseits jedoch auch ein Erkrankungsrisiko eingehen, wenn Sie Ihre Erkrankung nicht behandeln und sie sich vielleicht verschlimmert. Hier heißt es also abwägen.

Wenn Sie dennoch unsicher sein sollten – so wie in jedem Fall während der Schwangerschaft und Stillzeit! –, sollten Sie vor einer Selbstbehandlung mit einem bestimmten Mittel lieber bei Ihrer (Frauen-)Ärztin/Ihrem Arzt oder in Ihrer Apotheke nachfragen.

Haben Sie sich für eine Medikamenteneinnahme entschieden, bedenken Sie bitte auch, wie lange eine Einnahme sinnvoll ist: Grundsätzlich sollten Sie bei Beschwerden und Störungen jede Art von Arzneimittel nur kurzfristig einsetzen – ohne Rücksprache mit dem Arzt nicht länger als drei Tage, wenn die Beschwerden sich nicht bessern.

Die gut sortierte Hausapotheke

Kein Haushalt ohne Hausapotheke: Sie ist die erste Anlaufstelle bei Schnupfen und Husten, wenn nach dem Sport der strapazierte Muskel schmerzt oder beim Zwiebelschneiden der Finger gelitten hat. Aber neben Verbandsmitteln, Pillen, Säften oder Salben sollte hier auch alles Zubehör für die häusliche Krankenpflege zu finden sein: vom Fieberthermometer bis zu den wichtigsten Notfalladressen und Anleitungen für die erste Hilfe.

Denn eine fiebrige Erkältung kann Sie zu Hause rasch »flachlegen«, und auch bei Haushaltsunfällen muss es unter Umständen schnell gehen – ärgerlich, wenn dann langes Herumsuchen doch nur eine Uraltpackung undefinierbarer Kräuteressenzen, eine ausgeleierte Idealbinde und ein Digitalthermometer ohne Batterie zutage fördert! Es lohnt sich, für die Einrichtung einer praktischen Hausapotheke etwas Zeit aufzuwenden.

STANDORT UND SICHERHEIT

Der auserkorene Lieblingsplatz für Hausapotheken ist in den meisten Fällen das Badezimmer. Küche und Badezimmer sind jedoch wegen der feuchten und warmen Luft nicht für die Lagerung von Arzneimitteln geeignet.

Der ideale Standort sollte trocken, kühl und lichtgeschützt sein. Ein geeigneter Raum ist beispielsweise ein Erwachsenen-Schlafzimmer oder eine Ecke im Flur. Am günstigsten ist es, wenn Sie ein abschließbares Schränkchen benutzen. Sind Kinder im Haus, ist dies zudem unerlässlich!

Regelmäßiger Sicherheitscheck

Denken Sie daran, Ihre Hausapotheke regelmäßig zu überprüfen.

➤ Kontrollieren Sie das Haltbarkeitsdatum Ihrer Arzneimittel. Überalterte Arzneimittel sollten Sie durch Ihren Apotheker entsorgen lassen und durch neue Arzneimittel ersetzen.

➤ Reste von verschreibungspflichtigen Arzneimitteln, die Sie für eine akute Erkrankung erhalten haben und die mittlerweile ausgeheilt ist, sollten Sie ebenfalls an die Apotheke zurückgeben.

➤ Keinesfalls sollten Sie verschreibungspflichtige Arzneimittel für die Behandlung von Bagatellerkrankungen nutzen. Wenn Sie glauben, der Arzneimittelrest könne sich zur Behandlung einer aktuellen Erkrankung eignen, halten Sie erst Rücksprache mit Ihrem Arzt.

FÜR ALLE FÄLLE: DIE REISEAPOTHEKE

Sie hat schon so manchen Urlaub gerettet, der sonst vielleicht gleich mit Reisekrankheit begonnen hätte. Aber auch sonst ist die Reiseapotheke ein echter Nothelfer. Vor allem im Ausland ist es oft nicht leicht, sich sofort ärztlichen Rat zu verschaffen, und in den dortigen Apotheken können bestimmte Medikamente gerade nicht verfügbar sein. Die folgende Liste hat für alle Fälle ein Mittel parat.

Das gehört hinein

➤ Medikamente, die Sie dauerhaft einnehmen müssen

➤ Mittel gegen Reisekrankheit

Info

Die Grundausstattung der Hausapotheke

Die folgende Zusammenstellung von Verbands- und Arzneimitteln sowie wichtigen Utensilien zur Krankenpflege ist sozusagen die Basisausrüstung Ihrer Hausapotheke. Sie können sie in Ihrer Apotheke beziehungsweise einer gut sortierten Drogerie erwerben. Bei der Auflistung der Arzneimittel wurden nur die Medikamententypen genannt; die Auswahl der entsprechenden Handelsmarken sollten Sie am besten nach persönlichen Vorlieben und Gesundheitsvoraussetzungen mit Ihrer Hausärztin/Ihrem Hausarzt absprechen.

Verbandsmittel

- Mullbinden, 6 cm und 8 cm breit
- elastische Binden, 6 cm und 8 cm breit
- Idealbinde, 8 cm breit
- Verbandspäckchen (klein, mittel und groß)
- 1 Rolle Heftpflaster
- 1 Packung Pflasterstrips
- Wundschnellverband (6 cm und 8 cm)
- Verbandswatte
- 6 Sicherheitsnadeln
- Verbandsklammern
- 1 Splitterpinzette
- 1 Verbandsschere
- 2 Dreieckstücher

Arzneimittel

- Schmerztabletten
- Halstabletten
- Tabletten gegen Durchfall
- Tabletten gegen Verstopfung
- Mittel gegen Sodbrennen (Magenübersäuerung), Blähungen und Völlegefühl
- Mittel gegen Erkältungskrankheiten
- Mittel gegen Insektenstiche
- Wunddesinfektionsmittel
- kolloidales Silber
- Wund- und Brandgel
- individuelle Arzneimittel (Arzneimittel, die Sie ständig oder häufiger einnehmen)

Krankenpflegeartikel

- Fieberthermometer
- Mundspatel
- Lederfingerling
- Feindesinfektionsmittel
- eventuell 1 Kneipp-Wickeltuchset
- Wärmflasche
- Badethermometer

Sonstiges

- Erste-Hilfe-Anleitung
- Notfalladressen mit Telefonnummern
- Anleitung zur Akupressur

- Schmerzmittel
- Abführmittel
- Mittel gegen Durchfall
- Mittel gegen Sodbrennen
- Mittel zur Wunddesinfektion (beispielsweise kolloidales Silber), Wundsalben
- Mittel gegen Erkältungskrankheiten
- Sonnenschutzmittel
- Salbe oder Gel zur Behandlung von Sonnenbrand
- Einreibemittel zur Behandlung von Prellungen und Verstauchungen

- Verbandsmittel, Wundverband und Heftpflaster (Verbandspäckchen, elastische Binden, Mullbinden, Verbandsklammern)
- Fieberthermometer
- Pinzette zum Entfernen von Splittern oder Stacheln
- Augentropfen gegen Bindehautentzündung
- Mittel gegen Juckreiz und Insektenstiche
- Mittel gegen Ohrenschmerzen
- Mittel gegen Pilzerkrankungen
- Mittel gegen Schlafstörungen

Gut gerüstet im Krankheitsfall

Der Abschluss einer Reisekrankenversicherung und Reiseunfallversicherung, gegebenenfalls im Zusammenhang mit einer Reisekostenrücktrittsversicherung, kann unter Umständen sehr nützlich sein.

Innerhalb Deutschlands ist Ihre Krankenversicherungskarte ausreichend. In einigen Ländern sind Sie mit einem so genannten Auslandskrankenschein genügend abgesichert. Diesen Schein können Sie sich vor dem Antritt der Reise bei Ihrer Krankenkasse besorgen. Informieren Sie sich rechtzeitig bei Ihrer Krankenkasse darüber.

Etwa drei bis vier Monate vor Reiseantritt sollten Sie auch Ihren Impfausweis kontrollieren und sich gegebenenfalls impfen lassen, falls Ihr Reiseziel besondere Impfungen erforderlich macht. Auf jeden Fall sollte auch die Tetanusimpfung aufgefrischt sein.

DIE KINDERAPOTHEKE

Wenn in Ihrem Haushalt kleine Kinder leben, sollten Sie einige geeignete Arzneimittel für den Notfall griffbereit haben, denn mit Vorliebe überrascht Sie die Magen-Darm-Infektion Ihres Jüngsten vermutlich mitten in der Nacht oder an Sonn- und Feiertagen. Wenn Sie dann sofort auf eine entsprechend ausgestattete Hausapotheke zurückgreifen können, fühlen Sie sich der Situation gleich viel besser gewachsen.

Aber denken Sie bitte daran: Kinder sind keine Erwachsenen im Miniformat. Sie haben andere Beschwerden, und ihre Organfunktionen sind mit denen von Erwachsenen nicht vergleichbar. Deshalb darf nicht jeder Arzneistoff bei Kindern eingesetzt werden. In jedem Fall muss die Dosierung dem Alter des Kindes und seinem Körpergewicht angepasst werden. Am besten sprechen Sie sich bei der Zusammenstellung Ihrer Kinderapotheke mit Ihrer Kinderärztin /Ihrem Kinderarzt ab.

Und noch ein Tipp: Arzneimittel sollten keinesfalls in Kinderhände gelangen können! Lassen Sie keine Medikamente herumliegen, sondern lagern Sie sie immer verschlossen in der Hausapotheke.

Das gehört hinein

- Fieberzäpfchen (dem Alter und Gewicht des Kindes angepasst)
- Mittel für die Behandlung von Durchfall und Erbrechen: Zucker-Elektrolyt-Präparate; die Präparate gibt es als Pulver oder Tablette
- Mittel gegen Blähungen: Tropfen oder Tee (Anis-, Fenchel-, Kümmeltee, Windtee, Windsalbe, Entschäumer-Präparate, Carminativum-Tropfen)
- Mittel gegen Windeldermatitis und zur Wundversorgung: Kamillenbad und -salbe, Eichenrindenbad, Kleiebad, Zinkpaste, Wund- und Heilsalbe
- Mittel bei Erkältungen: Menthol- und kampferfreie Einreibungen, Nasentropfen oder -spray, Tropfen oder Saft bei einer Entzündung der Atemwege, bei Schnupfen und Husten
- kindergeeignete Sonnenschutzmittel
- buntes Kinderpflaster
- kolloidales Silber eignet sich zur Desinfektion von Wunden, bei Augenentzündungen und zum Gurgeln

Kleine Verbandskunde

Ein Sortiment Binden und Pflasterpäckchen im Schrank macht noch keinen Erste-Hilfe-Spezialisten. Neben einer kurzen Übersicht über die wichtigsten Verbandsmittel finden Sie daher an dieser Stelle auch das nötige Know-how zum Thema Verbandstechnik.

BINDEN UND PFLASTER

➤ Mullbinden in verschiedenen Breiten sind das Standardverbandsmittel; sie sind normalerweise nicht elastisch. Elastische Mullbinden eignen sich gut, um an beweglichen Stellen, wie zum Beispiel an Gelenken, Verbände zu fixieren. Es gibt aber auch Mullbinden, die beim Wickeln ähnlich wie ein Klettverschluss haften.

➤ Eine kräftige, gewebte Binde ist die Idealbinde, die eine Druck- und Massagewirkung ausübt. Sie muss schonend gewaschen werden, damit sie ihre Elastizität behält.

SO SITZEN BINDEN UND BANDAGEN

Verbände richtig anzulegen ist keine Kunst. Ein paar Grundregeln helfen Ihnen dabei.

➤ Wickeln Sie grundsätzlich zur Körpermitte hin: Wollen Sie etwa eine Binde am Unterschenkel anlegen, dann am Fußgelenk beginnen und bis unterhalb des Knies hochwickeln. Den Rest der Bindenrolle wieder nach unten führen oder, wenn er zu lang ist, abschneiden (nicht bei Idealbinden!).

➤ Fixieren Sie den Bindenanfang, indem Sie die Bindenrolle noch einmal darüberführen.

➤ Von da an immer dachziegelartig überlappend zur Körpermitte hin wickeln: Die Bindenlagen sollten etwa um ein Drittel übereinanderliegen.

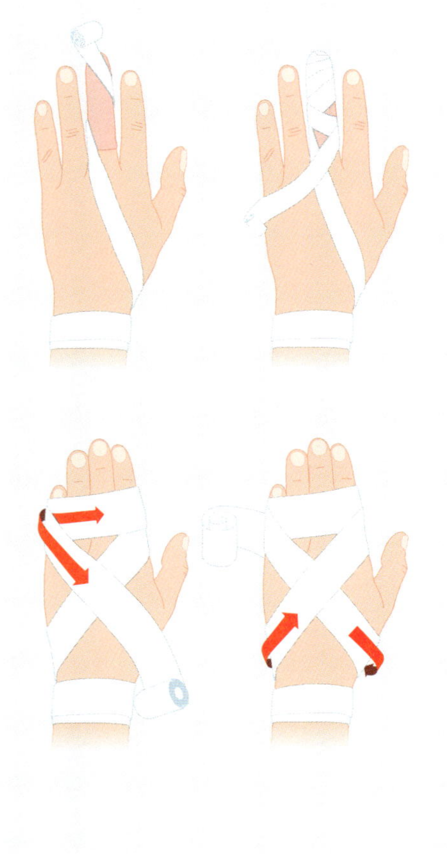

Finger- und Handverbände zuerst am Handgelenk beginnen, dann um den Finger oder die ganze Hand wickeln, wieder zum Handgelenk zurückführen und dort fixieren.

➤ Die Binde sollte straff, aber nie einschnürend sitzen. Gefühllose oder angeschwollene Zehen oder Finger sind ein Alarmsignal!

➤ Eine Kombination aus Kompressen (Wundauflagen) und Mullbinden sind die so genannten Verbandspäckchen (Verbandspäckchen keimfrei DIN 13151). Die Kompressen sind beim Verbandspäckchen an das Ende einer Mullbinde angenäht, das vereinfacht die Wundversorgung. Die Wundauflagefläche der Watte-Mull-Kompresse gibt es in drei Größen (klein: 6 x 8 Zentimeter, mittel: 8 x 10 Zentimeter, groß: 10 x 12 Zentimeter).

➤ Verbandswatte polstert Verletzungen und nimmt Wundsekret auf. Sie darf nie direkt auf die Wunden aufgebracht werden.

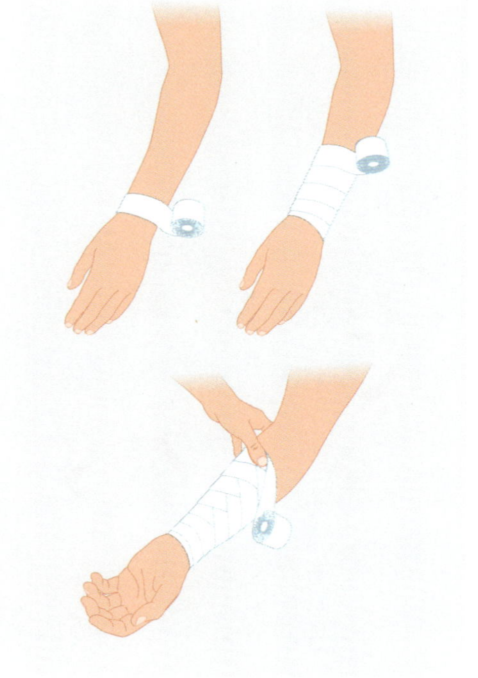

Den Armverband am Handgelenk beginnen und in Richtung Körper eine Lage versetzt über die andere wickeln. Besonders straff sitzt der so genannte Kornährenverband.

So hält der Verband

Idealbinden und elastische Binden werden in der Regel mit Verbandsklammern, seltener mit Sicherheitsnadeln fixiert. Kompressen-, aber auch Bindenenden können mit Heftpflaster befestigt werden.

➤ Als Klebemittel werden Natur- oder Kunstkautschuk verwendet, die luft- und wasserdampfundurchlässig sind. Für empfindliche Personen eignen sich hypoallergene Pflaster mit Polyacrylaten als Klebemasse. Neben dem einfachen Verbandspflaster gibt es auch Pflaster, die Medikamente enthalten.

➤ Beim Wundschnellverband sind Heftpflaster und Wundauflage miteinander kombiniert.

SO VERSORGEN SIE EINE WUNDE

Ein Verband soll die Wunde schützen, Wundabsonderungen aufnehmen und die Verletzung ruhig stellen. Bei einer blutenden Wunde halten Sie zunächst den verletzten Körperteil hoch, damit die Blutung nachlässt. Schmutz und Fremdkörper sollten Sie nicht selbst entfernen, sondern dies dem Arzt überlassen, da Sie die Wunde zusätzlich infizieren könnten. Bitte behandeln Sie die Wunde auch nicht mit »Hausmitteln« wie Mehl, Schnaps oder Öl; sie verkleben nur und rufen Entzündungen hervor. Bevor Sie mit dem Verbinden beginnen, muss die Wunde keimfrei abgedeckt werden, am besten mit einer frisch ausgepackten Mullkompresse. Im Notfall tut es ein sauberes Taschentuch oder ein sauberes Stück Stoff. Legen Sie darüber einen Verband an, indem Sie eine Binde in Richtung Körpermitte abwickeln.

Damit der Verband nicht verrutscht, muss er zwar straff sitzen, darf aber keinesfalls die Durchblutung hemmen. Der Trick: Man lässt die Binde nicht gerade, sondern immer etwas schräg zum Körperteil laufen.

Arzneimittel richtig anwenden

Die folgenden Tipps und Hinweise können Ihnen helfen, Arzneimittel so einzunehmen beziehungsweise anzuwenden, dass sie sicher wirksam und gut verträglich sind. Trotzdem sollten Sie nach dem Kauf eines jeden Arzneimittels zuallererst einen Blick auf die Packungsbeilage werfen!

MITTEL, DIE GESCHLUCKT WERDEN

Etwa ein Drittel aller Arzneimittel sind als Tabletten, Dragees oder Kapseln gefertigt, so dass man sie schlucken kann (orale Anwendung). Nehmen Sie die Mittel grundsätzlich mit einem großen Glas Wasser ein, und schlucken Sie sie im Sitzen oder Stehen, damit keine Tablette oder Kapsel in der Speiseröhre hängen bleiben kann.

➤ Wenn Sie Schwierigkeiten mit dem Schlucken größerer Tabletten haben, können Sie die Tabletten vorher auf einem Löffel in Wasser zerfallen lassen – der Geschmack wird dann allerdings meist ziemlich unangenehm sein. Einige Tabletten können Sie auch zerkleinern, indem Sie sie zwischen zwei Löffel legen oder einen in der Apotheke erhältlichen Tablettenzerteiler benutzen.

➤ Um manchen »Brocken« kommen Sie leider nicht herum: Überzogene Kapseln, Dragees, Filmtabletten und Arzneimittel mit den Bezeichnungen »retard«, »depot« oder »long« müssen unzerkleinert eingenommen werden!

Medikamente leichter einnehmen

In Ihrer Apotheke können Sie verschiedene Hilfsmittel erwerben, die die Einnahme von Arzneien zum Schlucken erleichtern. Hierzu gehören beispielsweise:

➤ Blisterpacköffner, die die Entnahme von Tabletten aus eingeschweißten Kunststoff- oder Aluminiumbriefchen erleichtern

➤ Drehverschlussöffner aus Gummi zum Öffnen kleiner Fläschchen

➤ Messbecher und Löffel zur sicheren Dosierung

➤ Tablettenteiler

➤ Flaschenöffnungshilfe mit Kraftgriff

➤ Baby-Medizin-Fläschchen

➤ Gerät zum Zerkleinern von Tabletten (Pill-Crusher)

➤ Tropfenzählgerät

➤ Arzneikassetten, in denen Sie den Tablettenvorrat für einen Tag oder eine Woche den Einnahmezeitpunkten genau zuordnen können; diese Boxen gibt es auf Wunsch auch mit Blindenschrift.

Vor, während oder nach dem Essen?

Wenn Sie Arzneimittel auf nüchternen Magen einnehmen, wirken sie wesentlich rascher. Bei einer Tablette gegen Kopfschmerzen ist schnelle Wirkung erwünscht. Zusammen mit einem großen Glas Wasser auf nüchternen Magen eingenommen, zerfällt sie rasch, und die Lösung gelangt durch den Magen hindurch in den Dünndarm. Die Wirkstoffe werden im Blut aufgenommen und schnell im Körper verteilt.

➤ Einige Medikamente reizen jedoch die Schleimhäute des Magen-Darm-Trakts; dazu gehören übrigens auch die meisten Schmerzmittel. Wenn Sie auf Schmerzmittel emp-

Tipp

Faustregel für den idealen Zeitpunkt

- Einnahme auf leeren Magen: Das Mittel wirkt schnell, ist aber möglicherweise nicht so gut verträglich.
- Einnahme während oder kurz nach den Mahlzeiten: Das Arzneimittel wirkt langsamer, wird aber besser vertragen.
- Lesen Sie bitte in jedem Fall aufmerksam die Packungsbeilage.

findlich reagieren, sollten Sie solche Mittel besser während oder kurz nach dem Essen einnehmen.

➤ Keimhemmende Arzneimittel (Antibiotika) müssen schnell und vollständig in die Blutbahn gelangen. Sie sollten daher eher auf nüchternen Magen eingenommen werden.

➤ Arzneimittel, die Sie für eine Dauerbehandlung einnehmen, oder solche, die verlängert wirken (so genannte Retard- oder Depotpräparate), können Sie während des Essens einnehmen, da ein schneller Wirkungseintritt nicht notwendig ist.

➤ Fettlösliche Mittel, wie etwa Vitamin E, sollten zu den Mahlzeiten eingenommen werden, da sie dann einfacher vom Körper aufgenommen werden.

➤ Mittel, die ihre Wirkung im Körper durch die Bindung an Eiweiße entfalten – wie OPC (Seite 239) –, müssen auf nüchternen Magen und zusammen mit Wasser oder gerbstofffreier Früchtetee genommen werden.

Andernfalls würden sie sich an das Eiweiß der Nahrung binden und vom Körper ausgeschieden werden, ohne eine Wirkung entfaltet zu haben.

Beachten Sie bitte in jedem Fall die entsprechenden Hinweise des Herstellers!

Die richtige Flüssigkeit

Feste Arzneiformen, die geschluckt werden (Kapseln, Tabletten, Dragees), sollten Sie im Idealfall immer mit etwa 200 Milliliter Wasser einnehmen.

➤ Milch ist nicht so günstig. Sie kann den Überzug von magensaftresistenten Tabletten, die sich erst im Dünndarm auflösen sollen, angreifen. Dadurch wird der Wirkstoff zu früh freigesetzt, kann die Magenschleimhaut reizen oder durch die Salzsäure des Magens unwirksam werden. Außerdem enthält Milch Kalzium. Dieses verbindet sich mit bestimmten Antibiotika (Tetracycline) zu so großen Molekülen, dass der Körper sie nicht mehr aufnehmen kann. Eine Reihe weiterer Arzneimittel werden bei gleichzeitiger Gabe von Milch ebenfalls nicht oder nur unzureichend aufgenommen (Eisensalze, Methotrexat, Natriumfluorid, Sotalol).

➤ Tee, Kaffee und Fruchtsäfte enthalten Faserstoffe, Gerbstoffe, Flavonoide und andere Stoffe, die mit den Arzneistoffen in Wechselwirkung treten, so dass Letztere meist nicht mehr ausreichend aufgenommen werden. Aber auch das Gegenteil ist möglich: Grapefruitsaft erhöht die Aufnahme bestimmter

Info

Wie viel passt auf einen Löffel?

- 1 Esslöffel entspricht 15 Milliliter
- 1 Kinderlöffel entspricht 10 Milliliter
- 1 Teelöffel entspricht 5 Milliliter Flüssigkeit

Wenn Sie keinen Dosierlöffel oder Messbecher zur Hand haben, achten Sie darauf, dass Sie während einer Erkrankung immer denselben Löffel verwenden, damit Ihre Dosis zumindest gleich bleibend ist.

Medikamente (beispielsweise Felodipin zur Blutdrucksenkung) um fast das Dreifache!

➤ Alkohol reizt die Magenschleimhaut. Diese Reizung kann sich zusammen mit schleimhautunverträglichen Medikamenten noch verstärken. Abgesehen davon ist die Kombination Alkohol und Tabletten ohnehin tabu!

Was es sonst noch für Tabletten gibt

➤ Brausetabletten werden in kaltem Wasser aufgelöst und dann getrunken.

➤ Lutschtabletten werden im Mund belassen. Sie fördern die Speichelsekretion. Achtung: Kleinkinder können erst ab dem vierten Lebensjahr damit umgehen!

➤ Buccal-Tabletten müssen Sie in der Wangentasche, Sublingual-Tabletten unter der Zunge zergehen lassen. Ihre Wirkstoffe werden durch die Mundschleimhaut aufgenommen, wodurch sie besonders schnell wirken.

➤ Wirkstoffe in Zerbeißkapseln wirken besonders schnell. Die Lösung wird im Mund behalten, die Kapselreste werden später ausgespuckt.

➤ Vaginaltabletten werden nicht eingenommen, sondern in die Scheide eingeführt.

Säfte, Tropfen und Pulver einnehmen

➤ Säfte sind leicht zu schlucken und geschmacklich (meistens) akzeptabel. Oft finden Sie die Anweisung, einen »Esslöffel«, einen »Teelöffel« oder einen »Kinderlöffel« eines Arzneimittels einzunehmen. Die Größe solcher Löffel ist jedoch nicht normiert. Verwenden Sie daher nach Möglichkeit spezielle Dosierlöffel oder Messbecher, die Sie in Ihrer Apotheke erhalten, damit Sie in jedem Fall die richtige gleich bleibende Wirkstoffmenge einnehmen!

➤ Tropfen enthalten meist Arzneimittel, die etwas genauer dosiert werden müssen als Säfte. Richtiges Tropfen will gelernt sein: Wenn eine Tropfenflasche eine seitliche Belüftungsöffnung und eine Tropföffnung in der Mitte hat, dann muss sie beim Tropfen senkrecht gehalten werden. Flaschen mit Randtropfer sollten Sie dagegen leicht schräg halten. Nur so bleibt die Tropfengröße stets gleich und ermöglicht eine exakte Dosierung.

Ältere Patienten, die nicht mehr so gut sehen, können die Tropfen in einen Plastikbecher geben und die Tropfgeräusche zählen.

➤ Pulver und Granulate werden zunächst mit einem Löffel eingenommen und müssen dann mit einem großen Glas Wasser hinuntergespült werden.

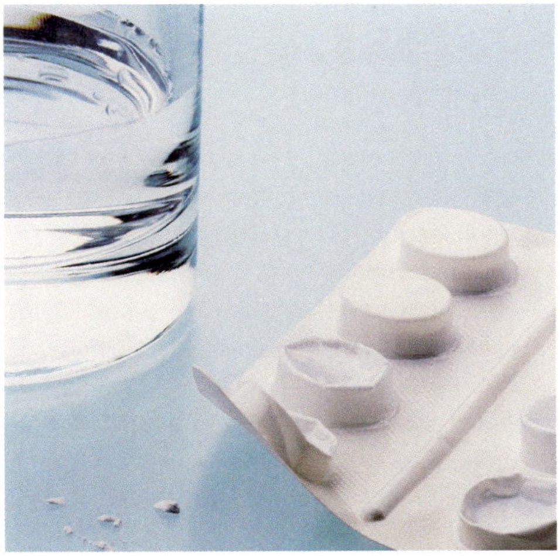

Tabletten, Dragees oder Kapseln nehmen Sie am besten mit einem großen Glas Wasser ein.

SONDERFALL: AEROSOLE UND DOSIERSPRAYS

Diese Mittel werden zwar eigentlich nicht geschluckt, sondern eingeatmet, fallen aber noch unter die Medikamenteneinnahme über den Mund (oral).

➤ Treibgaspackungen (Dosieraerosole) müssen vor Gebrauch geschüttelt werden, damit

Info

Homöopathische Mittel richtig einnehmen

Homöopathische Mittel werden aus Pflanzen, Mineralien oder tierischen Produkten gewonnen. Obwohl sich ihre Herstellung, Wirkweise und Anwendung grundsätzlich von chemisch-synthetischen und pflanzlichen Arzneimitteln unterscheidet (ausführliche Informationen dazu Seite 265 ff.), werden doch dabei Trägersubstanzen wie Zucker, Wasser oder Alkohol verwendet, die eine orale Aufnahme ermöglichen.

Homöopathika finden Sie daher in bekannten Darreichungsformen wie Tropfen, Tabletten oder Kügelchen (Globuli) und so genannte Verreibungen (Pulver), die Sie alle schlucken beziehungsweise im Mund zergehen lassen sollten.

Falls nichts anderes angegeben ist, gilt für die Dosierung und Einnahmezeiten homöopathischer Mittel:

➤ 3 x täglich 1 Tablette

➤ 3 x täglich 5 bis 10 Tropfen

➤ 3 x täglich 10 Kügelchen (Globuli)

➤ 3 x täglich eine kleine Messerspitze Pulver (Verreibung) ohne Verdünnung jeweils vor dem Essen einnehmen

sich der Wirkstoff verteilen kann. Befolgen Sie die Einnahmeanweisung genau: Das Auslösen des Sprühstoßes und das Einatmen müssen so koordiniert werden, dass das Medikament nicht einfach in den Rachen gesprüht wird.

➤ Einfach in der Anwendung sind Hilfsmittel, die die Inhalation aus Dosieraerosolen erleichtern, die so genannten Spacer.

➤ Dosiersprays enthalten Flüssigkeiten. Damit der Sprühnebel gleichmäßig austritt, muss der Sprühkopf vor dem ersten Benutzen etwa dreimal betätigt werden. Anschließend ist die Packung immer startklar.

WEITERE ANWENDUNGSFORMEN

Nicht jedes Medikament wird geschluckt. Neben der oralen Anwendung gibt es noch weitere Medikamentendarreichungen, die äußerliche Anwendung finden.

• Tropfen für Nase, Ohr und Auge

➤ Nasentropfen sollten nach gründlicher Nasenreinigung angewendet werden. Der Kopf wird dazu so weit wie möglich nach hinten geneigt, dann träufeln Sie zwei bis drei Tropfen aus der Pipette in jedes Nasenloch. Nach Möglichkeit sollten Sie so lange in dieser Haltung bleiben, bis Sie die Tropfen an der hinteren Rachenwand spüren. Dann nach vorne und unten beugen, damit die Tropfen auch die oberen Nasengänge erreichen. Wenn Nasenschleimhäute sehr stark geschwollen sind, kann diese Anwendung bis zu dreimal täglich wiederholt werden. Insgesamt sollten abschwellende Nasentropfen jedoch nur bis zu einer Woche lang verwendet werden, da sonst die Gefahr besteht, dass die Nasenschleimhaut geschädigt wird.

➤ Ohrentropfen werden körperwarm angewendet. Auf gar keinen Fall sollten Sie die Fläschchen zum Erwärmen in die Mikrowelle stellen, da sie sonst explodieren können. Stellen Sie sie in eine Tasse mit warmem Wasser. Die Temperatur können Sie überprüfen, indem Sie das Fläschchen an die Wange halten. Zur Anwendung legen Sie sich auf die Seite und lassen die Ohrentropfen etwa zehn Minuten einwirken, bevor Sie sich wieder setzen. Das kranke Ohr mit Watte verschließen.

Wenn Sie nicht sicher sind, dass das Trommelfell unversehrt ist und keine Löcher (Perforationen) hat, sollten Sie einen Arzt aufsuchen, der Ihnen sagt, ob Sie Ohrentropfen verwenden dürfen.

➤ Augentropfen werden bei weit nach hinten geneigtem Kopf angewendet. Das Unterlid des Auges dazu mit der freien Hand nach unten ziehen und die Augentropfen einträufeln. Dabei darf die Tropfpipette das Auge nicht berühren, da einerseits die Hornhaut verletzt werden könnte und andererseits Keime an die Pipette gelangen könnten. Nach Einträufeln der Tropfen müssen die Augenlider geschlossen und die Augen gerollt werden, damit sich das Medikament gleichmäßig verteilen kann.

Augentropfen dürfen wegen einer möglichen Keimbesiedelung höchstens bis zu sechs Wochen nach Anbruch des Fläschchens verwendet werden. Beachten Sie bitte jeweils die Herstellerangaben.

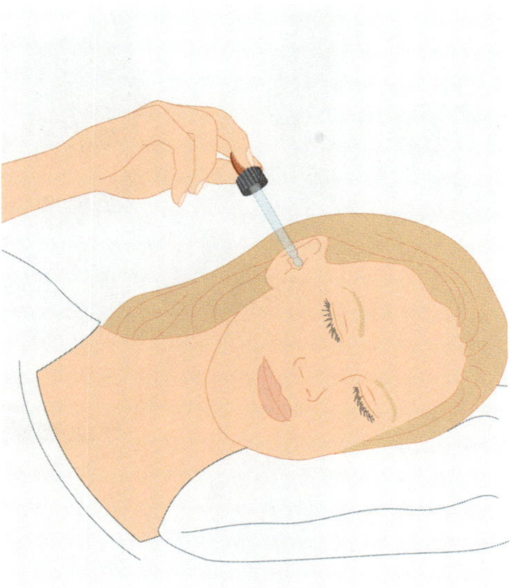

Ohrentropfen am besten im Liegen anwenden und anschließend zehn Minuten einwirken lassen.

Salben und Zäpfchen

➤ Eine Augensalbe wird ähnlich vorsichtig wie Augentropfen in das Unterlid eingebracht. Salben sind eher geeignet für die Anwendung vor dem Schlafengehen oder vor einer längeren Ruhepause, da sie die Sicht trüben. Manche Salben sind für die Anwendung an Auge und/oder Nase gemacht (zum Beispiel Augen- und Nasensalbe mit dem Wirkstoff Dexpanthenol). Einmal an der Nase verwendet, sollten solche Salben aber nicht mehr mit den Augen in Berührung kommen.

➤ Salben zur Behandlung von Wunden, Venenentzündungen, Blutergüssen und Furunkeln werden dick aufgetragen und nach Möglichkeit mit Mull bedeckt. Herzsalben und Erkältungssalben müssen einmassiert werden.

➤ Gels für die Brand- und Wundbehandlung werden an den Auftragungsstellen belassen und nicht einmassiert.

➤ Durchblutungsfördernde Einreibemittel haben sich bei Muskelverspannungen bewährt. Es gibt sie als Salben und in flüssiger Form.

Wichtig ist, dass Sie sich nach einer Anwendung gründlich die Hände mit Wasser und Seife waschen und nicht versehentlich Ihre Augen berühren, da diese Mittel sonst unangenehm brennen können.

➤ Zäpfchen sollten relativ kühl gelagert werden. Wenn sie – etwa im Sommer – zu weich geworden sind, können Sie sie in ihrer Umhüllung in einem Glas kaltem Wasser (gegebenenfalls mit einem Eiswürfel) erstarren lassen. Wenden Sie sie nach dem Stuhlgang an. Hämorrhoidenzäpfchen sollten Sie nicht zu weit einführen.

Zäpfchen für die Behandlung anderer Erkrankungen müssen dagegen tiefer eingeführt werden, damit sie schneller wirken können.

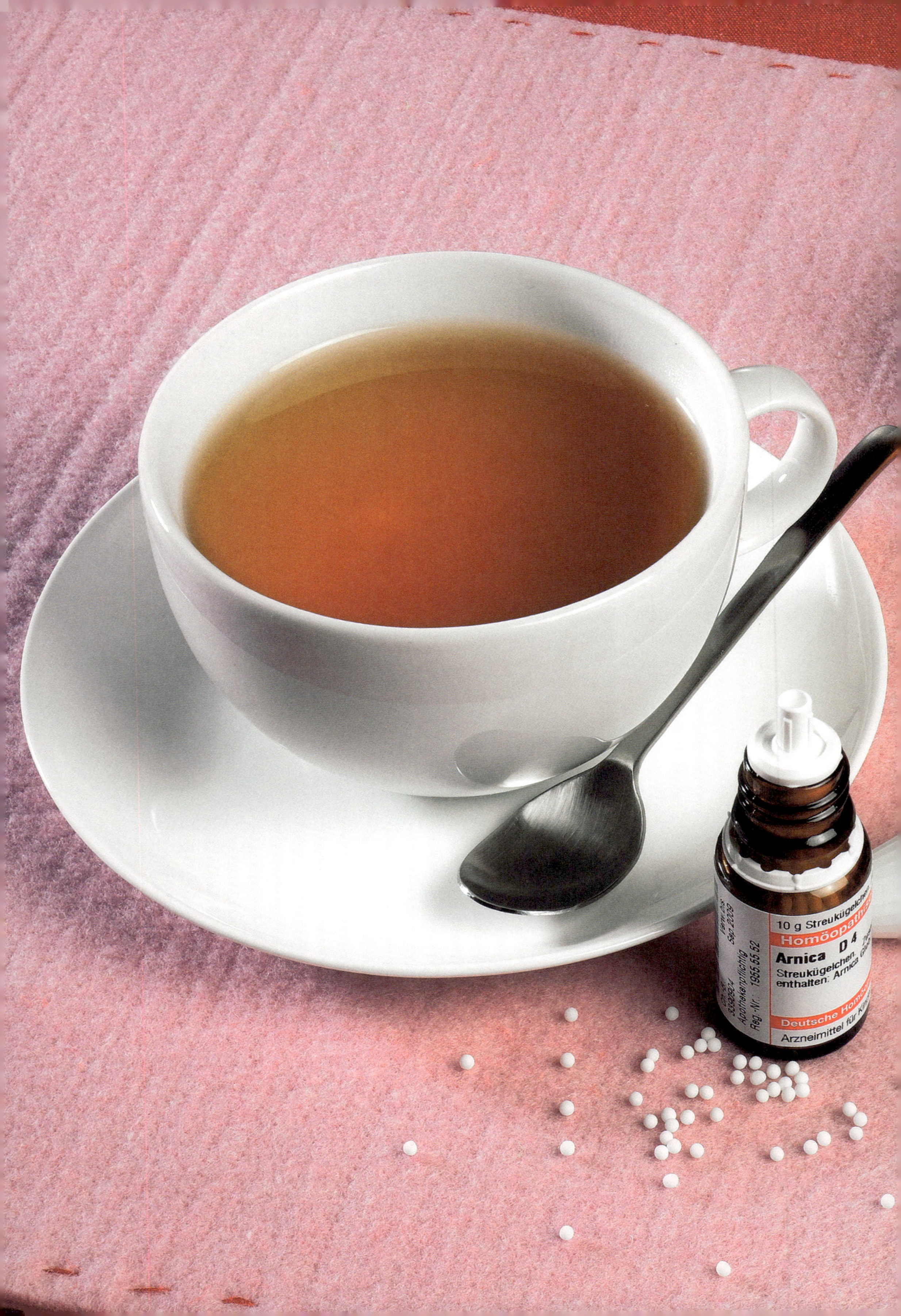
10 g Streukügelchen
Arnica D 4
Apothekenpflichtig
Reg.-Nr.: 1955.55.52

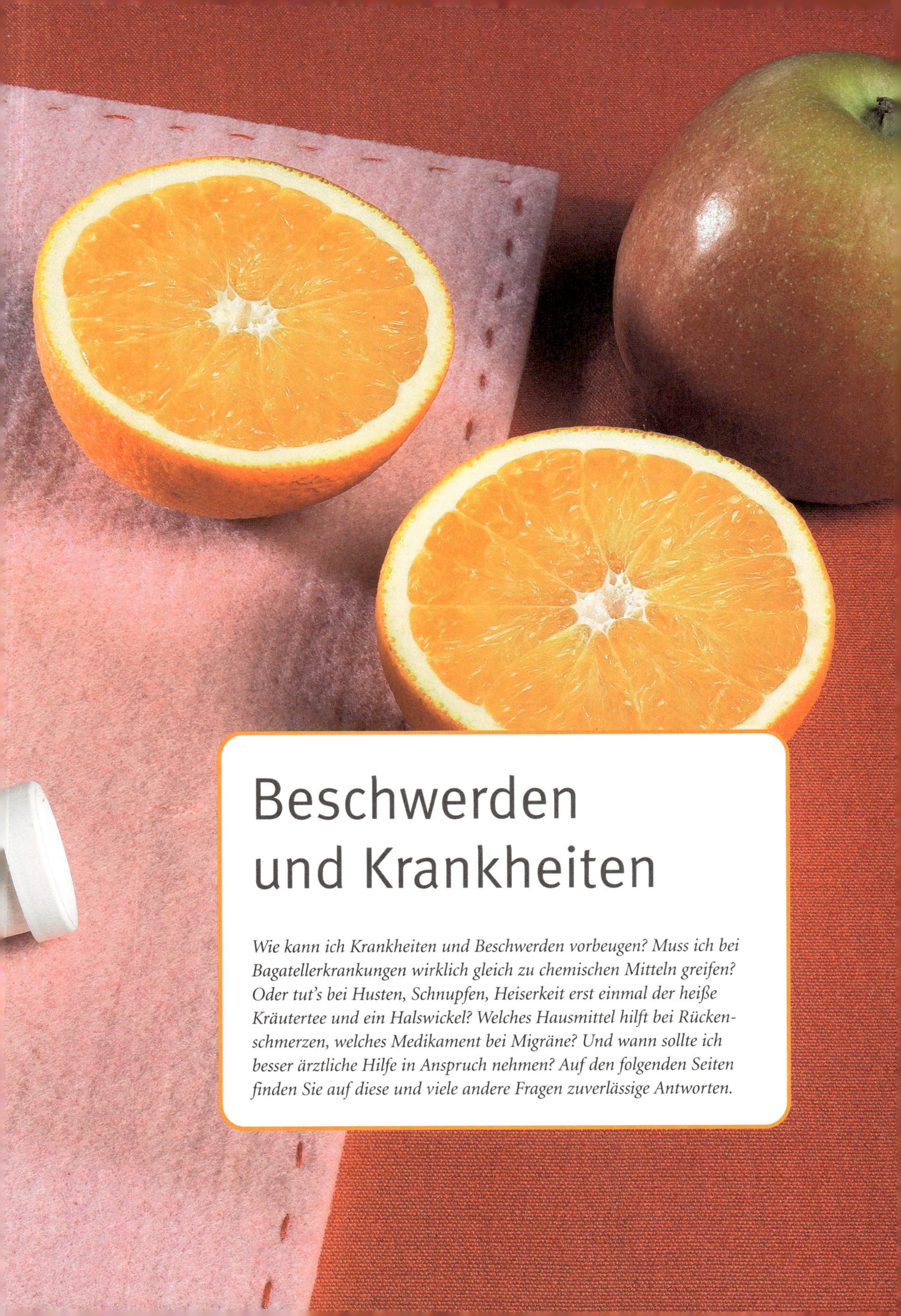

Beschwerden und Krankheiten

Wie kann ich Krankheiten und Beschwerden vorbeugen? Muss ich bei Bagatellerkrankungen wirklich gleich zu chemischen Mitteln greifen? Oder tut's bei Husten, Schnupfen, Heiserkeit erst einmal der heiße Kräutertee und ein Halswickel? Welches Hausmittel hilft bei Rückenschmerzen, welches Medikament bei Migräne? Und wann sollte ich besser ärztliche Hilfe in Anspruch nehmen? Auf den folgenden Seiten finden Sie auf diese und viele andere Fragen zuverlässige Antworten.

Herz-Kreislauf-Beschwerden

Ein gut funktionierendes Herz-Kreislauf-System ist die Voraussetzung dafür, dass alle Organe sowie die Muskeln, Knochen, Gelenke und Bänder ausreichend mit Sauerstoff versorgt werden. Intakte Blutgefäße transportieren auch Schlackenstoffe ab. Diätsünden, der natürliche Alterungsprozess, aber auch langjähriges Rauchen und organische Erkrankungen schädigen die Blutgefäße – mit allen negativen Folgen. Unser Herz-Kreislauf-System ist eine Einheit, die immer so stark ist wie das schwächste Glied in der Kette. Herz-Kreislauf-Erkrankungen treten darum auch nicht isoliert auf: Störungen an einer Stelle beeinflussen immer das gesamte System. So können Gefäßveränderungen (zum Beispiel Verfettung und Verkalkung) Herz- und Beinschmerzen verursachen, zu Bluthochdruck sowie dauerhaften Herz- und Hirnschädigungen führen und schlecht heilende Wunden insbesondere an Füßen und Unterschenkeln nach sich ziehen.

Wegweiser bei Herz-Kreislauf-Beschwerden

Sollten Ihre Beschwerden hier nicht aufgeführt sein, schlagen Sie bitte im Register (Seite 282 ff.) nach.

Vorbeugen

Sie können dem Entstehen von Herz-Kreislauf-Erkrankungen vorbeugen und sogar eine Rückbildung der Frühstadien bewirken, wenn Sie Risikofaktoren ausschalten oder verringern.

- Über 70 Prozent aller Erkrankungen des Herz-Kreislauf-Systems sind auf ungesunde Lebensführung und falsche, vitalstoffarme Ernährung zurückzuführen. Schützen Sie sich, indem Sie eine möglichst ausgewogene Ernährung mit nicht industriell verarbeiteten Lebensmitteln bevorzugen (siehe Hinweise zur gesunden Ernährung auf Seite 222 ff.).
- Meiden Sie schädigende Substanzen wie Nikotin und Alkohol.
- Betreiben Sie möglichst regelmäßig ausgewogen Sport und/oder machen Sie täglich Spaziergänge an der frischen Luft.
- Achten Sie darauf, bewusst genügend Ruhepausen und regelmäßigen Abstand von der alltäglichen Reizüberflutung einzuplanen.
- Führen Sie Ihr Leben im seelischen Gleichgewicht – es ist weder zeitgemäß noch gesund, ständig unter Stress zu stehen!
- Kompetenten Rat und qualifizierte Unterstützung in allen Belangen der Vorbeugung erhalten Sie bei einem Präventologen Ihres Vertrauens: Erkundigen Sie sich, wer Ihr Ansprechpartner vor Ort ist. Adressen finden Sie auf Seite 280 f.

Bereits bestehende Erkrankungen wie ein Bluthochdruck, eine Zuckerkrankheit oder zu hohe Blutfettwerte müssen behandelt werden. Diese Behandlung braucht kein Dauerschicksal zu sein, wenn Sie Ihre Lebensführung ändern und weitere Tipps zur Vorbeugung aktiv umsetzen.

Vitalstoffe schützen das Herz! Wenn Sie zu den Menschen gehören, die es nicht schaf-

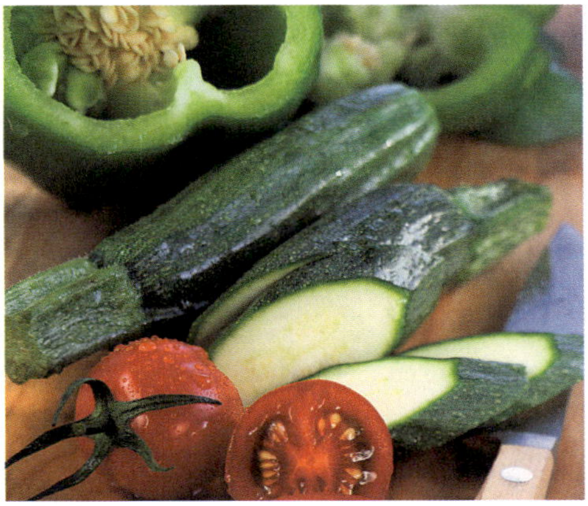

Täglich frisches Obst und Gemüse sind die Grundbausteine einer gesunden Ernährung.

fen, sich täglich mit mindestens fünf Portionen von möglichst erntefrischem Obst und Gemüse zu versorgen, sollten Sie Ihrem Körper zuliebe komplexe Nahrungsergänzung aus natürlichen Quellen (besonders wichtig!) einnehmen. Details hierzu und Auswahlkriterien für geeignete Nahrungsergänzung finden Sie auf Seite 232 ff.

Produkte mit den pflanzlichen Wirkstoffen OPC (oligomere Procyanidine; Seite 239) können vor dem Abbau von Kollagen schützen. So werden die Wände von Blutgefäßen gestärkt. Deren Schwäche gilt als Ursache von Wasseransammlungen (Ödemen) bei Venenproblemen, Besenreisern und Lymphstau sowie von arteriellen Durchblutungsstörungen. OPC wird in Frankreich bei arteriellen und venösen Gefäßerkrankungen ärztlich verschrieben – dies weist bereits auf seine hohe Wirksamkeit hin. In Deutschland sind entsprechende Präparate unter anderem in der Apotheke erhältlich. Achten Sie darauf, dass Sie das klinisch geprüfte Originalpräparat von Professor Masquelier erwerben, das eine gute Qualität gewährleistet.

ARTERIENERKRANKUNG UND ARTERIOSKLEROSE

Bei der Arterienverfettung- und verkalkung sind die Wände der normalerweise elastischen Blutgefäße verhärtet und verdickt. Der Durchmesser der Gefäße wird durch Auflagerungen von Blutplättchen und deren bindegewebige Durchwachsung immer kleiner, so dass das Blut schlechter hindurchfließen kann und sich staut. In der Folge kommt es daher zu einem Sauerstoffmangel in Organen und Muskeln, die von den erkrankten Blutgefäßen nicht genügend versorgt werden. Schlackenstoffe aus den Zellen können schlechter abtransportiert werden, was zur weiteren Gewebeschädigung beiträgt.

Vorbeugen

Inzwischen sind zahlreiche Risikofaktoren bekannt – allen voran falsche Ernährung (zu viel, zu fett, nicht naturbelassen und dadurch mit Chemikalien belastet, zu viel Alkohol) mit zahlreichen Konsequenzen. Dazu zählen Übergewicht, zu hohe Blutfettwerte, Blutzuckerkrankheit (Diabetes) und vieles mehr. Ein erhöhter Nikotinkonsum und familiäre Vorbelastung – die oftmals in einer vorgelebten ungesunden Lebensführung besteht und somit nicht gengebunden ist – tragen ebenfalls dazu bei.

Typische Beschwerden von arteriellen Erkrankungen sind kalte Füße, Beinschmerzen und Herzbeschwerden (Angina pectoris) unter Belastung, außerdem schlecht heilende Wunden und Geschwüre an den Beinen sowie Bluthochdruck. Die beste Vorbeugung besteht in erster Linie in der Vermeidung der Risikofaktoren.

Info

Stadien des Arterienverschlusses

- Stadium 1: Gefäßverengungen, aber noch keine Beschwerden
- Stadium 2: Beschwerden bei Bewegung (»Schaufensterkrankheit«)
- Stadium 3: Ruheschmerz in Wade und Oberschenkel
- Stadium 4: Absterben von Gewebe (»Raucherbein«)

Vergewissern Sie sich, dass Ihre Grundversorgung mit Vitalstoffen durch die Ernährung und im Bedarfsfall durch zusätzliche Nahrungsergänzung ausreichend ist! Darüber hinaus gibt es spezielle Produkte zur Verbesserung der arteriellen Durchblutung, beispielsweise mit OPC und Arginin. Präparate aus Fischöl mit Omega-3-Fettsäuren können arteriosklerotischen Veränderungen in den Adern vorbeugen. Auch hier gilt: Der Gehalt an Inhaltsstoffen bestimmt die Wirksamkeit. Lesen Sie dazu auch den Abschnitt »Nahrungsergänzung«, Seite 232 ff .

Wie behandeln?

Das Voranschreiten der Erkrankung können Sie nur verhindern, wenn Sie Risikofaktoren vermeiden. Medikamente beheben lediglich die Symptome, nicht die Ursache.

Zum Arzt

Wenn Sie den Verdacht haben, dass bei Ihnen eine arterielle Durchblutungsstörung oder Bluthochdruck vorliegt, sollten Sie diesen Verdacht in jedem Fall mit Ihrer Ärztin/Ihrem Arzt abklären. Das gilt auch für Schmerzen in den Beinen und im Brustbereich, für die Sie keine Erklärung haben.

Anwendungen

In erster Linie sollten Sie effektiv vorbeugen (Seite 29 f.). Das Ziel der nachfolgend empfohlenen Maßnahmen besteht darin, zusätzlich die allgemeine Durchblutung zu verbessern: Wasseranwendungen und physikalische Therapien sind hier besonders geeignet.

- Allgemein gefäßstärkend wirken regelmäßige Saunabesuche, wechselwarme Wasseranwendungen (Seite 243 ff.), lauwarme Ganzwaschungen (Seite 249), ansteigende Fuß- und Halbbäder (Seite 245 f.), Wassertreten (Seite 251), Bürstenbäder (Seite 251) und Kniegüsse (Seite 250) sowie das Laufen über taunasses Gras oder Schnee (Taulaufen, Schneegehen).
- Besonders vor dem Zubettgehen können Sie die Durchblutung in den Beinen mit temperaturansteigenden Fuß- und Halbbädern, einer Wärmflasche sowie Gymnastik (siehe unten und rechts) anregen.
- Badezusätze mit Eukalyptus, Fichtennadel, Rosmarin oder Rosskastanie in Fuß- oder Vollbädern wirken durchblutungsfördernd.
- Ein Fußbad (Seite 245) mit Senfmehl zeigt oft die gleiche Wirkung: Zwei bis drei Esslöffel Senfmehl auf drei bis fünf Liter heißes Wasser geben, die Badedauer beträgt 10 bis höchstens 15 Minuten. Achtung: nicht bei offenen Wunden!
- Eigens zur Förderung der Fußdurchblutung entwickelt wurden Fußrollgeräte, die die Füße gleichzeitig massieren und bewegen (in Apotheke oder Sanitätsfachhandel).
- Machen Sie bei kalten Füßen und Durchblutungsstörungen in den Beinen regelmäßig morgens und abends im Sitzen zehn Minuten Fußgymnastik: Beugen und strecken Sie zunächst die Zehen im Wechsel. Dann beide Füße im Fußgelenk kreisen lassen: dreimal nach innen, dreimal nach außen. Zum Schluss die Füße anziehen und wieder ausstrecken, dreimal wiederholen.

Tipp

Das hilft bei arteriellen Durchblutungsstörungen

Im Anschluss an die empfohlenen Wasserbehandlungen sollten Sie die Muskelpartien am Unterschenkel intensiv trainieren, damit sich neue kleine Blutgefäße bilden können und so die Sauerstoffversorgung verbessert wird.

Hier die wichtigsten Übungen:

- Krallen Sie im Sitzen, Liegen oder Stehen die Zehen zusammen, als ob Sie einen Gegenstand fassen wollten, und entspannen Sie die Füße dann. Übung mehrmals wiederholen.
- Rollübungen nach Ratschow: Legen Sie sich auf den Rücken, und heben Sie die Beine so, dass die Unterschenkel nach oben zeigen. Nun die Füße kreisförmig bewegen. Wenn Schmerzen auftreten, Übung beenden. Anschließend die Beine herunterhängen lassen. Dreimal täglich dreimal hintereinander durch führen, mit je drei Minuten Pause zwischen den einzelnen Übungsgängen.
- Geh-Intervalltraining: Bestimmen Sie für sich eine Gehstrecke, an deren Ziel erste Schmerzen auftreten. Beim Gehtraining sollten Sie nun im Idealfall möglichst die gesamte Strecke, aber wenigstens immer zwei Drittel davon zurücklegen. Haben Sie das geschafft, sind drei Minuten Pause erlaubt. Machen Sie diese Übung dreimal täglich je dreimal hintereinander. Ihre schmerzfreie Gehstrecke sollte sich bei regelmäßigem und konsequentem Training entsprechend der verbesserten Durchblutung stetig verlängern. Ermitteln Sie deshalb Ihre Trainingsstrecke jede Woche neu.

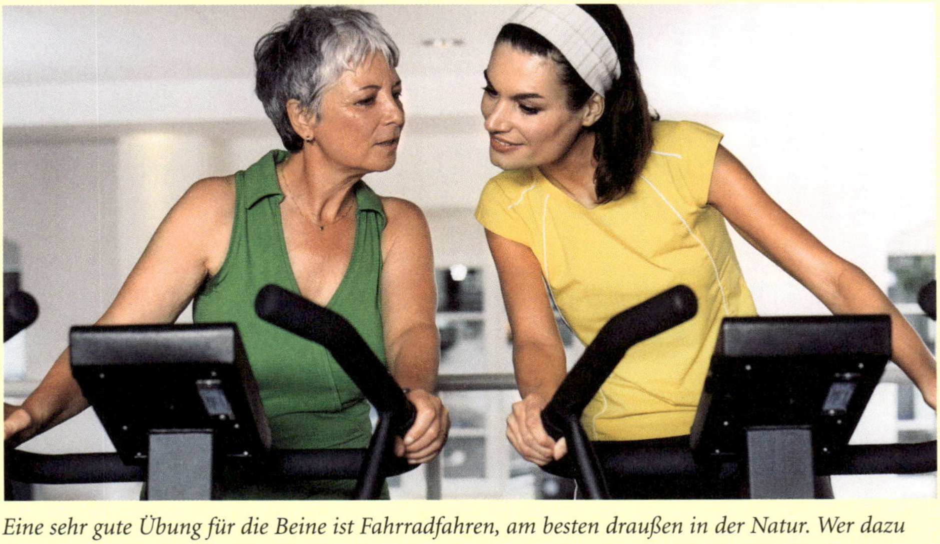

Eine sehr gute Übung für die Beine ist Fahrradfahren, am besten draußen in der Natur. Wer dazu keine Gelegenheit hat, kann sich mit einem Heimtrainer ebenso gut behelfen. Außerdem stehen diese Geräte auch in den meisten Gymnastik- und Fitnessstudios zur Verfügung.

Info

Angina pectoris und Herzinfarkt

Unter Angina pectoris versteht man ein häufig wiederkehrendes Gefühl der Brustenge, die durch das Missverhältnis von Sauerstoffbedarf des Herzens und der Menge des zugeführten Sauerstoffs verursacht wird. Durch den Sauerstoffmangel entstehen Schmerzen. Anfälle von Angina pectoris müssen als Warnzeichen für einen drohenden Herzinfarkt gewertet werden. In der Regel ist eine Arterienverkalkung die Ursache.

- Angina-pectoris-Anfälle treten auf, wenn körperliche Anstrengungen einen erhöhten Sauerstoffbedarf nach sich ziehen, der nicht mehr gedeckt werden kann.
- Auch nach reichhaltigen Mahlzeiten oder bei kaltem Wetter benötigt der Herzmuskel mehr Sauerstoff, der jedoch nicht in ausreichendem Maße zum Herzgewebe transportiert werden kann.

Bei einem Herzinfarkt ist ein Blutgefäß gänzlich verschlossen, so dass das Herzgewebe an der betreffenden Stelle abstirbt. Die Schmerzen sind bedeutend stärker als bei einem Angina-pectoris-Anfall, und es können auch noch Übelkeit, Erbrechen, Unruhe, Angst, kalter Schweiß und Bewusstlosigkeit auftreten. Über erforderliche Erste-Hilfe-Maßnahmen lesen Sie bitte auf 206.

➤ Tiefes Atmen unterstützt die Fußgymnastik. Machen Sie zwischen den einzelnen Fußübungen immer wieder kleine Pausen, und spüren Sie, wie mit dem Atem die Wärme bis in Ihre Zehenspitzen fließt.

➤ Achten Sie auf gut sitzende und bequeme Schuhe und eine sorgfältige Fußpflege: So vermeiden Sie Verletzungen, die bei mangelnder Durchblutung nur schlecht heilen.

Präparate und Mittel

Durchblutungsstörungen können Sie mit zahlreichen Präparaten zumindest bessern. Seien Sie aber kritisch neuen Wundermitteln gegenüber – sie nutzen oft eher dem Hersteller als Ihrer Gesundheit.

Pflanzliche Mittel

➤ Durchblutungsfördernd wirken Badezusätze mit Eukalyptus, Rosmarin, Fichtennadel und Rosskastanie oder Einreibungen mit Franzbranntwein.

➤ Wenn sich schlecht heilende Wunden (»offenes Bein«) entwickelt haben, können Sie unterstützend OPC einnehmen und kolloidales Silber äußerlich anwenden.

➤ Weitere Hilfe aus der Natur zum Einnehmen: Zubereitungen aus Knoblauch, Ginkgo und Weißdorn. Sie wirken nicht in erster Linie gefäßerweiternd, sondern sollen dem Prozess der Arterienverkalkung vorbeugen oder ihn aufhalten. Diese Präparate verbessern die Fließeigenschaften des Blutes, wodurch auch kleinste Blutgefäße leichter von Blut durchströmt werden und die Sauerstoffversorgung angeregt wird.

(!) Bitte beachten Sie

All diese Medikamente müssen Sie über einen Zeitraum von etwa drei bis vier Wochen einnehmen, bis eine Wirkung eintritt. Wollen Sie sich langfristig vor den Folgen einer schlechten Durchblutung schützen, können Sie diese Präparate auch kurmäßig über mehrere Monate oder länger verwenden. Lesen Sie bitte dazu genau die Packungsbeilage.

Chemisch-synthetische Mittel

Es gibt eine Reihe prinzipiell geeigneter chemisch-synthetischer Arzneimittel, die arterielle Durchblutungsstörungen positiv beeinflussen können. Sie werden alle innerlich angewendet. Hierzu gehören Moxaverin und Cyclandelat. Obwohl man den Wirkmechanismus dieser Substanzen noch nicht genau kennt, kann ein Behandlungsversuch gerechtfertigt sein, da sich nach der Einnahme die schmerzfreie Gehstrecke verlängert.

Xantinolnicotinat und andere Nicotinsäurepräparate bewirken eine kurzfristige Erweiterung der Blutgefäße mit besserer Durchblutung. Begleitend kann es durch diese Präparate zu einem Blutandrang in Hals- und Gesichtspartien kommen. Patienten mit einer Blutzuckerkrankheit, mit Herzschwäche oder Gicht sollten diese Präparate nur unter ärztlicher Aufsicht einnehmen.

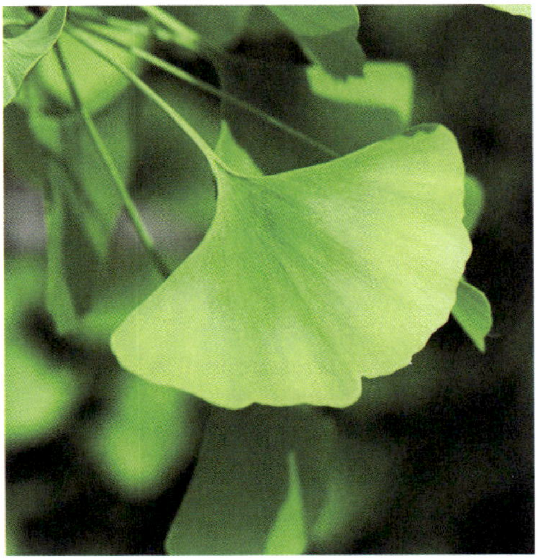

Präparate aus der Ginkgopflanze haben durchblutungsfördernde Wirkung und beugen der Arterienverkalkung vor.

Homöopathie

Hinweise zur Wirkweise und Anwendung homöopathischer Mittel finden Sie auf Seite 265 ff. Die folgenden Beschwerdebilder sind jeweils nach den Begriffen Leitsymptom (**L**), seelische Verfassung (**S**) sowie mögliche Änderungen (**M**) geordnet.

- Arnica D4, D6 – Tropfen: **L:** erhitztes, gerötetes, blutreiches Gesicht, Bluthochdruck, Benommenheit, Schwindel bei Kopfbewegung, Kopfschmerz beim Gehen; **S:** benommen, gleichgültig; **M:** jegliche Bewegung verschlechtert.
- Aurum D6, (D30) – Tropfen: **L:** rotes, gedunsenes Gesicht, vollblütig; **S:** Melancholie, Mutlosigkeit bis zur Selbstmordneigung, Unruhe; **M:** nachts verschlechtert, Bewegung bessert.
- Glonoinum D4, D6 – Tropfen: **L:** Durchblutungsstörung, Herzklopfen, Kopfschmerzen; **S:** Angst; **M:** schlimmer durch Wärme und Bewegung, besser an frischer Luft.
- Kreosotum D4, D6 – Tropfen: **L:** Durchblutungsstörungen, Brennschmerz, Erbrechen; **S:** depressiv, verzweifelt, schreckhaft; **M:** Verschlimmerung bei Kälte und in Ruhe.
- Lachesis D8, D12, (D30) – Tropfen: **L:** Unterschenkelgeschwüre, auch Entzündung (Geschwüre mit blauroter Umgebung), Krampfaderentzündung, klebriger Schweiß; **S:** Erregung, Geschwätzigkeit, kann Beengung nicht ertragen; **M:** Schlafen und Wärme verschlechtern.
- Plumbum metallicum D12, (D30) – Tabletten: **L:** Bluthochdruck, Abmagerung, Blässe, Koliken, Lähmungen, Taubheitsgefühle; **S:** Angst, Depression; **M:** nachts und bei Bewegung verschlechtert.
- Secale cornutum D4, D6 – Tropfen: **L:** Abmagerung, welkes Gesicht, fahle, blasse Haut, Erschöpfung, Kälte, Heißhunger, Durst, Taubheitsgefühle, Finger-, Waden- und Gefäßkrämpfe, Bluthochdruck; **S:** Angst, Melan-

cholie; **M:** schlimmer durch Bewegung und Berührung, besser durch Abkühlung und frische Luft.

Schüßler-Salze

Hinweise zur Wirkweise und Anwendung der Schüßler-Salze finden Sie auf Seite 268 ff.

➤ Nr. 3: Ferrum phosphoricum (Eisenphosphat) D12 und Nr. 4: Kalium chloratum (Kaliumchlorid) D6, zusätzlich Arme und Beine mit den entsprechenden Salben einreiben.

➤ Bei Herzbeklemmung und Gefühl der Herzenge sowie nervösem Herzklopfen Nr. 7: Magnesium phosphoricum (Magnesiumphosphat) D6 als »Heiße Sieben« (Seite 269) anwenden; wenn bei Ihnen gleichzeitig ein Schwächegefühl vorliegt Nr. 5: Kalium phosphoricum (Kaliumphosphat) D6, eventuell auch als »Heiße Sieben« eingenommen.

➤ Bei Herzklopfen durch Ängstlichkeit und Anspannung Nr. 6: Kalium sulfuricum (Kaliumsulfat) D6.

VENENERKRANKUNGEN

Die Venen transportieren verbrauchtes Blut aus dem Körper zurück zum Herzen und weiter zur Lunge, wo es wieder mit Sauerstoff angereichert wird. In der Leber werden Schlackenstoffe umgewandelt und über den Verdauungstrakt ausgeschieden. Auf dem Weg dorthin muss das Blut aus der unteren Körperhälfte »bergauf« fließen.

Falsche Ernährung, eine Schwäche des Bindegewebes, mangelnde Bewegung, hormonelle Faktoren, Übergewicht und hohes Alter tragen dazu bei, dass die Venenwände im Lauf der Zeit erschlaffen und Krampfadern entstehen. Die Folge ist, dass das Blut schlechter abtransportiert wird: Zunächst bemerken die Betroffenen ein Schweregefühl in den Beinen, die Knöchel sind geschwollen, abends passen die Schuhe nicht mehr richtig. Wenn dieser Zustand unbehandelt längere Zeit andauert, kann sich ein »offenes Bein« bilden, weil hautschädigende Schlacken aus dem Zellstoffwechsel nicht mehr abtransportiert werden.

Es gibt aber noch weitere gefährliche Folgen: Je langsamer das Blut fließt, desto eher können sich die Blutplättchen aneinander lagern und schließlich ein Blutgerinnsel bilden (Thrombose).

Vorbeugen

Kaltreize verbessern die Spannung der Venenwand. Tautreten, kalte Waschungen (Seite 249), Kniegüsse (Seite 250) und Wassertreten (Seite 251) sind nützliche Maßnahmen, die Sie nach Ihrer Zeit und Ihren Möglichkeiten ergreifen können. Wichtig ist nur, dass Sie sie regelmäßig anwenden (Ausnahme: nicht bei kalten Füßen!).

Ausreichend Bewegung ist besonders wichtig bei Berufen, in denen Sie überwiegend stehen oder sitzen müssen.

Zur Nahrungsergänzung haben sich vor allem Traubenkernextrakte mit OPC (Abkürzung für oligomere Procyanidine, Seite 239) als Inhaltsstoff bewährt. Diese Extrakte bewirken eine Festigung der Blutgefäßwände. Dadurch wird die Durchblutung gebessert, Wasseransammlungen im Gewebe und schweren, schmerzenden Beinen kann vorgebeugt werden.

Achten Sie darauf, nur solche Produkte zu kaufen, die klinisch untersucht sind (mit Echtheitszertifikat von Professor Masquelier)! Es werden leider viele Produkte angeboten, die keine wirksamen Inhaltsstoffe enthalten. Bezugsempfehlungen und Einnahmehinweise finden Sie auch auf Seite 240.

Wie behandeln?

Krampfadern müssen bereits in frühen Stadien behandelt werden, damit sie sich nicht weiterentwickeln. Ein ausgeprägtes Krampfaderleiden kann nicht mehr rückgängig gemacht werden. Nur der weitere Verlauf lässt sich stoppen, und Folgeschäden lassen sich durch eine konsequente Behandlung vermindern. Darum ist hier Vorbeugung wichtiger als die eigentliche Behandlung, vor allem bei einer Veranlagung zur Venenschwäche.

Die Behandlung besteht in einer Kombination aus einem »Druckverband« mit speziellen Strümpfen und Bandagen, Bewegungstherapien zur Unterstützung der Muskelpumpe sowie der Einnahme von Medikamenten. Diese sollen die Funktion der Venenwand wieder stärken und den Austritt von Flüssigkeit in das Gewebe (Ödeme) verhindern.

Erweiterte Gefäße, die kosmetisch störend und von ihrer Funktion her verzichtbar sind, kann man durch eine Operation entfernen. Auch das ist jedoch keine Dauerlösung, da nach etwa fünf bis sieben Jahren die Beschwerden erneut auftreten.

Zum Arzt

Um den Stand der Krankheit beurteilen zu lassen, aber auch wenn schmerzhafte Verhärtungen auf eine Venenentzündung oder ein schwer lokalisierbarer Tiefenschmerz im Bein auf eine Venenthrombose hinweisen, sollten Sie unbedingt zum Arzt gehen.

Anwendungen

➤ Kalte Wadenwickel (Seite 255) helfen bei Venenentzündungen, ebenso wie Lehmwickel und kalte Heilerdeauflagen: Heilerde oder Lehm (aus der Apotheke oder dem Reformhaus) mit Wasser zu einem Brei anrühren, auf das Bein auftragen und mit einem Tuch abdecken. Nach einigen Stunden abspülen.

➤ Hochlagern der Beine und Atemübungen erzeugen eine Sogwirkung und unterstützen den Blutrückstrom zum Herzen. Die Muskelpumpe wird auch durch Fuß- und Beingymnastik, viel Bewegung und zünftige Wanderungen auf Trab gebracht.

➤ Stellen Sie das Fußende Ihres Bettes hoch, oder lagern Sie Ihre Füße auf einem Keilkissen, das fördert den nächtlichen Blutrückfluss in den Venen. Die Neigung des Bettes sollte nicht zu steil sein, sondern so, dass eine Entlastung spürbar ist und Sie die Position noch als angenehm empfinden.

Tipp

Was nützt – was schadet

➤ Vorteilhaft sind lange Spaziergänge, regelmäßiges Schwimmen, sorgfältige Haut- und Fußpflege, kalte Wassergüsse, Wassertreten, leichter Ausdauersport wie Wandern oder Skilanglauf.

➤ Nehmen Sie folgende Entstauungsgymnastik in Ihr Morgen- oder Abendprogramm auf: Strecken Sie die Beine im Liegen oder Sitzen aus. Nun die Wadenmuskulatur anspannen, indem Sie die Füße abwechselnd in Richtung Körper anziehen und wieder ausstrecken. Übung mehrmals wiederholen.

➤ Möglichst vermeiden sollten Sie Übergewicht, langes Sitzen und Stehen, Wärme (Sonnenbad, Sauna), einengende Kleidung, hohe Absätze und Sportarten wie Gewichtheben sowie Übungen in Fitnessstudios, die den Druck im Bauchraum erhöhen und damit den Rücktransport des Blutes zum Herzen erschweren. Im Fitnessstudio kann ein geschulter Trainer einen für Sie geeigneten Trainingsplan erstellen und regelmäßig aktualisieren.

➤ Eine Wohltat nicht nur bei Stauungen: Lassen Sie sich regelmäßig im Liegen von Ihrem Partner oder einem Helfer die hochgelegten Beine vom Fuß zum Körper hin ausstreichen.

➤ Mit Stützstrümpfen (Kompressions- oder Gummistrümpfe) oder Kompressionsverbänden werden die Beine durch den Druck von außen entlastet, das Blut wird wieder besser zum Herzen transportiert. Solche Strümpfe müssen, ebenso wie Kompressionsverbände, vom Arzt verordnet und individuell angepasst beziehungsweise angefertigt werden.

Präparate und Mittel

Ein bestehendes ausgeprägtes Venenleiden kann man nicht mehr vollständig rückgängig machen, Sie können jedoch durch eine gezielte Therapie die Beschwerden bessern. Um die Wasserausscheidung des Körpers zu unterstützen, können Sie auf wirkungsvolle Tees zurückgreifen. Aus der breiten Palette der äußerlich anzuwendenden »Venenmittel« stehen Ihnen sowohl pflanzliche als auch chemisch-synthetische Präparate zur Verfügung, die Schwellungen und schmerzhafte Stauungen beseitigen können. Grundsätzlich wichtig ist dabei, dass Sie die Mittel nicht spontan nach Lust und Laune einsetzen, sondern konsequent und langfristig einnehmen beziehungsweise anwenden.

Pflanzliche Mittel

➤ Geeignete pflanzliche Arzneimittel sind Zubereitungen aus Rosskastanie, Buchweizen, Steinklee, Raute und Mäusedorn, die ebenso wie ihre isolierten Wirkstoffe Aescin, Cumarin und Rutin eine Schwellung (Ödembildung) verhindern können. Sie werden eingenommen oder in Form von Einreibungen äußerlich angewendet.

Tipp

Hausmittel bei Unterschenkelgeschwüren

Wenn sich bereits ein Unterschenkelgeschwür gebildet hat, helfen kalte Unterschenkelbäder, denen Sie Kaliumpermanganat zur Desinfektion zusetzen sollten. Achtung, bei kalten Füßen oder bei zugrunde liegenden arteriellen Durchblutungsstörungen sollten Sie keine kalten Wasseranwendungen durchführen!

So wird's gemacht

➤ Die Beine in ein entsprechendes Gefäß (Fußbadewanne, Eimer oder Badewanne) stellen. Kaltes Wasser (mit Zusatz) bis knapp unterhalb des Knies einfüllen. Fünf Minuten baden, dann das Wasser mit den Händen abstreifen und die Beine nach Möglichkeit an der Luft trocknen lassen.

➤ Bäder mit Zinnkraut, Eichenrinde, Lohtannin oder Thymian (Seite 252) sowie Kniegüsse (Seite 250) und Wadenwickel (Seite 255) mit Zusatz von Zinnkrauttee fördern die Heilung.

➤ Umschläge mit Weizenkeimöl, Honig, Heilerdebrei, Kochsalz- oder Traubenzuckerlösung, Zinnkrauttee, Eichenrindenabkochung (Seite 252) und Wein fördern die Bildung neuer Haut: Dazu ein entsprechend großes Leinentuch mit dem jeweiligen Sud gut durchfeuchten beziehungsweise fingerrückendick mit der jeweiligen Masse bestreichen, auflegen und eine Stunde liegen lassen. Anschließend das Bein mit lauwarmem Wasser abwaschen.

➤ Die Wasserausscheidung des Körpers kann mit Tees (Zubereitung und Dosierung Seite 264) oder fertigen Präparaten aus Birkenblättern, Brennnesselkraut, Hauhechelwurzel, Löwenzahn, Petersilienkraut und Petersilienwurzel, Schachtelhalmkraut, Spargelwurzelstock, Katzenbart, Wacholderbeeren und Goldrutenkraut angeregt werden.

➤ Bei Venenentzündungen sind äußerlich anzuwendende Präparate mit Zusätzen von Arnika-, Ringelblumen- und Hamamelis-Auszügen geeignet.

Chemisch-synthetische Mittel

➤ Weitere Wirkstoffe zur äußeren Venentherapie sind aus Blutegeln gewonnenes Hirudin und aus tierischen Organen gewonnenes Heparin. Beide können die Blutgerinnung und den Blutstau hemmen. Je nach Bedarf kann in der Anwendung gewählt werden zwischen einem kühlenden Gel oder Fluid und fettenden Cremes oder Salben, die sich speziell auch für die trockene Haut älterer Menschen eignen.

➤ Ähnlich wie Heparin und Hirudin wirken auch die chemisch-synthetischen Venenmittel Diosmin und Troxerutin.

➤ Besteht eine Neigung zu Unterschenkelgeschwüren (Ulcus cruris), dann sind Venensalben zu empfehlen, die durch die Kombination mit den vitaminähnlichen Hautschutzstoffen Allantoin und Dexpanthenol für eine Regeneration der entzündeten Hautpartien sorgen.

➤ Sind bereits Geschwürbildungen an der Haut aufgetreten, eignen sich Präparate mit Dexpanthenol und Kamille zur Wundheilung sowie örtlich schmerzstillende Substanzen wie Polydocanol.

Homöopathie

Hinweise zur Wirkweise und Anwendung homöopathischer Mittel finden Sie auf Seite 265 ff. Die folgenden Beschwerdebilder sind jeweils nach den Begriffen Leitsymptom (**L**), seelische Verfassung (**S**) sowie mögliche Änderungen (**M**) geordnet.

➤ Aesculus D6 – Tropfen: **L:** Hämorrhoiden, schmerzhafte Krampfadern, Krampfaderentzündung, Kreuzschmerzen, Verstopfung; **M:** nachts verschlechtert, Wärme bessert.

➤ Calcium fluoratum D6, D12 – Tropfen: **L:** Unterschenkelgeschwüre mit harten Rändern, Krampfadern mit stechenden Schmerzen, schlaffes Bindegewebe, Kreuzschmerzen; **S:** gereizt, ängstlich, depressiv; **M:** Sinneseindrücke verschlechtern das Befinden.

➤ Carduus marianus D4 – Tropfen: **L:** Pfortaderstauung mit Hämorrhoiden- und Krampfaderbildung, Leberleiden, Verstopfung; **S:** ärgerlich, traurig; **M:** Stehen und Essen verschlechtern, Bewegung bessert.

➤ Lachesis D8, D12, (D30) – Tropfen: **L:** Krampfaderentzündung, Unterschenkelgeschwüre mit Entzündung, klebriger Schweiß; **S:** Erregung, Geschwätzigkeit, kann Beengung nicht ertragen; **M:** Schlafen und Wärme verschlechtern das Befinden.

➤ Sepia D3, D4, D6, D12 – Tabletten: **L:** Hämorrhoiden, Krampfadern, Hitzewallungen, kalte Glieder, Blähungen; **S:** Reizbarkeit; **M:** Bewegung und frische Luft bessern, Essen und warme Zimmerluft verschlechtern.

Schüßler-Salze

Hinweise zur Wirkweise und Anwendung der Schüßler-Salze finden Sie auf Seite 268 ff.

➤ Bei Krampfadern Nr. 1: Calcium fluoratum (Kalziumfluorid) D12 zum Einnehmen und als Salbe, im Wechsel mit Nr. 11: Silicea (Siliziumdioxid, Kieselerde) D12. Bei verhärteten Krampfadern hat sich Nr. 6: Kalium sulfuricum (Kaliumsulfat) D6 bewährt.

➤ Bei Neigung zu Wasseransammlungen im Gewebe zur Ausschwemmung Nr. 10: Natrium sulfuricum (Natriumsulfat, Glaubersalz) D6 als »Heiße Sieben« (Seite 269).

HERZKLOPFEN UND HERZSTOLPERN

Das Herz hat ein eigenes Reizbildungs- und Reizleitungssystem. Das bedeutet, dass die Arbeit der beiden Herzvorhöfe und der beiden Herzkammern koordiniert und damit der Kreislauf in Gang gehalten wird. Störungen (die nicht immer unbedingt krankhaft sein müssen) führen zu einer Änderung des normalen Rhythmus von etwa 60 bis 70 Schlägen pro Minute.

➤ Zusätzliche Herzschläge oder scheinbare Pausen werden als Herzstolpern (Extrasystolen) bezeichnet. Sie kommen auch bei Gesunden vor, etwa bei vermehrtem Kaffee- und Alkoholgenuss. Bei einer Überfunktion der Schilddrüse, bei Herzmuskelschwäche, einer Erkrankung der Herzkranzarterien oder bei entzündlichen Herzerkrankungen sind sie ein Hinweis auf die mögliche Schädigung des Herzens. Auch ein zu stark gefüllter Magen kann Herzstolpern verursachen.

➤ Lautes und schnelles Herzklopfen in Verbindung mit Unruhe und Schwächegefühl deutet auf Herzjagen (Tachykardie). Seelische Belastungen, Aufregung und Angst können, müssen aber nicht die Auslöser sein. Die Herzfrequenz liegt hier manchmal bei über 150 Schlägen pro Minute.

➤ Wenn der Herzschlag zu langsam ist, spricht man von einer Bradykardie. Beschwerden durch zu langsamen Herzschlag sind Müdigkeit und Schwindel, die sich vor allem bei körperlicher Belastung bemerkbar machen.

Vorbeugen

Prüfen Sie bitte vor jeder unterstützenden Behandlung Ihre Lebensgewohnheiten:

➤ Viel körperliche Betätigung an der frischen Luft kräftigt das Herz und sorgt für seine ausreichende Sauerstoffversorgung.

➤ Genügend Schlaf und eine natürliche, gesunde Ernährung können einigen Herzbeschwerden vorbeugen. Verzichten Sie auf das Rauchen!

Dass Magnesium für die Reizübertragung am Herzen, also für den Herzrhythmus, eine bedeutende Rolle spielt, ist heute weitgehend erforscht. Man weiß auch, dass viele Herzkrankheiten mit einem Magnesiummangel einhergehen und dass der tägliche Magnesiumbedarf mit der Nahrungsaufnahme oft nicht gedeckt wird. Eine gezielte Magnesiumzufuhr wird daher sowohl zur Vorbeugung als auch zur Therapie von Reizbildungs- und Reizleitungsstörungen am Herzen sehr empfohlen.

Wichtig ist auch eine ausreichende Versorgung der Körperzellen mit Coenzym Q 10. Sie sollten sich über entsprechende Präparate informieren (Seite 237).

Wie behandeln?

Grundsätzlich gilt: Sämtliche Formen von Herzrhythmusstörungen oder Herzleistungsschwächen müssen zunächst von einer Ärztin/einem Arzt abgeklärt werden. Erst wenn bestätigt wird, dass zu ernsthaften Sorgen keine Veranlassung besteht, können Sie aus der großen Palette der herzstärkenden und herzwirksamen Arzneimittel zur Selbstmedikation das für Sie geeignete auswählen.

Eine Bradykardie (zu langsamer Herzschlag) kann nur durch rezeptpflichtige Medikamente behandelt werden.

Präparate und Mittel

Im Rahmen der Selbstmedikation können Sie eine nachlassende Herzfunktion (Herzinsuffizienz) mit Weißdornpräparaten und anderen herzwirksamen Arzneipflanzen bessern. Ein zu schneller Herzschlag mit Unruhe, Schlafstörungen (Seite 175) und Nervosität (Seite 178) lässt sich mit Mitteln

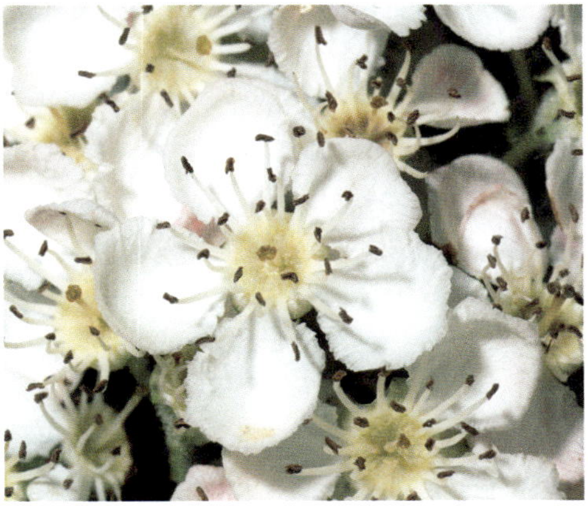

Weißdornextrakt erhöht die Kontraktionskraft des Herzmuskels und senkt die Schlagfrequenz.

»bremsen«, die unter den genannten Stichworten angegeben sind.

Pflanzliche Mittel

➤ Zur Unterstützung der Herzleistung gibt es eine Vielzahl pflanzlicher Einzel- und Kombinationspräparate. Der wichtigste Bestandteil der meisten ist Weißdorn, dessen Wirkstoffe zu einer Verbesserung der Herzleistung und des Blutdurchflusses führen.

Weißdornpräparate können vorbeugend, aber auch unterstützend zu einer ärztlich verschriebenen Herztherapie eingesetzt werden. Sie sollten über längere Zeit eingenommen werden. Nebenwirkungen sind nicht bekannt.

➤ Weitere herzwirksame Fertigpräparate zum Einnehmen enthalten Adonisröschen, Herzgespann, Maiglöckchen, Meerzwiebel, Mistel oder Rosmarin. Zur Vorbeugung einer Arteriosklerose der Herzkranzgefäße werden sie oft mit Knoblauch kombiniert.

Chemisch-synthetische Mittel

Es gibt herzunterstützende chemisch-synthetische Präparate zum Einreiben der Herzregion. Dafür werden die isolierten pflanzlichen Wirkstoffe Kampfer und Menthol verwendet. Präparate zum Einnehmen enthalten den isolierten Pflanzenwirkstoff Rutosid.

Homöopathie

Hinweise zur Wirkweise und Anwendung homöopathischer Mittel finden Sie auf Seite 265 ff. Die folgenden Beschwerdebilder sind jeweils nach den Begriffen Leitsymptom (**L**), seelische Verfassung (**S**) sowie mögliche Änderungen (**M**) geordnet.

➤ Aconitum D4, D6 – Tabletten: **L:** plötzliches Herzklopfen mit Unruhe, Herzstiche, schneller, harter Puls, Durst; **S:** Angst; **M:** nachts und bei Wärme verschlechtert.

➤ Coffea D3, D4, D6, D12 – Tabletten: **L:** Herzklopfen, schneller Puls, Migräne; **S:** lebhafte Erregung, Schlaflosigkeit durch Gedankenzufluss; **M:** bei Lärm, Kälte und nachts verschlechtert.

➤ Convallaria D2, D3, D4 – Tabletten: **L:** tags schläfrig, nachts unruhig, Neigung zu Schwellungen der Knöchel; **S:** Gefühl, als ob das Herz zu schlagen aufhört und plötzlich wieder einsetzt.

➤ Natrium muriaticum D3, D4, D6 (D30) – Tabletten: **L:** ängstliches Herzklopfen, nervöse Reizbarkeit, Abmagerung trotz guten Appetits; **M:** körperliche und geistige Arbeit sowie Sonne verschlechtern das Befinden.

Schüßler-Salze

Hinweise zur Wirkweise und Anwendung der Schüßler-Salze finden Sie auf Seite 268 ff.

➤ Bei Herzbeklemmung und Herzenge sowie nervösem Herzklopfen Nr. 7: Magnesium phosphoricum (Magnesiumphosphat) D6 als »Heiße Sieben« (Seite 269); wenn gleichzeitig ein Schwächegefühl vorliegt Nr. 5: Kalium phosphoricum (Kaliumphosphat) D6, eventuell auch als »Heiße Sieben«.

➤ Bei Herzklopfen durch Ängstlichkeit Nr. 6: Kalium sulfuricum (Kaliumsulfat) D6 .

Atemwegsbeschwerden

Unsere Atemwege sind Tag und Nacht im Einsatz. Sie versorgen unseren Körper mit lebensnotwendigem Sauerstoff und entsorgen das entstehende Kohlendioxid. Dabei sind sie großen Belastungen ausgesetzt, denn ständig müssen sie Bakterien und Viren, aber auch Schadstoffe aus der Umwelt abwehren. Unterschieden werden obere Luftwege (Nase, Nasennebenhöhlen und Hals) und untere Luftwege (Luftröhre, Bronchien und Lunge). Die häufigsten Beschwerden werden durch virusbedingte Erkältungskrankheiten verursacht, denen man leicht vorbeugen kann. Eine Linderung der Beschwerden ist oft mit einfachen Mitteln möglich.

Vorbeugen

Nicht jeder wird bei einer Erkältungswelle oder einer Unterkühlung gleich krank. Der Allgemeinzustand und die Abwehrlage sind ausschlaggebend dafür, ob eine Infektion erfolgen kann oder nicht. Hier gilt: »Vorbeugen ist besser als heilen.« Regelmäßige Saunabesuche, Kaltwaschungen, Wechselduschen und viel Bewegung an der frischen Luft sorgen für Abhärtung. Achten Sie darauf, dass Sie in regelmäßig belüfteten Räumen mit viel Sauerstoff und ausreichender Feuchtigkeit wohnen und arbeiten. Vermeiden Sie möglichst den Umgang mit atemwegsreizenden Schadstoffen, und verzichten Sie auf Nikotin.

Abwehrsteigernde Mittel und Maßnahmen können gerade in der Übergangszeit mit erhöhtem Infektionsrisiko vorbeugend wirken und im Erkrankungsfall Erleichterung ver-

Wegweiser bei Atemwegsbeschwerden

- Erkältung und Grippe, Seite 41
- Fieber, Seite 43
- Husten, Seite 46
- Schnupfen, Seite 49
- Halsschmerzen und Heiserkeit, Seite 53

Sollten Ihre Beschwerden hier nicht aufgeführt sein, schlagen Sie bitte im Register (Seite 282 ff.) nach.

Info

Vitamin C bei Erkältungen?

Häufig liest man die Empfehlung, hoch dosiertes Vitamin C bei Erkältungskrankheiten und Grippe auch nach Ausbruch der Infektion einzunehmen. Ob solch ein »Vitaminstoß« zu diesem späten Zeitpunkt wirkt, ist bei Fachleuten allerdings umstritten. Grundsätzlich gilt: Nur wenn Vitamin C wirklich bei den allerersten Anzeichen eingenommen wird, kann ein Fortschreiten der Erkältung tatsächlich gestoppt beziehungsweise die Erkrankung verkürzt werden. Besser ist es jedoch, vorbeugend für eine ausreichende Vitamin-C- und allgemeine Vitalstoffversorgung zu sorgen. Sie ist die Voraussetzung für ein funktionierendes Immunsystem.

schaffen. Einen besonderen Stellenwert für die Abwehrkräfte nimmt aber auch eine gesunde Ernährung mit zahlreichen Vitalstoffen ein. Diese sind gewissermaßen die »Munition« für das Immunsystem. Leistungssportler zum Beispiel rüsten sich zusätzlich zu einer gesunden naturbelassenen Ernährung mit Nahrungsergänzung für ihre Herausforderungen, denn gerade ihre Abwehrkräfte müssen Höchstleistungen vollbringen.

Stellen auch Sie sicher, dass Ihr Immunsystem jede Unterstützung von Ihnen bekommt. Eine komplexe Nahrungsergänzung aus natürlichen Quellen (Seite 232 ff.) hilft dabei. Vitamin C in Dosierungen von ein bis drei Gramm bei den allerersten Erkältungsanzeichen kann vorbeugend wirken oder die Erkrankung mildern. Achten Sie darauf, Vitamin C möglichst aus natürlichen Quellen (etwa Acerola) einzunehmen. Am besten magenverträglich sind Zubereitungen, die das Vitamin C langsam freisetzen (so genannte Retard- oder Slow-Release-Präparate).

Gerade zur Vorbeugung von Atemwegserkrankungen, Allergien und Immunschwäche, bei denen fast immer Schädigungen durch freie Radikale vorliegen, hat sich OPC bewährt (Seite 239). Es verstärkt die Wirkung der Schutzvitamine E und C und gelangt in alle Körpergewebe. Ebenso ist es für Erwachsene wie für Kinder gut verträglich.

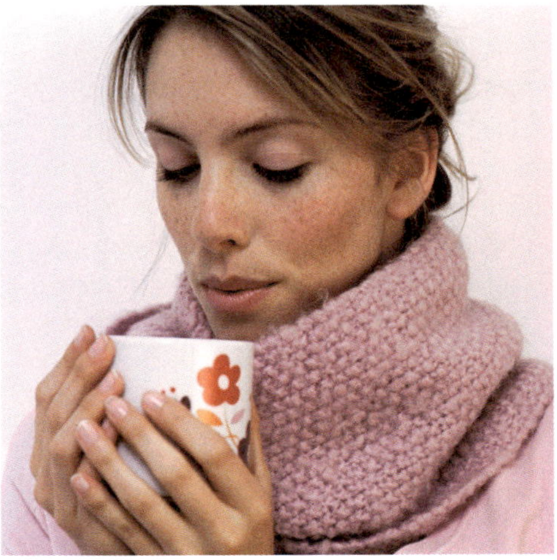

Gönnen Sie sich bei Erkältungskrankheiten Ruhe, und nehmen Sie viel Vitamin C zu sich.

Manchmal fällt es nicht leicht, die für sich selbst und seine Lebensweise geeigneten Maßnahmen zur Vorsorge zu erkennen und umzusetzen. Lassen Sie sich daher von besonders geschulten Beratern, den Präventologen, unterstützen (Adressen Seite 280 f.).

ERKÄLTUNG UND GRIPPE

Prinzipiell muss zwischen einer unkomplizierten Erkältung und einer richtigen Virusgrippe (»Influenza«) unterschieden werden. Beiden Erkrankungen gemeinsam ist, dass sie von körperfremden Krankheitserregern hervorgerufen werden und damit zu den Infektionskrankheiten gehören. Die Ansteckung erfolgt relativ einfach über gemeinsam benutztes Geschirr, über Türklinken, das Telefon oder durch Anhusten oder -niesen durch einen Kranken.

Häufig wird die Erkältung auf eine Unterkühlung zurückgeführt, die den Körper für Viren anfälliger macht. Begleiterscheinungen sind leichtes Fieber, Abgeschlagenheit, Kopf- und Gliederschmerzen, Entzündungen der oberen Luftwege, unter Umständen auch Magen- oder Darmstörungen. Eine echte Virusgrippe kommt seltener vor, ist aber gut an zwar grundsätzlich gleichen, jedoch sehr viel stärkeren Symptomen zu erkennen. Sie betrifft in kurzer Zeit größere Menschengruppen (Epidemie), hat aber dank der Möglichkeiten der modernen Medizin viel von ihrem Schrecken verloren. Gegen bestimmte Grippetypen kann man sich impfen lassen.

Wie behandeln?

Gegen Erkältungsviren lässt sich – im Gegensatz zu Bakterien – medikamentös nicht viel ausrichten, die Erkältung muss durchgestanden werden. Die Begleiterscheinungen können Sie jedoch lindern.

Zum Arzt

Wenn sich Ihr Allgemeinzustand oder einzelne Symptome verschlimmern und das Fieber stark ansteigt, sollten Sie eine Ärztin/einen Arzt zu Rate ziehen. Treten Brustschmerzen auf, geben Art und Ort der Schmerzen Hinweise auf die Ursache.

➤ Atemabhängige Schmerzen mit Husten und Fieber weisen auf eine Lungen- oder Rippenfellentzündung hin (Kasten Seite 43).

➤ Plötzlich einsetzende starke Schmerzen, die mit Atemnot, Husten und blutigem Auswurf einhergehen, lassen auf eine Lungenembolie schließen.

Anwendungen

➤ Sobald Sie erste Erkältungsanzeichen spüren, sollten Sie ein ansteigendes Fußbad (Seite 246) oder ein Erkältungsvollbad (Seite 248) durchführen, das kann einen beginnenden Infekt manchmal noch aufhalten.

➤ Ein bis zwei Tage Bettruhe und gleichmäßige Wärme wirken Wunder, der Körper kann so leichter selbst mit der Erkältung fertig werden. Bei Kindern und anfälligen Personen, insbesondere aber bei begleitendem Fieber, ist Bettruhe ein Muss.

➤ Diese Akupressurpunkte helfen:
Di 4 Hegu
Ma 44 Neiting
SJ 5 Waiguan

Wie Sie diese Punkte finden und richtig akupressieren, entnehmen Sie bitte den Tabellen und Zeichnungen auf Seite 276 ff.

Präparate und Mittel

Bei einer »normalen« Erkältung lassen sich überwiegend die Begleitsymptome medikamentös behandeln.

Pflanzliche Mittel

➤ Wer kreislaufstabil ist, dem hilft bisweilen eine abendliche Schwitzkur. Trinken Sie eine große Menge schweißtreibenden Tee, etwa aus Holunder- oder Lindenblüten (Zubereitung und Dosierung Seite 264), oder heißen verdünnten Holundersaft. Ein heißes Bad danach kann die Wirkung noch unterstützen. Dann geht es dick eingepackt ins Bett!

Nach einiger Zeit werden Sie ins Schwitzen kommen. Nach etwa zwei Stunden Wäsche und, falls nötig, Bettzeug wechseln, den Körper mit einem Frottiertuch trockenreiben. Trinken Sie noch etwas, und legen Sie sich dann sofort wieder ins Bett. Am nächsten Morgen ist meist eine spürbare Besserung eingetreten.

➤ Pflanzliche Erkältungsmittel mit Auszügen aus Sonnenhutwurzeln oder Thujaspitzen wirken vor allem durch Anregung des körpereigenen Abwehrsystems.

Chemisch-synthetische Mittel

Fieber oder starke Kopf- und Gliederschmerzen können mit Acetylsalicylsäure oder Paracetamol behandelt werden.

Ist es aus dringenden Gründen wichtig, dass Sie schnell wieder fit sind, bieten sich so genannte Grippemittel (Kombinationspräparate mit mehreren Wirkstoffen) an. Jedoch verhindern sie alle die natürliche Auseinandersetzung des Körpers mit der Infektion und sollten darum wirklich nur dem Notfall vorbehalten bleiben.

Homöopathie

Hinweise zur Wirkweise und Anwendung homöopathischer Mittel finden Sie auf Seite 265 ff. Die folgenden Beschwerdebilder sind jeweils nach den Begriffen Leitsymptom (**L**), seelische Verfassung (**S**) sowie mögliche Änderungen (**M**) geordnet.

- Aconitum D4, D6 – Tropfen: **L:** Schüttelfrost, trockenes Fieber, große Angst, große Unruhe, Herzklopfen, harter Puls, heftiger Durst; **S:** Angst, Unruhe; **M:** abends, nachts und bei Wärme Verschlimmerung der Beschwerden.
- Bryonia D3, D4, D6 – Tabletten: **L:** heftiger Kopfschmerz, trockener Reizhusten, großer Durst auf viel kaltes Wasser, bitterer Geschmack, stechende Schmerzen beim Atmen; **S:** große Reizbarkeit; **M:** jede Bewegung verschlechtert, Ruhe und Wärme bessern.
- Eupatorium perfoliatum D2, D3 – Tabletten: **L:** Fieber mit starkem Zerschlagenheitsgefühl in Gliedern und Knochen, trockener Grippehusten, der so stark schmerzt, dass die Brust gehalten werden muss, starker Fließschnupfen, großer Durst, schmerzhafter Harndrang, Hinterkopf- und Augenschmerzen, Schwindel; **M:** großer Durst, aber Trinken erzeugt Brechreiz.
- Gelsemium sempervirens D3, D4, D6 – Tabletten: **L:** Fieber mit Schüttelfrost, kein Durst, allgemeines Zerschlagenheitsgefühl, Benommenheit und Schläfrigkeit, zittrige Schwäche, heftiger Blutandrang mit dunkelrotem Gesicht und Schmerzen im (Hinter-) Kopf; **M:** reichlicher Harnabgang bessert den Kopfschmerz; Wärme, Sonne, Bewegung und jede Erregung verschlechtern.

Tipp

Unterstützende Hausmittel bei Lungenentzündung

Die Behandlung der Lungenentzündung gehört immer in die Hand der Ärztin/des Arztes. Besprechen Sie mit ihr/ihm, ob eine der nachstehend aufgeführten Methoden zusätzliche Linderung verschaffen oder die Heilung beschleunigen kann.

- Hilfreich und abhärtend sind kalte Waschungen (Seite 248 f.).
- Bei Fieber kann die überschüssige Wärme durch kalte Waden-, Brust- oder Leibwickel mehrmals täglich abgeleitet werden (Seite 253 ff.).
- Zur Verbesserung der Lungendurchblutung und zur Sekretlösung eignen sich Senfmehlwickel oder -auflagen (Seite 256). Dazu wird Senfmehl mit lauwarmem Wasser zu einem Brei angerührt, auf ein Umschlagtuch gegeben und auf die Brust aufgelegt. Achtung: Manche Menschen reagieren empfindlich auf Senf. Bei auftretendem Brennschmerz die Auflage sofort entfernen!

Schüßler-Salze

Hinweise zur Wirkweise und Anwendung der Schüßler-Salze finden Sie auf Seite 268 ff. Geeignet sind das Entzündungsschema sowie Nr. 3: Ferrum phosphoricum (Eisenphosphat) D12 und Nr. 4: Kalium chloratum (Kaliumchlorid) D6.

FIEBER

Durch eine veränderte Wärmeregulation des Organismus entsteht eine als Fieber bezeichnete, vorübergehend erhöhte Körpertemperatur. In den meisten Fällen wird sie durch eine Infektion mit Bakterien oder Viren ausgelöst: Der Körper versucht selbstregulierend, sozusagen mit verstärkter Anstrengung, die Eindringlinge abzuwehren. Fieber ist also ein wichtiger Beitrag zum Gesundwerden und sollte nur unterdrückt werden, wenn das Allgemeinbefinden stark beeinträchtigt ist (starke Kopfschmerzen) oder wenn sehr hohes Fieber den Organismus zu schädigen droht.

Was ist Fieber?

Von Fieber spricht man in der Regel ab einer Körpertemperatur von 38 °C. Mäßiges Fieber ist erst dann gefährlich, wenn es längere Zeit anhält. In den ersten ein bis vier Tagen einer Infektionskrankheit kann die Temperaturerhöhung die Ausheilung und Überwindung der Krankheit beschleunigen. In dieser Phase können ein heißes Bad oder eine Schwitzkur im Bett (Seite 41 ff.) helfen.

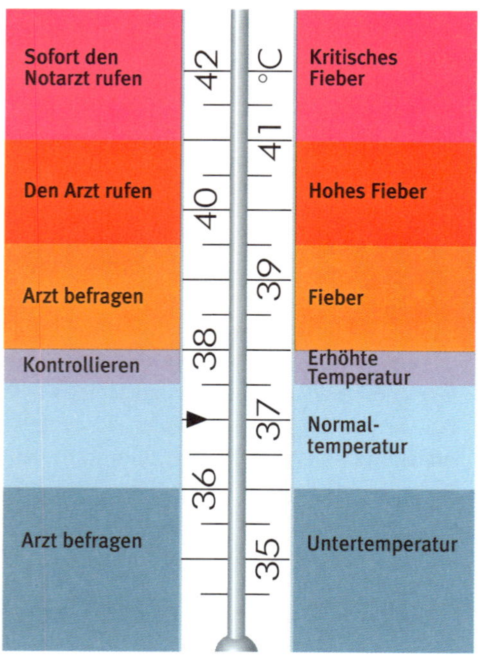

Fieber ist eine notwendige Reaktion des Körpers, mit der er Infektionen bekämpft.

Manchmal muss das Fieber noch für einige Tage ansteigen, damit die Temperatur von allein auf normale Werte abfallen kann.

Appetitlosigkeit bei Fieber ist nicht weiter gefährlich, Sie sollten aber unbedingt auf eine ausreichende Flüssigkeitsversorgung achten.

Bei einer beginnenden Infektion ist jede Art von Sport tabu, da sonst der Organismus überlastet wird.

Wenn eine fieberhafte Erkrankung sich dem Höhepunkt nähert oder bereits länger andauert, muss der Körper von außen gekühlt werden, am besten durch kalte Waschungen und leichte Bekleidung. Reicht diese Kühlung allein nicht aus und steigt das Fieber weiter, können Sie Medikamente zur Fiebersenkung einsetzen.

Wie behandeln?

Am Anfang jeglicher Behandlung steht zunächst die Temperaturmessung: Sie sollte nach Möglichkeit immer am Enddarm durchgeführt werden, da sie zuverlässiger ist als die Messung unter der Achsel. Ideal sind bruchsichere Digitalthermometer aus der Apotheke: Ihre Anwendung ist einfach, sie können nicht splittern und bergen keine Verletzungsgefahr. Messen Sie die Körpertemperatur mehrmals täglich und über mehrere Tage, weil aus diesen Messungen bereits auf die Ursache des Fiebers geschlossen werden kann.

⊕ Zum Arzt

Falls die Körpertemperatur plötzlich über 39 °C steigt, falls mäßiges Fieber (ab 38 °C) länger als drei Tage anhält oder immer wiederkehrt oder falls sich weitere Krankheitsanzeichen zeigen, müssen Sie unbedingt Ihre Ärztin/Ihren Arzt rufen!

Anwendungen

➤ Wichtigste Unterstützung für den Körper ist jetzt die Zufuhr von viel Flüssigkeit. Wird die durch Schwitzen verlorene Flüssigkeit nicht ersetzt, steigt die Körpertemperatur weiter an. Kopfschmerzen sind ein Zeichen von Flüssigkeitsmangel. Trinken Sie mit Traubenzucker gesüßte Kräutertees (Fertigteemischungen aus der Apotheke), Holundersaft oder Vitamin-C-haltige Getränke.

➤ Sorgen Sie für viel frische Luft und Ruhe im Krankenzimmer. Der Körper arbeitet auf Hochtouren.

➤ Zur Absenkung der Körpertemperatur eignen sich lauwarme bis kalte Teil- oder Ganzwaschungen (Seite 248 f.). Achten Sie aber darauf, dass der Patient Waschungen kreislaufmäßig gewachsen ist.

➤ Fieber lässt sich durch kalte Wadenwickel (Seite 255), die alle fünf bis zehn Minuten erneuert werden, um ein bis zwei Grad senken.

➤ Auch Brust- oder Leibwickel (Seite 253 f.) kühlen. Sie bleiben angelegt, bis der Wickel die Hauttemperatur erreicht hat.

➤ Vollbäder (Seite 248) mit absteigender Temperatur werden als angenehm empfunden: Die Wassertemperatur sollte zunächst zwei Grad unterhalb der Körpertemperatur liegen und in zehnminütigen Abständen um jeweils fünf Grad gesenkt werden.

➤ Dieser Akupressurpunkt hilft:

Ma 44 Neiting

Wie Sie diesen Punkt finden und richtig akupressieren, entnehmen Sie bitte der Tabelle und der Zeichnung auf Seite 276 f.

Präparate und Mittel

Bei Fieber helfen schweißtreibende Mittel wie Holunder (als Tee oder heißer Beerensaft) und Lindenblütentee. Unterstützend wirken auch Vitamin-C-haltige Fruchtsäfte aus Sanddorn, Orange, Wildkirsche (Acerola) oder Schwarzer Johannisbeere. Manchmal können jedoch auch fiebersenkende oder schmerzstillende chemisch-synthetische Mittel nötig werden.

Info

Fieberkrämpfe bei Kindern

Fieberkrämpfe treten bei etwa drei Prozent aller Kinder auf, vorwiegend bei Säuglingen und Kleinkindern im Alter von sechs Monaten bis fünf Jahren. Oftmals sind Infektionen der oberen Luftwege die Auslöser.

➤ Bei einem Fieberkrampf, der meist nach plötzlichem Fieberanstieg auftritt, verliert das Kind kurzzeitig das Bewusstsein, verdreht die Augen, wird von Krämpfen geschüttelt und presst die Zähne aufeinander.

➤ Versuchen Sie in jedem Fall, ruhig zu bleiben und das Kind zu beruhigen.

➤ Rufen Sie den Notarzt, damit er den Anfall mit Notfallmedikamenten unterbrechen kann.

➤ Wenn Ihr Kind einmal einen Fieberkrampf während eines Infektes bekommen hat, kann sich ein solcher Krampf mit einer 30-prozentigen Wahrscheinlichkeit wiederholen. Sie sollten sich deshalb vorsorglich Notfallzäpfchen mit Wirkstoffen wie Diazepam oder Chloralhydrat verschreiben lassen und griffbereit im Haus haben (Kühlschrank!). Diese Zäpfchen unterbrechen einen Krampf innerhalb von drei Minuten. Wenn Ihr Kind zu Fieberkrämpfen neigt, sollten Sie versuchen, Temperaturen ab 38,5 °C vorbeugend zu senken.

Pflanzliche Mittel

➤ Pflanzliche Fertigpräparate aus Sonnenhutwurzel und anderen immunstimulierenden Pflanzenauszügen können die körpereigene Abwehrreaktion noch unterstützen.

➤ Auch der folgende Tee hilft:
30 Teile Holunderblüten
30 Teile Lindenblüten
20 Teile Mädesüßblüten
20 Teile Hagebuttenschalen
Zubereitung und Dosierung Seite 264.

Chemisch-synthetische Mittel

➤ Geeigneter als fiebersenkende selbst zubereitete Abkochungen aus Weidenrinde sind, wenn notwendig, chemisch-synthetische Präparate mit den zugleich schmerzstillenden Substanzen Acetylsalicylsäure (ASS), Ibuprofen oder Paracetamol. Damit werden auch begleitende Kopf- und Gliederschmerzen deutlich gemildert.

Bei Magenempfindlichkeit oder Neigung zu Blutungen sollte Acetylsalicylsäure nicht verwendet werden. Dann empfiehlt sich die Einnahme von Paracetamol.

HUSTEN

Husten ist ein wichtiger Reflex zum Selbstschutz: Schleim, Staub und Fremdkörper werden mit kräftigen Stößen aus den Atemwegen hinausbefördert. Die häufigsten Ursachen von Husten sind durch Viren oder Bakterien bedingte Entzündungen der Bronchien (Bronchitis), meist im Rahmen einer Erkältung. Normalerweise wird der anfangs trockene Husten einer Erkältung nach ein bis zwei Tagen von zähem und schleimigem Auswurf abgelöst, heilt dann aber bald aus.

Eine Bronchitis wird erst als chronische Bronchitis bezeichnet, wenn in zwei aufeinanderfolgenden Jahren an drei Monaten im Jahr Husten mit Auswurf auftritt. In manchen Fällen ist Husten die Folge einer Allergie. Zudem kann er durch Reizstoffe in der Atemluft, Lungenerkrankungen und Nebenwirkungen von Arzneimitteln ausgelöst werden.

Wie behandeln?

In den ersten Tagen einer Bronchitis muss man den oft quälenden Hustenreiz behandeln. Wird der Husten allmählich »produktiv«, sollten die Schleimbildung und -lösung sowie das Abhusten unterstützt werden. Erst dann sollten Sie hustendämpfende Medikamente vor dem Zubettgehen einnehmen, da-

Info

Atembeschwerden durch Asthma

Bei Asthma kommt es zu einer anfallsweisen Verengung der Atemwege. Bei dieser Krankheit spricht das Immunsystem auf bestimmte Reize überempfindlich an, auf die gesunde Atemwege nicht reagieren. Zu den Auslösern zählen mitunter Allergene wie Pollen, Tierhaare oder Hausstaub, aber auch Reizstoffe oder einfach nur kalte Luft sein. Bei körperlicher Anstrengung und unter seelischer Belastung kann ebenfalls Asthma auftreten. Die Atemwege verengen sich, der Betroffene bekommt schlechter Luft.

Wenn Sie den Verdacht auf eine Asthmaerkrankung haben, sollten Sie in jedem Fall Ihre Ärztin/Ihren Arzt aufsuchen, um die Ursache und Behandlung abzuklären. Wichtige Tipps, wie Sie Ihr Immunsystem vorbeugend stärken können, finden Sie auf Seite 58.

mit Sie schlafen können. Tagsüber sollten Sie bei lockerem Husten darauf verzichten, da ansonsten der Schleim nicht abgehustet werden kann.

Eine regelmäßige Befeuchtung der Schleimhäute und Wärmebehandlung der Brust fördern die Hustenlösung und mildern die schmerzhaften Entzündungen der Bronchien. Wichtig ist, dass Sie besonders viel trinken!

Zum Arzt

Wenn der Husten trotz Eigenbehandlung länger als eine Woche besteht oder sehr stark ausgeprägt ist und von Fieber, Brustschmerzen sowie Brechreiz begleitet wird, dann sollten Sie unbedingt eine Ärztin/einen Arzt aufsuchen. Bei Säuglingen und Kleinkindern sollten Sie zur Sicherheit immer die Ursache und Ausprägung des Hustens ärztlich abklären lassen.

Anwendungen

➤ Zur Schleim- und Krampflösung bei trockenem Husten eignen sich heiße Kompressen (Seite 258) auf dem Brustkorb sowie heiße Auflagen mit Senfmehl, Kartoffelbrei, Peloiden oder Heublumen (Seite 257 f.).

➤ Bei Husten ohne Fieber helfen ansteigende Arm- oder Fußbäder (Seite 244, 246), danach ein Brustwickel (Seite 253 f.). Bei Husten mit Fieber wenden Sie besser kalte Hals-, Brust- oder Wadenwickel (Seite 253 ff.) an.

➤ Inhalationen (Seite 246) mit Wasser und Kräuterzusätzen (Kamille, Thymian, Salbei) oder ätherischen Ölen (Eukalyptus-, Pfefferminz-, Thymianöl) tragen ebenso wie Inhalationen mit Salzlösung dazu bei, dass das Sekret besser abgehustet werden kann.

Achten Sie bei Dampfbädern darauf, dass der Dampf nicht mehr zu heiß ist.

➤ Ätherisches Öl in Öllampen oder Verdampfern im Schlafzimmer kann den gleichen Zweck erfüllen. Wählen Sie aber nur milde Öle (Basilikum-, Majoranöl) fürs Kinderzimmer.

➤ Schleimlösend wirken auch selbst zubereitete Hustensäfte aus Knoblauch, Zwiebeln oder Rettich: 2 fein gehackte Knoblauchzehen oder 1 gehackte Zwiebel mit 3 Esslöffel Kandiszucker und 1/8 Liter Wasser ungefähr 10 Minuten kochen, eine Zeit lang abkühlen lassen und löffelweise einnehmen.

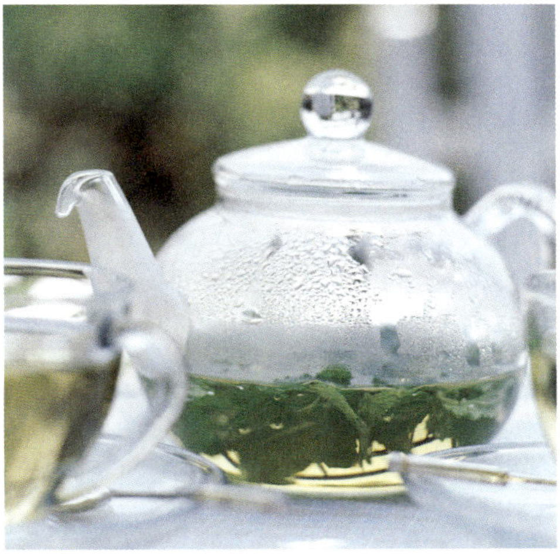

Teemischungen aus der Apotheke oder ein Aufguss aus frischen Kräutern lindern den Hustenreiz und fördern die Heilung.

Info

Hustenblocker ja oder nein?

Hustendämpfende Mittel sollten nur eingesetzt werden, wenn die Nachtruhe sehr stark beeinträchtigt ist oder wenn der Husten sehr schmerzhaft ist.

Nehmen Sie keine hustendämpfenden Mittel, wenn Ihre Atemwege verschleimt sind, sonst können Sie den Schleim nicht abhusten.

Einen Rettich nur raspeln und einige Stunden mit reichlich Kandiszucker oder Honig stehen lassen. Nehmen Sie den sich absetzenden Saft löffelweise ein.

Präparate und Mittel

Wichtig ist, das richtige Mittel zum richtigen Zeitpunkt zu wählen: Trockener Husten, der sich manchmal vom unangenehmen Reiz bis zum quälenden, schmerzhaften Hustenanfall entwickelt, kann mit so genannten Hustenblockern gemildert werden. Im späteren Stadium der Erkältung sollten Sie die sich anschließende Phase der Schleimbildung mit schleimlösenden Präparaten unterstützen.

Pflanzliche Mittel

➤ Trinken Sie viel, das löst den Schleim. Geeignet sind warme Kräutertees als spezielle Hustenteemischungen in gebrauchsfertiger Form aus der Apotheke, Holunderbeersaft, warmes Honigwasser oder Honigmilch.

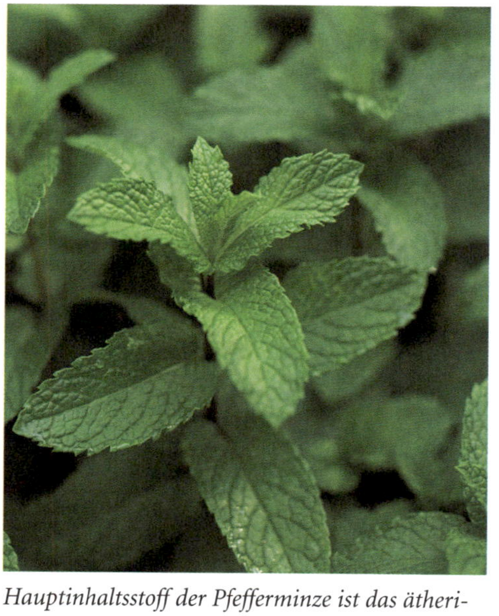

Hauptinhaltsstoff der Pfefferminze ist das ätherische Öl und das darin enthaltene Menthol.

➤ Krampflösende pflanzliche Hustenmittel sind Fertigpräparate aus Thymian, Sonnentau, Efeu und Pestwurz. Auch Eibisch, Huflattich, Isländisch Moos, Malve oder Spitzwegerich bilden auf der Bronchialschleimhaut eine Schutzschicht und wirken so lokal reizmildernd. Es gibt sie als Sirup, Tropfen, Tee oder Lutschtabletten.

➤ Traditionelle pflanzliche Schleimlöser sind die ätherischen Öle von Anis, Eukalyptus, Fenchel, Kampfer, Kiefer, Pfefferminze und vor allem Thymian. Sie lösen und desinfizieren zugleich.

➤ Brech- und Haselwurz, Primel-, Seifen-, Senega- und Süßholzwurzel (Lakritze) fördern die Verflüssigung und das Ablösen des verdickten Bronchialschleims.

➤ Ätherische Öle wirken auch in Form von Einreibungen, Bädern oder Inhalationen. Achten Sie aber darauf, dass menthol- und kampferhaltige Brustbalsame nicht für Kleinkinder unter zwei Jahren geeignet sind. Für Kinder dieser Altersgruppe gibt es eigene Präparate.

➤ Diese Allround-Teemischung lindert den Hustenkrampf und wirkt zugleich schleimlösend:

10 Teile Anis
10 Teile Süßholzwurzel
20 Teile Isländisch Moos
30 Teile Eibischwurzel
30 Teile Huflattichblätter
Zubereitung und Dosierung Seite 264.

Chemisch-synthetische Mittel

➤ Unter den Hustenblockern eignen sich zur Selbstmedikation Präparate mit den Inhaltsstoffen Clobutinol, Dextromethorphan oder Dropropizin.

➤ Zu den chemischen Schleimlösern zählen mehrere Arzneistoffe, darunter etwa Acetylcystein, Ambroxol, Bromhexin, Guaifenesin und Tyloxapol.

Homöopathie

Hinweise zur Wirkweise und Anwendung homöopathischer Mittel finden Sie auf Seite 265 ff. Die folgenden Beschwerdebilder sind jeweils nach den Begriffen Leitsymptom (**L**), seelische Verfassung (**S**) sowie mögliche Änderungen (**M**) geordnet.

➤ Drosera D4, D6 – Tabletten: **L:** Hustenanfälle, erschwerte Atmung, blasiger Schleim; **S:** depressiv, niedergedrückt; **M:** Verschlimmerung in der Nacht, Besserung durch Essen.

➤ Hyoscyamus niger D3, D4 – Tropfen/Tabletten: **L:** trockener, krampfartiger Husten, besonders im Liegen; **S:** aggressiv, geschwätzig, launisch; **M:** Verschlimmerung in der Nacht.

➤ Stannum jodatum D4, D6, D12 – Tabletten: **L:** reichlich gelb-grüner, süßer Auswurf, Husten durch Sprechen oder Lachen, Leeregefühl in der Brust, Heiserkeit, große Schwäche, Nachtschweiß.

➤ Spongia (Euspongia officinalis) D4, D6 – Tropfen/Tabletten: **L:** trockener, bellender Kitzelhusten, wenig Auswurf; **S:** gereizt, nervös; **M:** Verschlimmerung vor Mitternacht, Besserung durch Essen oder Trinken.

Schüßler-Salze

Hinweise zur Wirkweise und Anwendung der Schüßler-Salze finden Sie auf Seite 268 ff.

➤ Bei starkem Reizhusten Nr. 7: Magnesium phosphoricum (Magnesiumphosphat) D6 als »Heiße Sieben« (Seite 269).

➤ Bei Kälteempfindlichkeit mit Husten Nr. 11: Silicea (Siliziumdioxid, Kieselerde) D12.

➤ Bei chronisch-eitriger Bronchitis Nr. 6: Kalium sulfuricum (Kaliumsulfat) D6 oder D3.

➤ Bei Husten mit trockenen Schleimhäuten Nr. 8: Natrium chloratum (Natriumchlorid, »Kochsalz«) D6; bei längerem Husten vier Wochen über den Tag verteilt je zwei bis vier Tabletten Nr. 3: Ferrum phosphoricum (Eisenphosphat) D12, Nr. 4: Kalium chloratum (Kaliumchlorid) D6 und Nr. 8: Natrium chloratum (Natriumchlorid, »Kochsalz«) D6.

➤ Husten bei Feuchtigkeit Nr. 10: Natrium sulfuricum (Natriumsulfat, Glaubersalz) D6.

SCHNUPFEN

Bei den typischen virusbedingten Erkältungskrankheiten ist fast immer auch die Nase beteiligt. Die Nasenschleimhaut schwillt an und behindert die Nasenatmung. Es bildet sich Nasensekret, »die Nase läuft«, und bei den meisten Betroffenen ist der Geruchs- und Geschmackssinn beeinträchtigt. Manchmal kann man buchstäblich nicht mehr aus den Augen schauen.

Müdigkeit und Abgeschlagenheit gesellen sich zu diesen Beschwerden hinzu, und in selteneren Fällen tritt auch Fieber (Seite 43 f.) auf. Gegen Ende wird das Nasensekret dann eher dick und grünlich-schleimig. Der Nasenausgang und -rand ist vom häufigen Schnäuzen häufig wund und entzündet.

Info

Schnupfenmittel

Wenn Sie sich statt für Nasentropfen für ein Schnupfenmittel zum Einnehmen entscheiden, sollten Sie wissen, dass das entsprechende Mittel relativ hoch dosiert ist und sich im gesamten Organismus verteilt. Damit ist die Möglichkeit von substanzbedingten Nebenwirkungen höher, als wenn Sie Tropfen oder Spray direkt auf die Schleimhaut aufbringen.

Patienten mit Bluthochdruck, Schilddrüsenüberfunktion und Diabetes sollten solche Präparate nicht einnehmen.

Wie behandeln?

Der Volksmund sagt, dass ein Schnupfen ohne Behandlung eine Woche und mit Behandlung sieben Tage andauert. Diese Äußerung ist richtig, dennoch können Sie in jedem Fall versuchen, sich die Zeit bis zur Ausheilung zu erleichtern.

Zum Arzt

Meist läuft der Schnupfen glimpflich ab. Sie tun aber Ihrem Körper etwas Gutes, wenn Sie sich während dieser Zeit mehr Ruhe als sonst gönnen. Wenn die Beschwerden in der üblichen Zeit (sieben Tage) noch nicht abklingen, wenn Fieber dazukommt, sich die Infektion über den ganzen Hals-Rachen-Raum auszudehnen droht oder wenn Stirn und Augen schmerzhaft drücken (Stirnhöhlenentzündung), dann sollten Sie unbedingt Ihre Ärztin/Ihren Arzt aufsuchen.

Tipp

Schnupfen vorbeugen

Schützen Sie sich durch eine ausreichende Vitalstoffversorgung und härten Sie sich ab, um bei der nächsten Schnupfenwelle gewappnet zu sein: am besten mit regelmäßigen Saunabesuchen, Kniegüssen (Seite 250), Wassertreten (Seite 251) und Taulaufen. Auch mit Sonnenhut- (Echinacea-) Präparaten lässt sich das eigene Immunsystem stärken.

Wenn Sie unter ständig wiederkehrenden Erkältungskrankheiten leiden, sollten Sie einmal über eine Hochgebirgskur oder einen Seeaufenthalt nachdenken. Vielleicht helfen Ihnen aber auch Kochsalz- und Solebäder aus der Apotheke – probieren Sie es zu Hause aus!

Anwendungen

➤ Wasseranwendungen stärken die eigenen Abwehrkräfte und können so vorbeugend wirken. In manchen Fällen können steigende Arm- und Fußbäder (Seite 244, 246), die beim ersten Nasenkitzeln angewendet werden, den Schnupfen noch aufhalten.

➤ Denselben Zweck erreichen Sie, wenn Sie die Muskeldurchblutung durch Gymnastik verbessern (nur wenn Sie kein Fieber haben) oder die Durchblutung der Nasenschleimhaut durch Massage des Nasenrückens und der Nasenflügel anregen. Auch mit Trockenbürsten (Seite 251) werden die Hautfunktion und der Wärmehaushalt verbessert.

➤ Hat der Schnupfen seinen Höhepunkt schon erreicht, kann man ihn mit Schleimhautbehandlungen zu mildern versuchen: Zungenbürstungen zwei- bis dreimal täglich, Gurgeln mit Salbeitee, Nasenspülungen mit kaltem Wasser, Kopfdampfbäder (Seite 246) und daran anschließend ein kalter Guss (Seite 249 f.) helfen.

➤ Inhalationen (Seite 246) mit Kamille, ätherischen Ölen, Emser Salz oder Sole (Fertigpräparate, Dosierung laut Packungsbeilage) sollten Sie dreimal täglich für jeweils zehn Minuten durchführen. Achten Sie darauf, dass das Wasser nicht zu heiß ist, denn wenn Sie den Dampf über kochendem Wasser inhalieren, treten sonst Schleimhautschäden auf.

Sehr einfach und wirkungsvoll ist die Anwendung einer Mischung aus Pfefferminz-, Eukalyptus-, Thymian- und Latschenkieferöl, von der Sie fünf Tropfen in eine Schüssel mit heißem Wasser geben. Den aufsteigenden Wasserdampf können Sie etwa zwei Minuten unter einem Handtuch inhalieren.

Inhalatoren, die Sie in der Apotheke erwerben, sind sehr praktisch in der Anwendung und besonders für Kinder geeignet.

➤ Auf Nebenhöhlen und Nacken können Sie heiße, feuchtwarme Kompressen mit Heil-

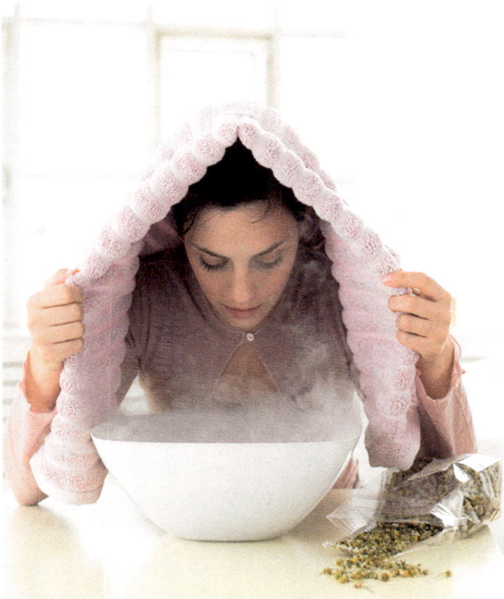

Ein Kopfdampfbad mit Kräuterzusätzen lindert Erkältungsbeschwerden und befreit die Atemwege.

erde, Peloiden, Kartoffelbrei, Leinsamen oder Heublumen auflegen (Seite 257). Rotlichtbestrahlungen bringen ebenfalls Erleichterung (Seite 259).

➤ Im Stadium des Fließschnupfens gilt es, den Sekretabfluss zu verstärken. Abschwellungsfördernde Mittel sind dann nicht mehr angebracht, hier wirken ätherische Öle als Tropfen, Einreibungen, Inhalationen oder in Verdampfern lösend und sekretverflüssigend. Sie sollten möglichst viel trinken: Kräutertees, Fruchtsäfte, möglichst mit Vitamin C angereichert, sind ideal und tragen dazu bei, dass das Nasensekret flüssig bleibt.

➤ Wenn die Nase vom vielen Putzen arg mitgenommen ist, gibt es als Extrapflege für wunde oder ausgetrocknete Schleimhäute und Nasenränder kühlende Nasensalben und -gele. Sorgen Sie auch für viel frische und gut feuchte Luft: Ein Spaziergang bei Regen oder Nebel kann eine Wohltat sein.

➤ Nasenspülungen mit Kochsalzlösung (etwa 1 Gramm Salz auf 100 Milliliter Wasser) oder nur mit kaltem Wasser wirken befreiend. Man kann das Salzwasser aus der Hand in die Nase hinaufziehen oder mit einer Pipette einige Tropfen in die Nase träufeln.

(!) Bitte beachten Sie

Kinder dürfen nur mit besonderen ätherischen Ölzubereitungen inhalieren. Bei Verwendung der für Erwachsene geeigneten Präparate kann es ansonsten zu Atemproblemen kommen!

➤ Bei Säuglingen und Kleinkindern kann eine Schüssel mit dampfendem Kamillentee zur Befeuchtung der Raumluft aufgestellt werden. Vorsicht, Verbrühungsgefahr: Stellen Sie die Schüssel grundsätzlich außerhalb der Reichweite des Kindes auf, oder beaufsichtigen Sie das Kind.

In heißem Kamillentee getränkte Tücher, im Zimmer aufgehängt, erfüllen denselben Zweck.

Präparate und Mittel

Wirkstoffe, die bei Schnupfen eingesetzt werden, sind meist chemisch-synthetischer Art, doch es gibt auch einige pflanzliche und homöopathische Präparate sowie Schüßler-Salze. Linderung verschaffen abschwellungsfördernde und schleimlösende Präparate, entweder lokal angewendet als Nasentropfen, -sprays oder -salbe oder auch eingenommen in Form von Kapseln, Tabletten oder Saft.

Pflanzliche Mittel

➤ Schnupfensprays, -tropfen und -salben enthalten oft auch ätherische Öle aus Eukalyptus, Latschenkiefer, Pfefferminze oder Kamille. Diese Öle wirken kühlend, keimhemmend und sekretverflüssigend. Sie sind vor allem bei verdicktem Schleim in der Schnupfenspätphase angezeigt.

➤ Ein altes Hausmittel bei Schnupfennasen (auch für Säuglinge) ist Majoransalbe aus der Apotheke. Bestreichen Sie damit Nasenflügel und -rücken.

➤ Angenehm bei trockenem Schnupfen sind Nasensalben mit Emser Salz, pur oder in Kombination mit ätherischen Ölen. Sie können auch bei ausgetrockneten Nasenschleimhäuten infolge von Luftverschmutzung, trockener Heizungsluft, Zigarettenrauch oder Nasentropfenmissbrauch eingesetzt werden.

Chemisch-synthetische Mittel

➤ Bei Schnupfen helfen Präparate mit gefäßverengenden Substanzen (Alpha-Sympathomimetika) wie beispielsweise Xylometazolin, Oxymetazolin, Naphazolin, Tramazolin, Tetryzolin und Indanazolin. Durch die Verengung der Nasenschleimhautgefäße wird die Schleimbildung vermindert, die Nasenschleimhaut schwillt ab, die Nasenatmung ist nun wieder erleichtert, und Geruchs- und Geschmacksempfinden bessern sich. Alle diese Präparate werden als Nasentropfen, -sprays und -salbe lokal angewendet.

(!) Bitte beachten Sie

Die Präparate sollten nicht länger als drei bis fünf Tage und nicht häufiger als zwei- bis dreimal täglich angewendet werden. Mit längerer Anwendungsdauer lässt ihre Wirkung nach. Sie müssten immer höher dosiert werden. In einigen Fällen entwickelt sich dann eine hartnäckige Schleimhautschwellung!

➤ Schnupfenmittel zum Schlucken enthalten meist Pseudoephedrin, oft sind zusätzlich noch so genannte Allergiemittel (Antihistaminika) beigefügt. Beachten Sie bitte, dass es bei der Einnahme dieser Kombinationspräparate als Nebenwirkung zu Müdigkeit und einem verminderten Reaktionsvermögen kommen kann.

➤ Das B-Vitamin Dexpanthenol sowie die Vitamine A und E unterstützen den Stoffwechsel sowie den Aufbau der Nasenschleimhaut. Sie werden in Salbenpräparaten bei trockenem Schnupfen angewendet oder wenn die Nasenschleimhaut stark angegriffen ist.

Homöopathie

Hinweise zur Wirkweise und Anwendung homöopathischer Mittel finden Sie auf Seite 265 ff. Die folgenden Beschwerdebilder sind jeweils nach den Begriffen Leitsymptom (**L**), seelische Verfassung (**S**) sowie mögliche Änderungen (**M**) geordnet.

Info

Nasentropfen für Kinder und Säuglinge

Säuglinge und Kleinkinder sollten Sie nie mit Nasentropfen und -sprays für Erwachsene behandeln!

Bei Kleinkindern sind die Größenverhältnisse Kopf/Körper anders als beim erwachsenen Menschen. Sie haben dadurch eine überproportional große Resorptionsfläche in der Nase. Bei Anwendung von Nasentropfen oder -sprays für Erwachsene können sehr leicht Überdosierungen mit Vergiftungserscheinungen die Folge sein.

Außerdem treten bei Säuglingen und Kleinkindern oft Überempfindlichkeitsreaktionen gegen Menthol und pfefferminzhaltige ätherische Öle auf. Nicht alle schleimhautabschwellenden Substanzen sind deshalb auch schon für das Kleinkind geeignet. Daher sollten Sie für Kinder bis zu zwei Jahren nur besondere Schnupfenpräparate in geeigneter Zusammensetzung und Konzentration aus der Apotheke einsetzen.

➤ Allium cepa D4, D6 – Tropfen: **L:** Tränenfluss, Niesen, wässriges, scharfes Sekret, brennender Schnupfen, auch bei allergischem Schnupfen; **M:** Besserung im Freien.

➤ Camphora D1, D2, D3 – Tropfen: **L:** bei ersten Grippe- und Schnupfenanzeichen; **S:** Herzangst; **M:** Verschlimmerung durch Kälte, Bewegung und nachts.

➤ Cyclamen europaeum D6, D12 – Tropfen: **L:** lang dauernder Fließschnupfen, abwechselnd mit verstopfter Nase, Geruchsvermögen eingeschränkt; **S:** Schwächegefühl, Reizbarkeit; **M:** Verlangen nach Wärme, Bewegung bessert.

➤ Euphrasia officinalis D3, D4 – Tropfen: **L:** lichtscheu, brennender Tränenfluss, mildes Nasensekret; ebenfalls bei allergischem Schnupfen; **S:** reizbar, träge, introvertiert; **M:** Verschlechterung im Sitzen und Liegen.

➤ Galphimia D4, D6, D12 – Tabletten: **L:** allergischer Schnupfen (auch vor der Saison über längere Zeit vorbeugend einzunehmen).

➤ Hydrastis canadensis D4, D6 – Tropfen: **L:** dickes, gelb-weißes Sekret, Schleimfluss an der Rachenhinterwand bei Mitbeteiligung der Nasennebenhöhlen, dumpfer Stirnschmerz, tonisierende Wirkung, besonders bei ausgezehrten Patienten; **S:** Erregung.

➤ Sambucus nigra D3, D6 – Globuli/Tropfen: **L:** Schnupfen mit verstopfter Nase, Heiserkeit, erschwerte Atmung, besonders bei Säuglingen und Kleinkindern; **S:** schreckhaft, verdrießlich; **M:** Besserung bei Bewegung, Verschlechterung im Liegen.

➤ Strychnos nux vomica D6, D12 – Tropfen: **L:** erst wenig, später wässriges Sekret, verstopfte Nase, häufiges Niesen; **S:** lebhaft, überempfindlich gegen Sinneseindrücke; **M:** Bewegung und Essen verschlechtern, Ruhe bessert.

Schüßler-Salze

Hinweise zur Wirkweise und Anwendung der Schüßler-Salze finden Sie auf Seite 268 ff.

➤ Bei Fließschnupfen Nr. 8: Natrium chloratum (Natriumchlorid, »Kochsalz«) D6, alle paar Minuten eine Tablette.

➤ Bei Stockschnupfen Nr. 4: Kalium chloratum (Kaliumchlorid) D6, halbstündlich eine Tablette, entsprechende Salbe mit Wattestäbchen in die Nase einbringen.

HALSSCHMERZEN UND HEISERKEIT

Halsschmerzen, Schluckbeschwerden und Heiserkeit gehören zu den typischen Begleitsymptomen von Erkältungskrankheiten. Sie sind aber auch typisch bei allergischen Erkrankungen (Seite 57). Bei Erkältungen sind die Rachen- und Halsschleimhäute entzündet und gerötet, schwellen an und brennen beim Schlucken. Manchmal strahlen die Schmerzen bis zum Ohr aus. Auch die Halslymphknoten können geschwollen sein. Oft entzünden sich auch noch die Rachen- und Gaumenmandeln.

Bei einer Angina dagegen handelt es sich um eine eitrige, bakteriell infizierte Gaumenmandelentzündung, bei der auf den geröteten und geschwollenen Mandeln punktförmige gelblich-weiße Beläge aus Eiter zu sehen sind. Nach einer Mandeloperation kann immer noch eine so genannte Seitenstrangangina entstehen. Eine Mandelentzündung beginnt meistens plötzlich mit hohem Fieber sowie Kopf- und Schluckschmerzen.

Bei einer Entzündung der Kehlkopfschleimhaut spüren die Betroffenen ein Kratzen im Hals oder müssen sich ständig räuspern. Es bildet sich vermehrt Schleim. Wenn die Funktion der Stimmbänder beeinträchtigt ist und sie sich nicht mehr vollständig schließen können, kommt es zu heiserem Krächzen beim Sprechen. Im schlimmsten Fall bleibt die Stimme zeitweise ganz weg, der Betroffene kann nur flüstern.

Meistens klingt die Heiserkeit von allein ab, wenn die Erkältung auskuriert ist. Bleibt sie weiter bestehen, kann dies zu gutartigen Verdickungen der Stimmbänder (Stimmbandpolypen) führen. Chronische Überanstrengung beim Sprechen oder Singen führt zu Veränderungen, die als »Sängerknoten« bezeichnet werden.

Wie behandeln?

Wichtig während der Zeit eines Halsinfektes: Vermeiden Sie zusätzliche Reize durch Rauchen oder Alkohol! Halten Sie die Schleimhäute feucht, und desinfizieren Sie sie. Das gelingt durch Gurgeln, Lutschen von Halstabletten oder Anwendung von Sprays sowie ausreichendes Trinken. Sorgen Sie für hohe Raumfeuchtigkeit. Lesen Sie bitte auch unter den Stichworten »Erkältung« (Seite 41 ff.) und »Fieber« (Seite 43 ff.) nach.

⊕ Zum Arzt

Wenn die Schmerzen und Entzündungszeichen sich nach drei bis vier Tagen nicht bessern oder wenn hohes Fieber und Schüttelfrost auftreten, dann sollten Sie die Ärztin/den Arzt zu Rate ziehen.

Anwendungen

➤ Gleichmäßige Wärme für Hals und Drüsen unterstützt die körpereigene Abwehr. Halten Sie Ihren Hals mit einem Schal warm, oder legen Sie einen warmen Kartoffelhalswickel (Seite 256) an.

➤ Bei Halsentzündungen wirken kalte Halswickel (Seite 254) manchmal wohltuender als warme: Mit kalten, feuchten Tüchern oder kaltem Quark (Rezept Seite 256) lindern sie den Brennschmerz.

➤ Trinken Sie temperierte Flüssigkeiten wie Tees oder warme Milch mit Honig.

➤ Mit Salzwasser gurgeln oder Salzlösung inhalieren (1 Esslöffel Salz auf 1 Liter Wasser), das befeuchtet die Rachenschleimhaut.

Präparate und Mittel

Bei Halsschmerzen und Heiserkeit schwören viele auf ihre alten Hausrezepte: Gurgeln, viel trinken, Wärme. Entzündungslindernde und desinfizierende pflanzliche Rachentherapeutika zum Gurgeln oder Spülen enthalten Arnika, Eukalyptus, Kamille, Kampfer, Myrrhe oder Salbei. Empfehlenswert sind auch entzündungshemmende chemisch-synthetische Fertiglösungen. Gurgeln hemmt die Vermehrung der auslösenden Keime und löst diese ab. Viele Lutschtabletten, Sprays und Lösungen enthalten zusätzlich schmerzlindernde, örtlich betäubende Wirkstoffe.

Oberstes Gebot bei Heiserkeit ist: Schonen Sie Ihre Stimme. Nikotin und Alkohol sowie scharfe Gewürze sind jetzt tabu. Vermeiden Sie den Aufenthalt in staubigen oder rauchigen Räumen. Wenn die Heiserkeit länger als eine Woche besteht, muss sie in jedem Fall ärztlich abgeklärt werden.

Pflanzliche Mittel

➤ Alle ein bis zwei Stunden gurgeln sowie Inhalationen (Seite 246 f.) mit Kamille oder Salbei fördern den Heilungsprozess. Die Schleimbeläge werden auch durch das Inhalieren von Emser Salz oder Sole verflüssigt, die Stimmbänder können so abschwellen. Zum Gurgeln eignen sich Ratanhia-, Myrrhe- oder Thymiantinkturen (Fertigpräparate).

➤ Lutschtabletten mit Emser Salz, Isländisch Moos, Thymian oder Primel sowie Salbei- oder Schwarze-Johannisbeer-Bonbons, nach Möglichkeit ohne Zucker, fördern die Speichelbildung und halten die Schleimhäute geschmeidig.

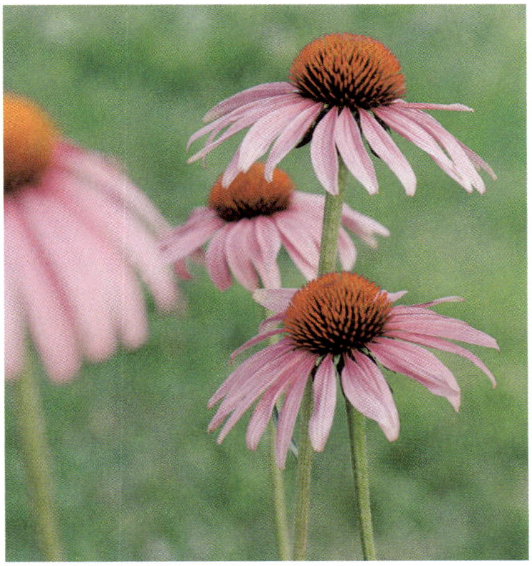

Der Wirkstoff Echinacin aus dem Sonnenhut regt das Immunsystem an.

➤ Fertigpräparate aus Sonnenhut stärken die Abwehrkräfte und fördern die Heilung. Lesen Sie hierzu auch im Kapitel »Funktionsstörungen des Immunsystems«, Seite 56 ff.

Chemisch-synthetische Mittel

➤ Chemisch-synthetische Präparate enthalten meist desinfizierende Wirkstoffe wie Cetylpyridinumchlorid, Chlorhexidin, Dequaliniumverbindungen oder Hexetidin.

➤ In Lutschtabletten werden die Wirkstoffe oft mit bakterientötenden Zusätzen wie Bacitracin und den Brennschmerz lindernden Stoffen wie Benzocain, Lidocain und Menthol kombiniert.

Homöopathie

Hinweise zur Wirkweise und Anwendung homöopathischer Mittel finden Sie auf Seite 265 ff. Die folgenden Beschwerdebilder sind jeweils nach den Begriffen Leitsymptom (**L**), seelische Verfassung (**S**) sowie mögliche Änderungen (**M**) geordnet.

➤ Arum triphyllum D2, D3 – Tropfen: **L:** Heiserkeit bis zur Stimmlosigkeit nach Reden oder Singen, krampfartiger Husten, reichlich schleimiger Auswurf, greift beim Husten vor Schmerz an den Hals, beim Versuch, laut zu sprechen, versagt die Stimme.

➤ Atropa belladonna D4, D6 – Tabletten: **L:** Mandelentzündung mit Schluckschmerzen, Fieber, stark gerötete Rachenschleimhaut; **S:** alle Sinne überempfindlich; **M:** Bewegung verschlechtert, Ruhe bessert.

➤ Guajacum D2, D3, D4 – Tabletten: **L:** trockener Hals, geschwollene Mandeln, stechender Schmerz, wunde Luftröhre, übel riechender Schweiß; **S:** schlechtes Gedächtnis; **M:** Trinken bessert.

➤ Mercurius solubilis D4, D6, D12 – Tabletten: **L:** Halskratzen, Heiserkeit, belegte Zunge mit Zahneindrücken, scharfe, eitrige Sekrete, klebriger, übel riechender Schweiß; **M:** kalte Luft und Bettwärme verschlechtern.

➤ Phytolacca D2, D3 – Tropfen: **L:** Schluckschmerz, geschwollene Mandeln, dunkelroter Rachenring, trockener, brennender Hals, Räusperzwang; **S:** müde, apathisch, Stirnkopfschmerz; **M:** Bewegung verschlechtert.

Schüßler-Salze

Hinweise zur Wirkweise und Anwendung der Schüßler-Salze finden Sie auf Seite 268 ff.

➤ Wenn die Mandeln und die Rachenwand weißlich grau belegt sind, eignet sich Nr. 4: Kalium chloratum (Kaliumchlorid) D6; falls sich die Beschwerden nicht binnen eines Tages bessern, Nr. 9: Natrium phosphoricum (Natriumphosphat) D6, jeweils eine Tablette alle 15 Minuten.

➤ Bei chronischer Mandel- und Halsentzündung sechs Wochen lang Nr. 11: Silicea (Siliziumdioxid, Kieselerde) D12.

➤ Kinder können über vier bis acht Wochen eine Tablette Nr. 2: Calcium phosphoricum (Kalziumphosphat) D6 erhalten.

Funktionsstörungen des Immunsystems

Unser Immunsystem ist unsere innere Polizei: Es muss den Körper im 24-Stunden-Dauereinsatz ein Leben lang vor schädlichen Erregern, Schadstoffen sowie entarteten körpereigenen Zellen schützen. Gleichzeitig muss es erkennen, welche Keime nützlich und welche Nähr- und Vitalstoffe wichtig sind. Und es muss entscheiden, welches Gewebe dem Körper zugehörig und somit nicht zu bekämpfen ist.

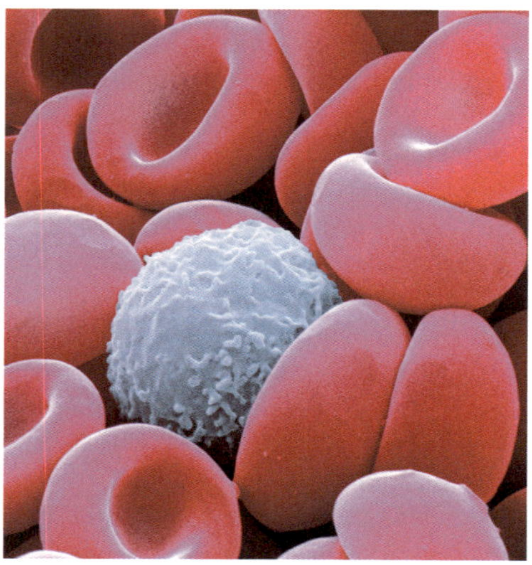

Abwehrzellen sind sowohl in der Blutbahn als auch in Geweben vorhanden. Hier schützen sie vor eindringenden Erregern und Schadstoffen. Im Bild: ein weißes inmitten vieler roter Blutkörperchen.

Verteidigungssysteme des Körpers

Die Schutz- und Abwehrtruppe des Körpers ist vielfältig: Die gesunde Haut und intakte Schleimhäute bilden eine erste mechanische Barriere. Unterstützt werden sie von dort ansässigen Bakterien und Enzymen. Gelingt es jedoch Erregern wie Bakterien, Viren und Pilzen, diese Schranke zu überwinden und in den Organismus einzudringen, treten die überall im Körper postierten Fress- und Killerzellen (weiße Blutkörperchen) auf den Plan. Ihre Aufgabe ist es, die Angreifer sofort unschädlich zu machen.

Info

Freie Radikale

Die Abwehrzellen produzieren hochaktive aggressive Sauerstoffmoleküle – so genannte freie Radikale –, um Erreger unschädlich zu machen. Diese können nicht zwischen körpereigenen und zu zerstörenden fremden Erregern unterscheiden. Körpereigene Zellen besitzen jedoch einen Schutz gegen diese Radikale in Form von Antioxidantien: Vitamine, Enzyme und andere Substanzen.

Zusätzlich werden diese Erreger vorsorglich »zur Fahndung« ausgeschrieben: Im Falle eines wiederholten Angriffs werden sie durch das erworbene Immunsystem von Spezialeinheiten (Lymphozyten) unschädlich gemacht, die nach Angriffen gewissermaßen einen Steckbrief der wichtigsten Eigenschaften der Erreger (Antikörper) bilden. Die Antikörper sollten dabei Gut und Böse, also »körpereigen« und körperfremd«, unterscheiden. Diesen Mechanismus macht man sich auch bei Impfungen zu Nutze.

Unerlässlich für das reibungslose »Krisenmanagement« ist die Kommunikation aller an der Abwehr beteiligten Zellen. Dies wird mit Botenstoffen bewerkstelligt, die wie eine Rohrpost das Abwehrsystem in Alarmbereitschaft versetzen, Unterstützung am Ort einer Infektion anfordern und dafür sorgen, dass reichlich Antikörper (Immunglobuline) gebildet werden. Wichtige Zentralen des Immunsystems sind das Knochenmark, der Thymus, die Milz und die Lymphknoten. Am ausgeprägtesten ist das Abwehrsystem im Darm. Hier muss am häufigsten entschieden werden, was in den Körper aufgenommen und was wieder ausgeschieden wird.

Funktionsstörungen des Immunsystems haben viele Gesichter, ihre Vorbeugung und unterstützende Behandlung sind jedoch weitestgehend gleich.

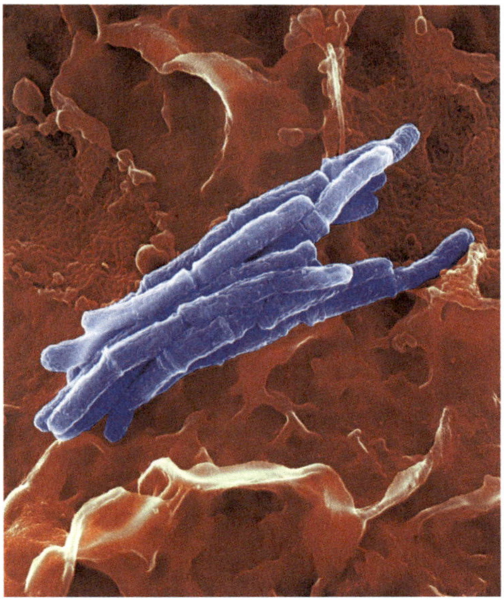

Wenn das Immunsystem geschwächt ist, können leicht Bakterien (im Bild blau dargestellt) in den Körper eindringen und Infektionen hervorrufen.

Info

Infektionen und Allergien

Erhöhte Infektanfälligkeit

Bei einer erhöhten Infektanfälligkeit kann der Körper sich nicht mehr ausreichend gegen Krankheitserreger wehren – es kommt zu Infektionen mit Bakterien, Pilzen und Viren.

Allergien

Bei Allergien reagiert das Immunsystem gegen eigentlich harmlose Strukturen der Außenwelt – etwa Nahrungsmittel, Pollen, Insektengift, Hausstaub, Tierhaare, Bestandteile von Körperpflege- und Haushaltsprodukten und vieles mehr. Es wird eine starke Zunahme von Allergien beobachtet: Nahezu jedes dritte Kind und jeder dritte Erwachsene leiden in westlichen Industrienationen bereits unter einer Allergie. Neben einer angeborenen Veranlagung wird die zunehmende Menge chemischer Substanzen als Auslöser diskutiert, der wir unseren Körper über die Ernährung, aber auch über Atemluft und Hautkontakt aussetzen. Dies bedeutet für das Immunsystem eine Dauerbelastung, der es irgendwann nicht mehr gewachsen ist.

Autoimmunerkrankungen

Hier richtet sich das Abwehrsystem gegen körpereigene Gewebe. Bei dem nicht-insulinpflichtigen Typ-1-Diabetes wird die Bauchspeicheldrüse, bei der rheumatoiden Arthritis das Bindegewebe und bei Morbus Basedow das Schilddrüsengewebe angegriffen.

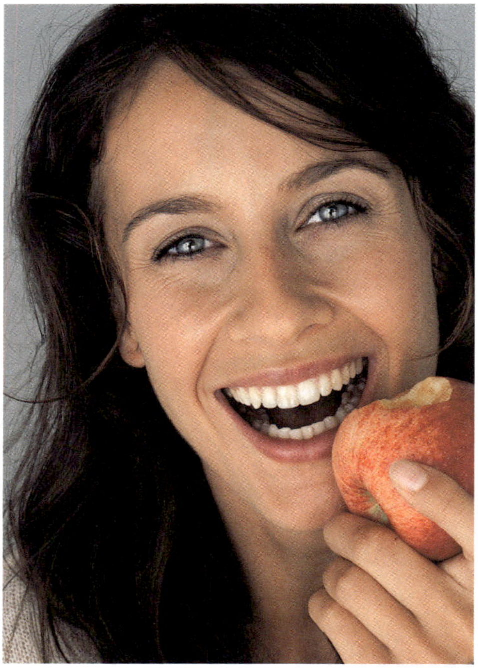

Eine gesunde Ernährung ist der Schlüssel für ein widerstandsfähiges Immunsystem. Beugen Sie also einem Vitaminmangel vor, indem Sie täglich viel frisches Obst und Gemüse essen.

Ursachen für Funktionsstörungen

Die möglichen Auslöser von Funktionsstörungen des Immunsystems erweisen sich als überaus vielfältig:

- Vitalstoffmangel aufgrund einseitiger, minderwertiger Ernährung,
- Störungen der Darmflora durch Chemikalien in industriell gefertigter Nahrung sowie durch zu viel Zucker,
- körperliche und seelische Belastungen, Stress im Alltag,
- Einnahme von Medikamenten, Nikotin und Alkohol,
- Umweltchemikalien und Strahlung,
- schwere Allgemeinerkrankungen (zum Beispiel Diabetes oder Krebs),
- gewollte medikamentöse Minderung der Aktivität des Immunsystems nach Transplantationen oder bei Autoimmunerkrankungen.

Vorbeugen

Schützen Sie Ihr Immunsystem mit wertvollen Vitalstoffen! Eine ausgewogene Ernährung mit frischen Naturprodukten hat hier einen wichtigen Stellenwert. Durch weitgehenden Verzicht auf industriegefertigte Nahrungsmittel, die viele Chemikalien enthalten, können Sie Ihren Darm, das Immunsystem, die Leber und die Nieren entlasten.

Über 90 Prozent aller Menschen schaffen es nicht, täglich fünf Portionen Obst und Gemüse (mindestens 500 Gramm) zu verzehren, wie es die Deutsche Gesellschaft für Ernährung empfiehlt. Bedenken Sie jedoch, dass Ihr Körper die Vitalstoffe – ähnlich wie ein Auto Kraftstoff und Motoröl – benötigt. Wenn Sie hinsichtlich Ihrer Vitalstoffversorgung ganz sicher gehen wollen, ist Nahrungsergänzung aus natürlichen Quellen in ausreichender Dosierung (Auswahlkriterien siehe Seite 234 ff.) empfehlenswert.

Nehmen Sie Ihre Lebensgestaltung selbst in die Hand! Planen Sie bewusst aktive Arbeits- und passive Erholungsphasen in Ihren täglichen Ablauf ein. Regelmäßige Bewegung an der frischen Luft macht Spaß, härtet ab und sollte nicht fehlen!

Manch eine Medikamenteneinnahme lässt sich nicht vermeiden. Versorgen Sie Ihren Körper neben einer ausreichenden Menge an Vitalstoffen mit Antioxidantien. Nikotin und Alkohol belasten das Immunsystem, konsumieren Sie hiervon möglichst wenig. Ebenso sollten Sie Chemikalien und Umweltgiften, wo es möglich ist, aus dem Wege gehen.

Eine individuelle Beratung zu allen gesundheitsfördernden Maßnahmen erhalten Sie bei ausgebildeten Präventologen. Diese

Spezialisten bieten Einzelberatungen, Schulungen und Möglichkeiten zum Austausch mit anderen gesundheitsinteressierten Personen an (Adressen Seite 280 f.).

Wie behandeln?

Die Funktionsstörungen des Immunsystems werden häufig mit Substanzen behandelt, die die Abwehrreaktion unterdrücken (Antiallergika) oder die die Keime selbst bekämpfen (Antibiotika).

Ein vorbeugender Ansatz stärkt hingegen das Immunsystem – im einfachsten Fall mit all den vom Organismus benötigten Vitalstoffen. Dabei kann es in vielen Fällen zu einer deutlichen Abwehrsteigerung sowie zu einer Minderung oder sogar zu einem vollständigen Abklingen insbesondere von Allergien kommen.

Zum Arzt

Wenn Sie an ständig wiederkehrenden Infektionen oder an einer ausgeprägten Infektion mit Fieber leiden oder Allergien vermuten, sollten Sie eine Ärztin/einen Arzt aufsuchen.

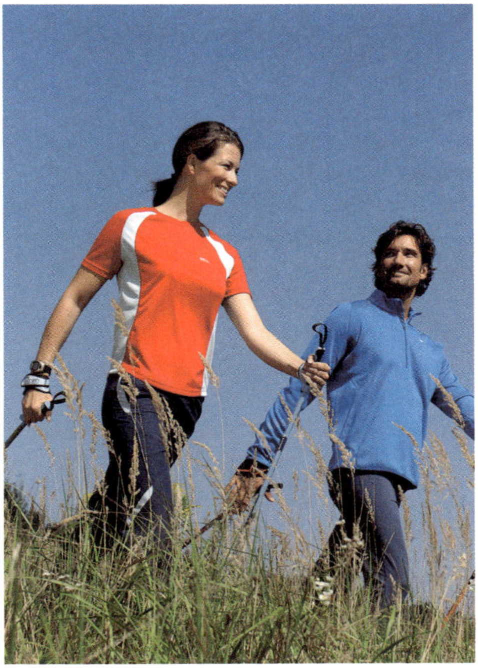

Die Trendsportart Nordic Walking ist besonders gelenkschonend und daher für fast alle Menschen geeignet, selbst für Einsteiger, Senioren und Übergewichtige.

Präparate und Mittel

Substanzen zum Einnehmen sollten Sie für Notfälle oder für schwerwiegende Erkrankungen reservieren: Nutzen Sie am besten täglich die Möglichkeiten der Vorbeugung!

Pflanzliche Mittel

Bewährte pflanzliche Mittel zur Abwehrsteigerung aus der Apotheke enthalten Zubereitungen aus Sonnenhut, Umckaloabo, Katzenkralle, Mistel oder Pestwurz. Lassen Sie sich in Ihrer Apotheke beraten!

Beachten Sie bitte, dass die Einnahme dieser Mittel nur über einen begrenzten Zeitraum erfolgen sollte, da das Immunsystem über das individuelle Maß aktiviert wird, sich aber später erschöpfen kann.

Chemisch-synthetische Mittel

Wenn Sie trotz intensiver und vor allem dauerhafter Vorbeugung an Infektionen und Allergien leiden, sind Antiallergika bei Allergien und Antibiotika bei Infektionen geeignete Medikamente. Fragen Sie Ihren Arzt oder Apotheker, und lassen Sie sich ein für Sie passendes Präparat empfehlen.

Schüßler-Salze

Hinweise zur Wirkweise und Anwendung der Schüßler-Salze finden Sie auf Seite 268 ff.

➤ Immunkur: drei bis sechs Wochen morgens Nr. 3: Ferrum phosphoricum (Eisenphosphat) D12 und abends Nr. 11: Silicea (Siliziumdioxid, Kieselerde) D12, je zwei Tabletten.

Beschwerden des Verdauungstraktes

Der Verdauungstrakt ist eine hochspezialisierte Einheit unterschiedlicher Organe, die dem Transport und der Aufbereitung der aufgenommenen Nahrungsmittel sowie der Ausscheidung nicht verwertbarer Reste dient. Auf eine ausführliche Darstellung der Funktionsweise des Verdauungstraktes wird im Rahmen dieses Ratgebers zugunsten einer Darstellung der häufigsten Beschwerden und den Möglichkeiten der Vorbeugung und Behandlung verzichtet.

Vorbeugen

Zahlreiche Beschwerden des Verdauungstraktes entstehen durch falsche Ernährung. Achten Sie darauf, dass Sie bevorzugt solche Nahrungsmittel zu sich nehmen, die nicht industriell verarbeitet und somit nicht mit chemischen Zusätzen versehen sind. Bei Farb- und Aromastoffen, Quell-, Füll- und vielen anderen industriell genutzten Hilfsmitteln ist oft nicht geklärt, welche Auswirkungen diese Stoffe bei regelmäßigem Verzehr auf den Organismus haben.

Allerdings gibt es immer mehr deutliche Hinweise auf deren schädigende Wirkung. Gerade der Darm als große Kontaktfläche wird durch Chemikalien beeinträchtigt. Giftstoffe gelangen in die Blutbahn und belasten das Immunsystem sowie die Entgiftungs- und Ausscheidungsorgane Leber und Nieren.

Schutz und Hilfe für den Körper bieten Vitalstoffe aus naturbelassener Ernährung mit viel Obst und Gemüse. Wenn Sie darauf nicht regelmäßig zurückgreifen können,

Wegweiser bei Beschwerden des Verdauungstraktes

Sollten Ihre Beschwerden hier nicht aufgeführt sein, schlagen Sie bitte im Register (Seite 282 ff.) nach.

schützen Sie sich mit Nahrungsergänzung aus natürlichen Quellen (Seite 232 ff.).

Eine Umstellung auf eine naturbelassene Kost und ausreichende Vitalstoffversorgung kann in vielen Fällen zu einer Besserung oder zum gänzlichen Verschwinden nicht nur von Beschwerden des Verdauungstraktes wie Übelkeit, Durchfall und Verstopfung, sondern auch von Verhaltensauffälligkeiten (etwa Hyperaktivität), Kopfschmerzen, Migräne und anderen Beschwerden führen. Eine ausführlichere Darstellung finden Sie im Kapitel »Gesunde Ernährung«, Seite 222 ff.

Es ist nicht immer möglich, die Ernährung auf »Natur pur« umzustellen. Wenn Sie nicht sicher sind, worauf Sie bei der Auswahl geeigneter Lebensmittel für sich und Ihre Familie achten müssen, fragen Sie einen Präventologen (Adressen Seite 280 f.).

MUNDGESCHWÜRE UND ZAHNFLEISCHENTZÜNDUNGEN

Mundgeschwüre und Zahnfleischentzündungen entstehen durch bakterielle Infektionen im Mundraum, die häufig durch eine falsche Ernährung, eine mangelnde oder falsche Mundhygiene, starkes Rauchen oder Karies hervorgerufen oder gefördert werden. Ursache für eine Entzündung können aber auch Druckstellen und Verletzungen durch Zahnprothesen, kieferorthopädische Spangen oder scharfkantige Zähne sowie Kontaktallergien gegen Metalle im Mund sein. Auch als Folge eines Vitaminmangels oder von Erkrankungen des Magen-Darm-Traktes können die Mundschleimhaut und das Zahnfleisch von entzündlichen Veränderungen betroffen sein.

Tipp

Das hilft bei Mundgeruch

Wer einen schlechten Atem hat, bemerkt es selbst oft nicht. Mundgeruch kann durch unzureichende Mundhygiene, Verdauungsstörungen und andere organische Erkrankungen entstehen. Ein süßlich-fruchtiger Geruch tritt bei Zuckerkrankheit oder Diphtherie auf, Ammoniakgeruch kann auf eine schwere Leber- oder Nierenerkrankung hinweisen, fauliger Mundgeruch tritt bei chronischen Erkrankungen der Bronchien und schweren Lungenerkrankungen auf. Lassen Sie von Ihrer Ärztin/Ihrem Arzt abklären, ob organische behandlungsbedürftige Krankheiten für Ihren Mundgeruch verantwortlich sind.

Das können Sie tun

Kauen Sie zwischendurch eine Kaffeebohne. Auch sehr wirkungsvoll: ab und zu einige Körner einer Mischung aus Anis-, Fenchel- und Dillsamen zerbeißen; man kann sie anschließend hinunterschlucken. Zitronenwasser oder ein Stückchen Zitrone kauen verhindert Mundtrockenheit. Mentholhaltige Mundpastillen oder Mundsprays und medizinische zuckerfreie Kaugummis können Mundgeruch überdecken.

Pflanzliche Mittel

Mundspülungen mit Salbei oder Kamille, als Tee oder mit fertigen Extrakten wie etwa Myrrhe- oder Ratanhiatinktur halten die Mundschleimhaut gesund. Kommt der Geruch mehr aus dem Magen, können Abkochungen aus Süßholz-, Löwenzahnwurzel oder Wermutkraut abhelfen (Zubereitung und Dosierung Seite 264).

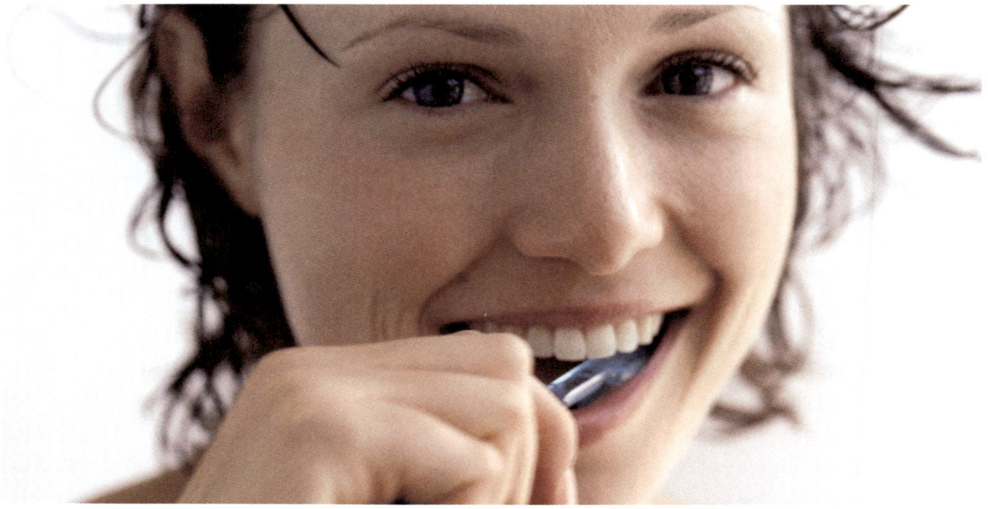

Um Erkrankungen der Zähne und des Zahnfleisches vorzubeugen, sollte eine gründliche Mundhygiene selbstverständlich sein. Entzündungen im Mundbereich können auch auf einen Vitalstoffmangel hinweisen.

Es beginnt meist damit, dass die Mundschleimhaut und die Zahnfleischränder rot und geschwollen sind. Das Essen ist schmerzhaft, die Zunge belegt, gelegentlich entstehen kleine Bläschen, eventuell mit Eiterauflage. Überdies tritt Mundgeruch auf.

Info

Ursache Vitalstoffmangel

In manchen Fällen weisen Entzündungen im Mundbereich auf einen Vitalstoffmangel hin. Dieser ist besonders bei all jenen Menschen ausgeprägt, die sich in erster Linie von industriell verarbeiteten vitalstoffarmen Lebensmitteln ernähren. Deren zugesetzte chemische Inhaltsstoffe erhöhen den Bedarf des Organismus an Schutzstoffen, zum Beispiel an Antioxidantien. Lesen Sie hierzu bitte auch das Kapitel »Gesunde Ernährung« auf Seite 222 ff.

Vorbeugen

Beste Vorsorge ist eine regelmäßige, sorgfältige Mundpflege nach jeder Mahlzeit. Verwenden Sie nicht nur Zahnpasta und Zahnbürste, sondern auch eine Munddusche für festsitzende Speisereste und zur Massage des Zahnfleisches. Zahnseide, Zahnhölzchen oder so genannte Interdentalbürsten aus der Drogerie für die Zahnzwischenräume sollten nach genauer Anleitung verwendet werden, damit keine Verletzungen entstehen. Gurgeln Sie mit einem Mundwasser – erfrischend wirken Produkte mit ätherischen Ölen aus Pflanzen wie Pfefferminze, Melisse, Kamille und Salbei. Zahnpasta mit kolloidalem Silber beugt Entzündungen vor.

Prothesen- und Zahnspangenträger müssen besonders auf eine sorgfältige Mundhygiene achten. Eine gesunde Mundflora erzeugt keine übel riechenden Stoffwechselprodukte und Entzündungen. Stellen Sie Ihre Ernährung auf vitaminreiche Rohkost, Obst und Säfte um.

Wie behandeln?

Entzündliche Mund- und Zahnfleischerkrankungen sind in den meisten Fällen gut selbst zu behandeln.

Zum Arzt

Wenn die allgemeinen Maßnahmen, die Sie ergreifen, nicht innerhalb von zwei bis drei Tagen zum Abklingen der Entzündung führen, sollten Sie den Arzt aufsuchen. Er wird untersuchen, ob Erkrankungen der Verdauungsorgane oder des Stoffwechsels oder eine Entzündung durch Herpesviren oder Candidapilze vorliegt, und Ihnen gegebenenfalls ein spezielles Medikament verschreiben.

Anwendungen

- Zungenbeläge lassen sich mit einer Bürste und mit Mundwasser entfernen – was gleichzeitig auch durchblutungsfördernd und abhärtend wirkt.
- Mundspülungen mit Salzwasser oder Emser-Salz-Lösung (1 Teelöffel auf 1 Glas Wasser) oder Zitronenwasser bewähren sich bei Zahnfleischbluten, Spülungen mit Kamillen- oder Salbeitee bei Entzündungen.
- Lassen Sie sich in regelmäßigen Abständen vom Zahnarzt den Zahnstein entfernen. Zahnbelag und Zahnstein bewirken ein Zurückweichen des Zahnfleisches und machen es anfälliger für bakterielle Angriffe.

Präparate und Mittel

Risse, Verletzungen, Verbrennungen sowie mechanische, allergische oder keimbedingte Entzündungen der Schleimhäute können grundsätzlich selbst behandelt werden.

Geeignete Wirkstoffe sind antientzündlich, wirken zusammenziehend (adstringierend), antiseptisch, antibiotisch und lokal schmerzstillend. Oder sie enthalten Enzyme. Im Folgenden finden Sie die wichtigsten Medikamenttypen beschrieben.

- Zusammenziehende Wirkstoffe (Adstringentien): Sie verkleben Eiweiße an der Oberfläche von Schleimhäuten und verhindern so, dass weiter Sekret gebildet wird. Schädliche Keime können nicht mehr in die Schleimhaut eindringen. Adstringentien werden zur Wundbehandlung und bei oberflächlichen Entzündungen im Bereich der Mundschleimhaut oder des Magen-Darm-Traktes angewendet.
- Antiseptisch oder antibiotisch wirkende Präparate: Sie bekämpfen gezielt Viren, Bakterien und Pilze. Besonders eignen sich kolloidales Silber, das hervorragend verträglich ist und gegen das sich im Unterschied zu herkömmlichen Antibiotika bislang selten resistente Keime haben bilden können (ausführliche Darstellung und Anwendungshinweise lesen Sie auf Seite 127).
- Ist ein Mundgeschwür etwa durch Druckbelastung einer schlecht sitzenden Prothese aufgetreten, sind antientzündliche Präparate – besonders reine Kamillenzubereitungen – empfehlenswert. Haben Sie Entzündungen an der Mundschleimhaut, im Bereich des Zahnfleisches oder an der Zunge, eignen sich lokal wirkende Kombinationspräparate mit antientzündlichen und schmerzstillenden Wirkstoffen. Diese Präparate erleichtern auch Kindern das Zahnen und Erwachsenen den Durchbruch der Weisheitszähne.

Pflanzliche Mittel

- Als entzündungshemmende Mittel werden am häufigsten Auszüge aus Kamillenblüten eingesetzt. Bereiten Sie aus Kamillenblüten einen Tee beziehungsweise eine Spüllösung zur Behandlung der erkrankten Stellen: 1 bis 2 Gramm der getrockneten Blüten mit 150 Milliliter siedendem Wasser übergießen, 10 Minuten lang bedeckt stehen lassen, abseihen. Den Auszug am besten noch warm zum Betupfen der erkrankten Stellen im Mund oder auch zum Spülen verwenden.

Einfacher ist die Verwendung von Handelspräparaten: Insbesondere apothekenübliche wässrig-alkoholische Auszüge enthalten eine ausreichende Menge der wirksamen Inhaltsstoffe.

➤ Außerdem sind für die Behandlung von Entzündungen der Mundhöhle besonders Thymiankraut, Salbeiblätter und Myrrhe geeignet. Sie können Tees oder Fertigpräparate verwenden.

Info

Spülung, Gele oder Lutschtabletten?

Generell ist es wichtig, dass bei Entzündungen im Bereich des Mund- und Rachenraums die Präparate möglichst lange vor Ort wirken.

- ➤ Spül- und Gurgellösungen oder Suspensionen sollten so lange wie möglich im Mund belassen werden. Auch wenn sie teilweise sehr schlecht schmecken, sollten Sie versuchen, nicht mit Wasser nachzuspülen.
- ➤ Bei Säuglingen oder Kleinkindern können Sie flüssige Zubereitungen mit Hilfe eines Wattebausches auf die betroffenen Stellen bringen.
- ➤ Achten Sie darauf, ob ein Präparat zur Behandlung von Mundentzündungen vor der Anwendung verdünnt werden muss!
- ➤ Gut geeignet sind Gele, da diese eine besonders lange Kontaktzeit mit der Schleimhaut haben.
- ➤ Auch Lutschtabletten sollten sich möglichst lange im Mund befinden. Sie dürfen nicht gekaut oder geschluckt werden; weisen Sie insbesondere Kinder darauf hin!

➤ Machen Sie mehrmals täglich Mundspülungen mit Echinaceatinktur (Fertigpräparat, Dosierung laut Packungsbeilage).

➤ Als entzündungshemmende Adstringentien werden häufig Gerbstoffe aus Pflanzen verwendet. Zu diesen Arzneimitteln zählen zum Beispiel insbesondere Fertigpräparate aus der Ratanhia-Wurzel und dem Tormentill-Wurzelstock.

Chemisch-synthetische Mittel

➤ Entzündungshemmende chemisch-synthetische Mittel sowie Medikamente gegen bakterielle und virale Infektionen finden Sie ausführlicher unter dem Stichwort Halsschmerzen (Seite 53 ff.) besprochen. Sie können zur Behandlung von Infektionen im Mundbereich ebenfalls eingesetzt werden.

➤ Als entzündungshemmende chemische Adstringentien werden häufig Aluminiumverbindungen verwendet.

➤ Antibakteriell und antiseptisch wirkt auch Chlorhexidin. Sie können mit entsprechenden Lösungen gurgeln oder Spülungen durchführen. Der Wirkstoff Benzalkonium eignet sich für bakterielle und virale Entzündungen, Dequaliniumchlorid bei bakteriellen Entzündungen und Pilzbefall. Nystatin ist ausschließlich zur Behandlung von Pilzinfektionen geeignet.

➤ Sind Entzündungsherde oder Druckstellen im Mund bereits sehr schmerzhaft, ist es gut, wenn die verwendeten Präparate auch lokal schmerzstillende Zusätze enthalten. Zu den am häufigsten verwendeten schmerzstillenden Stoffen gehören Polidocanol, Benzocain und Lidocain.

Sie hindern die Nerven, die für die Schmerzübermittlung an das Gehirn zuständig sind, daran, ihre Botschaft weiterzuleiten. Diese schmerzstillenden Substanzen sind in Halsschmerztabletten und Mitteln zur Zahnungshilfe enthalten.

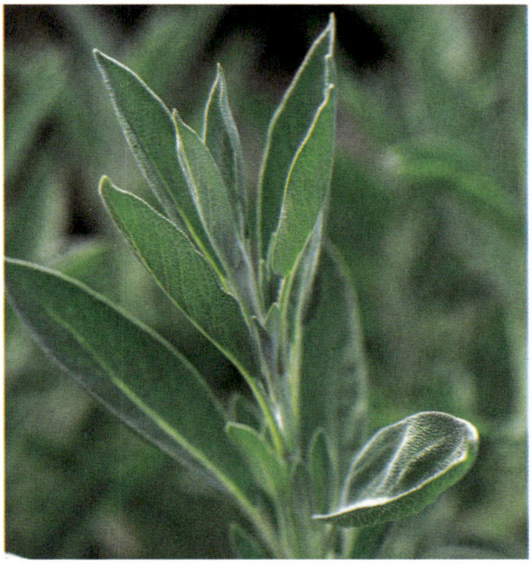

Als Spülung angewandt, sorgt Salbei für eine gesunde Mundschleimhaut.

Homöopathie

Hinweise zur Wirkweise und Anwendung homöopathischer Mittel finden Sie auf Seite 265 ff. Die folgenden Beschwerdebilder sind jeweils nach den Begriffen Leitsymptom (**L**), seelische Verfassung (**S**) sowie mögliche Änderungen (**M**) geordnet.

➤ Acidum nitricum D4, D6 – Tropfen: **L:** Neigung zu Geschwüren und Blutungen, besonders am Übergang Haut-Schleimhaut; Splitterschmerz, trockener Mund, belegte Zunge, großer Durst; **S:** unzufrieden, wütend, depressiv; **M:** Bewegung verschlechtert.

➤ Borax D3, D4, D6 – Tabletten: **L:** Herpes, Risse im Mundwinkel, Speichelfluss, kleine Blutungen, Geschmacksverlust oder bitterer Geschmack; **S:** übellaunig, geräuschempfindlich **M:** schlimmer bei nasskaltem Wetter.

➤ Silicea D4, D6, D12 – Tabletten: **L:** geschwollenes, entzündetes Zahnfleisch, wunde Mundwinkel, Herpes, Gefühl eines Haares auf der Zunge, schmerzhaft geschwollene Lymphknoten, chronische Eiterungen, stark frösteInd; **S:** depressiv, leistungsschwach; **M:** Kälte verschlechtert.

➤ Sulfur D4, D6, D12 – Tabletten: **L:** brennendes, leicht blutendes Zahnfleisch, belegte Zunge, schlechter Geschmack, großer Durst; **S:** reizbar, mürrisch, depressiv; **M:** schlimmer nachts, bei Wetterwechsel, durch Stehen und in Ruhe; besser bei Wärme.

Schüßler-Salze

Hinweise zur Wirkweise und Anwendung der Schüßler-Salze finden Sie auf Seite 268 ff.

➤ Bei beginnenden Beschwerden Entzündungsschema (Seite 269).

➤ Bei Zahnfleischentzündung und Zahnfäule Nr. 5: Kalium phosphoricum (Kaliumphosphat) D6; bei blassem Zahnfleisch Nr. 2: Calcium phosphoricum (Kalziumphosphat) D6.

➤ Bei Zahnfleischschwund Nr. 1: Calcium fluoratum (Kalziumfluorid) D12 und Nr. 11: Silicea (Siliziumdioxid, Kieselerde) D12, über sechs Monate im Wechsel jeweils sechs Tabletten über den Tag verteilt.

➤ Bei Mundgeruch Nr. 5: Kalium phosphoricum (Kaliumphosphat) D6.

Info

Achtung, Allergie!

Benzocain ist eine schmerzstillende Substanz, die sehr häufig eingesetzt wird. Inzwischen ist bekannt, dass einige Menschen darauf allergisch reagieren können. Wenn Sie nach Anwendung eines Präparats mit örtlich schmerzstillenden Mitteln ungewöhnlichen Juckreiz, Schwellungen im behandelten Bereich oder andere ungewöhnliche Reaktionen beobachten, sollten Sie das Medikament nicht weiter verwenden und einen Arzt aufsuchen. Dies gilt im Übrigen auch für jedes andere Arzneimittel!

ZAHNSCHMERZEN

Entzündungen und Schwellungen im Bereich der Zähne, die von heftigsten Schmerzen begleitet werden, sind die Notsignale unserer Zähne. Oft deuten Zahnschmerzen aber auch darauf hin, dass mit den inneren Organen etwas nicht in Ordnung ist. Hormonelle Störungen (zum Beispiel während der Wechseljahre), Stoffwechselerkrankungen (zum Beispiel Zuckerkrankheit wie Diabetes mellitus), eine Schilddrüsenunterfunktion oder Haut- und Nervenerkrankungen können Zahnschmerzen verursachen.

Auch wenn die ersten Zähne kommen, tut es weh: Zunächst entsteht ein unangenehmes Spannungsgefühl in der Schleimhaut. Wenn die Zähne dann durch das Zahnfleisch durchbrechen, kommt es auch zu kleinen Verletzungen, die für die Kinder sehr schmerzhaft sein können.

• Vorbeugen

Achten Sie auf eine gesunde Ernährung mit viel frischem Obst und Gemüse und möglichst wenig Industriezucker. Gerade Fertiggetränke und Tees enthalten große Mengen dieses kariesfördernden Verführers. Eine regelmäßige Zahnhygiene trägt ebenfalls dazu bei, Zahnschmerzen vorzubeugen.

• Wie behandeln?

Regelmäßige Kontrollen bei Ihrem Zahnarzt ab dem Kindesalter helfen, Probleme für Zähne und Zahnfleisch rechtzeitig zu erkennen. Eine frühzeitige Behandlung ist in der Regel weniger aufwändig und schmerzhaft!

⊕ Zum Arzt

Sie sollten bei Schmerzen in jedem Fall möglichst bald die Zahnärztin/den Zahnarzt aufsuchen. Die Beschwerden können Sie bis dahin jedoch selbst positiv beeinflussen.

• Anwendungen

➤ Bei Abszessen (Eiteransammlung mit Rötung und pochenden Schmerzen) unter oder an einem Zahn helfen Eisbeutelauflagen von außen und das Lutschen von Eis.

➤ Gewürznelken sind schmerzstillend. Kauen Sie eine ganze Nelke möglichst dicht an der Stelle, wo der Schmerz sitzt.

➤ Bei Zahnungsschmerzen sollten Sie das Kind auf Hartes beißen lassen, etwa Beißringe, harte Brotkanten, aber auch Karottenschnitze oder Selleriestangen. Veilchen- oder Kalmuswurzel aus der Apotheke enthalten natürliche, schmerzlindernde Stoffe, die durch das Kauen zur Wirkung kommen.

➤ Diese Akupressurpunkte helfen:
Ma 44 Neiting
Du 26 Renzhong
Di 4 Hegu

Wie Sie diese Punkte finden und richtig akupressieren, entnehmen Sie bitte den Tabellen und Zeichnungen auf Seite 276 ff.

• Präparate und Mittel

Für die Selbstbehandlung stehen chemisch-synthetische und homöopathische Mittel sowie Schüßler-Salze zur Verfügung.

Chemisch-synthetische Mittel

➤ Zahnschmerzen können mit Acetylsalicylsäure, Ibuprofen oder Paracetamol behandelt werden. Acetylsalicylsäure (ASS) zählt zu den bekanntesten Schmerzmitteln. Sie wirkt zusätzlich entzündungshemmend, ist aber oft für einen empfindlichen Magen nicht gut verträglich. Vor oder nach Zahnentfernungen sollte mit ASS keine Selbstmedikation durchgeführt werden, da es Blutungen eher fördert als stillt.

➤ Ibuprofen ist eine stärker wirkende Substanz und für mittelstarke Schmerzen geeignet. Es wirkt ebenfalls entzündungshemmend, doch sollte man es in der Selbstbehandlung höchstens sieben Tage einnehmen.

➤ Paracetamol wirkt zwar schmerzstillend, kann aber Entzündungen nicht beeinflussen. Es ist magenverträglicher als ASS und für Kinder und ältere Menschen eher geeignet.

Homöopathie

Hinweise zur Wirkweise und Anwendung homöopathischer Mittel finden Sie auf Seite 265 ff. Die folgenden Beschwerdebilder sind jeweils nach den Begriffen Leitsymptom (**L**), seelische Verfassung (**S**) sowie mögliche Änderungen (**M**) geordnet.

➤ Atropa belladonna D3, D4, D6 – Tropfen: **L:** plötzlich beginnender Zahnschmerz, geschwollenes Zahnfleisch, Mundtrockenheit, großer Durst, hochroter Kopf, weite Pupillen; **S:** Erregung; **M:** im Freien und durch kalte Getränke verschlechtert sich das Befinden.

➤ Calcium carbonicum D30 – Tropfen: **L:** Zahnungsschmerz, reichlich saurer Schweiß (nasses Kopfkissen), saurer Stuhl; **S:** bei traurigen, antriebsarmen Kindern, die in der Entwicklung eher verzögert sind; **M:** Kälte verschlechtert, Besserung im Freien.

➤ Chamomilla D6, D12 (öfters geben), D30 – Tropfen: **L:** Zahn- und Zahnungsschmerz, Kind will getragen werden, heißes Gesicht, Röte einer Wange; **S:** große Reizbarkeit, Jähzorn, Ungeduld, Überempfindlichkeit gegen äußere Eindrücke; **M:** bei Wärme, abends und nachts schlimmer. Die Tropfen können mehrmals täglich in die Zahnleiste eingerieben werden (je fünf bis zehn Tropfen).

➤ Colocynthis D12, D30 – Tropfen: **L:** brennender, wühlender Schmerz einer Zahnreihe, anfallsweise und periodisch wiederkehrend, Gefühl des Zusammenschnürens wie mit einer eisernen Klammer; **S:** ärgerlich, ungeduldig, ruhelos; **M:** nachmittags und nachts verschlechtert, Druck, Liegen auf der erkrankten Seite, Ruhe und Wärme bessern.

➤ Mercurius solubilis D4, D6, D12 – Tropfen: **L:** Zahnschmerz, geschwollene Zunge mit Zahneindrücken, Mundgeruch, starker Speichelfluss; **M:** heiße und kalte Speisen sowie Bettwärme verschlimmern.

➤ Silicea D3, D4, D6, bei chronischem Auftreten D30 – Tropfen: **L:** Zahnschmerzen durch Eiterung; **S:** depressiv, antriebslos; **M:** kalte Speisen und kalter Wind verschlechtern, Wärme bessert.

Schüßler-Salze

Hinweise zur Wirkweise und Anwendung der Schüßler-Salze finden Sie auf Seite 268 ff.

➤ Bei Zahnschmerzen durch Entzündungen der Mundschleimhaut Nr. 3: Ferrum phosphoricum (Eisenphosphat) D12.

➤ Zur Vorbeugung von Zahnkaries durch Stabilisierung des Zahnschmelzes Nr. 1: Calcium fluoratum (Kalziumfluorid) D12. Kleinkinder nehmen eine, Jugendliche und Erwachsene zwei Tabletten am Tag.

➤ Bei wiederholten Schmerzen, die sich bei Wärme bessern, Nr. 7: Magnesium phosphoricum (Magnesiumphosphat) D6, auch als »Heiße Sieben« (Seite 269).

➤ Bei ungewöhnlich starkem Speichelfluss Nr. 8: Natrium chloratum (Natriumchlorid, »Kochsalz«) D6.

➤ Bei Zahnungsschwierigkeiten Nr. 2: Calcium phosphoricum (Kalziumphosphat) D6. Zwei- bis dreimal täglich eine Tablette verrühren, den Brei auf den Schnuller streichen. Wenn keine Besserung eintritt, zu Nr. 7: Magnesium phosphoricum (Magnesiumphosphat) D6 wechseln. Bei leichtem Fieber während des Zahnens Nr. 3: Ferrum phosphoricum (Eisenphosphat) D12. Bei Durchfall im Wechsel Nr. 2: Calcium phosphoricum (Kalziumphosphat) D6 und Nr. 3: Ferrum phosphoricum (Eisenphosphat) D12. Bei verlangsamtem Zahnen Nr. 1: Calcium fluoratum (Kalziumfluorid) D12.

SCHLUCKAUF

Beim Schluckauf ziehen sich das Zwerchfell und die Atemhilfsmuskulatur krampfartig zusammen. Der Betroffene atmet zwangsläufig ein, bis der Kehldeckel sich schließt, wodurch das berühmt-berüchtigte »Hick«-Geräusch entsteht. Der Schluckauf wird von Wissenschaftlern als eine Art Reflex verstanden, dessen Funktion allerdings nicht bekannt ist. Selbst Babys im Mutterleib können schon darunter leiden.

Schluckauf entsteht durch Aufregung, Alkoholgenuss oder üppiges Essen. Diese Formen sind lästig, aber meist nur von kurzer Dauer. Zur Qual und zur Krankheit wird Schluckauf, wenn er längere Zeit bestehen bleibt. Auch hier gibt es organische Ursachen: etwa eine Vergiftung, der übermäßige Genuss von Alkohol oder die Einnahme bestimmter Medikamente (Nicethamid, Barbiturate, Prednison). Vorangegangene Operationen und Erkrankungen des Gehirns können ebenfalls einen Dauerschluckauf auslösen.

• Vorbeugen

Vermeiden Sie Aufregung, Alkoholgenuss und üppiges Essen. Klären Sie mögliche organische Ursachen ab.

• Wie behandeln?

Es gibt eine Reihe von Behandlungsempfehlungen für Schluckauf. Die Zwerchfellmuskulatur ist aber leider nicht bewusst steuerbar, entzieht sich also der direkten Einflussnahme. Da die Ursache vermutlich auf eine krankhafte Reizung der unzugänglichen Zwerchfellnerven zurückgeht, kann sie nur schwer behoben werden.

⊕ Zum Arzt

Wenn Sie langfristig unter sehr hartnäckigem Schluckauf leiden, der sich nicht mit einfachen Hausmitteln bekämpfen lässt, sollten Sie Ihre Ärztin/Ihren Arzt aufsuchen, der Ihnen Medikamente verschreiben kann.

• Anwendungen

➤ Trinken Sie sehr schnell ein großes Glas mit einem eiskalten Getränk.

➤ Legen Sie eine Eisbeutelauflage auf den Oberbauch, oder wenden Sie einen Leibwickel (Seite 254 f.) an.

➤ Versuchen Sie 30 Sekunden lang die Luft anzuhalten, und pressen Sie bei weiter angehaltenem Atem mit den Armen auf den Bauch.

➤ »An fünf glatzköpfige Männer denken!« Hier soll Ablenkung wirken.

➤ Fencheltee, löffelweise eingenommen, eine Zitronenscheibe mit 20 Tropfen Angostura beträufeln und essen oder Obstessig auf einem Stück Zucker (nicht für Diabetiker) sind manchmal erfolgreiche Tipps.

• Präparate und Mittel

Für die Selbstmedikation bei Schluckauf gibt es keine pflanzlichen oder chemisch-synthetischen Medikamente. Vielleicht beheben Sie das lästige Geräusch erfolgreich mit homöopathischen Mitteln und einem Schüßler-Salz.

Homöopathie

Hinweise zur Wirkweise und Anwendung homöopathischer Mittel finden Sie auf Seite 265 ff. Die folgenden Beschwerdebilder sind jeweils nach den Begriffen Leitsymptom (**L**), seelische Verfassung (**S**) sowie mögliche Änderungen (**M**) geordnet.

➤ Atropa belladonna D3, D4, D6 – Tabletten: **L:** plötzliches Auftreten und Verschwinden von Schluckauf, trockene Schleimhaut mit Schluckbeschwerden; **M:** Wärme, Kälte, Bewegung, Berührung verschlechtern, Ruhe bessert.

➤ Hyoscyamus niger D6, D12 – Tabletten: **L:** plötzliches Auftreten, dabei unwillkürlicher Stuhldrang; **S:** Angst vor Wasser; **M:** nachts und im Liegen sowie bei Kälte verschlechtert, Wärme und Bewegung bessern.

Schüßler-Salze

Hinweise zur Wirkweise und Anwendung der Schüßler-Salze finden Sie auf Seite 268 ff.

➤ Nr. 7: Magnesium phosphoricum (Magnesiumphosphor) D6 als »Heiße Sieben«.

APPETITLOSIGKEIT

Mangelnder Appetit kann viele Ursachen haben. Körperlicher und seelischer Stress durch die heute oft hektische Lebensweise und Reizüberflutung sind Verursacher Nummer eins: Der Körper kann nichts mehr aufnehmen. Auch ungelöste Probleme, Einsamkeit, Sorgen oder Ängste verderben uns leicht den Appetit. Kinder und ältere Leute können oft nicht darüber reden, Unlust beim Essen ist dann ein wichtiger Hinweis auf Probleme.

Häufige Auslöser für Appetitlosigkeit sind aber auch organische Ursachen wie Mangel an Magensäure, Entzündungen der Magenschleimhaut, der Gallenblase und Bauchspeicheldrüse sowie Infektionserkrankungen mit Fieber oder Durchfall. Bisweilen verderben Medikamente und falsche Ernährungsgewohnheiten zusammen mit übermäßigem Nikotin- und Alkoholgenuss den Appetit. All diese Situationen können auf Dauer zu einer Unterversorgung mit Vitalstoffen, Vitaminen und Mineralien führen.

• Vorbeugen

Das Auge isst mit. Liebevoll angerichtet, schmeckt das Essen gleich noch einmal so gut. Sorgen Sie für Abwechslung auf dem Speiseplan.

Appetitanregend sind mit frischen Kräutern zubereitete Speisen, möglichst mit einem hohen Anteil an Rohkost. Radieschen, Rettich, geriebener Meerrettich, Senfkörner in der Soße, Zwiebeln oder Zwiebelsaft regen die Magensäfte an und wirken appetitsteigernd. Basilikum, Beifuß, Majoran und Bohnenkraut, aber auch viele der exotischen Gewürze, etwa Curry, Ingwer oder Gelbwurz, zeigen denselben Effekt.

Vermeiden Sie Süßigkeiten zwischendurch, besonders auch gesüßte Getränke wie Limonaden, Colagetränke und gezuckerte Frucht-

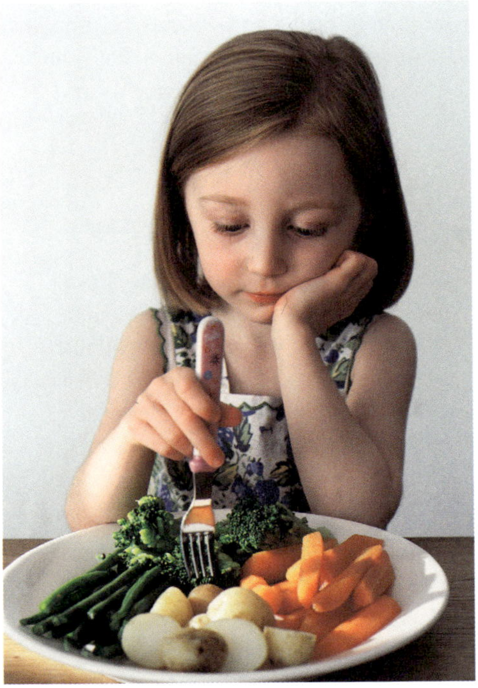

Auch Kinder können unter Appetitlosigkeit leiden. Oft sind seelische Probleme verantwortlich. Nun ist viel Einfühlungsvermögen gefragt, um die Ursachen herauszufinden und schnellstmöglich zu beheben.

säfte. Sie nehmen den Appetit, ohne wertvolle Vitalstoffe zu liefern. Dies gilt ganz besonders für Kinder, die nicht essen wollen.

Eine Binsenweisheit, aber trotzdem immer noch gültig: Bewegung an der frischen Luft macht hungrig.

Wie behandeln?

Versuchen Sie herauszufinden, was hinter der Appetitlosigkeit steckt. Erst wenn mögliche psychische Probleme gelöst sind, kehrt der gesunde Appetit zurück. Überdenken Sie Ihre Lebensweise. Mancher Stress ist unnötig und lässt sich vermeiden.

Zum Arzt

Sie sollten Ihre Ärztin/Ihren Arzt aufsuchen, wenn der Zustand länger als drei Tage anhält, wenn eine deutliche Gewichtsabnahme insbesondere bei Kindern und Jugendlichen (Verdacht auf Magersucht!) auffällt oder wenn eine deutliche Abneigung gegen ganz bestimmte Speisen besteht.

> **Info**
>
> **Nicht nur in höherem Alter wichtig: Nahrungsergänzung**
>
> Weil der Appetit einfach ausbleibt oder die Bewegung eingeschränkt ist, essen ältere Menschen häufig weniger. Doch ihr Bedarf an lebensnotwendigen, so genannten essenziellen Vitalstoffen nimmt mit steigendem Alter eher zu. Mangelzustände an allen wichtigen Mineralien und Vitaminen können die Folge sein.
>
> Daher sollten Sie sich in jedem Fall über Ihren individuellen Bedarf an Vitamin- und Mineralstoffkomplexen informieren und eventuell für eine ausreichende Zufuhr mit Nahrungsergänzungsmitteln aus natürlichen Quellen sorgen. Ausführliche Informationen dazu finden Sie auf Seite 232 ff.

Präparate und Mittel

Wenn keine organischen Ursachen vorliegen und Sie vielleicht kurzfristig keinen geregelten Tagesablauf mit festen Mahlzeiten einrichten können oder wenn vorübergehende seelische Belastungen den Appetit verderben, können Ihnen die folgenden Empfehlungen helfen, das Essen wieder zu genießen. Fragen Sie im Zweifelsfall Ihre Ärztin/Ihren Arzt.

Pflanzliche Mittel

Appetitanregende Mittel enthalten Bitterstoffe und ätherische Öle, die wiederum die Wirkung der Bitterstoffe unterstützen. Bitterstoffe reizen die Geschmacksknospen an der Zunge. Diese leiten eine Meldung an das Gehirn weiter, das daraufhin die Bildung von Speichel und Magensaft auslöst. Wenn die Bitterstoffe mit der Nahrung in den Magen gelangen, bewirken sie dort eine verstärkte Magensaftbildung.

➤ Allein oder in Kombinationen werden am häufigsten Angelikawurzel, Bitterwurz, Enzianwurzel, Grüntee, Löwenzahn, Pomeranzenschale, Wermutkraut, Kardobenediktenkraut, Schafgarbenkraut, Kondurangorinde und Chinarinde als Bitterstoffdrogen eingesetzt. Am günstigsten sind frische Kräuter. Bewährte fertige Zubereitungen aus Kombinationen dieser Pflanzen empfiehlt Ihnen Ihr Apotheker/Ihre Apothekerin.

➤ Bei Appetitlosigkeit von Kindern gibt es einen Trick: Geben Sie Ihrem Kind vor einer Hauptmahlzeit ein Stück Würfelzucker, auf das Sie einen Tropfen Teebaumöl aufgebracht haben. Ihr Kind soll diesen Zucker langsam im Mund zergehen lassen.

➤ Versuchen Sie es mit einem Bittertee zur Appetitsteigerung:

20 Teile Wermutkraut
20 Teile Tausendgüldenkraut
20 Teile Pomeranzenschale
10 Teile Fieberkleeblätter
10 Teile Kalmuswurzelstock
10 Teile Enzianwurzel
10 Teile Zimtrinde (Ceylonzimt)
Zubereitung und Dosierung Seite 264.

Homöopathie

Hinweise zur Wirkweise und Anwendung homöopathischer Mittel finden Sie auf Seite 265 ff. Die folgenden Beschwerdebilder sind jeweils nach den Begriffen Leitsymptom (**L**), seelische Verfassung (**S**) sowie mögliche Änderungen (**M**) geordnet.

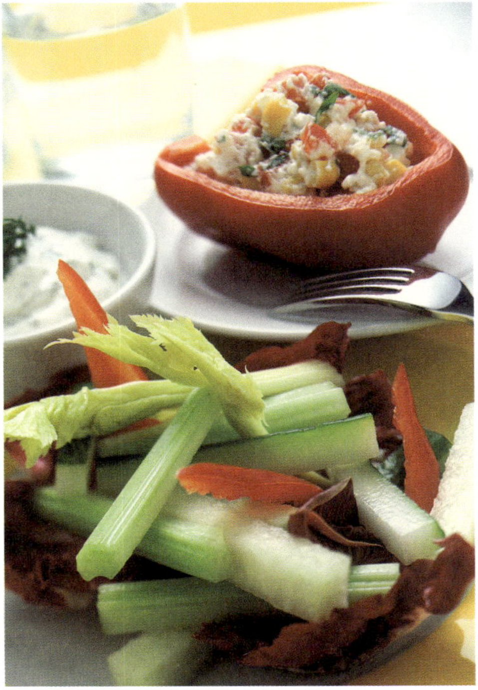

»Das Auge isst mit« lautet ein zutreffender Spruch. Liebevoll angerichtete Speisen mit einem hohen Anteil an Rohhost sind nicht nur sehr gesund, sondern wirken auch noch appetitanregend.

- Abrotanum Urtinktur D2, D3 – Tropfen/Tabletten: **L:** allgemeine Schwäche; Gedeihstörungen bei Kindern; Abmagerung trotz Heißhunger, Durchfall und Verstopfung im Wechsel, Neigung zu Hämorrhoiden, Gelenkschmerzen.
- Arsenicum album D3, D4, D6 – Globuli: **L:** Ruhelosigkeit trotz Erschöpfung, Schwäche, Abmagerung, kalter Schweiß; **S:** Angst, Trauer, Ärger, Pedanterie; **M:** Verschlimmerung mitternachts und in Ruhe, Besserung in Wärme.
- Calcium phosphoricum D4, D6 – Tabletten: **L:** Stirnkopfschmerz, Knochenschmerz, Nachtschweiß, Blähungen; **S:** furchtsam, vergesslich, schreckhaft, ungeduldig; **M:** Verschlimmerung durch Nässe, Kälte und Anstrengung, Besserung durch Essen.
- Cinchona succirubra (China) D4, D6 – Tabletten/Tropfen: **L:** unspezifische Verdauungsbeschwerden, Schwächegefühl; nach Erkrankungen und Operationen; Blähungen, Ohrensausen, Schwindelgefühle, Herzklopfen; **S:** Depressionen, Mutlosigkeit, Gereiztheit; **M:** Verschlimmerung durch Kälte, Luftzug, Nässe, Essen, Berührung und nachts, Besserung durch Wärme.
- Colchicum autumnale D4, D6 – Tropfen: **L:** Gliederschmerz, Kraftlosigkeit, Erschöpfung, Mundtrockenheit; **S:** schlechtes Gedächtnis; **M:** Berührung und nasskaltes Wetter verschlechtern, Wärme und Ruhe bessern.

Schüßler-Salze

Hinweise zur Wirkweise und Anwendung der Schüßler-Salze finden Sie auf Seite 268 ff.

- Nr. 2: Calcium phosphoricum (Kalziumphosphat) D6, besonders für Kinder.
- Nr. 8: Natrium chloratum (Natriumchlorid, »Kochsalz«) D6.
- Bei Appetitlosigkeit nach einer Krankheit hilft Nr. 3: Ferrum phosphoricum (Eisenphosphat) D12.

HEISSHUNGER UND ÜBERGEWICHT

Das häufigste und im wahrsten Sinne folgen»schwerste« Gesundheitsproblem der heutigen Gesellschaft ist das Übergewicht (Adipositas). Chronische Erkrankungen wie nichtinsulinabhängiger Diabetes mellitus (auch Typ-II-Diabetes genannt), der immer öfters bereits bei Kindern auftritt, Herz- und Atemwegskrankheiten, Bluthochdruck, Verschleißerkrankungen des Bewegungsapparates sowie einige Krebsarten und der damit verbundene frühe Tod stehen in unmittelbarem Zusammenhang mit übermäßigem Körperfett. Lesen Sie, wie es dazu kommt und wie Sie effektiv und dauerhaft vorbeugen können.

Biologische Faktoren (Hormone, Gene), Stress, Medikamente und das Altern können bei Heißhunger und Übergewicht eine Rolle spielen. Die häufigste Ursache sind jedoch in erster Linie eine falsche Ernährung und bewegungsarme Lebensweise. Die Energiebilanz wird missachtet – es werden zu viele Kalorien und zu wenige lebensnotwendige Vitalstoffe zugeführt. Darüber hinaus werden industriell eingesetzte Nahrungszusatzstoffe wie Aroma- und Süßstoffe in Fertiggerichten verwendet. Aromastoffe täuschen einen Vitalstoffgehalt vor, der gar nicht existiert. Die Folge davon ist, dass der Körper immer weiter Vitalstoffe fordert. Süßstoffe täuschen die Aufnahme von Zucker vor. Es kommt reflektorisch zur Insulinausschüttung, und der Blutzuckerspiegel sinkt unter Normalniveau (Unterzuckerung), weil er ja nicht erhöht war. Die Folge ist Heißhunger und eine zusätzliche Nahrungsaufnahme. Dies erklärt übrigens auch, weshalb Aroma- und Süßstoffe in der Tiermast erfolgreich zur Gewichtszunahme verwendet werden.

Bitte beachten Sie die Kapitel zur gesunden Ernährung (Seite 222 ff.) und Nahrungsergänzung (Seite 232 ff.).

Info

Fakten über Diabetes in Deutschland

5000 Kinder sind von Alterszucker betroffen.

Alle 90 Minuten erblindet ein Diabetiker.

Alle 60 Minuten wird ein Patient dialysepflichtig.

Alle 12 Minuten erfolgt ein Schlaganfall als Diabetesfolge.

Alle 19 Minuten muss eine Amputation durchgeführt werden.

Jährlich erleiden 120 000 Diabetiker einen Herzinfarkt.

Info

Essstörungen

Im Rahmen dieses Ratgebers können Essstörungen wie die Magersucht (Anorexie), die Ess-Brechsucht (Bulimie) oder die anfallsweise Fresssucht (Binge eating) nicht näher erläutert werden. Betroffene wenden sich bitte an Selbsthilfegruppen in ihrer Nähe.

Vorbeugen

Das A und O ist eine gesunde, ausgewogene Ernährung. Viele Nahrungsmittel aus dem Supermarkt verdienen die Bezeichnung »Lebensmittel« schon lange nicht mehr. Sie sind zwar bequem im Erwerb und der Zubereitung, enthalten aber zu wenige Vitalstoffe und viele unnötige chemische Zusätze. Den höchsten Nähr- und Vitalstoffgehalt haben frische Produkte der Region, die idealerweise aus biologischem Anbau stammen und direkt beim Produzenten gekauft werden. Wenn Sie beginnen möchten, Ihre Ernährung entsprechend umzustellen, gehen Sie am besten schrittweise vor, da der Organismus sich auch erst umstellen muss.

Wenn Ihnen eine vollständige Ernährungsumstellung aus organisatorischen oder finanziellen Gründen nicht möglich ist und Sie ganz auf Nummer Sicher gehen wollen, können Sie sich mit geeigneter Nahrungsergänzung aus natürlichen Quellen versorgen. Damit sind Sie rundum versorgt und betreiben eine effektive Vorbeugung.

Mit einer Ernährungsumstellung und optimalen Vitalstoffversorgung werden Heißhungerattacken und krank machendes Übergewicht bald der Vergangenheit angehören.

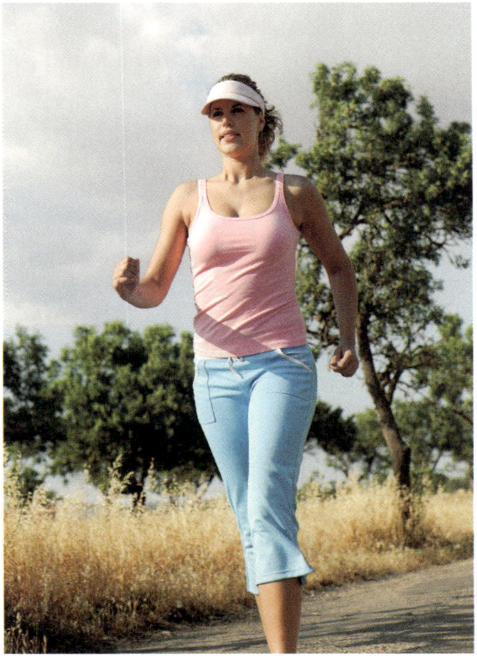

Regelmäßige Bewegung an der frischen Luft hält fit, entspannt und bekämpft das Übergewicht.

Daneben sollten Sie auch auf ausreichende Bewegung achten. Integrieren Sie regelmäßige Sportaktionen in Ihren Wochenplan. Wenn keine gesundheitlichen Probleme dagegen sprechen, sind insbesondere Ausdauersportarten wie Nordic Walking, Schwimmen und Radfahren für nahezu alle »Gewichtsklassen« geeignet.

Wie behandeln?

Wenn Sie übergewichtig sind und abnehmen möchten, ist eine Ernährungsumstellung der auf den ersten Blick unbequeme, langfristig jedoch einzige erfolgreiche Weg zu einem dauerhaft gesunden Körpergewicht. Zahlreiche Diäten versprechen zwar kurzfristige Erfolge, haben aber fast immer den gefürchteten Jo-Jo-Effekt zur Folge. Das heißt, dass das Körpergewicht nach Beendigung der Diät wieder auf den alten Stand zurückschnellt oder sogar noch weiter ansteigt, wenn Sie alte, lieb gewonnene Ernährungsgewohnheiten wieder aufnehmen. Auch wenn es schwierig ist: Überwinden Sie sich zur Umstellung Ihrer Ernährung.

Eine Gewichtsabnahme sollte langsam erfolgen. Besonders das Herz-Kreislauf-System muss sich an die neuen Bedingungen anpassen. Als Faustregel für eine verträgliche Gewichtsabnahme gilt, wöchentlich höchstens 500 bis 1000 Gramm abzunehmen. Zudem gelangen aus den schmelzenden Fettzellen dort abgelagerte Umweltgiftstoffe wieder in den Organismus, der sie nun über Leber und Nieren ausscheiden muss.

Dies ist eine zusätzliche Belastung für die Organe, die in jedem Fall durch geeignete Nahrungsergänzung abgemildert werden sollte. Zusätzlich zu einer Rundumversorgung aus natürlichen Quellen können Sie mit OPC (Seite 239) einer Hauterschlaffung und der schädigenden Wirkung freigesetzter Giftstoffe vorbeugen.

Zum Arzt oder Präventologen
Wenn Sie deutliches Übergewicht haben, Begleiterkrankungen vorliegen und Sie nicht sicher sind, wie Sie Ihren Heißhunger regulieren oder Ihre individuelle Gewichtsabnahme planen sollen, lassen Sie sich von Ihrem Arzt oder Präventologen unterstützen.

Anwendungen

Gemeinsam geht es leichter: Schließen Sie sich mit Freunden und Bekannten zusammen, um sich auszutauschen und gegenseitig zu motivieren, wenn der innere Schweinehund mal wieder zu stark ist. Sie können Einkäufe organisieren, gemeinsam kochen und natürlich Sport treiben. Eine empfehlenswerte Gruppe sind die Weight-Watchers, die auch vom Öko-Test 02/2005 mit dem Prädikat »sehr gut« bewertet worden sind. Sie haben über 35 Jahre Erfahrung, sind auf dem neuesten Stand der Ernährungsforschung und haben 25 Millionen Kilogramm vorzuweisen, die seit 1970 abgespeckt wurden – ohne Kalorienzählen und Verzicht!

Info

Übergewicht bestimmen

Lange Zeit galt die Bestimmung des so genannten Body-Mass-Index (BMI) als Messlatte für die Unterscheidung von Normal- und Übergewicht. Dabei wird das Gesamtfett des Körpers nicht berücksichtigt. Eine praktische Methode ist die Bestimmung des Taillenumfangs: Ist er bei Männern größer als 94 bis 102 cm und bei Frauen größer als 80 bis 88 cm, bedeutet dies, dass diese Personen ein Übermaß an Bauchfett besitzen und einem höheren gesundheitlichen Risiko ausgesetzt sind – selbst wenn sie einen BMI haben, der in etwa normal ist.

Wenn Sie eine ausreichende Vitalstoffversorgung sichergestellt haben und vom Heißhunger überrascht werden beziehungsweise diesem vorbeugen wollen:

- Essen Sie möglichst viel naturbelassenes Obst und Gemüse.
- Trinken Sie vor jeder Mahlzeit und zwischendurch viel reines Wasser! Kaffee und Tee können Sie in Maßen genießen, verzichten sollten Sie auf zuckerhaltige und damit kalorienträchtige Fruchtsäfte und Softdrinks.
- Diätnahrungsmittel als Ersatz für einzelne Mahlzeiten gibt es viele. Lassen Sie sich nicht darüber hinwegtäuschen, dass Ihnen langfristig nur eine konsequente Ernährungsumstellung im Alltag Ihre Traumfigur dauerhaft ermöglicht und erhält!

Präparate und Mittel

Medikamenten, die den Heißhunger verringern (Appetitzügler) oder den Stoffwechsel ankurbeln (Stimulantien), sollten Sie mit größter Vorsicht begegnen. Besonders Appetitzügler haben zahlreiche schwerwiegende Nebenwirkungen, obwohl sie frei verkäuflich sind. Gut verträglich sind Schüßler-Salze.

Schüßler-Salze

Hinweise zur Wirkweise und Anwendung der Schüßler-Salze finden Sie auf Seite 268 ff.

- Zur Vorbeugung einer Hauterschlaffung Nr. 1: Calcium fluoratum (Kalziumfluorid) D12 und Nr. 11: Silicea (Siliziumdioxid, Kieselerde) D12, je zwei bis vier Tabletten im halbtäglichen Wechsel zum Einnehmen, zusätzlich die entsprechenden Salben.
- Adipositasschema: Vor dem Frühstück Nr. 10: Natrium sulfuricum (Natriumsulfat, Glaubersalz) D6, vor dem Mittagessen Nr. 5: Kalium phosphoricum (Kaliumphosphat) D6, vor dem Abendessen Nr. 9: Natrium phosphoricum (Natriumphosphat) D6; je 5 Tabletten in heißem Wasser auflösen und trinken.

BAUCHSCHMERZEN

Bauchschmerzen gehen oft mit Blähungen und Druckgefühl einher, werden aber bisweilen auch von Aufstoßen, Sodbrennen, Erbrechen und Völlegefühl begleitet. Die Ursachen können unterschiedlich sein, was nicht verwundert, wenn man bedenkt, wie viele Organe sich im Bauchraum befinden. Die häufigste Ursache für so genannte funktionelle Oberbauchbeschwerden ist zwar meist nur ein überforderter Magen oder Darm, doch können sich dahinter auch ernste Krankheitsbilder verbergen. Um wirksame Maßnahmen ergreifen zu können, müssen Sie zunächst versuchen, die Art und den Ort des Schmerzes genauer zu beschreiben. Der Infokasten auf Seite 76 hilft Ihnen dabei.

• Vorbeugen

Versuchen Sie als Erstes, die möglichen Ursachen der Bauchschmerzen zu ermitteln. Wichtig ist festzustellen: Wie lange dauern die Beschwerden an? Wie häufig und wann am Tag treten die Symptome auf? In welcher Intensität? Welche Ernährungsgewohnheiten, Alkohol-, Nikotingenuss oder etwa eingenommene Medikamente könnten die Ursache sein? Ebenso können zu enge Kleidung oder seelische Belastung auf den Magen schlagen.

• Wie behandeln?

Kennt man die Auslöser, lassen sich viele Probleme abstellen. Nähere Hinweise dazu finden Sie bei der Darstellung der spezifischen Beschwerden.

⊕ Zum Arzt

Sie sollten in jedem Fall unverzüglich eine Ärztin/einen Arzt aufsuchen, wenn starke Bauchschmerzen sehr plötzlich auftreten

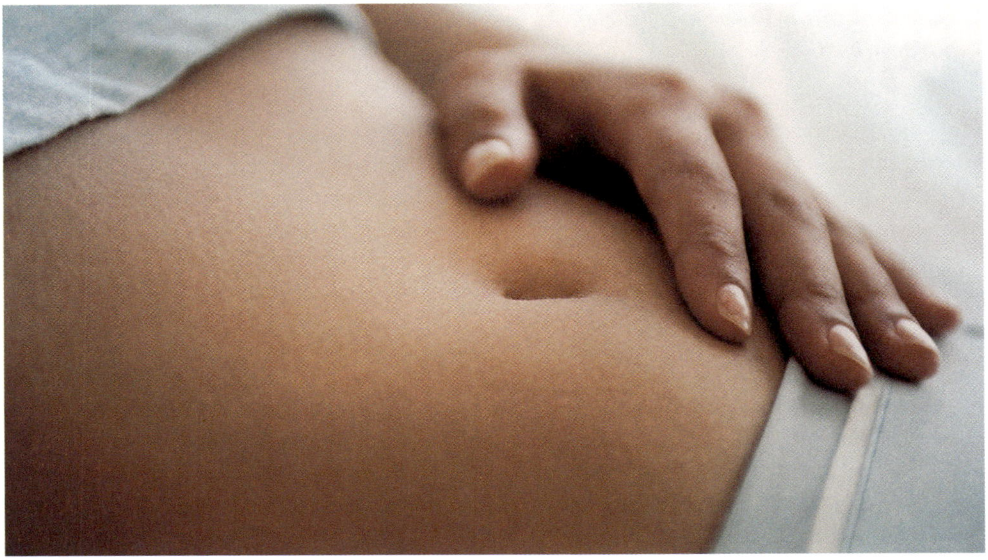

Bauchschmerzen können vielerlei Ursachen haben. Versuchen Sie daher zunächst, den Ort des Schmerzes genauer zu bestimmen, dann können Sie wirkungsvolle Maßnahmen ergreifen.

oder über einen Zeitraum von einigen Stunden anhalten.

Wenn die Bauchdecke sich hart anfühlt und Schmerzen beim Betasten empfunden werden, könnte sich dahinter eine sofort zu behandelnde Blinddarmentzündung verbergen. Wenn mit den Schmerzen gleichzeitig heftig erbrochen wird, handelt es sich möglicherweise um einen Darmverschluss, der ebenfalls sofort im Krankenhaus behandelt

Info

Bauchschmerzen richtig zuordnen

Die folgenden Beschreibungen nennen Ihnen anhand des genauen Ortes der Schmerzen sowie deren Dauer und Intensität die wahrscheinliche Ursache und führen Sie zur entsprechenden Seite, wenn nach Rücksprache mit der Ärztin/dem Arzt eine Selbstbehandlung möglich ist.

Mittlerer und linker Oberbauch

- Mäßige Schmerzen, die sich etwa zwei Stunden nach Nahrungsaufnahme verstärken: Verdacht auf Magengeschwür. Zum Arzt!
- Anhaltender Schmerz: Verdacht auf Magenschleimhautentzündung, Seite 85 ff.

Linker Oberbauch

- Heftige Schmerzen, die sich bis in den Rücken ziehen: Verdacht auf Bauchspeicheldrüsenentzündung. Zum Arzt!
- Schmerzen mit beklemmendem Engegefühl, die bis zum Brustkorb oder in den Arm ausstrahlen: Verdacht auf akute Herzbeschwerden. Zum Arzt!

Rechter Oberbauch

- Dauerschmerzen: Verdacht auf Gallenblasenentzündung, Seite 88 f. Zum Arzt!
- Anhaltende Schmerzen, die sich durch Nahrungsaufnahme bessern: Verdacht auf Zwölffingerdarmgeschwür. Zum Arzt!
- Schmerzen mit Durchfall: Verdacht auf Darmentzündung. Zum Arzt!
- Kolikartige Schmerzen, die wellenförmig stärker und schwächer werden: Verdacht auf Gallenblasensteine. Zum Arzt; unterstützende Maßnahmen Seite 88 f.

Rechter Unterbauch

- Starke, plötzlich auftretende Schmerzen: Verdacht auf Blinddarmentzündung. Zum Arzt!

Linker Unterbauch

- Schmerzen, oft wellenförmig verlaufend, manchmal mit Durchfall einhergehend: Verdacht auf Dickdarmentzündung. Zum Arzt!

Rechter und/oder linker Unterbauch

- Diffuse Schmerzen: Verdacht auf Entzündungen oder andere krankhafte Veränderungen der Eierstöcke, der Eileiter, der Harnleiter. Zum Arzt!
- Schmerzen, die besonders in die Leiste und in den Rücken ausstrahlen: Verdacht auf Nierenentzündung. Zum Arzt!

Mittlerer Unterbauch

- Diffuse Schmerzen: bei Entzündungen oder anderen Erkrankungen der Blase, der Prostata, der Niere oder der Gebärmutter. Zum Arzt!

werden muss. Selbst für leichtere Bauchschmerzen gilt, dass ihre Ursache in jedem Fall ärztlich abgeklärt werden sollte, wenn sich die Beschwerden nicht innerhalb von drei Tagen gebessert haben.

Anwendungen

➤ Wärmeanwendungen bringen fast immer bei unspezifischen, erstmals auftretenden Bauchschmerzen Erleichterung. Wärme wirkt entspannend und beruhigend: Legen Sie eine heiße Wärmflasche auf die schmerzende Stelle, oder machen Sie einen feuchtwarmen Leibwickel (Seite 254 f.).

➤ Diese Akupressurpunkte helfen:

Ma 36 Zusanli
Pe 6 Neiguan
Ren 12 Zhongwan

Wie Sie diese Punkte finden und richtig akupressieren, entnehmen Sie bitte den Tabellen und Zeichnungen auf Seite 276 ff.

Präparate und Mittel

Wenn Ihr Magen Sie plagt und Sie die – vorübergehende – Ursache kennen (zum Beispiel zu viel und zu schweres Essen, erhöhter Alkohol- oder Nikotingenuss), können Sie sich mit einigen bewährten Mitteln Erleichterung verschaffen, die Sie auf den nachfolgenden Seiten finden.

Pflanzliche Mittel

➤ Für so genannte funktionelle Oberbauchbeschwerden wie Krämpfe, Koliken, Blähungen (Seite 90 f.) oder frühes Sättigungsgefühl eignen sich besonders pflanzliche Fertigpräparate aus krampflösenden oder bitterstoffhaltigen Pflanzen, wie etwa Anis, Artischocke, Boldo, Gelbwurzel, Kamille, Kümmel, Löwenzahn, Mariendistel, Melisse, Pfefferminze, Salbei, Schafgarbe und Schöllkraut. Diese Präparate gibt es auch in flüssiger Form zum Einnehmen.

➤ Probieren Sie auch diesen Magen- und Darmtee:

25 Teile Baldrianwurzel
25 Teile Kümmel
25 Teile Pfefferminzblätter
25 Teile Kamillenblüten

Zubereitung und Dosierung Seite 264.

➤ Wenn zu den Bauchschmerzen noch Blähungen hinzukommen, die durch unzureichende Verdauung entstehen können, haben sich blähungstreibende Präparate (Carminativa) aus ätherisch-ölhaltigen Arzneipflanzen bewährt, die Sie in Zubereitungen als Tropfen erhalten können. Meist werden bei diesen Arzneimitteln mehrere Inhaltsstoffe kombiniert. Folgende Arzneipflanzen werden besonders häufig für verdauungsfördernde Zubereitungen genutzt: Anis, Basilikumkraut, Fenchel, Kamillenblüten, Koriander, Kümmel, Melissenblätter, Pfefferminzblätter, Pomeranzenschalen und Wermutkraut.

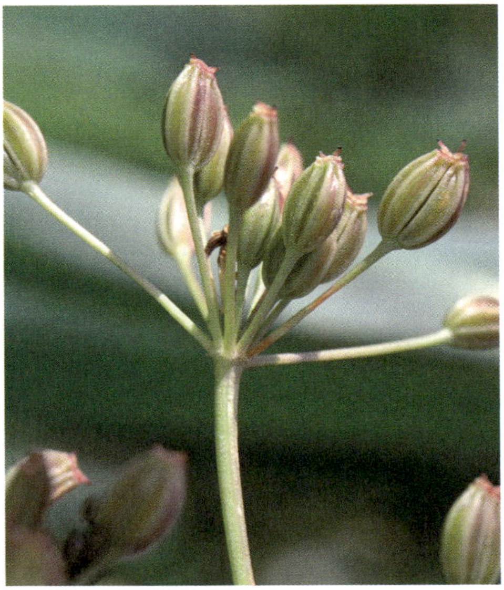

Kümmel ist ein wirkungsvolles Heilmittel bei Verdauungsbeschwerden und krampfartigen Schmerzen im Magen-Darm-Bereich.

Chemisch-synthetische Mittel

➤ Chemisch-synthetische Präparate haben sehr unterschiedliche Wirkungen: Sie können Krämpfe lösen wie Butylscopolaminbromid, die Gallenfunktion anregen wie Hymecromon, schmerzstillend wirken wie Paracetamol oder verdauungsanregend sein wie Menthol und Pankreatin.

➤ Zur Behandlung von Blähungen (Seite 90 f.) eignen sich auch Präparate mit der Substanz Dimeticon, die meistens mit Silicium-Dioxid kombiniert ist. Man vermutet, dass entsprechende Präparate die im Darm befindlichen Gasblasen zerstören und den Abgang der Luft erleichtern.

Homöopathie

Hinweise zur Wirkweise und Anwendung homöopathischer Mittel finden Sie auf Seite 265 ff. Die folgenden Beschwerdebilder sind jeweils nach den Begriffen Leitsymptom (**L**), seelische Verfassung (**S**) sowie mögliche Änderungen (**M**) geordnet.

➤ Argentum nitricum D4, D6 – Tropfen: **L:** drückender, brennender Magenschmerz, Abmagerung, Splitterschmerz, Blähungen, Aufstoßen, Gähnzwang, vorgealtert, Verlangen nach Süßem, wird aber nicht vertragen; **S:** Angst, Reizbarkeit; **M:** günstige Wirkung bei Aufregung (Examen), Essen bessert.

➤ Chamomilla D12, D30 – Tropfen: **L:** Bauchschmerzen nach Erregung, Ärger; Aufstoßen, Erbrechen; **S:** ungeduldig, launisch; **M:** abends und nachts schlimmer, Besserung durch Wärme.

➤ Nux vomica D4, D6, D12 – Tropfen: **L:** belegte Zunge, eine Stunde nach dem Essen Völlegefühl, Magendruck (»wie ein Stein«); **S:** Streitsucht, Reizbarkeit; **M:** Verlangen nach Genussmitteln (Tabak, Alkohol, Kaffee), die jedoch verschlechtern; frische Luft verschlechtert, warmes Zimmer und kurzer Schlaf bessern, langer Schlaf verschlechtert das Befinden.

➤ Robinia pseudacacia D4, D6 – Tropfen: **L:** Sodbrennen, Magen- und Kopfschmerzen; **S:** Gefühl der Benommenheit; **M:** Besserung durch Essen.

Schüßler-Salze

Hinweise zur Wirkweise und Anwendung der Schüßler-Salze finden Sie auf Seite 268 ff.

➤ Bei sehr hartnäckigen Magen-Darm-Beschwerden zwei bis vier Wochen lang morgens Nr. 4: Kalium chloratum (Kaliumchlorid) D6, mittags Nr. 10: Natrium sulfuricum (Natriumsulfat, Glaubersalz) D6, abends Nr. 9: Natrium phosphoricum (Natriumphosphat) D6, jeweils zwei bis vier Tabletten täglich.

➤ Lesen Sie bitte auch die Hinweise zur Anwendung der Schüßler-Salze bei den speziellen Beschwerdebildern.

Info

Neues aus der Forschung

Aktuelle Forschungen ergaben, dass der größte Teil der Magen-Darm-Geschwüre durch die Infektion mit einem Bakterium namens *Helicobacter pylori* verursacht wird. Dies erklärt, warum eine alleinige Behandlung mit säurebindenden und neutralisierenden Substanzen bisher nicht zu dauerhaftem Erfolg führte.

Daher sieht die moderne Therapie eines Magen-Darm-Geschwürs, die sogar eine Heilung ermöglicht, folgendermaßen aus: Eine zehntägige Antibiotikabehandlung (meist zwei kombinierte Mittel, um die Bakterien garantiert zu erfassen); zusätzlich muss der Patient einen Säureblocker einnehmen, damit die Magensäure neutralisiert wird und die Antibiotika besser wirken.

ERBRECHEN

Erbrechen geht als Symptom mit vielen Erkrankungen einher und kann verschiedene Ursachen haben. Am häufigsten rebelliert der Magen gegen unverträgliche Speisen, Überfüllung durch zu reichhaltiges Essen, zu viel Alkohol oder krank machende Keime. Allerdings tritt Erbrechen oft auch während der Schwangerschaft, bei Reisekrankheit (Seite 81) oder Migräne (Seite 162 ff.) auf. Bei Kindern können beginnende fieberhafte Erkältungskrankheiten manchmal Erbrechen hervorrufen. Vor dem Erbrechen bemerken die Betroffenen zunächst starke Übelkeit, Speichelabsonderung und Schweißausbrüche. Sie sind zudem blass im Gesicht und klagen über Schwindel- und Schwächegefühl.

• Wie behandeln?

Erbrechen ist eine Selbsthilfemaßnahme des Magens und bringt nach der vorausgegangenen, häufig schlimmer erlebten Übelkeit oft schon die erste große Erleichterung.

⊕ Zum Arzt

Werden der Brechreiz und die Bauchschmerzen nach dem Erbrechen nicht geringer oder hält das Erbrechen länger als 24 Stunden an, dann sollten Sie eine Ärztin/einen Arzt hinzuziehen. Wenn Blut erbrochen wird, müssen Sie sofort zum Arzt!

• Anwendungen

➤ Bei verdorbenem Magen reicht es oft, wenn Sie einen Fastentag einlegen oder sich nur von Zwieback, Gersten-, Reis- oder Haferschleim ernähren. Danach sollte die Ernährung erst langsam auf Normalkost umgestellt werden.

➤ Trinken Sie magenberuhigenden Kamillen- oder Pfefferminztee, ungesüßt oder mit Traubenzucker oder Ingwer. Ebenso hilft kohlensäurefreies Mineralwasser. Wie beim Durchfall müssen eventuell verloren gegangene Elektrolyte und Mineralien in Form von Mineraldrinks zugeführt werden.

➤ Bei Nahrungsmittelunverträglichkeit müssen Sie abklären, welche Nahrungsbestandteile die Beschwerden verursachen, damit Sie diese vermeiden können.

Im Übrigen ist der Verdacht auf eine Nahrungsmittelunverträglichkeit immer ein Grund, den Arzt aufzusuchen!

➤ Diese Akupressurpunkte helfen:

Ren 12 Zhongwan
Ma 36 Zusanli
Pe 6 Neiguan

Wie Sie diese Punkte finden und richtig akupressieren, entnehmen Sie bitte den Tabellen und Zeichnungen auf Seite 276 ff.

• Präparate und Mittel

Eine vorübergehende Übelkeit mit oder ohne Erbrechen kann jedem zustoßen. Rasche Ab-

Tipp

Schwangerschaftserbrechen

Morgenübelkeit macht Schwangeren vor allem im ersten Schwangerschaftsdrittel zu schaffen. Oft bringt schon eine einfache Änderung der Essgewohnheiten Erleichterung. Nehmen Sie das Frühstück in Ruhe im Bett ein, und stehen Sie erst danach auf. Günstig wirken sich auch mehrere, über den Tag verteilte kleinere Mahlzeiten aus. Tee und Zwieback, Quark und Reis sind besonders magenverträglich. Sie sollten sich außerdem möglichst eiweißreich und fettarm ernähren. Ingwer als Tee, Bonbons oder kandiert hilft ebenfalls oft!

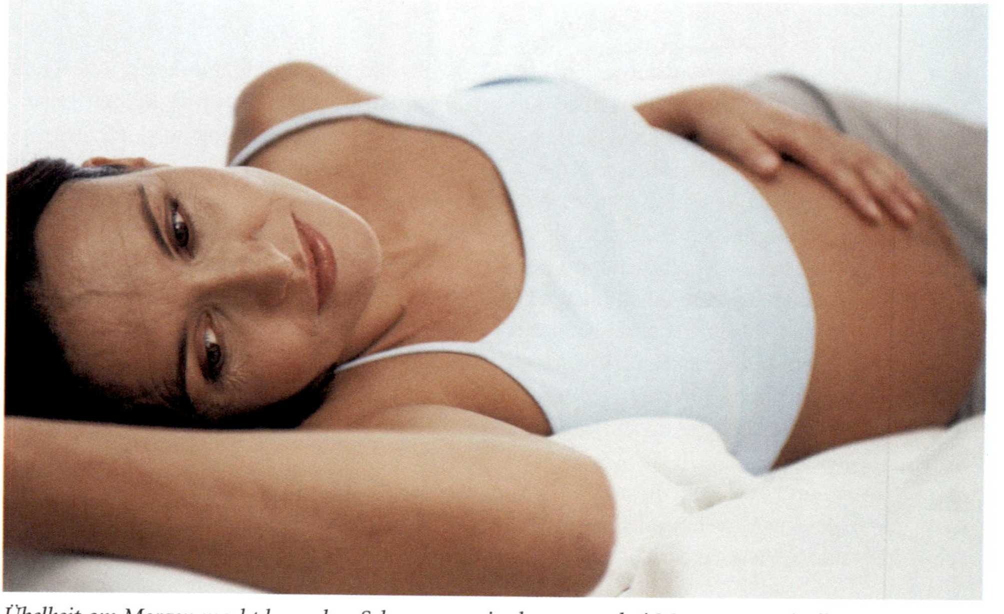

Übelkeit am Morgen macht besonders Schwangeren in den ersten drei Monaten zu schaffen. Häufig hilft es schon, die Essgewohnheiten umzustellen und das Frühstück in aller Ruhe im Bett einzunehmen.

hilfe schaffen insbesondere pflanzliche Zubereitungen oder Homöopathika. Am besten halten Sie eines der Mittel in Ihrer Hausapotheke für den »Ernstfall« bereit.

Pflanzliche Mittel

➤ Pflanzliche Arzneimittel enthalten die Wirkstoffe der magenwirksamen Heilpflanzen Kamille, Pfefferminze oder Pomeranze (Zubereitung und Dosierung Seite 264).

Chemisch-synthetische Mittel

➤ Zu den brechreizlindernden Arzneimitteln gehören Substanzen, die ursprünglich für die Behandlung von Allergien entwickelt wurden, so genannte Antihistaminika). Sie besänftigen das Brechzentrum im Gehirn, und das schon nach etwa 15 bis 30 Minuten. Es gibt Präparate mit normaler Wirkdauer und länger wirkende Retard-Präparate (Seite 22). Für die Selbstmedikation geeignete Präparate enthalten Dimenhydrinat und Diphenhydramin.

➤ Pyridoxin (Vitamin B6) kann hoch dosiert zur Behandlung von Übelkeit und Erbrechen eingesetzt werden und findet sich in zahlreichen Kombinationspräparaten.

(!) Bitte beachten Sie

Durch die beruhigende Wirkung kommt es nach der Einnahme von Antihistaminika zu Müdigkeit, und das Reaktionsvermögen lässt nach. Nach der Einnahme solcher Präparate sollten Sie daher möglichst keine gefährlichen Maschinen bedienen oder mit dem Auto fahren.

In einigen Präparaten werden Antihistaminika mit Koffein kombiniert, um die nicht immer erwünschte beruhigende Wirkung aufzuheben.

Homöopathie

Hinweise zur Wirkweise und Anwendung homöopathischer Mittel finden Sie auf Seite 265 ff. Die folgenden Beschwerdebilder sind jeweils nach den Begriffen Leitsymptom (**L**), seelische Verfassung (**S**) sowie mögliche Änderungen (**M**) geordnet.

➤ Anamirta cocculus D4, D6 – Tabletten: **L:** Erschöpfung, Schwindel bei Bewegung, kalter Schweiß bei geringster Anstrengung; **S:** ärgerlich, erzürnt durch Widerspruch, mutlos; **M:** Verschlimmerung bei Bewegung oder während Autofahrten.

➤ Nicotiana tabacum D4, D6 – Tabletten: **L:** große Übelkeit, Schwindel, kalter Schweiß, nervöses Herzklopfen, Gefühl der Herzenge, Ohrensausen; **S:** erst lebhaft, dann sterbenselend und verzweifelt; **M:** Verschlimmerung durch Bewegung und in warmen Räumen, Besserung an frischer Luft, nach Erbrechen.

➤ Natrium tetraboracium D3, D4, D6 – Tabletten: **L:** Beschwerden bei Abwärtsbewegungen, zittrige Schwäche, Übelkeit, Entzündung der Schleimhäute am Auge, in der Nase und im Magen; **S:** ängstlich, geräuschempfindlich; **M:** schlechter bei nasskaltem Wetter.

Schüßler-Salze

Hinweise zur Wirkweise und Anwendung der Schüßler-Salze finden Sie auf Seite 268 ff.

➤ Bei klarem, durchsichtigem Erbrochenen Nr. 8: Natrium chloratum (Natriumchlorid, »Kochsalz«) D6, viertelstündlich eine Tablette.

➤ Bei Erbrechen von Galle Nr. 10: Natrium sulfuricum (Natriumsulfat, Glaubersalz) D6, alle paar Minuten eine Tablette.

➤ Bei Erbrechen in der Schwangerschaft Nr. 2: Calcium phosphoricum (Kalziumphosphat) D6, dreimal täglich zwei Tabletten.

➤ Bei allgemeiner Übelkeit Nr. 7: Magnesium phosphoricum (Magnesiumphosphat) D6; bei Erbrechen Nr. 9: Natrium phosphoricum (Natriumphosphat) D6.

Tipp

Reisekrankheit

Einige Menschen reagieren auf ständige Reizungen des Gleichgewichtsorgans im Innenohr empfindlich. Beschleunigung im Auto, das Schaukeln eines Omnibusses, Schiffes oder Flugzeugs lösen bei ihnen Schweißausbrüche, Übelkeit und Erbrechen aus. Kinder sind von der Reisekrankheit meist noch stärker betroffen als Erwachsene.

Vorbeugen

Mit einigen Vorsorgemaßnahmen können Sie erreichen, dass Ihre Reise angenehm verläuft: Vor Antritt einer Reise sollten Sie wenig und nur leichte Kost zu sich nehmen. Auch für unterwegs sind trockene Kekse oder Zwieback verträglicher. Versuchen Sie, günstige Plätze zu bekommen: Vorderplätze im Auto oder Bus, Mittelplätze im Flugzeug und Schiff.

Wie behandeln?

Manchmal hilft das Fixieren eines Punktes in der Ferne, der Blick in ein Buch dagegen verstärkt meist die Übelkeit.

➤ Diese Akupressurpunkte helfen: Pe 6 Neiguan, Ren 12 Zhongwan, Ma 36 Zusanli. Wie Sie diese Punkte finden und richtig akupressieren, entnehmen Sie bitte den Tabellen und Zeichnungen auf Seite 276 ff.

➤ Aus dem Bereich der pflanzlichen Arzneimittel helfen Ingwerpräparate; im Gegensatz zu entsprechenden chemisch-synthetischen Präparaten machen sie nicht müde. Sie können aber auch Ingwerstäbchen oder Ingwerbonbons essen.

➤ Chemisch-synthetische und homöopathische Mittel siehe Erbrechen, Seite 79 f.

SODBRENNEN

Um die Nahrung zu verdauen, wird im Magen Salzsäure gebildet. Die Magenschleimhaut selbst ist vor Schädigungen durch diese Salzsäure mit einer dicken Schleimschicht geschützt. Gelangt die Salzsäure jedoch aufgrund von nachfolgend beschriebenen Ursachen in die Speiseröhre, tritt hinter dem Brustbein und in der Magengrube ein unangenehmer Brennschmerz auf.

Dies kann geschehen, wenn der Schließmuskel zwischen Mageneingang und Speiseröhre nicht mehr vollständig schließt oder durch bestimmte Nahrungs- und Genussmittel (Zigaretten, Alkohol, Kaffee, Tee oder Cola) erschlafft. Die Beschwerden treten auch auf, wenn der Muskel durch sehr umfangreiche Mahlzeiten, Bücken nach dem Essen, Tragen enger Kleidung oder Schwangerschaft überlastet ist oder wenn durch sehr fetthaltige Speisen oder Süßigkeiten zu viel und zu schnell Magensäure gebildet wird. Auch unter psychischer Anspannung oder wenn die Magenbeweglichkeit eingeschränkt ist, kann es zu Sodbrennen kommen.

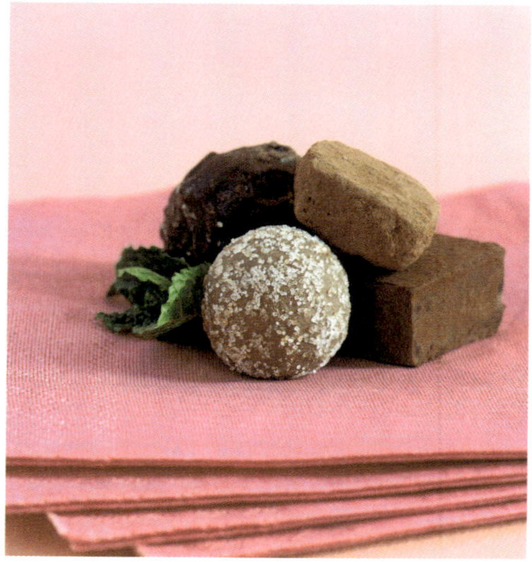

Süßigkeiten sind mitunter dafür verantwortlich, dass zu viel und zu schnell Magensäure gebildet wird. Dies wiederum kann zu Sodbrennen führen.

• Vorbeugen

Die meisten Auslöser von Sodbrennen sind vermeidbar, weil sie mit unseren Ernährungsgewohnheiten zusammenhängen: Essen Sie nicht zu viel auf einmal, sondern nehmen Sie lieber mehrere kleine Mahlzeiten über den Tag verteilt ein. Speisen und Getränke, die Sodbrennen auslösen können, sollten Sie ebenso vermeiden wie die Reizstoffe Alkohol und Nikotin. Bevorzugen Sie basenreiche, nichtsaure Lebensmittel wie Obst, Gemüse oder Kartoffeln. Bewegung tut gut: Machen Sie lieber einen Spaziergang nach dem Essen, statt sich hinzulegen. Im Liegen kann der Speisebrei zu leicht wieder in die Speiseröhre zurückfließen. Viel günstiger ist es, die letzte Mahlzeit des Tages drei bis vier Stunden vor dem Zubettgehen einzunehmen. Bei nächtlichem Sodbrennen bewährt es sich, den Oberkörper im Bett mit Keilkissen oder Klötzen unter dem Bettgestell etwas höher zu lagern.

Noch ein Wort zu den Pfunden: Wenn die Waage zu viel anzeigt, sollten Sie versuchen abzunehmen, denn in den meisten Fällen verlieren Sie mit den überflüssigen Pfunden auch gleich das unangenehme Sodbrennen. Lesen Sie hierzu auch über Heißhunger und Übergewicht, Seite 72 ff. Tragen Sie möglichst bequeme, nicht einengende Kleidung.

• Wie behandeln?

➤ Das schafft kurzfristige Abhilfe der brennenden Schmerzen: Trinken Sie ein Glas verdünnter warmer Milch. Sie können auch ein Stück trockenes Weißbrot essen. Hierdurch wird die Magensäure neutralisiert, der Säuregehalt im Speisebrei verringert sich, und das Brennen lässt nach. Nach demselben Prinzip wirken auch die meisten Arzneimittel gegen Sodbrennen.

➤ Diese Akupressurpunkte helfen:
Ren 12 Zgongwan
Ma 36 Zusanli
Pe 6 Neiguan
Wie Sie diese Punkte finden und richtig akupressieren, entnehmen Sie bitte den Tabellen und Zeichnungen auf Seite 276 ff.

Zum Arzt
Wenn die Beschwerden länger als drei Tage anhalten, obwohl Sie alle möglichen Auslöser vermieden haben, sollten Sie Ihre Ärztin/Ihren Arzt aufsuchen.

Präparate und Mittel

Versuchen Sie zuerst, die Schleimhaut mit pflanzlichen Mitteln zu beruhigen. Wenn das nicht hilft, sollten Sie zu chemisch-synthetischen säurebindenden Mitteln (Antacida) greifen: Sie neutralisieren die Überproduktion von Salzsäure und verhindern den unangenehmen Rückfluss sauren Mageninhalts.

Pflanzliche Mittel

➤ Eine Trinkkur mit Weißkohlsaft (fertig aus der Apotheke oder aus dem Reformhaus) kann oft helfen: Über ein bis zwei Wochen sollten Sie täglich einen halben Liter von diesem Getränk zu sich nehmen.

➤ Kamillentee oder eine Mischung aus Kamille und Melisse zu gleichen Teilen (Zubereitung und Dosierung Seite 264) beruhigen die Magenschleimhäute und vermindern die Säureproduktion.

➤ Pflanzliche Fertigpräparate mit Kamille, Leinsamen, Pfefferminze, Schafgarbe oder Süßholz wirken reizmildernd und beruhigend und sind vor allem bei nervös bedingtem Sodbrennen wirksam.

Chemisch-synthetische Mittel

➤ Empfehlenswert sind vor allem säurebindende Mittel, die Alginsäure enthalten.

➤ Zudem gibt es säurebindende Präparate zum Einnehmen (Tabletten, Gele, Emulsionen), die als Wirkstoffe einfache Aluminium-, Calcium- und Magnesium-Verbindungen oder die noch wirksamere Mischverbindungen Hydrotalcit und Magaldrat enthalten. Sie bilden im sauren Magenmilieu Gele aus, die die Schleimhaut noch zusätzlich schützen.

Bitte beachten Sie
Wenn Sie diese Mittel als Tabletten einnehmen, müssen sie sehr sorgfältig zerkaut werden, damit sie eine große Wirkungsoberfläche ausbilden können. Nehmen Sie sie nach dem Essen oder vor dem Schlafengehen ein. Da diese Medikamente einige andere Arzneimittel in ihrer Wirkung beeinträchtigen können, sollten Sie den Beipackzettel aufmerksam lesen. Nehmen Sie verschiedene Präparate gleichzeitig ein, müssen Sie sie zu verschiedenen Tageszeiten schlucken!

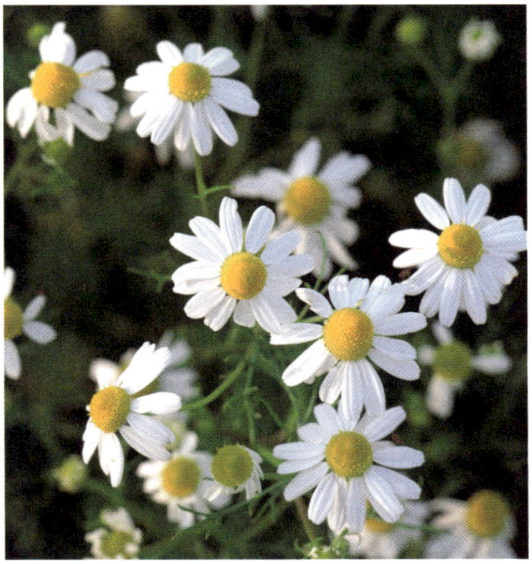

Bei Sodbrennen wirkt Kamillentee reizlindernd und vermindert außerdem die Säureproduktion.

REIZMAGEN

Aufregungen, Ärger oder Angst können sich besonders bei Menschen mit einem unregelmäßigen Tagesablauf und viel Hektik im Alltag auf den Magen schlagen. Neben Schmerzen im Oberbauch kommen bei ihnen oft noch weitere Symptome wie Völlegefühl, vorzeitiges Sättigungsgefühl, Magendrücken, Aufstoßen, Blähungen sowie Übelkeit und Erbrechen hinzu. Diese Anzeichen können allein oder zusammen über einen längeren Zeitraum auftreten. Meist werden aber bei einem so genannten Reizmagen keine eigentlichen organischen Veränderungen festgestellt. Abgesehen von falschen Ernährungsgewohnheiten können auch bestimmte Medikamente wie Antibiotika, Eisenpräparate, Schmerz- und Rheumamittel die Erscheinungen hervorrufen oder verstärken.

• Vorbeugen

Wer unter einem Reizmagen leidet, sollte seine Lebensgewohnheiten ändern. Hilfreich ist es, sich an neutrale Fachleute zu wenden, zum Beispiel an Präventologen.

Ganz wichtig ist Stressabbau mit Hilfe von Entspannungstechniken wie autogenem Training, Yoga oder Muskelentspannung nach Jacobson.

Auch wenn es noch so lecker aussieht und schmeckt: Verzichten Sie auf fettes und besonders kalorienreiches Essen. Besser sind mehrere kleinere Mahlzeiten am Tag.

Schränken Sie so weit wie möglich Ihren Konsum an Kaffee, Alkohol und Nikotin ein, denn diese Genussmittel sind ausgesprochene Gifte für jeden Reizmagen.

• Wie behandeln?

Bitte bedenken Sie, dass Arzneimittel bei einem Reizmagen nicht die Ursache abstellen, sondern lediglich die Symptome lindern!

• Anwendungen

➤ Diese Akupressurpunkte helfen:
Ma 36 Zusanli
Ren 12 Zhongwan

Wie Sie diese Punkte finden und richtig akupressieren, entnehmen Sie bitte den Tabellen und Zeichnungen auf Seite 276 ff.

• Präparate und Mittel

Wenn Sie häufig an Bauchschmerzen wegen eines Reizmagens leiden, genügen meist mild wirkende und gut verträgliche pflanzliche Arzneimittel. Erst bei stärkeren Schmerzen, bei denen pflanzliche Mittel nicht helfen, sollten Sie zu chemisch-synthetischen Arzneimitteln greifen.

Pflanzliche Mittel

➤ Wirkungsvolle Präparate enthalten Melisse, Kamille, Fenchel oder Kümmel, also Pflanzen, die beruhigend und entkrampfend auf die Magennerven wirken. Kombinationspräparate dieser Pflanzen in flüssiger Form sind besonders leicht zu dosieren, Sie können aber auch Tabletten verwenden.

➤ Probieren Sie, ob diese Teemischung Ihre Beschwerden lindert:
20 Teile Enzianwurzel
20 Teile Pomeranzenschale
25 Teile Tausendgüldenkraut
25 Teile Wermutkraut
10 Teile Zimtrinde
Zubereitung und Dosierung Seite 264.

Chemisch-synthetische Mittel

➤ Ihre Wirkstoffe wirken krampflösend wie etwa Butylscopolaminbromid oder regen die Gallenfunktion an wie beispielsweise Hymecromon. Andere dagegen wirken schmerzstillend wie Paracetamol oder verdauungsanregend wie Pankreatin.

Homöopathie

Hinweise zur Wirkweise und Anwendung homöopathischer Mittel finden Sie auf Seite 265 ff. Die folgenden Beschwerdebilder sind jeweils nach den Begriffen Leitsymptom (**L**), seelische Verfassung (**S**) sowie mögliche Änderungen (**M**) geordnet.

➤ Asa foetida D3, D4 – Tabletten: **L:** Magendruck, ranziges Aufstoßen, Gefühl, der Hals sei zusammengeschnürt; **S:** reizbar, ängstlich, mutlos; **M:** nachts Verschlimmerung des Befindens.

➤ Carbo vegetabilis D3, D4, D6 – Tabletten: **L:** geschwächt, Kollapsneigung, Kreislaufschwäche, kalter Schweiß; **S:** reizbar, Denken verlangsamt; **M:** Verschlimmerung in feuchtwarmer Luft sowie abends und nachts, Besserung in frischer Luft.

➤ Myristica fragrans (Nux moscata) D3, D4 – Tabletten: **L:** trockene Schleimhäute, aufgetriebener Bauch, Ekel vor Speisen, Wechsel von Verstopfung und Durchfall; **S:** Benommenheit, Halluzinationen, verwirrt; **M:** Nässe und Kälte verschlimmern, Wärme bessert.

MAGENSCHLEIMHAUTENTZÜNDUNG

Eine Magenschleimhautentzündung (Gastritis), die sich unter Umständen bis zu einem Magen- oder Zwölffingerdarmgeschwür weiterentwickeln kann, wird durch einen Überschuss an Magensäure verursacht. Dabei wird die Schleimschutzschicht der Magenschleimhaut beschädigt und entzündet sich. In vielen Fällen sind Bakterien die Auslöser, oft ist jedoch seelischer Stress durch Ärger oder Sorgen und eine hektische Lebensführung der Grund. Auch bestimmte Medikamente wie Schmerzmittel und kortikoidhaltige Präparate sind dafür bekannt, dass sie die Bildung der Magenschleimschicht beeinträchtigen. Zu hastig eingenommene Mahlzeiten sowie der Genuss von großen Mengen Kaffee, Tee und Alkohol können ebenfalls zu einer Magenschleimhautentzündung führen, da sie die Säureproduktion im Magen stark anregen.

Vorbeugen

Versuchen Sie, mehr Ruhe und Ausgeglichenheit in Ihr Leben zu bringen. In der Ernährung sollten Sie nichtsaure Lebensmittel wie einige Obst- und Gemüsesorten sowie Kartoffeln bevorzugen. Nehmen Sie lieber mehrere kleine Mahlzeiten über den Tag verteilt ein. Alles, was die überreizten Magennerven beruhigt, ist hier angebracht.

Als beruhigend für das Nervensystem und regulierend für die Magensäurebildung haben sich heiße Duschen, Voll- und Bürstenbäder (Seite 248, 251) oder ansteigende Fuß- und Sitzbäder (Seite 246 ff.) erwiesen. Heiße Leibauflagen mit einer feucht umwickelten Wärmflasche oder einem Heublumensack (Seite 258) sowie einer abschließenden Kaltwaschung (Seite 248 f.) beruhigen den Magen und den Kreislauf.

Wie behandeln?

Vorbeugende Maßnahmen – im Nachhinein angewendet – benötigen einige Zeit, um zu wirken. Bis dahin kann überschüssige Magensäure durch säurebindende Medikamente abgefangen werden.

Zum Arzt

Die Behandlung eines Magen- oder Zwölffingerdarmgeschwürs gehört unbedingt in ärztliche Hand. Sie können jedoch in Absprache mit Ihrer behandelnden Ärztin/Ihrem Arzt mit den nachfolgenden Ratschlägen die Beschwerden erleichtern.

Anwendungen

➤ Magenberuhigend sind Entspannung und ruhige Atmung sowie Bewegung an der frischen Luft. Entsprechende Entspannungstechniken (Yoga, autogenes Training) können Sie sich selbst mit geeigneter Fachliteratur aneignen oder in Kursen erlernen, die in Volkshochschulen oder über die Krankenkassen angeboten werden.

➤ Ein altes Hausmittel ist Weißkohlsaft aus der Apotheke oder dem Reformhaus. Trinken Sie vor jeder Mahlzeit ein Glas davon.

➤ Heilerde oder geschrotete Leinsamen (Dosierung laut Packungsanleitung) müssen in Wasser aufgeschwemmt werden. Sie können sie mehrmals täglich einnehmen. Es reicht auch, wenn Sie sie im Mund einspeicheln und dann schlucken.

➤ Bei krampfartigen Schmerzen hilft feuchte Wärme: Heublumen-, Fango-, Leinsamenauflagen (Seite 257 f.), ansteigende Arm- und Fußbäder (Seite 244 f., 246) sowie Leibwickel (Seite 254 f.) lindern.

Präparate und Mittel

Die Magenschleimhaut lässt sich schnell beruhigen, wenn Sie Zubereitungen aus der Kamille, etwa für eine Rollkur, einnehmen. Die Natur hält aber auch andere wirksame Heilpflanzen bereit, die ebenso wie die chemisch-synthetischen säurebindenden Arzneistoffe die Beschwerden lindern.

Pflanzliche Mittel

➤ Als pflanzliche Arzneimittel verwendet werden Kamille, Pfefferminze, Melisse und Schafgarbe. Mit Kamillenblüten beziehungsweise den daraus hergestellten Präparaten lässt sich die bewährte Rollkur (Kasten rechts) durchführen.

➤ Süßholzwurzelextrakt wirkt krampflösend und vermindert die Entzündungserscheinungen des Magens. Sie können die klein geschnittene Droge oder Trockenextrakte als Teeaufguss, das Pulver und flüssigen oder eingedickten Saft (Succus liquiritiae) zum Einnehmen verwenden.

Süßholzwurzel ist nichts anderes als die altbekannte Lakritze in Stangen- oder Pastillenform. Am einfachsten in der Anwendung sind Fertigpräparate aus der Apotheke.

Tipp

Die Rollkur

Die Kamille wirkt krampflösend, entzündungshemmend und fördert die Abheilung. Allerdings muss sie gerade bei Erkrankungen des Magens in einer ausreichenden Menge und lange genug mit der Magenschleimhaut Kontakt haben, um ihre heilende Wirkung zu entfalten. Sehr bewährt ist deshalb die Rollkur mit Kamille.

Und so wird's gemacht:

➤ Praktisch in der Anwendung ist Kamillenfertigextrakt: Geben Sie 30 Tropfen in ein Glas warmes Wasser. Prinzipiell ist auch ein stärker als üblich konzentrierter Kamillentee für die Durchführung einer Rollkur geeignet: Für 1 Tasse oder 1 Glas Wasser 2 bis 3 Teelöffel getrocknete Kamille aufbrühen.

➤ Nehmen Sie morgens früh noch im Bett auf nüchternen Magen den Teeaufguss ein.

➤ Bleiben Sie fünf bis zehn Minuten auf dem Rücken liegen, legen Sie sich dann ebenso lange auf die linke Seite, dann auf den Bauch und zuletzt noch einmal fünf bis zehn Minuten auf die rechte Seite. Trinken Sie zusätzlich auch tagsüber Kamillentee.

Chemisch-synthetische Mittel

➤ Bei einer Magenschleimhautentzündung kommen säurebindende Arzneistoffe (Antacida) zum Einsatz: Magaldrat, Hydrotalcit und Aluminium- und Magnesiumhydroxide. Eine Selbstmedikation mit diesen Präparaten sollte nur zeitlich begrenzt erfolgen: Wenn sich die Beschwerden nicht innerhalb von drei Tagen bessern, sollten Sie Ihre Ärztin/Ihren Arzt aufsuchen.

Nehmen Sie Antacida etwa eine Stunde vor und drei Stunden nach den Mahlzeiten sowie vor dem Schlafengehen ein.

➤ Wenn Sie an einer plötzlich auftretenden heftigen Magenschleimhautentzündung leiden, eignen sich zur Behandlung der krampfartigen Schmerzen Präparate mit dem Wirkstoff Butylscopolamin.

Homöopathie

Hinweise zur Wirkweise und Anwendung homöopathischer Mittel finden Sie auf Seite 265 ff. Die folgenden Beschwerdebilder sind jeweils nach den Begriffen Leitsymptom (**L**), seelische Verfassung (**S**) sowie mögliche Änderungen (**M**) geordnet.

➤ Antimonium crudum D3, D4, D6 – Tabletten: **L:** dick weiß belegte Zunge, Magen wie überladen, Erbrechen verbessert nicht, Leeregefühl der Eingeweide; **S:** verdrießlich ohne Ursache; **M:** Ruhe, Liegen und frische Luft bessern das Befinden.

➤ Argentum nitricum D4, D6 – Tropfen: **L:** drückender, brennender Magenschmerz, Splitterschmerz, Blähungen, Aufstoßen, Gähnzwang, Abmagerung, vorgealtert, Verlangen nach Süßem, wird aber nicht vertragen; **S:** Angst, Reizbarkeit; **M:** günstige Wirkung bei Aufregung (Examen), Essen bessert.

➤ China D2, D3, D4 – Tabletten: **L:** Druck- und Völlegefühl, starke Blähungen, Aufstoßen verbessert nicht, Unverträglichkeit von Kohl, Obst; **S:** Erschöpfung, Depression; **M:** Verschlechterung des Befindens durch Kälte, Essen, Berührung und nachts.

➤ Lycopodium D3, D4, D6 – Tabletten: **L:** Heißhunger, satt nach wenigen Bissen, Blähungen, saures Aufstoßen und Erbrechen; **S:** menschenscheu, Misstrauen, Widerspruch wird nicht ertragen; **M:** bei Ruhe und Wärme sowie nachmittags verschlechtert sich das Befinden, Bewegung und frische Luft bessern es.

➤ Nux vomica D4, D6, D12 – Tropfen: **L:** belegte Zunge, eine Stunde nach dem Essen Völlegefühl, Magendruck (»wie ein Stein«); **S:** Streitsucht, Reizbarkeit; **M:** Verlangen nach Genussmitteln (Tabak, Alkohol, Kaffee), die jedoch verschlechtern; frische Luft und langer Schlaf verschlechtern, warmes Zimmer und kurzer Schlaf bessern.

➤ Phosphorus D4, D6, D12 – Tropfen: **L:** brennender, druckempfindlicher, »wunder« Magen, Verlangen nach kalten Getränken, die jedoch erbrochen werden, Hungerschmerz, etwas Essen bessert; **S:** Nervosität, Unruhe; **M:** nachts und bei Kälte verschlechtert, Ruhe bessert das Befinden.

Schüßler-Salze

Hinweise zur Wirkweise und Anwendung der Schüßler-Salze finden Sie auf Seite 268 ff. Entzündungsschema.

➤ Bei Magenschleimhautentzündung Nr. 3: Ferrum phosphoricum (Eisenphosphat) D12, im Wechsel mit Nr. 4: Kalium chloratum (Kaliumchlorid) D6, alle paar Minuten eine Tablette.

➤ Bei Krämpfen und Schmerzen Nr. 7: Magnesium phosphoricum (Magnesiumphosphat) D6.

➤ Bei chronischer Übersäuerung im Wechsel Nr. 8: Natrium chloratum (Natriumchlorid, »Kochsalz«) D6 und Nr. 9: Natrium phosphoricum (Natriumphosphat) D6.

➤ Bei Nüchternschmerz Nr. 8: Natrium chloratum (Natriumchlorid, »Kochsalz«) D6.

BAUCHSCHMERZEN BEI GALLENBESCHWERDEN

Gallensteine sind die häufigste Ursache von Gallenbeschwerden. Sie bilden sich dadurch, dass sich die Zusammensetzung der Gallenflüssigkeit zugunsten eines bestimmten Bestandteils verändert, der sich dann zu einem Stein verbindet. Meist bestehen Gallensteine aus Cholesterin, Pigmenten und Kalk. Sie kommen recht häufig vor (bei Frauen häufiger als bei Männern), bereiten jedoch in der Regel keine Probleme. Oft werden sie erst bemerkt, wenn sie den Ausführungsgang der Gallenblase verlegen und starke Gallenblasenkrämpfe mit kolikartigen Schmerzen oder eine Entzündung verursachen.

• Vorbeugen

Aufgrund moderner Ernährungsforschung werden Fette heute nicht mehr gänzlich vom Speisezettel verbannt. Besonders empfohlen werden leicht verdauliche Fette mit niedrigem Schmelzpunkt und alle nicht chemisch aufbereiteten Arten wie Butter, Sahne, kalt gepresste Öle und einzelne Margarinesorten. Insgesamt sollte Ihr Speisezettel reich an Gemüse, Obst und Kräutern sein. Meiden Sie Reizstoffe wie Kaffee und Alkohol.

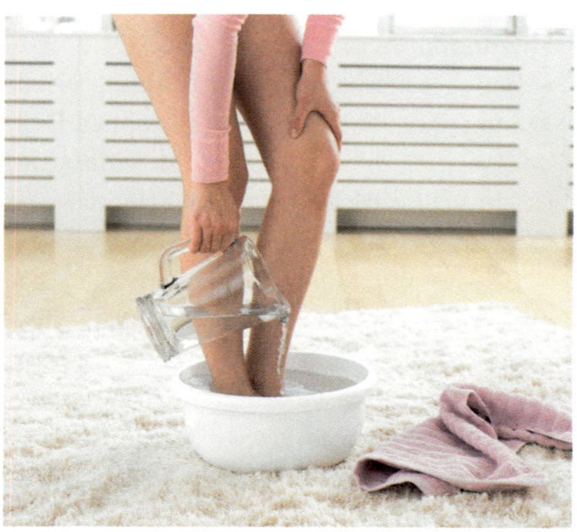

Ein ansteigendes Fußbad ist eine wahre Wohltat bei Beschwerden im Gallenbereich.

• Wie behandeln?

Akute Probleme mit der Gallenblase sind immer ein Fall für die Ärztin/den Arzt! Wenn er/sie einverstanden ist, können Sie zusätzlich mit den vorgeschlagenen Maßnahmen Schmerzen bekämpfen und das weitere Entstehen von Gallensteinen verhindern. Die Vorsorge beginnt bei der Ernährung. Mit Wasser- und Wärmeanwendungen oder Massagen lassen sich Schmerzen lindern, da sie entspannend und entkrampfend wirken.

• Anwendungen

➤ Bei einer Gallenblasenkolik hilfreich sind ein ansteigendes Fußbad (Seite 246 f.), ein Sitzbad (Seite 247) oder eine heiße Dampfkompresse (Seite 258 f.). Dabei wird das heiße Tuch aufgerollt und im so genannten Gallensegment, ausgehend von der Wirbelsäule bis zum rechten Rippenbogen, aufgelegt.

➤ Ebenso können Sie Auflagen von zerquetschten Pellkartoffeln oder Leinsamenbrei (Seite 257) anwenden. Eine solche heiße Auflage gibt die Wärme über einen längeren Zeitraum ab und sollte mit einer kalten Auflage beendet werden.

➤ Wenn Ihre Ärztin/Ihr Arzt einverstanden ist, legen Sie bei akuter Gallenblasenentzündung kalte Umschläge (Seite 253 ff.) auf den Leib, die bei Fieber öfter erneuert werden müssen. Ebenfalls wirksam sind Wadenwickel (Seite 255) oder ansteigende Fußbäder (Seite 246 f.).

(!) Bitte beachten Sie

Dampfkompressen und heiße Auflagen dürfen nur dann angewendet werden, wenn Ihre Ärztin/Ihr Arzt den Schweregrad der Gallenblasenentzündung abgeklärt hat. Bei einer sehr weit fortgeschrittenen Entzündung besteht sonst die Gefahr, dass sich die Beschwerden plötzlich stark verschlimmern.

Präparate und Mittel

Wer häufiger unter Beschwerden durch eine gereizte Gallenblase leidet, kann regelmäßig auf pflanzliche Zubereitungen zurückgreifen. Die nachstehende Teemischung ist gerade bei chronischen Beschwerden für den täglichen Gebrauch geeignet. In der Apotheke erhalten Sie außerdem noch wirksame Fertigpräparate – meist in Form von Tinkturen mit Alkoholzusatz. Wenn Sie die Dosierungsanleitung genau befolgen, ist die täglich zugeführte Alkoholmenge vernachlässigbar gering. Beachten Sie bitte dennoch die Angaben des Herstellers.

Pflanzliche Mittel

➤ Fertigpräparate aus Bitterstoffpflanzen wie Artischocke, Erdrauch, Kurkuma, Löwenzahn, Mariendistel, Pfefferminze, Schafgarbe, Schöllkraut und Wermut regen den Gallenfluss an und können einen Gallenstau mit den damit verbundenen Beschwerden vermeiden.

➤ Erdrauchkraut und Schöllkraut wirken zudem entkrampfend bei Koliken.

➤ Versuchen Sie es einmal mit der folgenden Teemischung:

10 Teile Kümmel
20 Teile Javanische Gelbwurz
30 Teile Löwenzahn
20 Teile Mariendistelfrüchte
20 Teile Pfefferminzblätter
Zubereitung und Dosierung Seite 264.

Chemisch-synthetische Mittel

➤ Hymecromon, ein chemisch-synthetischer Bestandteil vieler Gallenwegstherapeutika, wird bei Entzündungen der Gallenwege, Schmerz- und Krampfzuständen eingesetzt.

Homöopathie

Hinweise zur Wirkweise und Anwendung homöopathischer Mittel finden Sie auf Seite 265 ff. Die folgenden Beschwerdebilder sind jeweils nach den Begriffen Leitsymptom (**L**), seelische Verfassung (**S**) sowie mögliche Änderungen (**M**) geordnet.

➤ Atropa belladonna D4 – Tropfen: **L:** krampfartiger Schmerz, berührungsempfindliche Magengegend, Beschwerden kommen und gehen ganz plötzlich; **S:** überempfindliche Sinne, Erregung; **M:** Rückwärtsbeugen bessert.

➤ Citrullus colocynthis D6 – Tropfen: **L:** krampfartige Bauchschmerzen, übel riechender Durchfall, Erbrechen; **S:** ärgerlich, ungeduldig; **M:** Zusammenkrümmen, Druck auf Bauch und Wärme bessern das Befinden.

➤ Chamomilla D6 – Tropfen: **L:** krampfartige Bauchschmerzen, grünlicher Durchfall; **S:** jähzornig, launisch; **M:** Liegen, Wärme, Ärger verschlechtern.

➤ Veronica virginica (leptandra) D4 – Tropfen: **L:** brennender Schmerz, übel riechender Stuhl. Das Mittel hat sich nach Gallenblasenentfernungen bewährt!

➤ Mandragora e radice D6 – Tropfen: **L:** Magengegend druckempfindlich, Blähungen, Verstopfung, heller Stuhl; **S:** empfindlich gegen Geräusche; **M:** Rückwärtsbeugen bessert, schwüles Wetter, Genussmittel verschlechtern.

Schüßler-Salze

Hinweise zur Wirkweise und Anwendung der Schüßler-Salze finden Sie auf Seite 268 ff.

➤ Geeignet sind Nr. 2: Calcium phosphoricum (Kalziumphosphat) D6, Nr. 5: Kalium phosphoricum (Kaliumphosphat) D6, Nr. 6: Kalium sulfuricum (Kaliumsulfat) D6, Nr. 7: Magnesium phosphoricum (Magnesiumphosphat) D6, Nr. 9: Natrium phosphoricum (Natriumphosphat) D6 und Nr. 11: Silicea (Siliziumdioxid, Kieselerde) D12.

BLÄHUNGEN

Durch die Verdauung entstehen im Darm größere Mengen unterschiedlicher Gase. Übermäßige Gasbildung macht sich durch Bauchdrücken, Völlegefühl, Darmgeräusche bis hin zu kolikartigen Schmerzen bemerkbar. Der vermehrte Abgang von Darmgasen kann sehr unangenehm sein.

Eine unausgewogene Ernährung und unregelmäßig verzehrte potenziell blähende Speisen (Kohl, Hülsenfrüchte, Zwiebeln), ballaststoffreiche Nahrungsmittel (Vollkornbrot, Müsli, Gemüse, rohes Obst oder Feigen) sowie kalte, kohlensäurehaltige Getränke können mitunter Blähungen verursachen. Oft sind sie aber auch ein Ausdruck von seelischer Unausgeglichenheit und Nervosität oder Folge einer anlagebedingten Verdauungsschwäche.

Es kommt vor, dass sich die Gase bereits im Magen und Oberbauch sammeln und dann gegen das Zwerchfell drücken, wodurch es zu einer sehr unangenehmen Einengung oder schmerzhaften Beklemmung des Herzens kommen kann.

Vorbeugen

Ballaststoffe (Kasten Seite 97) sind zwar förderlich für eine geregelte Verdauung, aber auch ein »gefundenes Fressen« für Darmbakterien, die ihrerseits Gase produzieren. Wenn Sie Ihre Nahrung auf Vollwertkost umstellen wollen, sollten Sie dies in kleinen Schritten tun, damit sich die Darmbakterien allmählich an die neue Situation gewöhnen können.

Nehmen Sie sich ausreichend Zeit für Ihre Mahlzeiten und kauen Sie sorgfältig, denn ungenügend gekaute Nahrung kann zu Blähungen führen. Auch wenn Sie während des Essens viel sprechen, ist es möglich, dass Sie zu viel Luft schlucken. Dies kann ebenfalls Blähungen verursachen.

Verwenden Sie in der Küche regelmäßig verdauungsfördernde Gewürze wie Kümmel, Anis, Koriander, Majoran oder Ingwer. Ananas und Papaya gehören zu den verdauungsfördernden Früchten.

Verzichten Sie auf eng sitzende Kleidung.

Wie behandeln?

Normalerweise vergehen Blähungen schnell wieder, wenn die Ursachen abgestellt oder die Beschwerden behandelt sind.

⊕ Zum Arzt

Wenn Blähungen sehr stark und quälend sind und Sie sie nicht in den Griff bekommen, sollten Sie eine Ärztin/einen Arzt aufsuchen. Vielleicht ist auch eine Fehlbesiedlung Ihres Darmes mit Pilzen die Ursache.

Anwendungen

- Eine Wärmflasche auf dem Bauch, feuchtheiße Leibwickel (Seite 254 f.) oder Peloidauflagen (Seite 257 f.) und wechselwarme Fußbäder (Seite 246 f.) schaffen Erleichterung und lindern die Leibschmerzen.
- Um die normalerweise vorhandenen Darmbakterien wieder ins rechte Gleichgewicht zu bringen, hat sich die so genannte Symbioselenkung bewährt. Unter Anleitung einer Ärztin/eines Arztes werden dabei die fehlenden Darmbakterien wieder angesiedelt.

Präparate und Mittel

In den meisten Fällen sind Blähungen von vorübergehender Natur und »verfliegen« ohne weitere Maßnahmen. Eine dauerhaft ausgewogene Ernährung (Seite 222 ff.) verhindert häufigere Blähungen in der Regel. Kurzfristig, zum Beispiel bei einer Ernährungsumstellung, sind vor allem pflanzliche Mittel empfehlenswert.

Pflanzliche Mittel

➤ Tees aus Anis, Fenchel oder Kümmel (auch gemischt) wirken blähungstreibend. Die Früchte müssen vor dem Übergießen mit kochendem Wasser zerstoßen oder mit einer Mühle zerkleinert werden.

➤ Auch Tees aus Wermut, gelbem Enzian oder Tausendgüldenkraut sind als verdauungsfördernd bekannt. Bei Blähungen mit Krämpfen hilft ein Pfefferminztee (Zubereitung und Dosierung Seite 264).

➤ Versuchen Sie es auch einmal mit folgendem Rezept:

25 Teile Pfefferminzblätter
25 Teile Kamillenblüten
25 Teile Kalmuswurzelstock
25 Teile Kümmel (zerstoßen)
Zubereitung und Dosierung Seite 264.

➤ In der Apotheke gibt es wirkungsvolle Arzneimittel, in denen die blähungstreibenden Wirkstoffe von Fenchel und Kümmel mit den verdauungsfördernden Stoffen von Enzian, Pomeranze, Schafgarbe oder Wermut gemischt wurden. Sie werden oft auch noch mit den krampflösenden Auszügen von Kamille und Pfefferminze kombiniert.

Chemisch-synthetische Mittel

➤ Der chemische Arzneistoff Dimeticon wirkt entschäumend im Magen und Darm, das heißt, die schmerzenden Gasblasen werden zerstört, und die Luft kann leichter abtransportiert werden.

Homöopathie

Hinweise zur Wirkweise und Anwendung homöopathischer Mittel finden Sie auf Seite 265 ff. Die folgenden Beschwerdebilder sind jeweils nach den Begriffen Leitsymptom (**L**), seelische Verfassung (**S**) sowie mögliche Änderungen (**M**) geordnet.

➤ Asa foetida D3, D4, D6 – Tabletten: **L:** Gefühl, als ob die Darmbewegung umgekehrt ist, Blähungskolik; Luftschlucken, explosives Rülpsen; **S:** reizbar, ängstlich, mutlos; **M:** Bewegung und Stuhlgang bessern.

➤ Carbo vegetabilis D4, D6, D12 – Tabletten: **L:** Gasbildung mit Bauchschmerzen, Blähsucht durch fette Speisen, Verlangen nach frischer Luft trotz Frierens, eiskalte Füße, große Schwäche; **S:** gleichgültig, verlangsamtes Denken; **M:** Blähungsabgang und Aufstoßen bessern.

➤ Lycopodium D3, D4, D6 – Tabletten: **L:** stark aufgetriebener Leib, enge Kleidung wird nicht vertragen, Aufstoßen oder Blähungsabgang bessern nur vorübergehend, Berührungsempfindlichkeit, Koliken gegen Abend; **S:** menschenscheu, Misstrauen, Reizbarkeit; **M:** Zusammenkrümmen bessert, Essen verschlechtert.

➤ Mandragora e radice D3, D6, D12 – Tabletten: **L:** Völlegefühl mit Blähungen, Aufstoßen, nächtliche Koliken; **S:** Konzentrationsmangel; **M:** Wärme, Liegen und Ruhe bessern das Befinden.

➤ Sulfur D4, D6, D12 – Tabletten: **L:** Blähungen mit schneidendem Schmerz und reichlichem Blähungsabgang (Geruch nach faulen Eiern); **S:** mürrisch, pessimistisch, depressiv, schlechtes Gedächtnis; **M:** abends, nachts bei Bettwärme und bei Wetterwechsel verschlechtert sich das Befinden, bei Wärme (trockenes Wetter) bessert es sich.

Schüßler-Salze

Hinweise zur Wirkweise und Anwendung der Schüßler-Salze finden Sie auf Seite 268 ff.

➤ Nr. 10: Natrium sulfuricum (Natriumsulfat, Glaubersalz) D6 im Wechsel mit Nr. 11: Silicea (Siliziumdioxid, Kieselerde) D12, je eine Tablette viertelstündlich.

➤ Bei Schmerzen Nr. 7: Magnesium phosphoricum (Magnesiumphosphat) D6, eine Tablette viertelstündlich oder als »Heiße Sieben« (Seite 269).

DURCHFALL

Durchfall ist eine Funktionsstörung des Darmes. Dabei kommt es mehrmals täglich zu breiartigem bis dünnflüssigem Stuhlgang, oft ganz plötzlich und mit krampfartigen Schmerzen verbunden. Der Körper verliert dadurch viel Wasser und lebenswichtige Mineralien. Ursachen können Infektionen durch Bakterien sein, die über verdorbene Speisen oder durch verunreinigtes Trinkwasser (Urlaubsreisen!) in den Darm gelangen. Aber auch die Unverträglichkeit von Konservierungsstoffen, Geschmacksverstärkern, Farbstoffen, künstlichen Süßstoffen sowie Arzneimitteln führen zu Durchfall.

Weitere mögliche Auslöser sind seelische und hormonelle Störungen (Angst, Stress, Aufregung), Funktionsstörungen von Magen, Darm, Leber und Bauchspeicheldrüse sowie organische Darmerkrankungen (etwa Colitis ulcerosa oder Morbus Crohn).

• Wie behandeln?

Durchfall ist oft eine ganz natürliche Abwehrreaktion des Körpers auf Giftstoffe, die er schnell wieder loswerden möchte. Unterstützen Sie den Körper, indem Sie nichts oder nur ganz wenig essen und sich nach Möglichkeit körperlich schonen. Eine besondere Durchfalldiät ist normalerweise nicht erforderlich. Wiederholter Durchfall bei Säuglingen und Kleinkindern kann wegen des damit einhergehenden Flüssigkeitsverlustes problematisch werden. Fragen Sie daher Ihre Ärztin/Ihren Arzt, wie Sie Ihr Kind am besten behandeln.

Ganz wichtig: Trinken Sie viel, um den Verlust an Flüssigkeit und Mineralstoffen auszugleichen. Geeignet sind mit Traubenzucker gesüßter Tee, in diesem Fall ganz besonders Schwarztee, oder Mineralwasser mit wenig oder ohne Kohlensäure. Ebenso können industriell gefertigte Mineralgetränke, so

Info

Flüssigkeits- und Elektrolytersatz

Insbesondere für Säuglinge und Kleinkinder besteht die wichtigste Behandlungsmaßnahme bei Durchfall darin, schnellstmöglich die verloren gegangenen Flüssigkeitsmengen und Elektrolyte zu ersetzen. Auch bei älteren Patienten über 60 Jahren muss verloren gegangene Flüssigkeit sofort ersetzt werden.

➤ Bei leichteren Durchfallformen genügt es, reichlich Tee oder Fruchtsaftgetränke zu sich zu nehmen.

➤ Bei stärkeren Durchfällen sollten Sie so genannte bilanzierte Lösungen verabreichen, die möglichst auch Glukose, also Zucker, enthalten. Der Zuckerzusatz schmeckt nicht nur den Kindern gut, er ist auch wertvoll, da die Zuckeraufnahme im Magen-Darm-Trakt die Aufnahme von Salzen erleichtert.

➤ Sie erhalten entsprechende Präparate in festen Darreichungsformen zum Auflösen. Nehmen Sie mit den Elektrolyten größere Mengen an Flüssigkeiten ein. Sie sollten einen Vorrat an Elektrolytpräparaten zu Hause haben und bei Bedarf die entsprechende Lösung nach Anweisung immer mit abgekochtem Wasser einnehmen. Diese Darreichungsformen sind auch für Reiseapotheken geeignet.

genannte Glukose-Elektrolyt-Mischungen, die es als Pulver oder Brausetabletten in der Apotheke gibt, die verloren gegangenen Salze ersetzen (Kasten Seite 92).

Nach einer ersten Besserung sollten Sie die Alltagskost stufenweise wieder aufbauen:

- frischer Möhrensaft, Apfel-Bananen-Püree,
- Kartoffeln, leicht verdauliche Gemüse, Brot,
- langsamer Zusatz von Fett sowie leicht verdaulichen Eiweißen (gesäuerte Milchprodukte, Käse) und allmählicher Übergang zu vollwertiger Ernährung.

⊕ Zum Arzt

Die Behandlung von Durchfall bei Säuglingen und Kleinkindern sollten Sie mit Ihrer Ärztin/Ihrem Arzt absprechen. Für Erwachsene gilt: Bessert sich der Durchfall innerhalb von zwei Tagen trotz Medikamenteneinnahme nicht, oder kommen Fieber, Schüttelfrost, Schmerzen und Erschöpfung dazu, dann sollten Sie unbedingt ärztliche Hilfe in Anspruch nehmen.

Das gilt ebenso, wenn der Durchfall blutigschleimig ist oder Sie erst kürzlich von einer Tropenreise zurückgekehrt sind.

Anwendungen

- Zu den alten Hausmitteln bei Durchfall zählen rohe, fein geriebene Äpfel, zerdrückte Bananen, Reis- oder Haferschleim (kräftig mit Salz oder Maggi gewürzt, so erhält der Körper Mineralien). Getrocknete Heidelbeeren (aus der Apotheke), löffelweise gegessen, können wieder »stopfen«.
- Bei Durchfall mit verdorbenem Magen kann eine heiße Knoblauchmilch Wunder wirken: zwei bis drei aufgeschnittene Knoblauchzehen in einem Viertelliter Milch auskochen, abseihen und die Milch möglichst warm trinken.
- Bei Schmerzen helfen heiße Sitzbäder (Seite 247) und heiße Leibauflagen oder Leibwickel (Seite 254 f.). Lindernd ist auch ein Heublumensack (Seite 258), der auf den Bauch gelegt wird.

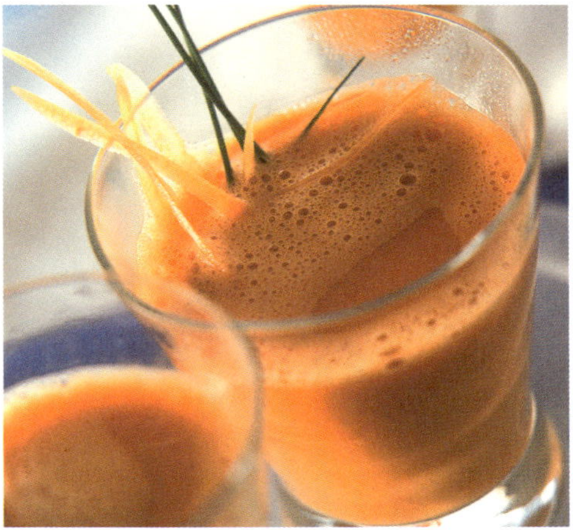

Frischer Möhrensaft zählt zu den altbewährten Hausmitteln gegen Durchfallerkrankungen.

- Diese Akupressurpunkte helfen:
  Ren 4 Guanyuan
  Ma 36 Zusanli

  Wie Sie diese Punkte finden und richtig akupressieren, entnehmen Sie bitte den Tabellen und Zeichnungen auf Seite 276 ff.

Präparate und Mittel

Bei Durchfallmedikamenten kommen meist entweder Quellmittel oder Adsorbentien zum Einsatz. Letztere sind Arzneimittel, die Bakterien und ihre darmreizenden Stoffwechselprodukte oder andere Giftstoffe und Viren an ihrer Oberfläche binden können und mit ihnen zusammen ausgeschieden werden. Dadurch wird die Darmreizung vermindert.

Pflanzliche Mittel

- Vielleicht helfen Ihnen Heilkräutertees aus Fenchel, Kamille, Tormentillwurzel oder getrockneten Heidelbeeren (Zubereitung und Dosierung Seite 264).

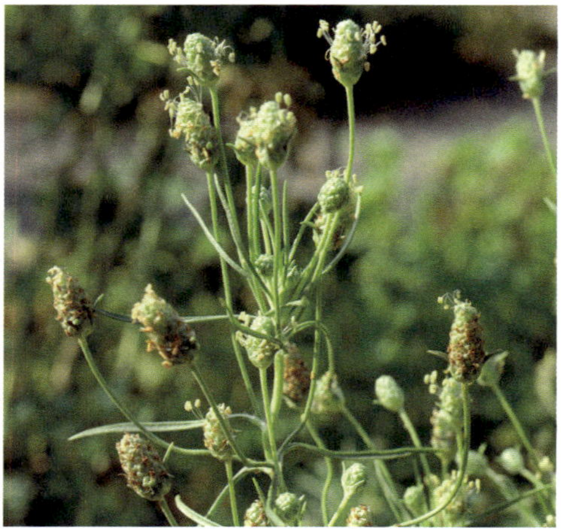

Flohsamen wirken bei Verstopfung und müssen unbedingt mit viel Flüssigkeit eingenommen werden.

➤ Die normalerweise zur Behandlung von Verstopfung eingesetzten Arzneipflanzen mit quellfähigen Schleimstoffen (Quellmittel, Seite 97) eignen sich auch zur Behandlung von Durchfall. Dies gilt vor allem für schleimhaltigen Flohsamen. Entsprechende Zubereitungen quellen im Darm und verfestigen so den Stuhl, der nun eine längere Zeit für seine Darmpassage braucht. Dabei werden Krankheitserreger und Gifte umhüllt und ausgeschieden, bevor sie weiter Schaden anrichten.
➤ Als pflanzliche Adsorbentien wirken Pektine aus Äpfeln und Zitrusfrüchten sowie Eichenrinde. Zubereitungen aus Eichenrinde binden nicht nur darmreizende Stoffe, sie schützen darüber hinaus die Schleimhaut, wodurch Giftstoffe weniger leicht aufgenommen werden können.

Eichenrinde und andere gerbstoffhaltige Arzneipflanzenzubereitungen wie Tormentill-Wurzelstock müssen ausreichend hoch dosiert werden, um wirken zu können. Wenn Sie ganz sicher sein wollen, dass die Behandlung wirkt, sollten Sie ein handelsübliches Fertigpräparat verwenden.

(!) Bitte beachten Sie

Nehmen Sie entsprechende Quellmittel unbedingt mit viel Flüssigkeit ein, da sich sonst ein Pfropf oder ein Darmverschluss bilden kann. Es gibt unterschiedliche Quellstoffzubereitungen, die voneinander abweichende Dosierungsempfehlungen haben. Lesen Sie hier ganz besonders aufmerksam die Angaben auf der Packungsbeilage.

Chemisch-synthetische Mittel

➤ Zu den chemisch-synthetischen Mitteln, die Giftstoffe binden (Adsorbentien), gehören die medizinische Kohle, Siliziumdioxid und Kaolin.
➤ Die Wirkstoffe der chemisch-synthetischen Präparate wirken zum Teil desinfizierend auf den Darm und schützend auf die Darmschleimhaut, wie Aluminiumverbindungen, Tanninalbuminat oder Ethacridin.
➤ Loperamid ist eine für Durchfallerkrankungen sehr gut geeignete Substanz. Entsprechende Präparate können in der Selbstmedikation bis zu zwei Tage eingenommen werden. Sollte der Durchfall darüber hinaus anhalten, suchen Sie Ihre Ärztin/Ihren Arzt auf.

(!) Bitte beachten Sie

Kinder unter zwei Jahren sollten kein Loperamid einnehmen und Kinder unter zwölf Jahren nur auf Anweisung des Arztes. Bei fieberhaften Durchfallerkrankungen mit möglicherweise blutigem Stuhl oder bei akuten Schüben einer Colitis ulcerosa dürfen Sie Loperamid nicht einnehmen.

Homöopathie

Hinweise zur Wirkweise und Anwendung homöopathischer Mittel finden Sie auf Seite 265 ff. Die folgenden Beschwerdebilder sind jeweils nach den Begriffen Leitsymptom (**L**), seelische Verfassung (**S**) sowie mögliche Änderungen (**M**) geordnet.

➤ Arsenicum album D12, D30 – Tropfen: **L:** Ekel vor Essen (sogar Essensgeruch), unaufhörliches Erbrechen, solange etwas im Magen ist (sogar Wasser), brennender Magenschmerz, häufige, kleine, übel riechende Stühle, danach völlig erschöpft, unstillbarer Durst auf kleine Mengen kaltes Wasser, oft ausgezehrte, erschöpfte Menschen; **S:** glaubt nicht an seine Genesung, Angst vor dem Tod, dennoch Selbstmordgedanken, nächtliche Angst; **M:** freundlich tröstende Worte verschlechtern, nachts verschlechtert, warme Getränke und Wärme allgemein bessern.

➤ Mercurius solubilis D4, D6, D12 – Tabletten: **L:** Zunge mit Zahneindrücken, Speichelfluss, Mundgeruch, Durst, Übelkeit, Verlangen nach kalten Speisen, ständiger Stuhldrang mit vielen, kleinen, grünlichen Entleerungen, reichlich Schleimabgang, Gefühl, als ob immer noch etwas kommt, wund machender, scharfer Stuhl, Frösteln nach dem Stuhl; **M:** Kälte und Bettwärme verschlechtern.

➤ Okoubaka D2 – Tropfen: bewährt als Maßnahme bei allen Durchfällen.

➤ Podophyllum D3, D4, D6 – Tabletten: **L:** weiß belegte Zunge, Gefühl der Schwäche und Leere im Magen, krampfartiger Leibschmerz, Wärme und Zusammenkrümmen, Durchfall, oft gleich nach Essen und Trinken, große Erschöpfung und Leere nach Stuhlgang, übel riechende, unverdaute Stühle; **M:** morgens und durch Essen verschlechtert.

➤ Pulsatilla D3, D4, D6 – Tropfen: **L:** Aufstoßen, Übelkeit, Erbrechen nach fetten Speisen (Fleisch, Kuchen, Eiscreme), Krämpfe, alles ist unregelmäßig, viel Frieren und kalte Füße; **S:** Depression, Weinerlichkeit; **M:** Trost und Bewegung im Freien bessern, Wärme verschlechtert trotz Frieren.

Info

Die Darmflora unterstützen

Unsere Darmflora ist nicht nur für die normale Darmfunktion unerlässlich, sie spielt auch eine wichtige Rolle bei der Infektionsabwehr. Natürliche Folge, manchmal aber auch Ursache eines Durchfalls ist eine Schädigung der Darmflora, die dann für eine gewisse Zeit ihrer Aufgabe nicht mehr gerecht werden kann.

Dieser Zeitraum lässt sich verkürzen: Wenn der akute Durchfall abgeklungen ist, können Sie Ihren Darm unterstützen, indem Sie durch die Einnahme geeigneter Zubereitungen mit lebensfähigen Darmbakterien (Escherichia coli, Lactobacillus acidophilus) die physiologische Darmbesiedlung wieder herstellen. Fragen Sie in Ihrer Apotheke nach geeigneten Präparaten.

Schüßler-Salze

Hinweise zur Wirkweise und Anwendung der Schüßler-Salze finden Sie auf Seite 268 ff.

➤ Geeignet sind Nr. 3: Ferrum phosphoricum (Eisenphosphat) D12, im Wechsel mit Nr. 8: Natrium chloratum (Natriumchlorid, »Kochsalz«) D6, viertel- bis halbstündlich je eine Tablette; oder statt Nr. 8 die Nr. 10: Natrium sulfuricum (Natriumsulfat, Glaubersalz) D6; bei beginnendem Reisedurchfall Nr. 3: Ferrum phosphoricum (Eisenphosphat) D12.

➤ Bei übel riechendem Stuhl sowie bei Durchfall wegen Aufregung Nr. 5: Kalium phosphoricum (Kaliumphosphat) D6.

➤ Bei Durchfall morgens Nr. 10: Natrium sulfuricum (Natriumsulfat, Glaubersalz) D6.

➤ Bei Durchfall mit Bauchkrämpfen Nr. 7: Magnesium phosphoricum (Magnesiumphosphat) D6.

➤ Bei säuerlich riechendem Durchfall hilft Nr. 9: Natrium phosphoricum (Natriumphosphat) D6 am besten.

VERSTOPFUNG

Jeder vierte Erwachsene – Frauen häufiger als Männer – und inzwischen auch viele Kinder leiden zumindest zeitweise an Verstopfung. Damit sind nicht leichte Verdauungsprobleme gemeint: Ärzte stellen diese Diagnose erst, wenn sich zwei bis drei Wochen hintereinander der Darm nur alle drei bis fünf Tage entleert hat. Meist fühlt sich der Betroffene sehr unwohl, Bauchschmerzen, Darmkrämpfe, Erschöpfung, Appetitlosigkeit und Mundgeruch sind oft unangenehme Begleiterscheinungen.

Verstopfung kann akut oder chronisch auftreten. Die Ursachen sind ballaststoffarme Kost, zu geringe Flüssigkeitsaufnahme, Bewegungsmangel, Missbrauch von Abführmitteln, ebenso Stress oder seelische Probleme. Auch in fremder Umgebung oder durch ungewohnte Ernährung kommt es leicht einmal zur Verstopfung. In einigen Fällen sind auch Medikamente (Antidepressiva) oder hormonelle Umstellungen die Ursache.

• Vorbeugen

Allein durch richtige Ernährung lässt sich eine Verstopfung fast immer und dauerhaft beseitigen. Ein geregelter, normaler Stuhlgang hängt nämlich ganz wesentlich von der Ernährung ab: Fleisch, Zucker und Weißmehl geben dem Darm wenig zu tun und lassen ihn faul werden. Ein erster Schritt bei der Behandlung einer Verstopfung besteht darin, dass Sie eine möglichst faserreiche Nahrung oder quellstoffhaltige Arzneimittel (Kasten Seite 97) zu sich nehmen sollten, da Verstopfung meistens auf ballaststoffarme Ernährung zurückzuführen ist.

Und noch etwas: Wenn Sie sich nicht bewegen, tut sich auch bei der Verdauung nichts. Sorgen Sie täglich für Bewegung, indem Sie spazieren gehen, mit dem Fahrrad fahren oder regelmäßig joggen.

• Wie behandeln?

Möglicherweise ist anfangs ein wenig »Nachhilfe« in Form von Abführtee oder getrockneten Früchten erforderlich. Abführmittel sollten gemieden werden, da sie dem Körper viel Flüssigkeiten und Mineralien entziehen. Als kurzfristige Abführhilfe sind sie nur sinnvoll, wenn starkes Pressen aufgrund einer Krankheit (zum Beispiel Herzinfarkt, akute Hämorrhoidalbeschwerden) vermieden werden soll. Darüber berät Sie der Arzt.

⊕ Zum Arzt

Ein Arztbesuch wird notwendig, wenn zusätzlich zur Verstopfung starke Bauchschmerzen und Koliken auftreten.

• Anwendungen

➤ Zunächst sollten Sie versuchen, mit der richtigen Ernährung den Darm wieder in Schwung zu bringen: mit ballaststoffreicher Kost wie Obst, Gemüse, Vollkornbrot und Naturreis. Über Nacht in Wasser eingeweichte Trockenpflaumen oder Feigen helfen in akuten Fällen.

➤ Zu den natürlichen Abführmitteln, die auch länger oder während der Schwangerschaft angewendet werden dürfen, gehören Quellmittel (Kasten Seite 97) wie Leinsamen, Flohsamen oder Kleie. Sie sollen mit viel Flüssigkeit eingenommen werden. Nebenwirkungen sind unbekannt.

➤ Verdauungsanregend wirken ein Glas Fruchtsaft, Molke oder verdünnter Obstessig (ein Esslöffel auf ein Glas Wasser) oder nur ein Glas heißes Wasser morgens auf nüchternen Magen getrunken. Trinken Sie mindestens zwei Liter täglich – am besten Mineralwasser oder Früchtetee.

➤ Auch wenn es gerade nicht passt: Stuhlgang möglichst nie aufschieben oder zurückhalten.

Info

Was sind Ballaststoffe und Quellmittel?

Ballaststoffe

Ballaststoffe wie Zellulose, Hemizellulose, Lignin, Pektine und quellfähige Pflanzenschleime sind Bestandteile der natürlichen Nahrung. Sie werden teilweise im Dickdarm durch Enzyme der Darmbakterien abgebaut und nicht als Vitalstoffe verwertet, sondern als Ballast ausgeschieden – daher kommt auch ihr Name.

Weizenkleie, die beim Mahlprozess anfällt und aus den vom Mehlkörper befreiten äußeren Schichten des Weizenkorns besteht, gehört zum Beispiel zu den Ballaststoffen und ist für eine Behandlung bei Verstopfung sehr günstig. Die Tagesdosierung beträgt 13 bis 40 Gramm, das entspricht etwa drei bis neun leicht gehäuften Esslöffeln.

Jeder Mensch reagiert allerdings unterschiedlich, deshalb sollten Sie Ihre individuelle Dosierung selbst ermitteln.

Quellmittel

Schleimhaltige Ballaststoffe regen die Verdauung noch etwas stärker an. Sie können Wasser binden und verursachen so eine Volumenzunahme des Darminhalts – daher ihr Name. In der Folge wird die Darmwand gedehnt, dadurch die Darmbewegung intensiviert und die Magen-Darm-Passage des Darminhalts beschleunigt: alle Voraussetzungen für einen geregelten Stuhlgang.

➤ Bitte beachten Sie, dass alle Quellmittel mit viel Flüssigkeit eingenommen werden müssen. Andernfalls können sie zu einer Verlegung des Darmes führen.

➤ Wenn Sie die Einnahmeanweisungen, die Sie den Packungsbeilagen entnehmen können, genau einhalten, sind Quellmittel sehr gut verträglich. Empfindliche Personen können in Einzelfällen mit Blähungen reagieren.

➤ Ständiges Sitzen fördert Verstopfung. Sorgen Sie daher für viel Bewegung.

➤ Regen Sie Ihre Darmfunktion zusätzlich an, indem Sie morgens noch im Liegen oder tagsüber zwischendurch Ihren Bauch halbkreisförmig von rechts unten nach oben und links unten (in Verlaufrichtung des Dickdarms) massieren und dabei tief ein- und ausatmen.

➤ Bei Krämpfen können Sie sich mit Wärmeanwendungen Linderung verschaffen: Legen Sie heiße Auflagen (Wärmflasche mit feuchtem Tuch umwickeln) oder feuchtheiße Leibwickel (Seite 254 f.) auf. Angenehm sind auch ansteigende Sitzbäder (Seite 248) über einen Zeitraum von 20 bis 30 Minuten.

➤ Wasseranwendungen regen den Darm an: Kniegüsse (Seite 250 f.), kalte Fuß- und Halbbäder (Seite 245), wechselwarme Duschen (Seite 247), Halb- oder Vollbäder (Seite 245, 248) mit anschließenden kalten Güssen (Seite 249 f.); abends Leibwickel (Seite 254 f.).

➤ Feuchte Abführhilfe, die meist rasche Wirkung zeigt: dreimal täglich drei Minuten lang mit einem in kaltes Wasser getauchten Waschlappen kreisförmig den Bauch abreiben, abtrocknen und anziehen.

• Präparate und Mittel

Wenn eine Ernährungsumstellung oder die Beachtung der vorangegangenen Tipps nicht helfen sollten oder Sie ausnahmsweise schnelle Hilfe benötigen, ist ein sanft regulierender Tee am besten. Fragen Sie in Ihrer Apotheke nach entsprechenden Teemischungen, die Ihnen auf Wunsch auch frisch zusammengestellt werden können. Die aufgeführten chemisch-synthetischen Mittel sollten Sie wirklich nur kurzzeitig und in Notfällen verwenden.

Pflanzliche Mittel

➤ Probieren Sie es mit den folgenden Abführtees:
50 Teile Sennesfrüchte (Tinevelli)
15 Teile Anis (gequetscht)
15 Teile Fenchel (gequetscht)
10 Teile Holunderblüten

➤ Auch diese Mischung hilft:
50 Teile Sennesblätter
20 Teile Holunderblüten
5 Teile Kamillenblüten
15 Teile Fenchel (gequetscht)
6 Teile Kalium-Natriumtartrat
4 Teile Weinsäure
Zubereitung und Dosierung Seite 264.

➤ Abführmittel mit dem pflanzlichen Wirkstoff Antrachinonglycosid beeinflussen den Zellstoffwechsel der Darmschleimhaut, der daraufhin mehr Wasser aus dem Körper in den Darm aufnimmt. Zu den Arzneipflanzen mit Antrachinonglycosiden zählen Aloe, Cascararinde, Faulbaumrinde, Rhabarber und Sennesblätter. Zubereitungen aus diesen Arzneipflanzen wie auch Rhizinusöl werden als Abführmittel bei Verstopfung eingesetzt. Sie helfen aber auch bei Erkrankungen, bei denen ein erleichterter Stuhlgang erwünscht ist – etwa bei Analfissuren, Hämorrhoiden und Herzerkrankungen.

➤ Beachten Sie bitte ganz genau die Dosierungsangaben der Hersteller zu den einzelnen Abführmitteln, und lesen Sie sich sorgfältig die Angaben zu Neben- und Wechselwirkungen durch. Wie bei allen Abführmitteln können auch durch pflanzliche Präparate Salzverluste sowie nach zu hohen Dosierungen Übelkeit, Erbrechen und Darmkrämpfe auftreten.

Wer unter Bauchschmerzen, Übelkeit und Erbrechen leidet, sollte auf keinen Fall Abführmittel einnehmen. In der Schwangerschaft sollten Sie ebenfalls mit pflanzlichen Abführmitteln zurückhaltend umgehen.

Info

Nicht harmlos: Abführmittel

Abführmittel gehören zu den meistverkauften Medikamenten. Vor allem Frauen missbrauchen sie oft als Schlankheitshilfe. Doch so harmlos, wie viele meinen, sind diese Mittel keineswegs. Sie fördern nicht nur den Stuhlgang, sondern entziehen dem Organismus wichtige Mineralsalze, besonders Kalium, Natrium und Magnesium. Die Folgen sind Stoffwechselstörungen, Kaliummangel, Muskelschwäche, Müdigkeit, gelegentlich auch Magen- und Nierenreizungen. Vor allem aber wird der Darm immer träger, braucht immer höhere Dosen an Abführmitteln, und schließlich wird man von diesen Medikamenten abhängig.

Während der Schwangerschaft und der Stillzeit sollten Sie auf Abführmittel möglichst ganz verzichten.

Chemisch-synthetische Mittel

➤ Osmotische Abführmittel sind Stoffe, die durch die Darmwand nicht aufgenommen werden können und im Darm Wasser binden. Der Darminhalt wird verflüssigt und erhält ein größeres Volumen, wodurch wiederum die Darmwand gedehnt und die Darmpassage beschleunigt wird. Zu diesen Abführmitteln gehören Salzformen von Sulfat, zum Beispiel Natriumsulfat (Glaubersalz), Phosphat oder Citrat sowie vom Körper nicht aufnehmbare Zucker und Verbindungen wie Lactulose, Lactose, Sorbitol, Mannitol und Glycerol.

Bitte beachten Sie

Da alle osmotischen Stoffe dem Körper Wasser entziehen, das in den Darm abgegeben wird, kann es bei Einnahme dieser Abführmittel leichter zur Entstehung von Thrombosen kommen, weil das Blut dadurch dickflüssiger wird.

➤ Lactose (Milchzucker) ist ein mildes Abführmittel, das sich auch für die Anwendung bei Kindern eignet. Sie können morgens vor dem Frühstück 15 bis 40 Gramm Lactose in 200 bis 250 Milliliter Wasser verrührt einnehmen.

Bitte beachten Sie, dass zwölf Gramm Milchzucker einer Broteinheit entsprechen. Wenn Sie Milch oder Milchprodukte nicht vertragen und beispielsweise nach dem Genuss von Milch Durchfall bekommen, liegt es nahe, dass Sie an einer Lactose-Intoleranz leiden. In diesem Fall dürfen Sie Lactose natürlich nicht einnehmen.

➤ Zu den chemisch-synthetischen Abführmitteln zum Einnehmen zählen außerdem Präparate mit den Wirkstoffen Bisacodyl und Natriumpicosulfat. Viele Kombinationsabführmittel enthalten Gleitmittel wie Paraffin, Natriumdocusat und Natriumlaurylsulfoacetat. Diese Präparate haben den Nachteil, dass sie mit zahlreichen Arzneimitteln Wechselwirkungen eingehen. Paraffin verhindert die Aufnahme fettlöslicher Vitamine oder die Aufnahme der – ebenfalls fettlöslichen – Wirkstoffe der Antibabypille.

➤ Natriumdocusat und Natriumlaurylsulfoacetat sind oberflächenaktiv und beschleunigen die Aufnahme verschiedener gleichzeitig eingenommener stark wirksamer Arzneimittel wie zum Beispiel Herzglycoside, Entwässerungsmittel oder auch Muskelentspannungsmittel. Hier besteht dann die Gefahr einer Überdosierung!

Homöopathie

Homöopathika wirken nicht abführend, sie helfen dem Darm nur, zu seiner normalen Funktion zurückzufinden. Hinweise zur Wirkweise und Anwendung homöopathischer Mittel finden Sie auf Seite 265 ff. Die folgenden Beschwerdebilder sind jeweils nach den Begriffen Leitsymptom (**L**), seelische Verfassung (**S**) und mögliche Änderungen (**M**) geordnet.

➤ Alumina D3, D4, D6 (D30) – Tabletten: **L:** Verstopfung, durch Darmträgheit trockener, fester, knotiger Stuhl, schneidender Afterschmerz, Gefühl, als ob After zu eng ist, meist schwächliche, magere, fröstelnde Menschen mit trockener, schlaffer Haut; **S:** ängstlich, missmutig; **M:** Bewegung bessert.

➤ Nux vomica D4, D6, D12 (D30) – Tabletten: **L:** verkrampfter Darm, Gefühl, als ob nicht alles abgegangen ist, »donnernder« Stuhlgang, blutende Hämorrhoiden; **S:** lebhafte, reizbare Menschen mit sitzender Tätigkeit und Verlangen nach Genussmitteln; **M:** Bewegung und Essen verschlechtern.

➤ Opium D6 – Tropfen: **L:** Verstopfung durch Darmträgheit, zum Beispiel nach Operationen oder bei Bettlägerigkeit; **S:** zunächst lebhaft, findet keinen Schlaf, später dann depressiv; **M:** Bewegung bessert, Essen verschlechtert.

Schüßler-Salze

Hinweise zur Wirkweise und Anwendung der Schüßler-Salze finden Sie auf Seite 268 ff.

➤ Geeignet sind Nr. 8: Natrium chloratum (Natriumchlorid, »Kochsalz«) D6 und Nr. 10: Natrium sulfuricum (Natriumsulfat, Glaubersalz) D6.

AFTERJUCKEN UND HÄMORRHOIDEN

An Afterjucken leiden viele Menschen, aber niemand spricht gern darüber. Dabei gibt es gegen die meist harmlosen Ursachen wirksame Hilfe. Oft sind es nur leichte Reizungen der Haut, die mit der Schweißbildung in diesem Bereich zu Juckreiz führen. Bei einem Ekzem ist die Afterhaut gerötet und geschwollen, es bilden sich nässende Bläschen, Knötchen und Schuppen. Die häufigste Ursache für das Jucken und Brennen am Darmausgang sind Hämorrhoiden. 50 bis 70 Prozent aller Erwachsenen leiden darunter.

Hämorrhoiden entstehen durch Vergrößerungen und sack- oder knotenartige Veränderungen der Venen am Mastdarmende. Sie liegen an der Innenseite des Darms. Neben einer angeborenen Bindegewebsschwäche können Verstopfung, Schwangerschaft, eine sitzende Lebensweise, unregelmäßige Lebensführung oder Übergewicht die Entwicklung begünstigen. Grundsätzlich sind sie harmlos. In vielen Fällen kommt es neben Juckreiz am After zu Blutungen, Schmerzen beim Stuhlgang und Sitzen oder zu Dauerschmerzen.

Info

Auf einen Blick: Afterjucken

Ursachen	Behandlung
➤ Ungewohnte sportliche Betätigung wie Radfahren, Wandern, Reiten	➤ Ursache vermeiden, sich nicht zu viel auf einmal zumuten
➤ Zu enge Hosen	➤ Ursache vermeiden
➤ Mangelnde Hygiene	➤ Gründliche, tägliche Hygiene
➤ Übertriebene Hygiene	➤ Austrocknung und hautreizende Kosmetika vermeiden
➤ Einnahme bestimmter Arzneimittel oder ihre örtliche Anwendung	➤ Die Ärztin/den Arzt fragen!
➤ Hämorrhoiden, oft in Verbindung mit einem Afterekzem	➤ Die Ärztin/den Arzt fragen; wenn sie erneut auftreten und Sie damit vertraut sind, selbst behandeln
➤ Hautpilzerkrankung	➤ Die Ärztin/den Arzt fragen; wenn sie erneut auftritt und Sie damit vertraut sind, selbst behandeln
➤ Kontaktallergie	➤ Muss ärztlich behandelt werden
➤ Begleiterscheinung bei Schuppenflechte, Diabetes mellitus, Lebererkrankungen oder Hormonstörungen	➤ Muss ärztlich behandelt werden
➤ Bei Kindern oft ausgelöst durch Würmer, die ihre Eier in die Afterfalten legen	➤ Muss ärztlich behandelt werden

Vorbeugen

Manche der Ursachen für Afterjucken lassen sich leicht vermeiden. Beugen Sie vor, indem Sie zum Beispiel lockere Wäsche aus hautfreundlichem, luftdurchlässigem Gewebe tragen.

Sind Hämorrhoiden Ursache des Übels, sollten Sie Ihre Ernährung umstellen: Eine ballaststoffreiche Kost unterstützt die Verdauung auf natürliche Weise und hält den Stuhl geschmeidig.

Zusätzlich empfiehlt es sich, eventuell bestehendes Übergewicht abzubauen und auf ausreichende Flüssigkeitszufuhr und viel Bewegung zu achten.

Wie behandeln?

- Vermeiden Sie schleimhautreizende Nahrungs- und Genussmittel wie Kaffee, schwarzen Tee, Cola, scharfe Gewürze, Alkohol, Nikotin und Zitrusfrüchte.
- Verwenden Sie möglichst weiches, unbedrucktes Toilettenpapier. Auch wenn es ökologisch sinnvoll ist: Recyclingpapier ist für manche Menschen nicht geeignet, da es Bestandteile enthält, auf die sie empfindlich reagieren. Reizlindernd wirken feuchte Reinigungstücher, vor allem mit Kamille.
- Wer stärker schwitzt, kann nach der Abheilung von Entzündungen den Afterbereich mit Körperpuder trocken halten und so weiteren Reizungen vorbeugen.
- Sitzbäder (Seite 247) mit Zusätzen von Kamille, Hamamelis, Kleie, Zinnkraut oder Eichenrinde lindern Juckreiz und Entzündungen. Am einfachsten und sichersten ist es, wenn Sie gebrauchsfertige Pflanzenextrakte aus der Apotheke verwenden.

Zum Arzt

Bei häufig blutigem Stuhl sollten Sie die Ursache auf jeden Fall von Ihrer Ärztin/Ihrem Arzt abklären lassen.

Anwendungen

Bei vorbeugungsresistenten Hämorrhoiden kann man mit einem »Analdehner« die Verschlussmuskulatur lockern. Durch die Lockerung fließt das Blut wieder leichter ab, und die Stauung der Hämorrhoiden wird beseitigt. Ihr Apotheker/Ihre Apothekerin kann Sie hier kompetent beraten. Stärker ausgeprägte Hämorrhoiden müssen verödet, abgebunden oder operiert werden.

Präparate und Mittel

Für die Behandlung von Hämorrhoiden gibt es Salben und Zäpfchen zur lokalen Anwendung, die gegen Schmerzen und Juckreiz helfen und das Fremdkörpergefühl, die Schwellung des Hämorrhoidalgeflechts und die Entzündungen lindern. Hämorrhoidensalben können aus Tuben mit Ansatzspitzen leicht im Darm aufgetragen werden. Die inzwischen oft statt Zäpfchen verwendeten Analtampons haben den Vorteil, dass sie genau an der Stelle sitzen, an der sie wirken sollen.

Hämorrhoidenmittel sind meist Kombinationen mit örtlich schmerzstillender, entzündungshemmender, zusammenziehender (adstringierender) und auch desinfizierender Wirkung.

Je nach Hauptbeschwerden muss die Zusammensetzung des Präparats gewählt werden. Die Auflistung auf Seite 103 soll Ihnen dabei eine Hilfestellung geben.

Noch ein Warnhinweis: Obwohl Abführmittel oft eingenommen werden, um Hämorrhoidalbeschwerden bei zu hartem Stuhlgang zu lindern, sollten Sie unbedingt die Hände davon lassen. Der Stuhl wird zwar tatsächlich geschmeidiger, der Körper verliert aber auch Flüssigkeit und zusätzlich Mineralstoffe. So kann beispielsweise ein Kaliummangel entstehen, der dann wiederum zu Darmträgheit führt – und alles nur noch schlimmer macht.

Pflanzliche Mittel

➤ Schmerzstillende Arzneimittel auf pflanzlicher Basis enthalten Menthol oder Kampfer, die auch die Juckempfindung vermindern. Nebenwirkungen dieser örtlich verwendeten Präparate sind selten.

➤ Perubalsam wirkt desinfizierend und heilend bei Wunden sowie bei dauerhaft befallenen Schleimhäuten und Schleimhautgeschwüren.

➤ Azulen ist ein ätherisches Öl, das durch Wasserdampfdestillation aus dem Guajak-Holz gewonnen wird. Es wirkt wie auch Hamamelis und Tormentill entzündungshemmend. Entsprechende Präparate gibt es als Salben oder Cremes.

➤ Zubereitungen aus der Rosskastanie haben eine positive Wirkung auf die Durchblutung in den kleinsten Blutgefäßen. Hochwertige Produkte erhalten Sie in Ihrer Apotheke.

Chemisch-synthetische Mittel

➤ Örtlich schmerzstillende Substanzen sind Benzocain, Lidocain und Quinisocain. Bei empfindlichen Patienten kann Benzocain ein vorhandenes Ekzem verstärken. Es sollte deshalb nicht wiederholt verwendet werden.

➤ Heparin und heparinhaltige Zubereitungen verbessern die Zirkulation in den kleinsten Blutgefäßen der Analschleimhaut, weil sie die Blutgerinnung hemmen. Dadurch werden dauerhafte Entzündungen, kleine Verstopfungen der Blutgefäße und Wasseransammlungen positiv beeinflusst, und die Beschwerden bilden sich zurück.

➤ Zinksalze decken die Schleimhäute ab, binden Sekrete und trocknen die Schleimhäute aus.

➤ Aluminiumsalze wirken zusammenziehend (adstringierend) und damit leicht verfestigend auf die Schleimhaut, sie bilden aber keine oberflächliche Abdeckung aus wie die Zinksalze.

➤ Phenole und andere keimhemmende Stoffe wie Hexylresorcin, Dequaliniumchlorid und Harnstoff verhindern, dass sich Infektionen mit Bakterien oder Pilzen ausbilden können. Phenole beschleunigen das Nachwachsen gesunder Schleimhaut.

➤ Panthenol, ein Wirkstoff in vielen Hautsalben, wirkt entzündungshemmend und fördert die Bildung neuer Hautzellen.

➤ Allantoin entfernt abgestorbenes Gewebe und fördert die Neubildung des Gewebes.

Homöopathie

Hinweise zur Wirkweise und Anwendung homöopathischer Mittel finden Sie auf Seite 265 ff. Die folgenden Beschwerdebilder sind jeweils nach den Begriffen Leitsymptom (**L**), seelische Verfassung (**S**) sowie mögliche Änderungen (**M**) geordnet.

➤ Acidum nitricum D4, D6 – Tropfen: **L:** blutende Hämorrhoiden, Afterjucken, Afterbrennen, Splitterschmerz; **S:** typisch bei unzufriedenen Menschen mit Sorge um die eigene Gesundheit und Ärgerlichkeit bei Kleinigkeiten; **M:** Bewegung und Essen verschlechtern, Sitzen und Liegen bessert.

➤ Aloe vera D3, D4 – Tabletten: **L:** blutende Hämorrhoiden, Afterbrennen und -jucken, Hitzegefühl des Darms, Blähungen, Stuhlinkontinenz; Durchfälle; **S:** ängstlich, schnell ermüdet nach geistiger Arbeit; **M:** Bewegung bessert, Stehen, Sitzen, Liegen verschlechtern.

➤ Collinsonia canadensis D1, D2 – Tabletten, Tropfen: **L:** Hämorrhoiden bei Verstopfung, Blähungen, knolliger, harter Stuhl (Schwangerschaft), Juckreiz am After; bitterer Geschmack im Mund, Magenkrämpfe.

➤ Nux vomica D4, D6, D12 – Tropfen/Tabletten: **L:** schmerzhafte, blutende Hämorrhoiden, zusammenschnürendes Gefühl im Darm; Sodbrennen; **S:** oft lebhafte, reizbare Menschen mit sitzender Tätigkeit und Verlangen nach Genussmitteln; **M:** langer Schlaf und Bewegung verschlechtern, Sitzen, Liegen und kurzer Schlaf bessern.

➤ Sulfur D4, D6, D12 – Tropfen: **L:** brennende Hämorrhoiden, heftiges Afterjucken und -brennen, starke Venenstauung, nächtliches Erwachen mit heißen Füßen; struppige Haare, Ekzeme, Hitzewallungen; **S:** reizbar, mürrisch, vergesslich, depressiv; **M:** Stehen, Sitzen und Essen verschlechtern.

Schüßler-Salze

Hinweise zur Wirkweise und Anwendung der Schüßler-Salze finden Sie auf Seite 268 ff.

➤ Zweimal täglich eine Tablette Nr. 1: Calcium fluoratum (Kalziumfluorid) D12, gegebenenfalls die entsprechende Salbe mehrmals täglich auftragen.

➤ Nr. 11: Silicea (Siliziumdioxid, Kieselerde) D12 zweimal täglich eine Tablette.

Info

Auf einen Blick: Hämorrhoidenmittel

Hauptbeschwerden	Geeignete Mittel
Brennen und Jucken	Salben mit örtlich schmerzstillenden Wirkstoffen (auch mit Menthol). Bei empfindlichen Patienten vorzugsweise Polidocanol, Lidocain oder Quinisocain. Besonders gut geeignet sind auch weiche Zinksalben.
Reizungen im Bereich des Darmausgangs und der Gesäßfalte durch Sekret	Feststoffreiche, flüssigkeitsbindende Zäpfchen und Salben auf der Basis von Zinkoxid in Kombination mit zusammenziehenden Mitteln (Adstringentien). Wenn sich bereits ein Ekzem gebildet hat, ist eine Behandlung mit kortikoidhaltigen Zubereitungen sinnvoll, die Ihnen nur eine Ärztin/ein Arzt verordnen kann.
Schmerzen beim Stuhlgang durch Risse und Schrunden am Darmausgang	Besonders geeignet sind Präparate mit Perubalsam, Panthenol, Azulen und zusammenziehende Mittel (Adstringentien) wie Hamamelis und andere Gerbstoffdrogen. Risse und Schrunden können so rascher abheilen. Zusätzliche haut- und schleimhautdesinfizierende Mittel schützen vor Infektionen.
Geringfügige Blutungen bei der Stuhlentleerung (stärkere Blutungen sind immer ein Grund, um eine Ärztin/einen Arzt hinzuzuziehen!)	Bei Blutungen dürfen Sie auf keinen Fall Präparate mit Heparin verwenden. Geeignet sind gerbstoffhaltige Zubereitungen, die stark adstringierend, also oberflächenverdichtend, gefäßzusammenziehend und damit blutstillend wirken.

Beschwerden des Bewegungsapparates

Knochen, Gelenke sowie Muskeln und deren Verbindungen zu den Knochen repräsentieren den Bewegungsapparat. Viele Menschen haben hier Probleme: Schmerzen einzelner Abschnitte des Bewegungsapparates sind zunächst ein Warnsignal. Sie weisen auf kurzfristige Funktionsstörungen, etwa durch Prellungen oder Verstauchungen, oder auf langfristige Verschleißerscheinungen hin. Letztere sind oft die Folge einseitiger sportlicher oder beruflicher Überlastungen. Häufiger noch sind sie die Konsequenz unserer modernen Lebensweise: Zu wenig Bewegung und falsche Ernährung verhindern bei immer mehr Menschen eine schmerzfreie Beweglichkeit bis ins hohe Alter!

Wegweiser bei Beschwerden des Bewegungsapparates

Sollten Ihre Beschwerden hier nicht aufgeführt sein, schlagen Sie bitte im Register (Seite 282 ff.) nach.

Vorbeugen

Ausgewogene Bewegung ist einer der Schlüssel für ein schmerzfreies Leben. Planen Sie Ihr Bewegungsprogramm nicht nur phasenweise, sondern dauerhaft in Ihr Leben ein! Gemeinsam mit Partner oder Freunden macht Sport noch einmal so viel Spaß! Das Angebot und die Möglichkeiten sind überaus vielfältig. Sollten Sie dennoch unsicher sein, welche Sportart zu Ihnen passt, lassen Sie sich von einem Arzt, einem qualifizierten Präventologen oder einem zertifizierten Trai-

Info

Schmerzmittel nur im Notfall – dann aber richtig angewendet!

Schmerzen werden nicht zu jeder Tageszeit gleich stark empfunden, sondern unterliegen tageszeitlichen Schwankungen. Mittags ist die Schmerzempfindung am geringsten, während der Körper in den frühen Morgenstunden am empfindlichsten reagiert.

Schmerzmittel sind am frühen Nachmittag am wirksamsten. Bei der Einnahme von chemisch-synthetischen Schmerzmitteln sollten Sie wissen, dass diese vom Körper recht schnell ausgeschieden werden, die Wirkung hält also nur wenige Stunden an. Als Faustregel gilt, dass Sie entsprechende Präparate etwa alle vier Stunden einnehmen sollten. Genauere Informationen können Sie dem Beipackzettel entnehmen.

Wenn Sie ein Medikament seltener einnehmen wollen, gibt es auch so genannte Retard-Präparate (Seite 22), aus denen der Wirkstoff langsamer freigesetzt wird.

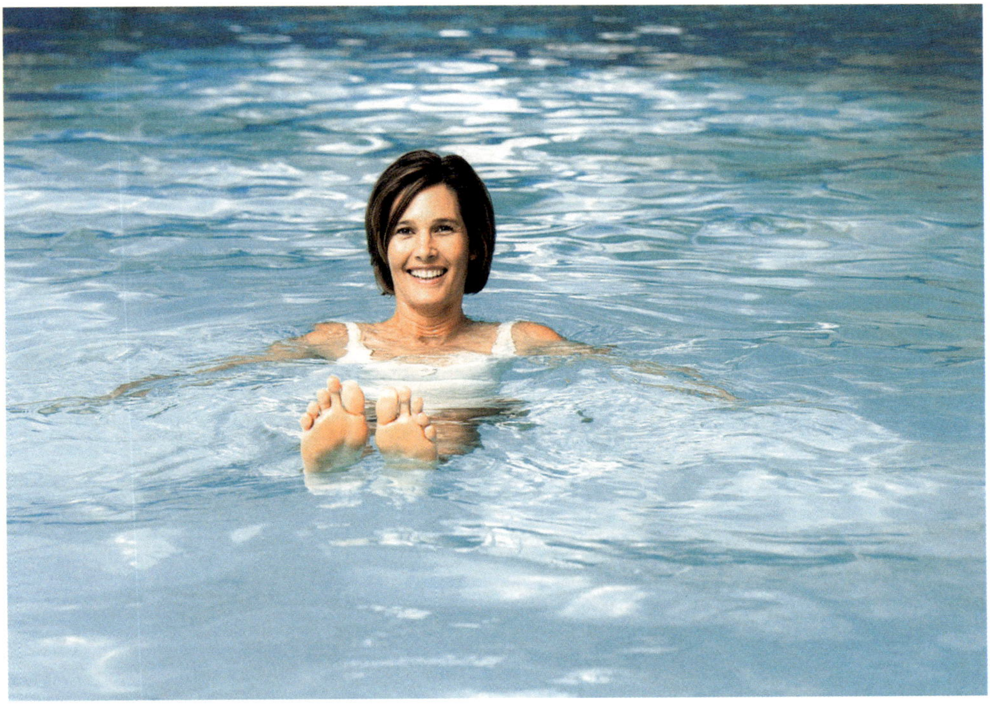

Schwimmen ist Balsam für Ihren Körper, denn das Training im Wasser schont Wirbelsäule, Bänder, Sehnen und Gelenke. Überdies wird Ihr Stoffwechsel kräftig angekurbelt und der Kreislauf angeregt.

ner beraten. Vermeiden Sie nach Möglichkeit wiederkehrende einseitige Körperhaltungen. Sofern diese beruflich unumgänglich sind, ist Ausgleichssport für Sie noch wichtiger.

Eine gesunde Ernährung ist ein weiterer wichtiger Schlüssel für das harmonische Funktionieren (nicht nur) des Bewegungsapparates. Auch sämtliche Knochen, Bänder, Gelenke und Muskeln können nur dann richtig funktionieren, wenn ihre Stabilität durch die Aufnahme der notwendigen Vitalstoffe gewährleistet ist.

Osteoporose, Arthrose und Arthritis sowie Schmerzen und Krämpfe in den Muskeln lässt sich oft schon durch gesunde Ernährung vorbeugen. Neben einer Grundversorgung mit Vitalstoffen durch die Ernährung gibt es Präparate mit Wirkstoffen, die den Bewegungsapparat gezielt unterstützen. Achten Sie allerdings stets darauf, nur Produkte aus natürlichen Quellen zu verwenden (Seite 234).

Das Entstehen von Rheuma und Arthrose lässt sich nur bedingt verhindern. Sie können jedoch durch die vorstehenden Hinweise sowie die im Abschnitt »Gelenkschmerzen« geschilderten Maßnahmen die Beschwerden deutlich lindern und ein Fortschreiten der Erkrankung möglicherweise verhindern. Damit können Sie Ihre Lebensqualität erhalten oder verbessern. Die Dosierung stärker wirkender chemisch-synthetischer Arzneimittel kann verringert werden (so haben Sie auch weniger Nebenwirkungen), und operative Eingriffe sind eventuell vermeidbar.

BEINSCHMERZEN

Beinschmerzen sind nur ein Symptom, das bei einer Reihe von Krankheitsbildern auftritt, die individuell behandelt werden müssen. Sie können etwa von Muskeln, Bändern und Gelenken oder von der Blutversorgung durch Venen und Arterien ausgehen. Die Ursachen der Schmerzen lassen sich anhand typischer Begleiterscheinungen gut erkennen.

Wie behandeln?

Wir haben die wichtigsten Symptome in einem Kasten (Seite 107) zusammengestellt. Mit den an entsprechender Stelle beschriebenen Tipps können Sie dann Ihre Schmerzen lindern und vorbeugen.

Zum Arzt

Treten die Beschwerden plötzlich auf, sind sehr stark oder halten trotz der Behandlung länger als drei Tage an, sollten Sie die Ursache und die Behandlung ärztlich abklären.

Beinschmerzen bei Kindern

Viele Kinder klagen während der Wachstumsphase über teils sehr heftige Schmerzen in den Beinen. Meist treten die Beschwerden in beiden Beinen und am häufigsten und stärksten abends oder nachts auf. Trotzdem besteht kein Grund zur Sorge: Wachstumsschmerzen sind meist harmlos, eine besondere Therapie ist nicht nötig. Mit den folgen-

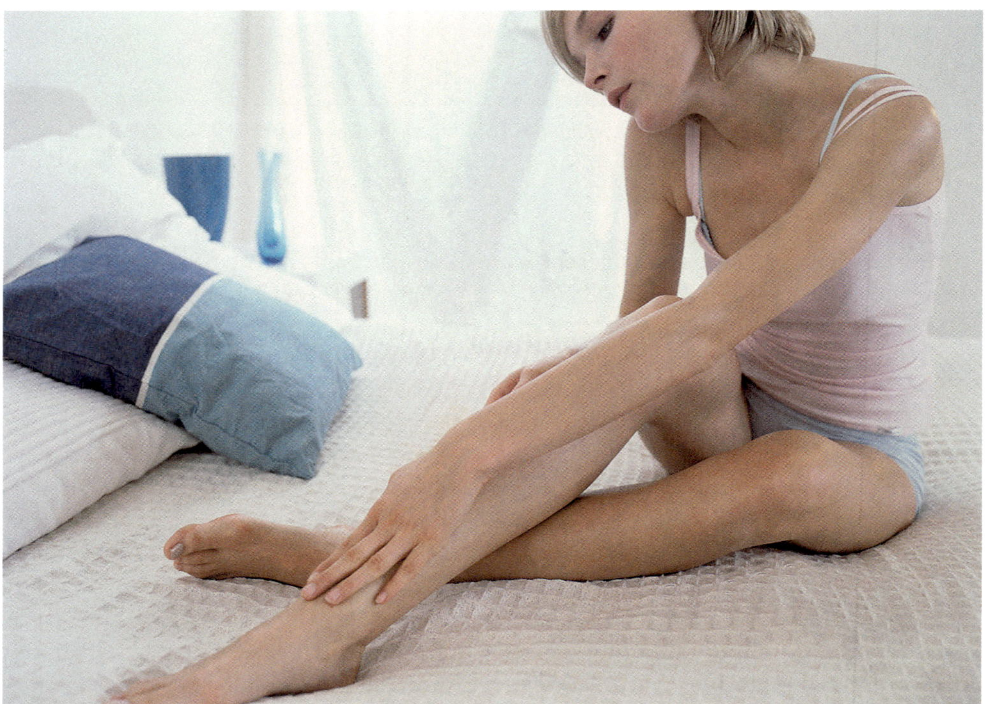

Verwöhnen Sie Ihre Beine am Abend. Nach einem langen Arbeitstag mit stundenlangem Stehen oder Gehen wirkt eine wohltuende Massage mit Franzbranntwein wahre Wunder.

den Tipps lässt sich rasch Erleichterung verschaffen. Nur wenn Ihr Kind längere Zeit über anhaltende Schmerzen klagt und/oder wenn die Schmerzen überwiegend nur in einem Bein auftreten, sollten Sie zur Abklärung eine Ärztin/einen Arzt aufsuchen.

➤ Massieren Sie die schmerzenden Beine von unten nach oben mit Franzbranntwein, das unterstützt die Wirkung.

➤ Kalte Wadenwickel (Seite 255) oder Umschläge mit Wasser und Zitronensaft fördern die Durchblutung und lindern den Schmerz. Es empfiehlt sich, die Wickel über eine längere Zeitspanne (bis zu zwei Stunden) anzuwenden. Sie sollten sie dann öfter wechseln.

➤ Teezubereitungen aus Baldrian, Hopfen, Johanniskraut, Lavendel oder Melisse beruhigen (Zubereitung und Dosierung Seite 264).

Info

Beinschmerzen richtig zuordnen

Anhand von begleitenden Symptomen wie Schwellung, Rötung, Überwärmung oder typischen Schmerzen kann man Beinschmerzen relativ gut einordnen. Die folgenden Beschreibungen nennen Ihnen die wahrscheinliche Ursache Ihrer Beschwerden und führen Sie zur Selbstbehandlung, sofern diese möglich oder ergänzend ratsam ist.

Hautfarbe und Temperatur

- Blasse, kalte Beine: bei Verengung der Arterien, siehe Beinschmerzen bei Arterienverengung (Seite 29 ff.).
- Blaurot verfärbte und überwärmte Beine: Verdacht auf Thrombose. Zum Arzt!
- Geröteter Venenstrang in einem oder in beiden Beinen: Verdacht auf Venenentzündung (Thrombophlebitis). Zum Arzt!
- Überwärmtes Großzehengelenk: Verdacht auf Gichtanfall. Zum Arzt!

Beinumfang

- Angeschwollene, druckschmerzhafte Beine, Schmerzen verstärken sich beim Gehen: Blutabflussstörung (meistens der Venen), siehe Beinschmerzen bei Venenerkrankungen (Seite 34 ff.).

Berührungsempfindlichkeit

- Berührungsempfindlichkeit beziehungsweise Wahrnehmungsverlust von Berührungen (Nervenschädigung) infolge von dauerhaften Stoffwechselerkrankungen (vorwiegend Zuckerkrankheit): Zum Arzt!

Schmerzen

- Vorwiegend nächtlicher Schmerz in einem oder beiden Beinen bei Kindern: Wachstumsschmerzen (Seite 106).
- Schmerzen, die vorwiegend bei Bewegung auftreten: möglicherweise Gelenk-, Muskel- oder Sehnenerkrankungen, siehe Gelenkschmerzen (Seite 114) oder Muskelschmerzen (Seite 112).
- Schmerzen, die sich im Lauf der Bewegung bessern: möglicherweise Hinweis auf einen Gelenkverschleiß der Knie oder der Hüften, siehe Gelenkschmerzen (Seite 114).
- Schmerzfreies Gehen nur über kürzere Entfernungen und mit kleinen Pausen (so genannte Schaufensterkrankheit, Betroffene betrachten in den Gehpausen oft Schaufenster): mangelhafte Blutversorgung der Beinmuskeln im Rahmen einer Gefäßverkalkung der Beinarterien (Seite 29 f.).

RÜCKENSCHMERZEN

Ausgangspunkt der Rückenschmerzen ist die Wirbelsäule. Von hinten betrachtet, verläuft sie in einer geraden Linie, von der Seite gesehen hingegen in mehreren Biegungen. Die Biegungen machen die Wirbelsäule elastisch und verhindern, dass Stöße und Erschütterungen zu hart an den Kopf und das empfindliche Gehirn weitergeleitet werden. Jeder Mensch hat neben den anatomischen Gegebenheiten seines Haltungsapparats eine individuelle Körperhaltung, die auch von unserer psychischen Grundstimmung geprägt wird: Freude und Erfolg heben uns, Pechsträhnen, Kummer und Sorgen drücken uns nieder.

Fast jeder Mensch wird im Lauf des Lebens von Schmerzen und Bewegungsstörungen im Bereich der Wirbelsäule heimgesucht. Ihre Erscheinungsformen, aber auch ihre eigentlichen Auslöser können vielfältig sein: Bandscheibenschäden, Wirbelentzündungen, Geschwülste, Stoffwechselerkrankungen, angeborene Fehlbildungen, Verschleiß der Wirbelgelenke, Muskelhärte, Wirbelsäulenverkrümmungen, Osteoporose und Unfälle kommen in Frage. Andere Ursachen können Frauenleiden, Erkrankungen von Magen, Darm, Bauchspeicheldrüse, Gallenwegen, Niere und Harnleiter oder großen Blutgefäßen in Becken und Bauch sein. Manchmal rufen auch unterschiedliche lange Beine Schmerzen hervor.

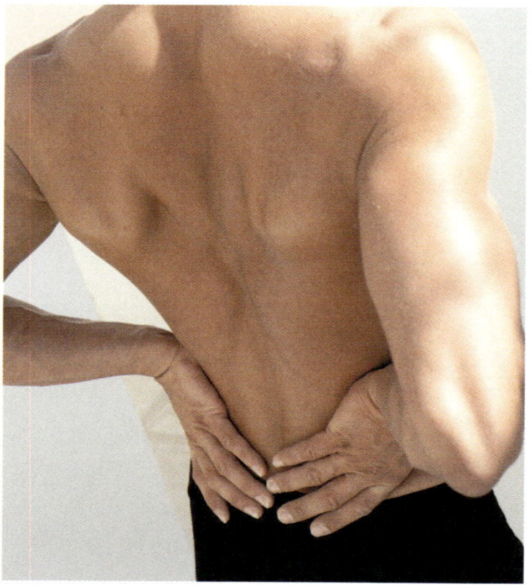

Regelmäßiges und gezieltes Training der Rückenmuskulatur beugt Schmerzen wirkungsvoll vor.

Vorbeugen

Rückenschmerzen sind meist eine Zivilisationskrankheit und heute so verbreitet, dass sie im Gesundheitswesen einen echten Kostenfaktor darstellen. Abzulesen ist dies etwa an den zahllosen Rückenschulen, die mittlerweile von großen Firmen als hausinterne Kurse für die Mitarbeiter angeboten werden.

Lassen Sie es nicht erst zu echten Krankheitserscheinungen kommen: Mit ein wenig gutem Willen können Sie selbst immer noch am besten jeglichen Rückenbeschwerden vorbeugen. Die wichtigsten Gesundheitsfaktoren sind die Reduzierung von Übergewicht, die Kräftigung der Rückenmuskulatur durch ausreichende Bewegung und gezieltes Training aller beteiligten Muskelpartien sowie eine aufrechte Körperhaltung.

Überdenken Sie auch einmal Ihre Lebensweise, wenn sich Rückenschmerzen ankündigen: Bürden Sie sich etwa im Alltag zu viel auf? Drückt Sie ein Problem wie eine Last? Wo lässt sich unnötiger Stress abbauen? Bei etwas mehr Gelassenheit im Leben kann auch der Körper wieder durchatmen und sich aufrichten.

Und für die Damen gilt letztlich: Tragen Sie möglichst flaches Schuhwerk. Hochhackige Pumps sehen zwar sehr chic aus, doch laufen Sie in ihnen ständig bergab. Ihr Körperschwerpunkt sowie die Gelenkachse sind dabei ungünstig verlagert, Ihre Knie sind gebeugt, und das Becken ist nach vorn

Info

Rückenschmerzen – die Ursachen finden

Wollen oder müssen Sie wegen Ihrer Rückenschmerzen den Arzt aufsuchen? Je detaillierter Sie Auskunft geben können, desto leichter wird die Beurteilung des Krankheitszustandes und die Aufstellung einer Behandlungsstrategie. Deshalb finden Sie an dieser Stelle einen Katalog der wichtigsten Fragen zur Diagnosefindung.

Beginn der Schmerzen

- Wie lange existieren die Rückenschmerzen?
- Sind sie plötzlich oder allmählich aufgetreten?
- Hat die Stärke der Schmerzen schnell zugenommen oder sind sie gleichbleibend?
- Haben Sie eine denkbare Erklärung für die Beschwerden (Sturz, Schlag, abrupte Bewegung)?

Ort der Schmerzen

- Können Sie den Ort der Beschwerden beschreiben oder sind die Beschwerden diffus?
- Bleiben die Schmerzen an einer Stelle oder wandern sie (etwa zwischen die Schulterblätter oder in das Gesäß und die Oberschenkel)?

Zeitpunkt

- Treten die Beschwerden nachts auf und hindern Sie am Schlafen? (Möglicherweise Überforderung der Rückenmuskeln)
- Werden Sie von Ihren Schmerzen erst in der zweiten Nachthälfte geweckt und spüren eine Besserung nach Bewegung? (Verdacht auf Bandscheibenschaden)
- Tritt der Schmerz kurz nach dem Aufstehen auf und bessert sich schnell bei Bewegungen? (Verdacht auf Verschleißerscheinungen der Wirbelgelenke)
- Treten die Schmerzen eher tagsüber bei einseitiger körperlicher Beanspruchung auf (langes Sitzen, Stehen, ungewohntes Bücken)?

Schmerzbilder

- Dumpfe, fließende rheumatische Schmerzen: Überbeanspruchung oder Lockerung der Wirbelsäulenbänder
- Brennende oder schneidende Schmerzen mit Ausstrahlung in Gesäß oder Bein: Verdacht auf Nervenbeteiligung
- Klopfende, pochende Schmerzen: Entzündung
- Wellenförmige oder kolikartige Schmerzen: Krankheitsherd möglicherweise in einem inneren Organ wie Niere, Gallenblase, Bauchspeicheldrüse, Harnleiter und andere

Wann wird's schlimmer?

Beobachten Sie Ihre Schmerzen: Werden Ihre Bewegungen dadurch eingeschränkt? Verstärken sich die Schmerzen beim Husten, Niesen, Lachen, Pressen? Treten sie beim Hantieren in gebückter Haltung auf? Verschlimmern sie sich deutlich nach Sport und Gymnastik?
Rückenschmerzen sind vorwiegend im Kreuz, seltener im Nacken und noch seltener im Brustwirbelbereich lokalisiert.

gedreht. So wird ein Hohlkreuz verstärkt, und sowohl Wirbelgelenke als auch Bandscheiben erleiden eine Fehlbelastung in schräger Richtung.

Entschließen Sie sich möglichst dazu, Bewegung und körperlicher Aktivität mehr Zeit einzuräumen. Bevor Sie starten, sollten Sie allerdings zunächst eine medizinische Vorsorgeuntersuchung mit Beratung in Anspruch nehmen. So finden Sie heraus, welcher Sport zu Ihnen passt. Folgende Sportarten eignen sich zur Vorbeugung:

- Wandern: Wenn Sie einen Rucksack auf Ihre Tour mitnehmen, dann bitte nur einen mit einem gut gepolsterten Hüftgurt zur Gewichtsentlastung des Schulter-Rücken-Bereichs. Die oberste Gewichtsgrenze des Rucksacks sollte rund zehn Kilogramm möglichst nicht überschreiten.
- Walking belastet stärker als Spazierengehen, aber weniger als Dauerlauf. Nordic Walking hingegen ist entlastender als Spazierengehen! Entsprechende Kurse werden flächendeckend angeboten.
- Für Jogging sind Schuhe mit wirkungsvoller Stoßdämpfung und guter Bodenhaftung wichtig. Sie sollten eine halbe Nummer größer sein als benötigt, da die Füße beim Joggen anschwellen können. Suchen Sie – wenn möglich – weiche Wege (Gras, Moos, Waldboden, Sand) zum Laufen aus, sie sind gelenkschonender als harte Böden.
- Reiten stabilisiert die Muskulatur und verbessert die Haltung der Wirbelsäule. Der Vorteil gegenüber anderen Sportarten liegt in der rhythmisch wechselnden Belastung. Jedoch müssen Wirbelsäule und Bandscheiben eine starke Dämpfungsarbeit leisten.
- Die Voraussetzung für Wurfballspiele wie Basket- oder Volleyball ist körperliche Fitness, da sich während des Spiels selten Möglichkeiten für kurze Erholungsphasen bieten. Die kräftigen Streckbewegungen beim Hochspringen können sich günstig auf die Wirbelsäule sowie auf die Rücken- und Schultermuskulatur auswirken.
- Schwimmen ist für die Wirbelsäule immer noch am besten. Muskeln, Bänder und Gelenke werden durch den Auftrieb des Wassers entlastet. Das Körpergewicht beträgt nur noch zehn Prozent des realen Gewichts. Darüber hinaus bewirkt der Kältereiz zusätzlich eine Abhärtung.
- Folgende Sportarten sind bei Rückenschmerzen tabu: Tennis, Squash, Aerobic, Rudern, Ringen, Judo und Ski-Abfahrtslauf.

Wie behandeln?

Krankengymnastik wird vom Arzt verordnet, so genannte Rückenschulen bieten mittlerweile Krankenkassen, Volkshochschulen, Fitnessstudios und Turnvereine an.

Daneben können auch Wasseranwendungen, Massagen sowie bestimmte Medikamente helfen. Beinverkürzungen als Ursache

Tipp

Lasten richtig tragen

Wenn Sie schwere Gegenstände tragen müssen und Ihnen niemand helfen kann, sollten Sie sich nicht nach der Last bücken, sondern auf ein gerades Kreuz achten und zuerst in die Hocke gehen. Heben Sie nun den Gegenstand an und stehen Sie auf. Wichtig ist es, dass Sie die Last so nah wie möglich am Körper tragen und sie zwischendurch immer wieder auf den Knien absetzen. Vermeiden Sie dabei rasche Körperdrehungen.

Wenn Sie einen schweren Koffer mit nur einer Hand tragen, achten Sie darauf, dass Ihre Wirbelsäule möglichst gerade gestellt bleibt, damit die Bandscheiben gleichmäßiger belastet werden.

der Rückenschmerzen müssen durch entsprechende Einlagen und eventuell orthopädische Schuhe ausgeglichen werden.

Zum Arzt

Wenn Rückenschmerzen plötzlich auftreten, wenn sie sehr stark sind und möglicherweise mit Gefühlsstörungen in den Beinen einhergehen oder wenn leichtere Beschwerden über einen längeren Zeitraum anhalten, sollten Sie sich von Ihrer Ärztin/Ihrem Arzt untersuchen lassen.

Anwendungen

➤ Bei Rückenschmerzen kommt die gesamte Palette der Wasseranwendungen zum Einsatz: Nicht nur zur Durchblutungssteigerung, sondern auch zur Vorbeugung eignen sich kalte Waschungen und Abreibungen (Seite 248 f.) oder Kaltwasserwickel (Seite 253 ff.). Der Körper muss allerdings zuvor stets gut durchwärmt sein.

➤ Warme Feuchtanwendungen kommen eher bei heftigen Kreuzschmerzen, Rückenverspannungen und Hexenschuss in Betracht. Dazu zählen etwa warme Wickel (Seite 253 ff.), Heublumenauflagen (Seite 258) oder Kräuterkompressen mit Arnika-, Rosmarin- oder Thymiantee (Seite 259).

Ebenso helfen Fango- und Moorauflagen (Seite 257 f.), heiße Vollbäder (Seite 248) mit entspannenden und durchblutungsfördernden Zusätzen (zum Beispiel fertige Rheuma-, Schwefel- oder Moorbäder), Verspannungen und Schmerzen zu lindern.

➤ Krankengymnastische Massagen können schmerzende Muskelverspannungen lösen, müssen jedoch von Ihrer Ärztin/Ihrem Arzt verschrieben werden.

Präparate und Mittel

Sie können zwischen pflanzlichen und chemisch-synthetischen Präparaten wählen, die Sie in Form von Tabletten oder Einreibungen erhalten. Letztere fördern vor allem die Durchblutung, entspannen und erwärmen.

Pflanzliche Mittel

➤ Altbewährt bei Rückenschmerzen und als Einreibung oder zur Massage geeignet ist Johanniskrautöl. Sie erhalten es als Massageöl in Drogerien und Apotheken.

➤ Schmerzlindernd und entspannend wirken durchblutungsfördernde, erwärmende Einreibungen mit Wirkstoffen aus Pfeffer oder auch mit Bienengift (siehe Abschnitt »Gelenkschmerzen«, Seite 114 ff.). Bei Kreuzschmerzen und besonders bei Hexenschuss haben sich statt Einreibungen noch besser großflächige Pflaster mit diesen Wirkstoffen bewährt, die eine lang anhaltende Durchwärmung der Muskulatur erreichen.

➤ Pflanzliche Mittel zum Einnehmen mit schmerzlindernden Eigenschaften enthalten Wirkstoffe von Beinwell, Bittersüß, Eisenhut, Pappel, Weidenrinde oder Teufelskralle.

Chemisch-synthetische Mittel

➤ Die am häufigsten verwendeten chemisch-synthetischen Schmerzpräparate enthalten Acetylsalicylsäure oder Ibuprofen. Acetylsalicylsäure zählt zu den bekanntesten Schmerzmitteln. Es wirkt zusätzlich entzündungshemmend, ist aber für einen empfindlichen Magen häufig nicht gut verträglich. Ibuprofen ist eine stärker wirkende Substanz und auch für mittelstarke Schmerzen geeignet. Sie sollten Ibuprofen in der Selbstbehandlung aber nicht länger als sieben Tage einnehmen.

➤ Gute Erfahrungen gibt es mit bewährten Mitteln mit den Wirkstoffen Paracetamol, Phenazon und Propyphenazon vor. Paracetamol wirkt schmerzstillend, jedoch nicht entzündungshemmend, und ist daher für rheumatische Rückenbeschwerden nicht geeignet. Doch ist es für den Magen besser verträglich.

Homöopathie

Hinweise zur Wirkweise und Anwendung homöopathischer Mittel finden Sie auf Seite 265 ff. Die folgenden Beschwerdebilder sind jeweils nach den Begriffen Leitsymptom (**L**), seelische Verfassung (**S**) sowie mögliche Änderungen (**M**) geordnet.

- Bryonia cretica D1, D2 –Tropfen: **L:** Schwäche, dass die Glieder kaum tragen, Steifigkeit aller Gelenke, blassrot geschwollene Gelenke, großer Durst auf große Mengen Flüssigkeit; **S:** typisch ist eine extreme Bewegungsabhängigkeit der Schmerzen; Reizbarkeit; **M:** Anstrengung und Bewegung verschlechtern, Wärme bessert.
- Rhus toxicodendron D3, D4, D6 (D30) – Tropfen: **L:** Müdigkeitsgefühl der Muskeln und Gelenke, fühlt sich wie gelähmt, dennoch ständiger Bewegungsdrang, Folge von Überanstrengung, Folge von Nässe und Kälte oder von Erkältung; **S:** Unruhe, depressiv, benommen, ruhelos; **M:** bei Ruhe und nachts verschlimmern sich die Schmerzen, bei Bewegung und Wärme bessern sie sich.

Schüßler-Salze

Hinweise zur Wirkweise und Anwendung der Schüßler-Salze finden Sie auf Seite 268 ff.

- Geeignet ist Nr. 7: Magnesium phosphoricum (Magnesiumphosphat) D6.

MUSKELSCHMERZEN UND MUSKELKRÄMPFE

Die Ursachen von Muskelschmerzen sind vielfältiger Natur: Am häufigsten entstehen sie durch Überbeanspruchung (Muskelkater), Durchblutungsstörungen (Beinschmerzen, Seite 106 f.), bei Erkältungskrankheiten (Seite 41 ff.) und Fieber (Seite 43 ff.), bei Rheuma (Fibromyalgie) oder durch stumpfe Verletzungen wie etwa Prellungen.

Nächtliche Wadenkrämpfe weisen möglicherweise auf einen Bandscheibenschaden hin. Auch ein gestörter Salz- und Wasserhaushalt des Organismus kann Muskelkrämpfe auslösen. Häufig auftretende Wadenkrämpfe sind manchmal ein Zeichen für Magnesiummangel. In seltenen Fällen ist es möglich, dass sich eine beginnende Verstopfung der tiefen Beinvenen (Venenthrombose) mit krampfartigen Beschwerden in den Beinen ankündigt (Seite 34 ff.).

Vorbeugen

Achten Sie auf eine ausgewogene Ernährung. Bei sportlichen Anstrengungen verlieren Sie nicht nur Schweißtropfen, sondern auch wertvolle Mineralien: Ersetzen Sie ausgeschwitzte Elektrolyte mit Mineraldrinks. Auch ein Energiesnack hilft: Getrocknete Bananen und Aprikosen sind reich an Kalium und beugen Muskelkrämpfen vor.

Wie behandeln?

Einen einfachen Muskelkrampf lösen Sie am besten, indem Sie den verkrampften Muskel einige Male passiv gegen die Krampfrichtung dehnen. Bei einem Wadenkrampf beispielsweise sollten Sie den ganzen Fuß für einige Sekunden stark anwinkeln. Wenn sich die Krämpfe als besonders hartnäckig erweisen, setzen Sie sich auf den Boden, ziehen die Zehen zu sich heran und strecken das Bein dann ganz durch. Danach sollten Sie den Muskel leicht massieren, möglichst mit einer durchblutungsfördernden Creme.

Zum Arzt

Wenn häufig Krämpfe auftreten und Sie keine Erklärung dafür haben, sollten Sie Ihre Ärztin/Ihren Arzt aufsuchen.

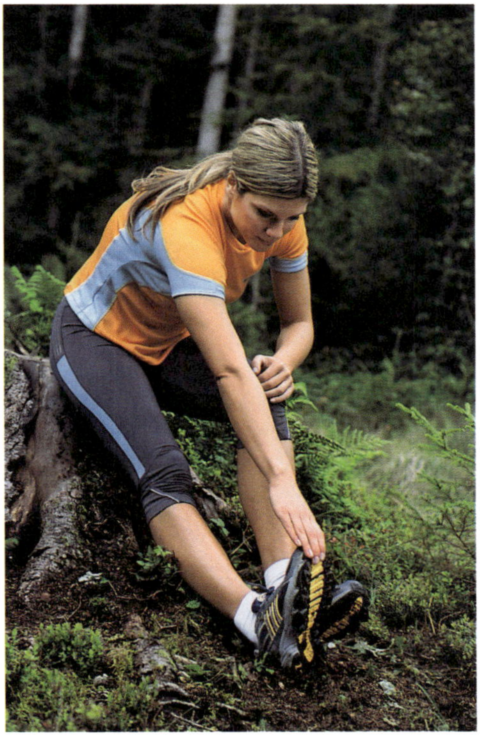

Wenn Sie beim Laufen eine Wadenkrampf bekommen, lösen Sie ihn, indem Sie Ihr Bein durchstrecken und die Zehen zu sich ziehen.

Info

Muskelkater

Wenn Sie häufig unter Wadenkrämpfen leiden, können Sie sich mit feuchter Wärme und Wickeln helfen. Ein heißes Vollbad oder ein Saunabesuch lockert die Muskeln.

Der ganz normale Muskelkater mit seinen typischen Schmerzen im Anschluss an eine starke sportliche Belastung entsteht durch kleinste Verletzungen in den überstrapazierten Muskelfasern. Dadurch wird eine lokale Entzündungsreaktion ausgelöst, die für den Schmerz verantwortlich ist, aber folgenlos wieder abheilt.

Muskelkater ist durch vorsichtiges Training, Massage und Aufwärmen vor größeren Belastungen vermeidbar. Sie sollten bei starken Belastungen in jedem Fall immer ausreichend Flüssigkeit zu sich nehmen (zwei Liter pro Tag).

Angenehm lindernd wirken ein heißes Vollbad, ein Saunabesuch oder auch Einreibungen mit Arnika.

Anwendungen

➤ Johanniskrautöl (Rotöl) erhöht die muskelentspannende Wirkung. Sie erhalten es als Massageöl in Drogerien und Apotheken.

➤ Mit einer ausgiebigen heißen Dusche oder einem Entspannungsbad können Sie einem Muskelkater vorbeugen. Als sehr hilfreich erweist sich auch eine an die Dusche oder daas Bad anschließende Abreibung mit Franzbranntwein. Er wirkt erfrischend und gleichzeitig durchblutungsfördernd.

➤ Magnesium spielt eine wichtige Rolle im Muskelstoffwechsel. Krämpfe können ein Hinweis auf eine Unterversorgung sein. Der tägliche Magnesiumbedarf ist bei einer einseitigen Ernährung nicht gewährleistet. Eine gezielte Magnesiumeinnahme wird daher zur Vorbeugung und Therapie von Muskelkrämpfen empfohlen.

Präparate und Mittel

Bei Muskelkrämpfen eignen sich nachstehende pflanzliche und chemisch-synthetische Wirkstoffe, die es zur äußerlichen Anwendung als Cremes, Öl oder Salben gibt.

Pflanzliche Mittel

➤ Zubereitungen mit Arnika, Kampfer, Menthol und Rosskastanie wirken durchblutungsfördernd und schmerzlindernd. Die gleiche

Wirkung haben ätherische Öle von Eukalyptus, Fichtennadel, Rosmarin oder Thymian. Einige erzeugen ein Wärmegefühl und lösen so Verspannungen und Verkrampfungen.

➤ Äußerlich angewendete Rosskastanienextrakte wirken gefäßstärkend, entzündungshemmend und bessern deutlich Schmerzen und Schwellungen in den Beinen.

Chemisch-synthetische Mittel

➤ Die Wirkstoffe Etofenamat, Heparin, Ibuprofen, Kieselsäure, Polidocanol, Salicylsäure und -verbindungen sind in Cremes und Salben enthalten. Sie wirken nicht nur schmerzstillend, sondern gleichzeitig auch krampflösend oder durchblutungsfördernd.

Homöopathie

Hinweise zur Wirkweise und Anwendung homöopathischer Mittel finden Sie auf Seite 265 ff. Die folgenden Beschwerdebilder sind jeweils nach den Begriffen Leitsymptom (**L**), seelische Verfassung (**S**) sowie mögliche Änderungen (**M**) geordnet.

➤ Ledum palustre D3, D4, D6, D12 – Tropfen: **L:** Muskelschmerzen, Schmerzen mit Steifigkeit des Rückens, Reißen und Zucken der Gelenke, auch punktförmige Stichwunden (Nadelstiche, Insektenstiche); **M:** allgemeine Frostigkeit, aber Bettwärme verschlechtert, kalte Güsse und Umschläge bessern.

Schüßler-Salze

Hinweise zur Wirkweise und Anwendung der Schüßler-Salze finden Sie auf Seite 268 ff.

➤ Zur Vorbeugung und Behandlung von Muskelkater Nr. 3: Ferrum phosphoricum (Eisenphosphat) D12 und Nr. 9: Natrium phosphoricum (Natriumphosphat) D6 im Wechsel. Bei starken Schmerzen zusätzlich Nr. 7: Magnesium phosphoricum (Magnesiumphosphat) D6, auch als »Heiße Sieben«.

➤ Bei schmerzhaften Muskelschwellungen (Gelosen) Nr. 7: Magnesium phosphoricum D6, zum Einnehmen und als Salbe.

➤ Bei Muskelschmerzen nach Unterkühlung Nr. 10: Natrium sulfuricum (Natriumsulfat, Glaubersalz) D6, als Tabletten und als Salbe.

GELENKSCHMERZEN

Gelenkschmerzen gehen auf vielfältige Ursachen zurück. Dabei können die Gelenke selbst, die zugehörigen Muskeln infolge einer schmerzbedingten Verspannung oder die Nerven betroffen sein. Die Schmerzen sind unter Umständen dabei so stark, dass eine Bewegung des Gelenks nur noch schwer oder gar nicht mehr möglich ist. Als mögliche Ursachen kommen Abnutzung der Knorpelschicht (Arthrose), Entzündung des Gelenks (Arthritis, am häufigsten bei Rheuma) sowie Entzündungen der Sehnenscheiden oder der Schleimbeutel durch Überlastung in Frage. Wenn zu viel Harnsäure im Blut ist, kommt es zu Gichtanfällen.

Der am weitesten verbreitete Grund für Gelenkschmerzen ist der Gelenkverschleiß, die Arthrose. Etwa 50 Prozent der erwachsenen Bevölkerung sind davon betroffen. Dabei wird die Knorpeloberfläche rau, beeinträchtigt die Beweglichkeit des Gelenks und verursacht die ersten Beschwerden. Manchmal lösen sich gelenkeigene Zellschichten, die den Abrieb noch verstärken und die häufig auch Entzündungen verursachen. Oft sind die Hüft- und die Kniegelenke betroffen, da sie der stärksten Belastung ausgesetzt sind. Häufigste Ursache ist Übergewicht.

Wenn ein Gelenk entzündet und dabei überwärmt und geschwollen ist, spricht man von einer Arthritis. Eine solche Gelenkentzündung ist sehr schmerzhaft. Entzündungen an mehreren Gelenken oder im Bereich von Muskeln und Sehnen sind dagegen typisch für Rheuma.

Vorbeugen

Vermeiden Sie bei allen Gelenkschmerzen grundsätzlich übermäßige Belastungen: Das heißt, wenn möglich, mit ausgewogener Ernährung Normalgewicht anstreben, Knien, Hocken und langes Stehen vermeiden und die Gelenke schonen. Das bedeutet nicht, dass Sie jede Tätigkeit unterlassen sollten, im Gegenteil: Wer rastet, der rostet! Achten Sie aber auf Bewegung mit geringer Belastung. Schwimmen ist ideal, da die Gelenke ohne zusätzliche Belastung im Wasser bewegt werden können. In Frühstadien ist auch Radfahren geeignet.

Info

Heilsame ätherische Öle

Grundsätzlich sind ätherische Öle sehr zu empfehlen; einige Nebenwirkungen gibt es dennoch:

- Terpen oder Terpentinöle sowie Zimtöle können Kontaktallergien auslösen. Zu solchen Erscheinungen kommt es auch, wenn Öle unsachgemäß oder zu lange gelagert worden sind.
- Besonders Citronellöle, Johanniskrautöl oder Bergamottöle haben einen hohen Gehalt an Inhaltsstoffen, die zu einer gesteigerten Lichtempfindlichkeit der Haut führen können.
- Nach längerer Verwendung hoher Dosierungen des ätherischen Öls des Sadebaums können sich oberflächliche Hautschichten abschuppen.

Sehr bewährt zur Vorbeugung und Besserung einer Arthrose sind zusätzlich zur ausreichenden Grundversorgung Nahrungsergänzungsprodukte mit Glucosamin- und Chondroitinsulfat. Dank ihrer bei vielen Patienten nachgewiesenen Wirksamkeit erfreuen sich diese Kombinationen weltweit einer hohen Nachfrage. Leider gibt es einige Hersteller, die diese Lage ausnutzen und Präparate mit zu geringer Dosierung vertreiben.

Hoch qualitative Produkte enthalten die Knorpelbausteine in nachweislich bioverfügbarer, also auch vom Körper aufnehmbarer Form. Als durchschnittliche Tagesdosierung werden 1200 Milligramm Glucosaminsulfat und 200 Milligramm Chondroitinsulfat empfohlen. Erkundigen Sie sich unbedingt beim Kauf nach wirksamen Produkten von seriösen Herstellern!

Bei Gelenkrheuma lassen sich die entzündlichen Vorgänge, die durch schädliche Sauerstoffmoleküle – so genannte freie Radikale – unterhalten werden, häufig mit Antioxidantien bessern. Zu diesen zählen hoch dosiertes natürliches Vitamin E (täglich 600 bis 800 Milligramm über mindestens zehn Tage) und Vitamin C. Das derzeit stärkste bekannte natürliche Antioxidans heißt OPC (Seite 239), ist sehr gut verträglich und eignet sich unter anderem hervorragend zur Vorbeugung von Entzündungen.

Enzympräparaten wird eine antientzündliche und abschwellende Wirkung nachgesagt. Entsprechende Präparate enthalten beispielsweise Trypsin, Chymotrypsin, Bromelain, Papain oder Pankreatin.

Wie behandeln?

Sie können mit einer Reihe von Wasser- und Wärmeanwendungen sowie pflanzlichen, chemisch-synthetischen oder homöopathischen Medikamenten die Schmerzen lindern und die Beweglichkeit verbessern.

Tipp

Hausmittel bei Sehnenscheidenentzündung

Sportliche Überbeanspruchung oder entzündliche Gelenkerkrankungen können zu einer sehr schmerzhaften Reizung einer Sehnenscheide führen. Typischerweise treten die Beschwerden an der Schulter oder am Ellenbogengelenk (Tennisarm) auf.

- In solch einem Fall sollten Sie versuchen, die akut schmerzhaften Stellen zu kühlen. Dabei helfen feuchtkalte Umschläge beziehungsweise Auflagen, die in Essigwasser (1 Esslöffel Essig auf 1 Glas Wasser) oder Arnikatinktur getränkt sind (zur Dosierung Packungsbeilage beachten).
- Sie können stattdessen die Auflagen auch messerrückendick mit Meerrettich, Heilerdebrei oder Quark bestreichen oder Zwiebelscheiben auflegen.
- Andere Möglichkeit: den Hautbereich über den Sehnenscheiden mit Propolis-Salbe eincremen. Diese von den Honigbienen zur Befestigung ihrer Waben verwendete harzartige Masse enthält Stoffe, die unter anderem antientzündlich wirken.
- Wenn Sie es sich einfach machen und zur Kühlung der schmerzenden Stelle ein Kühlelement benutzen wollen, sollten Sie in jedem Fall ein Tuch dazwischenlegen, sonst wird's zu kalt.
- Denken Sie bitte daran, dass eine akute Sehnenscheidenentzündung geschont werden muss. Erst wenn sich die Schmerzen deutlich gebessert haben, können Sie langsam mit Bewegungsübungen beginnen.

Zum Arzt

Bei starken Schmerzen müssen Sie die Ärztin/den Arzt aufsuchen, die/der Ihnen eine geeignete Behandlung empfiehlt. Eine neu aufgetretene Gelenkentzündung (Arthritis) sollte grundsätzlich zunächst ärztlich abgeklärt werden. Weitere Informationen zum Thema Gelenkschmerzen sowie Rat und Unterstützung bei schweren Formen erhalten Sie auch bei Selbsthilfegruppen (Adressen Seite 280 f.).

Anwendungen

- Bei nichtentzündlichen Erkrankungen sollten Sie sich viel bewegen, damit die großen Gelenke durch Stärkung der Muskelkraft entlastet werden. Hilfreich sind das überwachte dosierte Training an Kraftmaschinen oder Spannungsübungen unter genauer Berücksichtigung der Belastungen in den einzelnen Gelenken. Entsprechende Trainingsprogramme stellt Ihnen ein geschulter Trainer in einem seriösen Fitnessstudio zusammen.
- Außerdem helfen örtliche Wärmeanwendungen in Form von Auflagen (Seite 257 f.) mit Fango, Peloiden, Moor und Paraffin, Wickel und Umschläge (Seite 253 ff.) – auch mit Zusätzen wie Senf (Rezept Seite 256) – sowie Vollbäder (Seite 248) mit Zusätzen aus Moor, Heublumen oder Schwefel.
- Falls eine Entzündung in einem Gelenk vorliegt, machen Sie kalte Umschläge oder Auflagen mit Moor- und Heilerde oder Lehm (Seite 257).
- Magnesiumverbindungen (zum Einnehmen) können Muskelverkrampfungen durch das Zusammenspiel von Nerven und Muskeln verringern. Wenn Sie unter Oberschenkel- oder Fußsohlenkrämpfen und Taubheitsgefühlen leiden, könnte bei Ihnen ein Magnesiummangel vorliegen. Sie sollten darauf achten, dass Sie täglich mindestens 50 bis 400 Milligramm Magnesium aufnehmen.

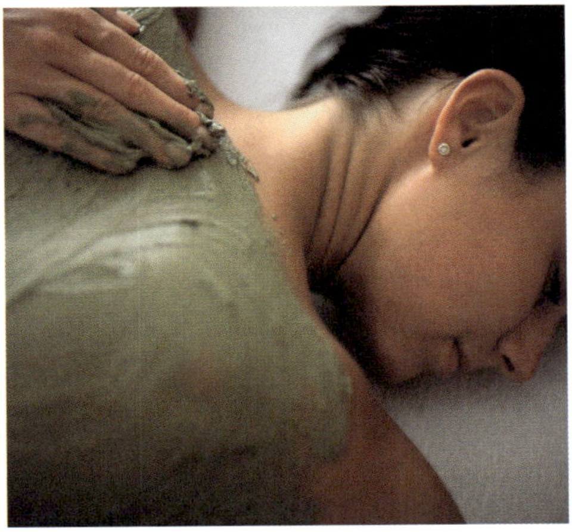

Bei Beschwerden im Schulterbereich helfen warme Auflagen mit Fango oder Moorerde. Man streicht sie auf die schmerzende Stelle auf und lässt sie einige Zeit einwirken, bevor man sie abwäscht.

➤ Dieser Akupressurpunkt hilft: Di 4 Hegu.

Wie Sie diesen Punkt finden und richtig akupressieren, entnehmen Sie bitte der Tabelle und Zeichnung auf Seite 276 f.

Präparate und Mittel

Wenn vorbeugende Nahrungsergänzung bei Ihnen nicht den gewünschten Erfolg haben sollte, dann können Sie sich im Rahmen der Selbstmedikation insbesondere bei folgenden Beschwerden selbst helfen:

➤ bei Schmerzen durch Verletzungen,

➤ bei Überanstrengungen wie beispielsweise einen Tennisarm (Seite 116),

➤ bei starken Schmerzschüben in den Gelenken sowie zur Unterstützung chronisch verlaufender Erkrankungen wie Rheuma.

Die geeigneten Wirkstoffe werden nachfolgend kurz beschrieben.

Pflanzliche Mittel

➤ Zur Behandlung von Gelenkbeschwerden und rheumatischen Schmerzen helfen sehr gut Tees aus Weidenrinde, Mädesüß oder Stiefmütterchenkraut (Zubereitung und Dosierung Seite 264).

➤ Bewährt sind Fertigpräparate zum Einnehmen aus der Teufelskralle. Wenn Sie sich für ein solches Präparat entscheiden, achten Sie darauf, dass es ausreichend hoch dosiert ist. Hinweise kann Ihnen Ihr Apotheker geben.

➤ Äußerlich anzuwendende schmerzstillende und entzündungshemmende Extrakte werden aus Arnika, Rosskastanie, Beinwell oder Johanniskraut hergestellt.

➤ Die Anwendung von Beinwell darf nur auf intakter Haut erfolgen. Bei der Anwendung von Johanniskrautzubereitungen auf der Haut sollten Sie die direkte Sonnenbestrahlung dieser Hautbezirke vermeiden.

➤ Durchblutungsfördernde Mittel zählen zur so genannten Hautreiztherapie mit natürlichen Scharfstoffen und ätherischen Ölen. Die Anwendung erzeugt ein Wärmegefühl, lindert die Schmerzen und hemmt die Entzündung. Zu den Scharfstoffen gehören Senf, Kalmus sowie Paprika mit dem darin enthaltenen Capsaicin. Diese reizenden Mittel dürfen keinesfalls im Bereich der Schleimhäute, auf entzündlich veränderte Hautpartien oder auf offene Wunden aufgetragen werden. Nach dem Gebrauch Hände gründlich waschen und Augenkontakt meiden.

➤ Ätherische Öle können Rheuma- oder Nervenschmerzen, Prellungen und Muskelschmerzen lindern. Empfehlenswert sind Kamillen-, Schafgarbenblüten-, Arnikablüten- oder Johanniskrautöl, weil sie auch antientzündlich wirken und die örtliche Durchblutung verbessern. Besonders gut geeignet sind Monopräparate, die nur einen Wirkstoff enthalten, etwa aus Pfefferminze. Es gibt sehr viele prinzipiell geeignete ätherische Öle, deren einzelne Besprechung den Rahmen dieses Ratgebers sprengen würde. Erkundigen Sie sich in Ihrer Apotheke.

Chemisch-synthetische Mittel

➤ Bei plötzlich auftretenden Schmerzen eignen sich schmerz- und entzündungshemmende Mittel, die aber nicht langfristig eingenommen werden sollten, da sie einige Nebenwirkungen haben können. Überdies bekämpfen sie nicht die Ursache der Schmerzen!

Viele der frei verkäuflichen Mittel sind so genannte Kombinationspräparate mit einer fast unüberschaubaren Zahl von Substanzen. Lassen Sie sich nicht blenden: In der Regel sind Präparate mit einem oder höchstens zwei Inhaltsstoffen ausreichend wirksam. Kommt es doch einmal zu Nebenwirkungen, können Sie bei einem Präparat mit einem oder höchstens zwei Wirkstoffen leichter herausfinden, worauf Sie empfindlich reagieren. Am häufigsten werden die in der Regel gut verträglichen Präparate mit Acetylsalicylsäure oder Ibuprofen verwendet – sie sind seit langem bekannt und bewährt.

➤ Sind die Nerven des Bewegungsapparates betroffen, werden häufig Kombinationspräparate mit Vitamin B1, B6 und B12 empfohlen. Sie gelten als Nervenvitamine: Untersuchungen zeigten, dass etwa eine Einnahme von B-Vitaminen die Dosierung von bisher nötigen Schmerzmitteln reduzieren kann.

➤ Bei Verspannungen der Skelettmuskulatur, die die Schmerzen verstärken, kann man Muskelentspannungsmittel einnehmen. Das einzige nicht verschreibungspflichtige Medikament ist Guaifenesin, das allerdings in hoher Dosierung Beschwerden im Magen-Darm-Trakt, Benommenheit, Übelkeit und Erbrechen verursachen kann.

➤ Mittel zur äußeren Anwendung: Gegen Schmerzen der Muskeln, Sehnen und Gelenke gibt es eine große Zahl von Salben, Gelen oder Cremes.

Genauso wie die Präparate zum Einnehmen können Einreibungen zwar die Beschwerden verbessern, jedoch nicht die Ursache beheben. Ihr Vorteil besteht darin, dass sie im Gegensatz zu Schmerzmitteln weitgehend nebenwirkungsfrei sind. Es gibt

- Mittel mit örtlich wirkenden schmerzstillenden Stoffen,
- Einreibungen, die eine Durchblutungssteigerung verursachen und so schmerzstillend wirken,
- antientzündliche Mittel sowie Mittel auf der Basis von Bienengift oder Heparin.

➤ Schmerzen lindern auch Zubereitungen aus Menthol wie das hoch konzentrierte japanische Pfefferminzöl. Die Substanz Polidocanol (Synonym für Macrogollaurylether) wirkt örtlich sowohl schmerz- als auch juckreizstillend.

➤ Wenn Sie Schmerzen an Muskeln und Gelenken haben und diese durch Eigenbehandlung unterdrücken, geht deren Warnfunktion verloren. Vermeiden Sie es also, nach der Anwendung schmerzlindernder Mittel zu früh wieder stärkere Belastungen auf sich zu nehmen. Sie können sonst leicht Schäden an den Gelenken herbeiführen.

➤ Äußerlich anzuwendende schmerzstillende und gleichzeitig entzündungshemmende Präparate enthalten Salicylsäure oder Ibuprofen.

➤ Präparate mit Heparin wirken gerinnungshemmend, durchblutungssteigernd und beschleunigen die Wundheilung. Ähnlich wie Heparin wirkt das Hirudin, das aus den Drüsen von Blutegeln gewonnen wird.

➤ Präparate mit Bienengift wirken örtlich durchblutungssteigernd und entzündungshemmend. Sie eignen sich sehr gut bei verschiedenen Beschwerden, so zum Beispiel bei Muskel-, Sehnen-, Sehnenscheiden- sowie Schleimbeutelentzündungen. Außerdem helfen sie bei Durchblutungsstörungen und dienen der Vorbeugung und Behandlung von Sportschäden. Sie lindern überdies entzündliche und rheumatische Erkrankungen.

Bitte beachten Sie

Wenn Sie an einer Bienengiftallergie leiden, dürfen Sie diese Präparate nicht verwenden!

Homöopathie

Hinweise zur Wirkweise und Anwendung homöopathischer Mittel finden Sie auf Seite 265 ff. Die folgenden Beschwerdebilder sind jeweils nach den Begriffen Leitsymptom (**L**), seelische Verfassung (**S**) sowie mögliche Änderungen (**M**) geordnet.

- Bryonia cretica D1, D2 – Tropfen: **L:** Schwäche, dass die Glieder kaum tragen, Steifigkeit aller Gelenke, blassrot geschwollene Gelenke, großer Durst; **S:** Reizbarkeit, typisch ist extreme Bewegungsabhängigkeit der Schmerzen; **M:** jede Anstrengung und Bewegung verschlechtert, Wärme bessert.
- Colchicum D3, D4, D6 – Tropfen: **L:** Gelenkschwellung, wandernder, schießender, ziehender, Gelenkschmerz, Berührungsempfindlichkeit, Schwäche, Lähmungsgefühl; **M:** Kälte und Bewegung verschlechtern, Wärme und Ruhe bessern.
- Ledum palustre D3, D4, D6, D12 – Tropfen: **L:** Schmerzen mit Steifigkeit des Rückens, Reißen und Zucken der Gelenke, auch punktförmige Stichwunden (Nadel-, Insektenstiche); **M:** Frösteln und Bettwärme verschlechtern, kalte Güsse und Umschläge bessern.
- Rhododendron D1, D2, D3 – Tabletten: **L:** alle Beschwerden, die bei Übergang zu windigem, regnerischem Wetter auftreten; **S:** schreckhaft, verwirrt; **M:** vor Gewitter und Sturm verschlechtert, Ruhe verschlechtert.
- Rhus toxicodendron D3, D4, D6 (D30) – Tropfen: **L:** Müdigkeitsgefühl der Muskeln und Gelenke, wie gelähmt, ständiger Bewegungsdrang, Folge von Überanstrengung, Folge von Nässe und Kälte oder von Erkältung; **S:** Unruhe, depressiv, benommen, ruhelos; **M:** bei Ruhe und nachts verschlechtert, Bewegung und Wärme bessern.

Schüßler-Salze

Hinweise zur Wirkweise und Anwendung der Schüßler-Salze finden Sie auf Seite 268 ff.

- Bei entzündlichen Erkrankungen (etwa Rheuma): Entzündungsschema (Seite 269).
- Rheuma-Kur: drei bis sechs Wochen von den Salzen Nr. 4: Kalium chloratum (Kaliumchlorid) D6, Nr. 7: Magnesium phosphoricum (Magnesiumphosphat) D6 und Nr. 11: Silicea (Siliziumdioxid, Kieselerde) D12 täglich je zwei bis vier Tabletten in 250 bis 500 Milliliter heißem Wasser auflösen, abkühlen lassen und über den Tag verteilt schluckweise trinken. Vor dem Trinken schütteln!
- Hüftgelenksarthrose: sechs Wochen Nr. 1: Calcium fluoratum (Kalziumfluorid) D12.
- Bei Schmerzen, die ins Gelenk schießen und »mal da, mal dort« auftreten, Nr. 7: Magnesium phosphoricum (Magnesiumphosphat) D6.
- Bei Schmerzen mit Verschlimmerung bei Wärme Nr. 6: Kalium sulfuricum (Kaliumsulfat) D6.
- Bei Schmerzen vor allem beim Aufstehen, Besserung bei leichter Bewegung, Verschlimmerung bei körperlicher Anstrengung Nr. 5: Kalium phosphoricum (Kaliumphosphat) D6.

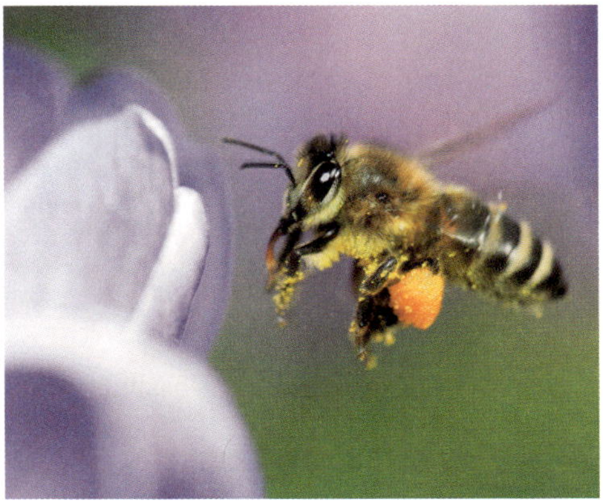

Präparate mit Bienengift eignen sich besonders zur Linderung von Muskel- und Sehnenbeschwerden.

Hautkrankheiten und Hautalterung

Unsere Haut ist Kontaktorgan und Grenzschicht zur Außenwelt. Sie bildet eine physikalische und zugleich psychische Barriere und garantiert die Individualität und Unversehrtheit eines Menschen. Bei Hautveränderungen und Beschwerden sollte immer berücksichtigt werden, dass körperliche und seelische Erkrankungen den Hautzustand beeinflussen. Hauterkrankungen oder Hautveränderungen können vielfältig sein. Dem Wegweiser unten entnehmen Sie bitte, welche Beschwerden sich im Rahmen dieses Ratgebers behandeln lassen.

Vorbeugen

»Die Haut ist der Spiegel der Seele«, sagt der Volksmund und trifft ins Schwarze: Eine ausgeglichene Gemütsverfassung und eine optimale Vitalstoffversorgung sind die beste Vorbeugung von innen. Eine gesunde Ernährung ist (nicht nur) für eine gesunde Haut unentbehrlich.

Was viele nicht wissen: Unsere Haut ist ein Hochleistungsorgan und nicht nur eine Hülle. Gerade sie ist auf eine ausreichende Menge an Vitalstoffen »vor Ort« angewiesen, um den Organismus vor Umweltgiften und Sauerstoffradikalen schützen zu können. Stehen dem Körper und der Haut genügend Vitalstoffe zur Verfügung, altert die Haut trotz Belastung weniger schnell. Eine ausgewogene Ernährung mit vielen frischen Produkten, gegebenenfalls vervollständigt mit Nahrungsergänzung aus der Natur (Seite 232 ff.), sind der einfachste und beste Schutz.

Immer mehr Menschen leiden an Hauterkrankungen. Es ist schwer, die Ursachen herauszufinden und dauerhaft vorzubeugen.

Wegweiser bei Hautkrankheiten und Hautalterung

Sollten Ihre Beschwerden hier nicht aufgeführt sein, schlagen Sie bitte im Register (Seite 282 ff.) nach.

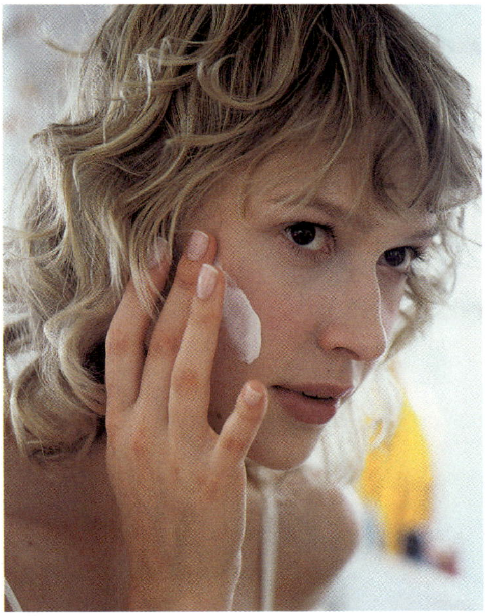

Verwenden Sie als Gesichtscreme ein Produkt, das zu Ihrem individuellen Hauttyp passt. Wenn Sie unsicher sind, lassen Sie sich bei der Auswahl einer Creme in der Apotheke oder von einer geschulten Kosmetikerin beraten.

Fachleute aus dem Gebiet der Vorbeugung (Präventologen) sind hier geeignete Ansprechpartner (Adressen Seite 280 f.).

Als besonders hautpflegend und -schützend haben sich Traubenkernextrakte mit den Inhaltsstoffen OPC (oligomere Procyanidine; Seite 239) erwiesen. Sie sind sowohl innerlich als auch äußerlich anwendbar und wirksam in der Vorbeugung. Besonders hervorzuheben ist ihre nachgewiesene Wirkung gegen eine vorzeitige Hautalterung. Hormoneinnahmen, Unterspritzungen und andere Eingriffe müssen also nicht sein!

Bitte beachten Sie allerdings, dass es große Qualitätsunterschiede bei den Produkten gibt! Einige Hinweise, woran Sie geeignete Produkte erkennen, finden Sie auf Seite 235.

Info

Die Alterung der Haut

Die Alterung ist nur zu einem Drittel genetisch bedingt. Durch gesunde Lebensführung und richtige Pflege können Sie (nicht nur) die Hautalterung aktiv hinauszögern.

Der biologische Alterungsprozess unserer Haut setzt zwischen dem 25. und 30. Lebensjahr schleichend ein. Die Wasserspeicherfähigkeit und die Hautelastizität beginnen nachzulassen, in den Winkeln und unter den Augen zeigen sich erste kleine Fältchen. Dieser Prozess setzt sich fort, erweiterte Äderchen werden sichtbar. Etwa ab dem 40. Lebensjahr verlangsamt sich die Zellteilungsrate, die Hornschicht wird dicker. Dadurch gehen die Sauerstoffaufnahme und Vitalstoffversorgung der Haut zurück, es bilden sich Altersflecken. Die Lebensuhr können wir nicht stoppen, aber deutlich langsamer ticken lassen. Zu viel Sonne, Stress, Umweltgifte und Nikotin lassen die Haut schneller altern. Pflegen Sie Ihre Haut regelmäßig mit individuell abgestimmten Produkten, vermeiden Sie Stress, und sorgen Sie für eine ausgewogene Ernährung sowie für ausreichenden Schlaf.

Innerlich und äußerlich anzuwendende Produkte mit Inhaltsstoffen eines Extraktes aus Traubenkernen und Pinienrinde (OPC) gelten als »Antialterungsvitamin«. Sie sorgen für eine straffere Haut, da Kollagen aufgebaut und mehr Wasser eingelagert wird.

Gesunde Hautpflege

➤ Verwenden Sie bei empfindlicher Haut zum Waschen möglichst pH-neutrale Syndets (synthetische Detergentien) statt Seife. Seifen sind alkalisch und schädigen den bakterienhemmenden Säureschutzmantel der Haut.

- Benutzen Sie zur Gesichtsreinigung und Make-up-Entfernung Reinigungsmilch.
- Wählen Sie als Achseldeodorant Sprays und generell hautfreundliche Produkte, die wenig Alkohol und Parfümstoffe enthalten. Intimdeodorants sind entbehrlich.
- Verwenden Sie nach dem Waschen rückfettende Cremes, wenn Ihre Haut empfindlich ist.
- Bei fettiger Haut oder Akne sollten Sie fettarme oder fettfreie Zubereitungen wie Puder, alkoholische oder wässrige Lösungen, Schüttelmixturen oder Pasten anwenden.
- Trockene Haut hingegen sollte mit fetthaltigen Zubereitungen wie Salben und weichen Pasten sowie Wasser-in-Öl-Emulsionen behandelt werden.
- Kalte Waschungen (Seite 249), Güsse (Seite 250) und Wechselduschen (Seite 247) fördern die Durchblutung und damit auch die Hauterneuerung.
- Wenn möglich: Nutzen Sie die Heilkraft der Sonne, und nehmen Sie ein kurzes (!) Sonnenbad (siehe Kasten »Sonnenbaden ohne Reue«, Seite 137).

JUCKREIZ

Juckreiz ist das häufigste Hautsymptom und hat so zahlreiche Ursachen wie Erscheinungsformen: Infektionen mit Bakterien, Viren oder Pilzen, Befall mit Parasiten, Insektenstiche, Hautkrankheiten wie Neurodermitis oder die immer häufiger auftretenden Allergien können dahinter stecken. Oft wird bei Betroffenen ein Vitalstoffmangel diagnostiziert, insbesondere bei älteren Menschen. Auch innere Krankheiten, etwa Lebererkrankungen oder Durchblutungsstörungen, können mit lästigem Jucken auf der Haut verbunden sein. Eine oft verschwiegene Beschwerde ist das Afterjucken (Seite 100 ff.).

Juckende Hautpartien sind meist gerötet und heiß, oft bilden sich auch noch weißliche oder rote juckende Bläschen. Besonders nachts in der Bettwärme kann sich der Juckreiz bis ins Unerträgliche steigern.

Tipp

Vorbeugung gegen Juckreiz

Trockene Haut kann selbst Juckreiz verursachen oder verstärken. Achten Sie deshalb darauf, dass Ihre Haut immer einen natürlichen Feuchtigkeits- und Fettgehalt hat. Nehmen Sie Ihre Wasch-, Dusch- oder Badegewohnheiten einmal kritisch unter die Lupe: Je häufiger und länger Sie Ihre Haut waschen oder baden, desto stärker wird sie ausgetrocknet. Wenn Sie zu trockener Haut neigen, verwenden Sie anstelle von Seife besser Syndets, und geben Sie Ihrer Haut das entzogene Fett und die Feuchtigkeit mit Hilfe geeigneter Emulsionen oder Badezusätze zurück. Weitere Hinweise für eine gesunde Hautpflege finden Sie auf Seite 121f.

Vorbeugen

Überprüfen Sie, ob Ihre Ernährung ausgewogen ist und Sie alle Vitalstoffe in ausreichender Menge erhalten. Bei Juckreiz durch Allergien und Neurodermitis werden im Körper viele schädigende Sauerstoffmoleküle gebildet, so genannte freie Radikale. Schutz vor diesen bieten Antioxidantien wie zum Beispiel die Vitamine C und E. Das wirkungsvollste pflanzliche Antioxidans ist OPC (Seite 239), das Sie ebenfalls vorbeugend einnehmen können. Nachtkerzenölpräparate zum Einnehmen enthalten ungesättigte Fettsäu-

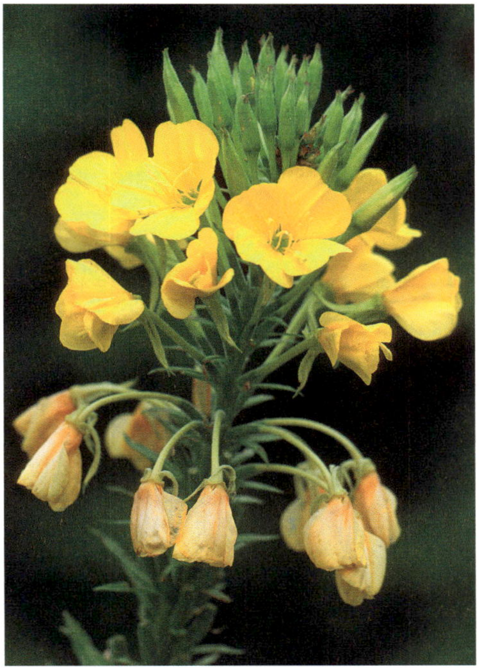

Präparate aus dem Öl der Nachtkerze beeinflussen den Stoffwechsel der Haut besonders positiv.

ren, die einen positiven Einfluss auf den Stoffwechsel der Haut haben und ebenfalls juckreizlindernd sind.

• Wie behandeln?

Da Juckreiz ein Symptom bei Haut- und Allgemeinerkrankungen sein kann, muss vor einer Behandlung nach der Ursache der Beschwerde geforscht werden. Wenn Sie diese jedoch nicht eindeutig zuordnen können, sollten Sie in jedem Fall Ihre Ärztin/Ihren Arzt um Rat ersuchen.

• Anwendungen

➤ Kalte Umschläge mit Wasser oder Essigwasser (1 Esslöffel Essig auf 1 Liter Wasser) sowie mit Quark oder Heilerde (Seite 256 ff.) lindern den unangenehmen Juckreiz.

➤ Probieren Sie auch Teil- oder Vollbäder (Seite 247 f.) mit Salzwasser, Molke oder Kräuterzusätzen von Kamille und Melisse. Stellen Sie sich selbst einen Badezusatz her (Rezepte Seite 252), oder nutzen Sie Fertigpräparate (Dosierung laut Packungsbeilage).

➤ Besonders hilfreich ist Haferstroh: Für ein Vollbad 50 bis 100 Gramm Haferstroh mit

Tipp

Hilfe bei Insektenstichen

Sommerzeit – Insektenzeit: Da lauern die Gefahren rund um Saftgläser, Obstkuchen und auf blühenden Freibadwiesen. Für ein ungetrübtes Freizeitvergnügen – vor allem wenn Sie kleine Kinder haben – sollten Sie folgende Tipps kennen:

➤ Wenn es passiert ist, keine Panik: Ein Insektenstich oder -biss ist zwar im ersten Moment sehr schmerzhaft und unangenehm, meist aber harmlos. Die Haut um die Einstichstelle schwillt sofort an, wird rot und juckt.

➤ Ein kühlendes, juckreizstillendes Antihistamin-Gel oder -Creme helfen am sichersten, sind aber nicht immer gleich zur Hand.

➤ So schaffen Sie mit Hausmitteln schnelle Abhilfe: Entfernen Sie – eventuell mit einer Pinzette – den Stachel. Eisauflagen (einige Eiswürfel in einen Waschlappen füllen) oder kalte Umschläge mit Essigwasser, essigsaurer Tonerde oder Zitronenwasser (jeweils 1 Esslöffel auf 1 Glas Wasser) lindern den Juckreiz.

➤ Alternative aus der Küche: Zwiebelscheiben auf die Einstichstelle legen; sie verhindern die Schwellung.

1 Liter Wasser 15 Minuten kochen, dann abseihen. Den Sud zum Badewasser geben.

➤ Mit Eichenrindenabkochung getränkte Auflagen (Rezept Seite 252; Abkochung jeden Tag neu zubereiten!) sowie Auflagen mit Kamillen, Stiefmütterchen- oder Walnussblättertee (Zubereitung Seite 264) wirken antientzündlich und stillen den Juckreiz.

Präparate und Mittel

Das Pflanzenreich hält einige juckreizstillende Wirkstoffe bereit. Daneben gibt es chemisch-synthetische Mittel, die zum einen ursprünglich zur Behandlung von Allergien entwickelt wurden (Antihistaminika), zum anderen örtlich betäubend wirken.

Pflanzliche Mittel

➤ Oft hilft zweimal täglich eine Tasse Stiefmütterchen- und Walnussblättertee (Zubereitung und Dosierung Seite 264). Äußerlich lindert Teebaumöl den Juckreiz.

Chemisch-synthetische Mittel

➤ Einreibungen wie Gele oder Salben, die örtlich betäuben, enthalten als Wirkstoffe Benzocain, Lidocain, Mepivacain oder Quinisocain.

➤ Zu den antiallergisch wirkenden Substanzen in Salben, Gelen, Cremes oder Stiften gehören unter anderem Bamipin, Chlorphenoxamin, Clemastin, Dimetinden, Diphenhydramin, Diphenylpyralin, Pheniramin oder Tripelenamin.

➤ Außerdem gibt es juckreizstillende Präparate mit Teer und Schieferölsulfonat sowie kühlende Präparate mit Zinkoxid oder Siliziumdioxid. Sie alle werden ebenfalls äußerlich angewendet.

Homöopathie

Hinweise zur Wirkweise und Anwendung homöopathischer Mittel finden Sie auf Seite 265 ff. Die folgenden Beschwerdebilder sind jeweils nach den Begriffen Leitsymptom (**L**), seelische Verfassung (**S**) sowie mögliche Änderungen (**M**) geordnet.

➤ Agaricus muscarius D3, D4 – Tabletten: **L:** starker Juckreiz mit heftigem Kratzen, Koordinationsschwierigkeiten; **S:** sehr aktiv, morgens gedämpft, Abendhoch, nervlich angespannt, Selbstüberforderung, wenn stark beansprucht; **M:** bei (geistiger) Anstrengung und in frischer kalter Luft verschlechtert, körperliche Anstrengung bessert.

➤ Psorinum (wichtiges Neurodermitismittel!); **L:** kratzt aus Gewohnheit, heftiger Juckreiz mit Blutigkratzen, Wolle und grobe Baumwolle sind unverträglich, introvertiert und kontaktscheu; **M:** Wärme, Bettwärme sowie Kontakt mit Wasser verschlechtern. (Zu Darreichungsform und Dosierung fragen Sie bitte in Ihrer Apotheke nach!)

➤ Staphisagria D3, D4 – Tabletten: **L:** Neurodermitis zu Hause am schlimmsten, woanders fast ohne Beschwerden, Vorliebe für kalte Milch; **S:** geistig empfindlich, zornig, wütend.

Schüßler-Salze

Hinweise zur Wirkweise und Anwendung der Schüßler-Salze finden Sie auf Seite 268 ff.

➤ Bei allgemeinem Juckreiz innerlich und äußerlich Nr. 3: Ferrum phosphoricum (Eisenphosphat) D12, Nr. 7: Magnesium phosphoricum (Magnesiumphosphat) D6 und Nr. 6: Kalium sulfuricum (Kaliumsulfat) D6.

➤ Bei Juckreiz im Alter Nr. 1: Calcium fluoratum (Kalziumfluorid) D12 und Nr. 11: Silicea (Siliziumdioxid, Kieselerde) D12.

➤ Bei Nesselsucht (Urticaria) mit starkem Juckreiz sowohl Nr. 5: Kalium phosphoricum (Kaliumphosphat) D6, als auch Nr. 1: Calcium fluoratum (Kalziumfluorid) D12 und Nr. 2: Calcium phosphoricum (Kalziumphosphat) D6.

HAUTENTZÜNDUNGEN DURCH BAKTERIEN

Bakterien können auf verschiedene Arten in die Haut eindringen: Wenn sie sich auf Hautdefekten wie zum Beispiel Abschürfungen oder Schnittwunden ansiedeln, kommt es zu eitrigen Entzündungen. Oder sie dringen von außen in den Ansatz einzelner Haare ein. Solch eine bakterielle Entzündung eines Haarfollikels, bei der ein schmerzhafter Eiterpfropf entsteht, wird als Furunkel bezeichnet. Sind mehrere nebeneinander liegende Haarfollikel entzündet, nennt man dies Karbunkel. Wenn diese zusammenfließen und eine große, eitergefüllte Höhle bilden, spricht man von einem Abszess. Besonders Menschen mit einem geschwächten Immunsystem, mit Vitalstoffmangel, Zuckerkrankheit, Übergewicht oder Stress leiden unter immer wiederkehrenden Furunkeln.

• Vorbeugen

Ein schlagkräftiges Immunsystem ist der beste Schutz gegen Entzündungen! Dieses unterstützen Sie durch ausgewogene Ernährung sowie durch natürliche Nahrungsergänzung mit Antioxidantien. Die Abwehrkräfte danken Ihnen auch für regelmäßige Bewegung an der frischen Luft und einen Lebensstil, der ausreichend Ruhepausen und Erholung von der Reizüberflutung beinhaltet.

• Wie behandeln?

Entzündungen – egal ob sie im Körper oder an seiner Oberfläche auftreten – machen sich durch Rötung, Schwellung, Wärmegefühl, Schmerzen und Beeinträchtigung der Bewegung bemerkbar. Wenn Bakterien an Entzündungen beteiligt sind, kommt es zur Eiterbildung. Daher müssen Sie bei bakteriellen Hautentzündungen die Bakterien bekämpfen beziehungsweise entfernen, Entzündungssymptome und Schmerzen behandeln und manchmal auch die überschüssige Wärme ableiten.

Noch ein Hinweis: Befindet sich ein Furunkel oder gar ein Abszess am Kopf, dürfen Sie ihn nicht selbst ausdrücken! Es besteht die Gefahr, dass die Bakterien dann in ein Blutgefäß gelangen, das Kontakt zu den Hirngefäßen hat.

⊕ Zum Arzt

Wenn ein Furunkel nicht innerhalb von zwei Wochen abgeheilt ist, wenn sich ein Karbunkel entwickelt oder Fieber entsteht sowie bei Furunkeln oder Abszessen im Kopfbereich muss die Ärztin/der Arzt aufgesucht werden.

• Präparate und Mittel

Die Haupterscheinungen der Entzündung (Schmerzen, Rötung und Schwellung) müs-

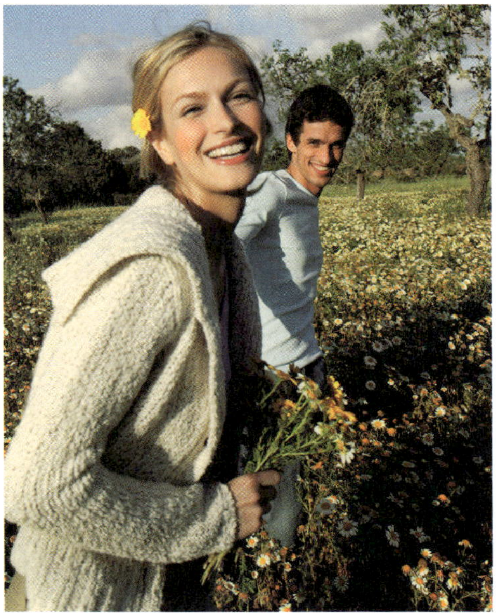

Viel Bewegung an der frischen Luft und ein ausgeglichenes Leben wirken sich besonders günstig auf ein kräftiges Immunsystem aus.

Info

Bei offenen Entzündungen: Salbe oder Puder?

	Salbe	Puder
Vorteile	➤ hält Wundränder geschmeidig ➤ verklebt nicht ➤ Wirkstoffe können gut ins Gewebe eindringen	➤ einfache Handhabung ➤ Sekret wird aufgenommen
Nachteile	➤ keine Sekretaufnahme, daher schlecht bei nässenden Wunden ➤ kann bei übermäßigem Auftragen die Wunde abdichten, so die Sauerstoffzufuhr verhindern und damit die Entzündung verstärken	➤ zu starke Austrocknung möglich ➤ wirkt nur oberflächlich ➤ verklebt leicht ➤ kann bei übermäßigem Auftragen die Wunde abdichten, so die Sauerstoffzufuhr verhindern und damit die Entzündung verstärken

sen medikamentös bekämpft und die Abheilung unterstützt werden.

Pflanzliche Mittel

➤ Hilfreich: mit warmem Stiefmütterchentee getränkte Kräuterkompressen (Seite 259).

➤ Entzündungshemmend und förderlich für die Abheilung wirken Kamillen-, Sonnenhut- oder Calendulasalbe.

➤ Es wurde nachgewiesen, dass Teebaumöl unter anderem Bakterien wirksam hemmt.

Chemisch-synthetische Mittel

Bei Hautentzündungen ist es wie bei anderen Wunden auch wichtig, dass die Hautoberfläche sich schließt und keine weiteren Keime mehr an die Wunde gelangen.

➤ Zink-und Aluminiumverbindungen nehmen Wundflüssigkeit auf, dichten die Wunde ab und beschleunigen die Schorfbildung. Zink wirkt sich wachstumsfördernd auf die Hautzellen aus.

➤ Dexpanthenol fördert die Abheilung und das Wachstum neuer Zellen, zusätzlich wird die örtliche Abwehr gesteigert.

Homöopathie

Hinweise zur Wirkweise und Anwendung homöopathischer Mittel finden Sie auf Seite 265 ff. Die folgenden Beschwerdebilder sind jeweils nach den Begriffen Leitsymptom (**L**), seelische Verfassung (**S**) sowie mögliche Änderungen (**M**) geordnet.

➤ Atropa belladonna D4, D6, D12 – Tropfen: **L:** frühes Mittel bei Röte und Schwellung, Hautbezirk heiß, eventuell im Wechsel mit Echinacea-D2-Tropfen (anfangs bis zu stündlich im Wechsel); **S:** unruhig; **M:** schlimmer durch Kälte, Zugluft, Aufregung.

➤ Hepar sulfuris D6, D12, D30 – Tabletten: **L:** stechende prickelnde Schmerzen; **S:** niedergeschlagen; **M:** extrem kälte- und berührungsempfindlich, übel riechender Schweiß.

➤ Myristica sebifera D6, D12, D30 – Tabletten: »homöopathisches Messer«, bringt Furunkel zur Reifung und Entleerung.

➤ Silicea D6, D12, D30 – Tabletten: **L:** alte Furunkel und Abszesse, lang dauernde, dünnflüssige Eiterungen, schmerzlose Drüsenschwellung; **S:** mürrisch, reizbar; **M:** Kälte verschlechtert, Wärme bessert.

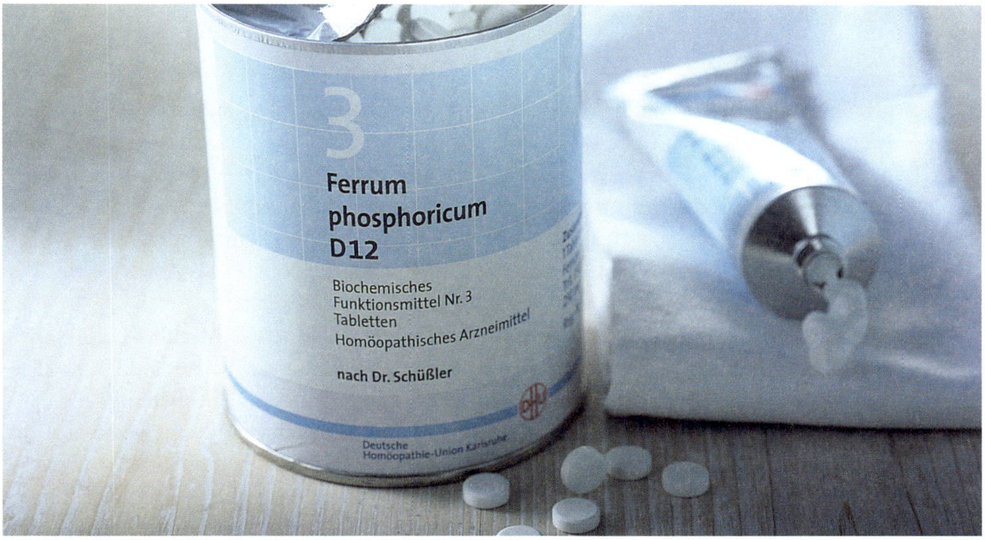

Das Schüßler-Salz Ferrum phosphoricum D12 (Eisenphosphat) reguliert die Durchblutung. Es hilft dem Körper, Eisen aus der Nahrung besser aufzunehen und dorthin zu transportieren, wo es benötigt wird.

➤ Sulfur D6, D12, D30 – Tabletten: **L:** starker Juckreiz besonders bei Bettwärme, schmutzig aussehende Haut; **S:** mürrisch, reizbar; **M:** Wasseranwendungen verschlechtern.

Schüßler-Salze

Hinweise zur Wirkweise und Anwendung der Schüßler-Salze finden Sie auf Seite 268 ff.

➤ Bei weißlich-gelben Krusten Nr. 2: Calcium phosphoricum (Kalziumphosphat) D6.

➤ Bei Bläschen mit Eiterkrusten Nr. 5: Kalium phosphoricum (Kaliumphosphat) D6, in Verbindung mit Nr. 11: Silicea (Siliziumdioxid, Kieselerde) D12.

➤ Bei nässenden Hautausschlägen Nr. 10: Natrium sulfuricum (Natriumsulfat, Glaubersalz) D6.

➤ Bei Hautentzündungen mit Rötung Nr. 3: Ferrum phosphoricum (Eisenphosphat) D12.

➤ Generell bei Haut mit schlechter Heiltendenz Nr. 11: Silicea (Siliziumdioxid, Kieselerde) D12.

Info

Kolloidales Silber gegen Bakterien, Pilze und Viren

Die vielfältige Wirkungsweise von kolloidalem Silber ist seit über 2000 Jahren bekannt, doch erst jetzt haben Forscher sie wissenschaftlich belegen können: Der Wirkstoff bekämpft Bakterien, Viren sowie Pilze und lässt sich sowohl bei Mensch wie bei Tier einsetzen. Kolloidales Silber wird innerlich und äußerlich angewendet, zum Beispiel bei offenen Wunden, Ekzemen, Entzündungen und Pilzerkrankungen. Bei Halsentzündungen kann überdies damit gegurgelt werden.

Viele Gründe sprechen also dafür, das Mittel in jeder Hausapotheke bereitzuhalten. Achten Sie aber unbedingt auf gute Qualität: Industriell hergestelltes elektrokolloidales Silber hat besonders feine Teilchen und eine hohe Dosierungsgenauigkeit!

PICKEL UND AKNE

Pickel und Akne gehören zu den häufigsten Hauterkrankungen. Die gewöhnliche Akne tritt bei Jugendlichen während der Pubertät durch hormonelle Veränderungen auf, die eine vermehrte Talgproduktion auslösen. Wenn die Ausführungsgänge der Talgdrüsen verhornt sind, ist der Abfluss von Sekret gestört. Es entstehen Mitesser, in denen sich Bakterien einnisten können, die eine Entzündung verursachen und die Pickel entstehen lassen (siehe »Hautentzündung durch Bakterien«, Seite 125).

Betroffen sind vor allem Gesicht, Schultern, Brust und Rücken. Hat sich mit dem Ende der Pubertät der Hormonhaushalt eingespielt, reduziert sich auch die Talgproduktion wieder auf ein Normalmaß.

Meist klingt eine Pubertätsakne im Alter von etwa 20 Jahren von selbst ab. Wer unter einer hartnäckigen Akne über dieses Alter hinaus leidet, sollte in jedem Fall abklären, ob nicht vielleicht ein Vitalstoffmangel dahinter steckt.

• Vorbeugen

Gerade Heranwachsende haben einen hohen Bedarf an Vitaminen und Mineralstoffen. Hier gilt es, auf eine vollwertige Ernährung zu achten. Eine Nahrungsergänzung aus natürlichen Quellen, die einen besonders hohen Gehalt an Antioxidantien hat, ist immer empfehlenswert. Wichtig ist außerdem viel Bewegung an frischer Luft und ab und zu ein gemäßigtes Sonnenbad.

• Wie behandeln?

Man kann das Entstehen von Pickeln und Akne nicht in jedem Fall verhindern, jedoch die Dauer der Erkrankung verkürzen und die Schwere mildern. Wichtig sind Geduld und eine konsequente Hautreinigung!

Verwenden Sie dazu statt Seife unbedingt Wasch-Syndets. Fürs Gesicht eignen sich Reinigungsmilch oder Gesichtswasser mit desinfizierenden Zusätzen. Außerdem gibt es Präparate mit kombinierten antiseptischen und entzündungshemmenden Wirkstoffen für leichte Akneformen als Abdeckstifte oder hautfarbene Lotionen.

Sonnen- und UV-Bestrahlung in Maßen (siehe Kasten »Sonnenbaden ohne Reue«, Seite 137) unterstützen die Abheilung.

Mit einer Schälbehandlung lassen sich die oberen verhornten Hautschichten und damit auch die Pfropfen in den Ausführungsgängen der Talgdrüsen abtragen. Sie können die Behandlung mit entsprechenden Schwämmchen selbst durchführen oder durch eine Kosmetikerin vornehmen lassen. Leichte chemische Schälmittel enthalten Resorcin und Salicylsäure. Benzoylperoxid wirkt antibakteriell. Entsprechende Präparate können Sie rezeptfrei erwerben.

⊕ Zum Arzt

Bei einer schwereren Akne sollten Sie eine Hautärztin/einen Hautarzt aufsuchen. Sie/er kann dann stärkere Mittel, etwa mit Vitamin-A-Säure oder Acelainsäure, verordnen. In besonders schweren Fällen müssen Antibiotika eingesetzt werden.

• Anwendungen

➤ Wasseranwendungen fördern die Durchblutung der Haut: Hilfreich sind Kopfdampfbäder (Seite 246 f.), regelmäßige Saunabesuche oder Vollbäder (Seite 248) mit einem Zusatz von Kleie, Zinnkraut oder Schwefel (Fertigpräparate). Warme Kompressen (Seite 258 f.), mit einer Eichenrindenabkochung getränkt, oder Bäder mit Eichenrinde oder Fichtennadelextrakt (Badezusätze siehe Seite

252) bei einer Wassertemperatur von 37 °C (Badedauer 15 Minuten) hemmen die Talgabsonderung.

➤ Waschungen mit Kamillentee (Seite 248 f.) oder Heilerdeauflagen (Seite 257 f.) und -gesichtsmasken wirken entzündungshemmend: Heilerde mit Wasser oder Zitronensaft zum Brei anrühren, auftragen, antrocknen lassen und nach 15 Minuten wieder abwaschen.

➤ Hilfreich ist Trockenbürsten (Seite 251), das mit einer speziellen Gesichtsbürste durchgeführt werden kann.

Präparate und Mittel

Wer nur zeitweilig (zum Beispiel vor oder während der Menstruation) unter Pickeln leidet, kann auf eine spezielle Behandlung meist verzichten. Ausgewogene Ernährung sowie sorgfältige und gründliche Hautreinigung und -pflege sind allerdings unerlässlich. Nur in Ausnahmefällen sollten Medikamente angewendet werden. Gerade hier ist vorbeugen besser als heilen!

Pflanzliche Mittel

➤ Stoffwechselwirksame Tees aus Löwenzahn, Brennnessel, Schachtelhalm oder Stiefmütterchenkraut können Abheilungsprozesse unterstützen (Zubereitung und Dosierung Seite 264). Bei Stiefmütterchentee empfiehlt sich eine kurmäßige Anwendung über mehrere Wochen.

Chemisch-synthetische Mittel

➤ Fertigpräparate mit Inhaltsstoffen wie Salicylsäure und Schwefel in Form von Cremes oder Lotionen regulieren die Tätigkeit der Talgdrüsen und können überschüssige Hautschuppen ablösen.

➤ Zu den Präparaten mit neueren Wirkstoffen gehören solche, die Benzoylperoxid enthalten. Sie fördern die Durchblutung der Haut und erleichtern so die Abheilung von

Tipp

Hautpflege bei Akne

➤ Zunächst muss die Haut entfettet werden. Dazu sollten Sie sie zwei- bis dreimal täglich mit warmem Wasser reinigen. Wenn Sie Syndets anstelle von Seife verwenden, wird der Säureschutzmantel der Haut nicht zerstört, so dass dieser sich auch weiter gegen Bakterien zur Wehr setzen kann. Außerdem verhindern Syndets eine starke Quellung der Haut und verschließen die Haarfollikel nicht.

➤ Stark alkoholhaltige Gesichts- oder Rasierwässer meiden Sie besser, da Alkohol die Haut austrocknet und so die Talgproduktion noch mehr anregt.

➤ Waschen Sie Ihr Gesicht mit einem weichen Waschlappen, das reizt weniger.

➤ Es gibt zahlreiche medizinisch-kosmetische Zubereitungen als Cremes oder Masken, die eine Art Schältherapie der Haut darstellen und den Talg besser abfließen lassen. Sie sollten sie aber nur selten benutzen.

➤ Vermeiden Sie es, selbst an Aknepickeln herumzudrücken. Dabei können Sie leicht so viel Gewebe zerstören, dass es zur Narbenbildung kommt. Bei ausgeprägter Akne sollten Sie lieber eine Kosmetikerin aufsuchen, die sich in der Behandlung besser auskennt. Vorausgesetzt, dass Sie vorsichtig vorgehen, können Sie Mitesser am ehesten nach einem Kamillendampfbad (Seite 246 f.), nach dem Auflegen von heißen Kompressen (Seite 258 f.) oder nach einer Gesichtsmaske durch vorsichtiges Ziehen an der umliegenden Haut in alle vier Richtungen (keinesfalls durch Drücken!) entfernen.

entzündeten Pickeln. Mitesser werden aufgelöst, ihre Neubildung wird verhindert. Auch die Besiedlung mit Bakterien ist bei Anwendung dieser Substanz ebenfalls nicht so leicht möglich (zur richtigen Anwendung siehe Kasten rechts).

➤ Bei Kopfschuppen und Störungen der Talgsekretion an der Kopfhaut können Sie Selen in Form von Selendisulfid als 2,5-prozentige Suspension oder Paste verwenden. In wenigen Fällen kommt es durch die Selenzubereitung allerdings zu einer verstärkten Talgproduktion. Selenzubereitungen dürfen Sie nicht auf verletzte Haut aufbringen, da dann zu viel Selen vom Körper aufgenommen werden würde.

Homöopathie

Hinweise zur Wirkweise und Anwendung homöopathischer Mittel finden Sie auf Seite 265 ff. Die folgenden Beschwerdebilder sind jeweils nach den Begriffen Leitsymptom (**L**), seelische Verfassung (**S**) sowie mögliche Änderungen (**M**) geordnet.

➤ Graphites D6, D12, D30 – Tabletten: **L:** Haut trocken schuppig, aber auch klebrig nässend, Schrunden am Übergang von Haut zu Schleimhaut, übel riechender saurer Schweiß; **M:** nachts, bei Wärme und nach der Menstruation verschlechtert.

➤ Hepar sulfuris D6, D12, D30 – Tabletten: **L:** starke Eiterungsneigung besonders in Hautfalten, sehr empfindlich bei Berührung und geringster Kälte, heftiger Juckreiz.

➤ Natrium muriaticum D6, D12, D30 – Tabletten: **L:** Haut fettig ölig, aber an einigen Stellen auch trocken, Pickel vor allem an der Stirn-Haar-Grenze, Mundwinkeleinrisse.

➤ Pulsatilla D6, D12, D30 – Tropfen: **L:** Beziehung zur Haut über das Hormonsystem, Akne bei venösen Stauungen, häufig wechselnde Blässe und Röte; **M:** Bewegung und frische Luft bessern.

➤ Sulfur D6, D12, D30 – Tabletten: **L:** trockene, schmutzig aussehende Haut, juckend und brennend, übel riechender Schweiß, Silberschmuck wird schwarz; **M:** Wasseranwendung und Bettwärme verschlechtern, Kratzen bessert Juckreiz, danach tritt jedoch Brennen auf.

Tipp

Pickel- und Aknebehandlung mit Benzoylperoxid

Bei der Verwendung von Präparaten mit dem Wirkstoff Benzoylperoxid gehen Sie am besten »nach Fahrplan« vor:

➤ Zunächst sollten Sie einmal täglich ein nur niedrig konzentriertes Präparat (üblicherweise fünf Prozent) verwenden. Wenn Sie es gut vertragen, können Sie die Anwendung auf zweimal täglich steigern.

➤ Tragen Sie es anfangs immer abends nach dem Waschen auf die Haut auf, später bei zweimaliger Verwendung dann morgens und abends.

➤ Nur Geduld: Der erste Behandlungserfolg wird sich erst nach etwa vier bis zehn Wochen Behandlungsdauer einstellen.

➤ In einigen Fällen kommt es bei empfindlichen Personen zu Überempfindlichkeitsreaktionen. Nebenwirkungen durch Aufnahme der Substanz in den Körper sind aber nicht zu befürchten.

➤ Noch ein praktischer Hinweis: Benzoylperoxid kann manche Kleidungsstücke ausbleichen, also ist Vorsicht angezeigt für Blusen- oder T-Shirt-Kragen, Bettwäsche und Handtücher!

Schüßler-Salze

Hinweise zur Wirkweise und Anwendung der Schüßler-Salze finden Sie auf Seite 268 ff.

- Bei fettiger Haut und Akne Nr. 10: Natrium sulfuricum (Natriumsulfat, Glaubersalz) D6. Zusätzlich können Sie Nr. 9 anwenden: Natrium phosphoricum (Natriumphosphat) D6. Nachts empfiehlt es sich, beide Präparate als Salbe aufzutragen.
- Bei Akne am gesamten Körper Nr. 1: Calcium fluoratum (Kalziumfluorid) D12, auch als Salbe.
- Bei honiggelben Aknepusteln Nr. 9: Natrium phosphoricum (Natriumphosphat) D6.

HAUTENTZÜNDUNGEN BEI PILZBEFALL

Am häufigsten werden Pilzerkrankungen durch den Pilz Candida albicans verursacht. Bei kleinen Kindern bewirkt er eine Mund- und Windeldermatitis (Soor). Die Übertragung bei Erwachsenen erfolgt oft in Bädern oder Saunen. In der Folge kommt es dann an Haut und Nägeln zu gequollenen, weißlichen Auftreibungen, die mitunter brennen und jucken. Die Nägel sind gelblich verdickt und haben Risse. Pilzerkrankungen können sehr hartnäckig sein und immer wiederkehren.

Vorbeugen

Schützen Sie sich durch Vorbeugung: Tragen Sie Socken und Schuhe aus Naturmaterialien, wechseln Sie täglich Strümpfe und Wäsche. Tragen Sie Wäsche, die gekocht werden kann, oder geben Sie bei Wäsche aus anderen Materialien Desinfektionsmittel dazu. Vermeiden Sie Wärmestau und Feuchtigkeit, sorgen Sie dafür, dass die Füße oder gefährdeten Hautpartien immer trocken sind, auch in Falten und Beugen (Zehenzwischenräume!).

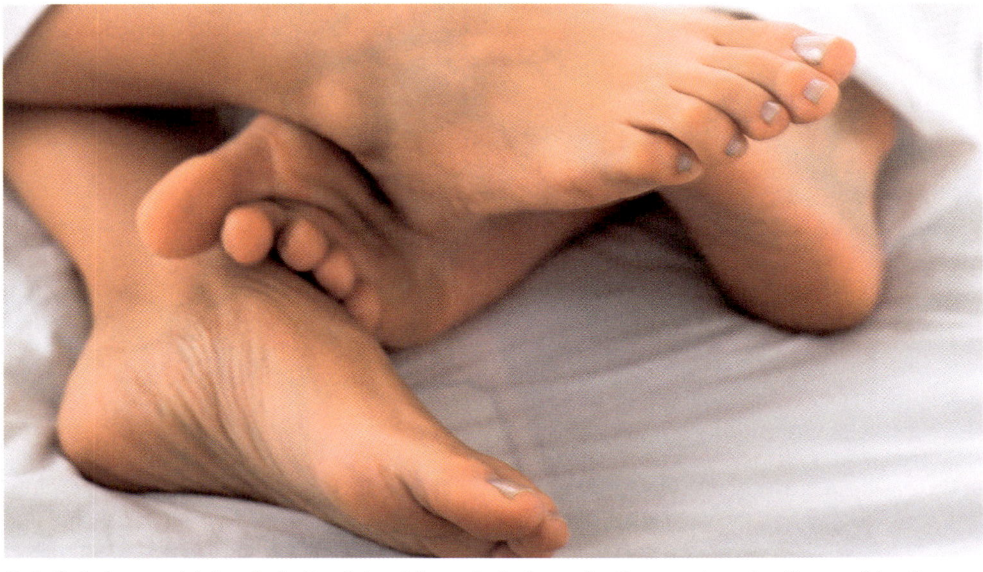

Fußpilz holt man sich häufig in Feuchtbereichen wie Bädern oder Saunen. Am schnellsten erfolgt die Übertragung durch direkten Hautkontakt.

Info

Regeln für die Anti-Pilz-Behandlung

- Beginnen Sie mit der Behandlung, sobald Sie die ersten Anzeichen für eine Hautpilzinfektion – Rötung, Nässen und Schuppen – bemerken.
- Bringen Sie das Antipilzmittel nicht nur auf die direkt betroffene Hautstelle, sondern auch auf die unmittelbare Umgebung auf, da sich auch hier Pilze befinden können.
- Die erwünschte Wirkung erreichen Sie nur, wenn Sie das Mittel regelmäßig aufbringen und die Dosierungsempfehlung Ihres Arztes oder der Packungsbeilage beachten.
- Achten Sie darauf, dass Sie das Mittel lang genug anwenden: Auch wenn die Hauterscheinungen bereits verschwunden sind, sollten Sie die Medikamente noch für mindestens ein bis zwei Wochen weiter benutzen.
- Die Behandlung von Mundsoor ist ein Sonderfall: Die Präparate mit dem Wirkstoff Nystatin schmecken bitter und verursachen gelegentlich Übelkeit, die aber eher auf den Geschmack als auf eine Nebenwirkung zurückzuführen ist. Um erfolgreich wirken zu können, muss eine Suspension mit dem Wirkstoff vier- bis sechsmal am Tag (Säuglinge 0,5–1 Milliliter, Kinder und Erwachsene 1 Milliliter) in den Mund geträufelt oder gesprüht werden. Die Flüssigkeit sollte möglichst lange im Mund bewegt und erst später geschluckt werden, damit sie sich zuvor gleichmäßig in der Mundhöhle verteilen kann.

Der beste Schutz gegen Entzündungen ist ein schlagkräftiges Immunsystem! Dieses unterstützen Sie durch eine ausgewogene Ernährung und eine natürliche Nahrungsergänzung mit Antioxidantien. Die Abwehrkräfte profitieren auch von regelmäßiger Bewegung an der frischen Luft und einem Lebensstil mit Ruhepausen und ausreichend langen Erholungsphasen vom Alltagsstress.

Wie behandeln?

Tritt ein Hautpilz erstmals auf, sollten Sie immer die Ärztin/den Arzt aufsuchen. Sie/er kann die geeignete Creme oder Salbe empfehlen, die für eine völlige Abheilung angewendet werden muss. Wenn Sie häufiger an Pilzinfektionen wie zum Beispiel Fußpilz leiden, können Sie diese auch selbst behandeln. Voraussetzung ist natürlich, dass Sie sicher sind, um welche Erkrankung es sich handelt.

Anwendungen

- Bei Erkrankungen der Nägel sind Bäder mit Kaliumpermanganat hilfreich.
- Fördern Sie die Durchblutung Ihrer Haut mit Salben, Einreibungen, Massagen oder Wasseranwendungen (Seite 243 ff.).

Präparate und Mittel

Die aufgeführten Medikamente sind für die äußerliche Anwendung vorgesehen. In hartnäckigen Fällen muss diese Therapie manchmal durch die Einnahme von Medikamenten in Tablettenform unterstützt werden.

Pflanzliche Mittel

Hier hat sich das Teebaumöl am besten bewährt. Der Geruch wird zwar von manchen Menschen als gewöhnungsbedürftig empfunden, doch ist das Öl hochwirksam und gut verträglich. Sie können es pur auf die betroffenen Stellen auftragen oder einige Tropfen Öl ins Badewasser geben. Teebaumöl eig-

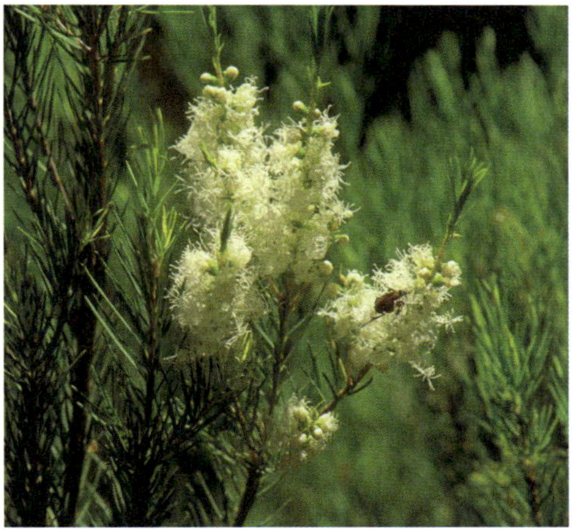

Das Öl der Teebaumpflanze wirkt zuverlässig gegen Erkrankungen an Hautpilz.

net sich zum Aussprühen der Schuhe. Wichtig: Achten Sie darauf, Teebaumöl aus kontrolliertem Anbau zu erwerben.

Chemisch-synthetische Mittel

➤ Kolloidales Silber können Sie einfach auf die betroffenen Stellen aufsprühen. Es ist sehr gut hautverträglich

➤ Nystatin, das auch für die Behandlung von Mundsoor eingesetzt wird, eignet sich gut für die Behandlung von Hautpilzerkrankungen und führt nur selten zu Hautreizungen.

➤ Auch Tolnaftat ist sehr wirksam und dabei gut hautverträglich, besonders für die Behandlung von Fußpilzerkrankungen und Pilzbefall in der Leistengegend. Nicht geeignet bei Nagelpilz.

➤ Clotrimazol, Econazol, Fluconazol, Isoconazol und Miconazol sind ohne Rezept erhältlich und nicht nur gegen Pilze, sondern auch gegen bestimmte Bakterien wirksam. Dies ist besonders wichtig, da gerade bei länger bestehenden Pilzerkrankungen auch Bakterien zusätzlich die Haut entzünden können. All diese Mittel sind sehr gut verträglich. Es gibt sie in praktischen Darreichungsformen: als Cremes und Salben für den Normalfall oder als Pinselungen bei Fußpilz und Mundpilz. Für Nagelpilzerkrankungen gibt es spezielle Nagellackzubereitungen; hier sollten Sie aber besser Ihren Arzt aufsuchen, der Ihnen eigens dafür entwickelte Mittel verschreiben kann.

Homöopathie

Hinweise zur Wirkweise und Anwendung homöopathischer Mittel finden Sie auf Seite 265 ff. Die folgenden Beschwerdebilder sind jeweils nach den Begriffen Leitsymptom (**L**), seelische Verfassung (**S**) sowie mögliche Änderungen (**M**) geordnet.

➤ Acidum nitricum D12 – Tropfen: **L:** Gelbfärbung von Haut und Nägeln, langwieriger Verlauf, übler Geruch; **S:** unzufrieden, depressiv.

➤ Silicea D4, D6, D12 – Tabletten: **L:** entzündliche Veränderungen an Nägeln und Füßen, Fußschweiß vermehrt und übel riechend; **S:** depressiv; **M:** nachts und bei Kälte Verschlimmerung, Besserung im Warmen.

➤ Sepia D12 – Tabletten: **L:** Haut und Nägel befallen, übel riechender Fußschweiß; **S:** reizbar, launisch; **M:** Verschlechterung durch Wasser und im Winter.

Schüßler-Salze

Hinweise zur Wirkweise und Anwendung der Schüßler-Salze finden Sie auf Seite 268 ff.

➤ Zusätzlich zur Anti-Pilz-Therapie: Nr. 6: Kalium sulfuricum (Kaliumsulfat) D6 und Nr. 10: Natrium sulfuricum (Natriumsulfat, Glaubersalz) D6.

➤ Besonders bei Pilzinfektionen von Haut und Nägeln Nr. 1: Calcium fluoratum (Kalziumfluorid) D12, Nr. 6: Kalium sulfuricum (Kaliumsulfat) D6 und Nr. 10: Natrium sulfuricum (Natriumsulfat, Glaubersalz) D6, als Salbe Nr. 1 und Nr. 10.

HAUTVERÄNDERUNGEN DURCH VIRUSINFEKTIONEN

Die Verursacher von Lippenbläschen sind Herpesviren. Diese nisten sich nach einer ersten Infektion (bei der Gürtelrose sind es die Windpocken) in die Nervenzellen ein. Dort können sie Jahre oder Jahrzehnte unbemerkt bleiben.

Erst bei einer Schwächung des Immunsystems, starker Sonnenbestrahlung, Infektionen oder Stress werden sie wieder aktiv und wandern entlang der Nervenbahnen in die Haut- und Schleimhautzellen im Mundwinkel und der Lippen beziehungsweise ringförmig in die Haut im Bereich der Taille (Gürtelrose). Dort vermehren sie sich stark und verursachen Bläschen, Juckreiz, Rötung und Schmerzen. Die Bläschen trocknen nach ein bis zwei Wochen meist von selbst wieder ab und hinterlassen keine Narben.

Vorbeugen

Ein schlagkräftiges Immunsystem ist der beste Schutz gegen Entzündungen! Dieses unterstützen Sie durch eine ausgewogene Ernährung, sowie durch eine natürliche Nahrungsergänzung mit Antioxidantien (siehe Kasten Seite 225). Die Abwehrkräfte stärken Sie auch, indem Sie sich regelmäßig an der frischen Luft bewegen und Erholungspausen in Ihr Tagesprogramm integrieren.

Wie behandeln?

Man kann Herpesinfektionen nicht endgültig heilen, aber versuchen, die Symptome zu lindern. Bei Fieber- oder Lippenbläschen gibt es eine Reihe hilfreicher Maßnahmen, die die Begleiterscheinungen mildern. Auch abwehrsteigernde Mittel sind geeignet. Mit der medikamentösen Behandlung sollten Sie so früh wie möglich (am besten beim ersten Jucken und Brennen) beginnen, um einer weiteren Ausbreitung der Viren zuvorzukommen.

Zum Arzt

Eine durch Herpesviren ausgelöste Gürtelrose ist äußerst schmerzhaft und gehört in ärztliche Behandlung. Sie können jedoch in Absprache mit Ihrer Ärztin/Ihrem Arzt die hier geschilderten abwehrsteigernden Maßnahmen durchführen.

Anwendungen

➤ Bei Anfälligkeit für Fieberbläschen sind zur Vorbeugung langfristig durchgeführte Abhärtungsmaßnahmen in Form von Wasseranwendungen oft sehr erfolgreich (Seite 243 ff.).

➤ Bei einer akuten Infektion sollten Sie kühlende feuchte Auflagen (Umschläge) machen, auch mit Zusätzen von Eichenrindenabkochung (Zubereitung Seite 252), Kamille oder Schafgarbe als fertige Tinkturen oder Teezubereitung (Seite 264).

➤ Verhindern Sie eine Ausbreitung der Infektion innerhalb der Familie: Vermeiden Sie daher, Zahnbürsten, Trinkbehältnisse, Besteck, Handtücher oder Lippenstifte gemeinsam zu benutzen.

Präparate und Mittel

Sowohl die Viren als Verursacher der Krankheit als auch typische Entzündungszeichen wie Schmerzen, Rötung und Schwellung müssen medikamentös behandelt werden. Zusätzliche Medikamente können die Abheilung fördern.

Pflanzliche Mittel

➤ Vorbeugend abwehrsteigernd wirken Fertigpräparate zum Einnehmen aus Rotem Sonnenhut (Echinacin) – allerdings höchstens für einen Zeitraum von acht Wochen, da sonst das Abwehrsystem überstrapaziert wird und eine erhöhte Anfälligkeit die Folge ist.

➤ Salbeitee lindert den Juckreiz (Zubereitung und Dosierung Seite 264).
➤ Melissenextrakte sollen durch das darin enthaltene Citralen gegen die Viren wirken. Verwenden Sie Fertigsalben aus der Apotheke.
➤ Teebaumöl hemmt die Virenvermehrung.

Chemisch-synthetische Mittel

➤ Zu den chemisch-synthetischen Wirkstoffen, die die Vermehrung der Viren verhindern können, zählt Aciclovir. Bei Fieber- und Lippenbläschen reicht meist die lokale Anwendung mit einer Creme, die Behandlung einer Gürtelrose muss der Arzt überwachen.
➤ Auch Präparate mit Zinksulfat in Form von Salben oder Cremes verhindern die Vermehrung der Viren. Dies wird durch gleichzeitige Anwendung von Heparin verstärkt. Eine Kombination soll sehr rasch wirksam sein.

Homöopathie

Hinweise zur Wirkweise und Anwendung homöopathischer Mittel finden Sie auf Seite 265 ff. Die folgenden Beschwerdebilder sind jeweils nach den Begriffen Leitsymptom (**L**), seelische Verfassung (**S**) sowie mögliche Änderungen (**M**) geordnet.
➤ Clematis erecta D6, D12 – Tropfen: **L:** stechende Schmerzen, Bläschen entwickeln sich und platzen auf; **S:** heiter, aktiv, später depressiv; **M:** kaltes Wasser und Bewegung verschlechtern.
➤ Dulcamara D6, D12, D30 – Tropfen: **L:** Herpes vor der Regel; **S:** ruhelos, gereizt; **M:** Bewegung und Wärme verschlechtern.
➤ Mezereum D6, D12 – Tropfen: **L:** Nervenschmerzen, brennender, reißender Schmerz, Juckreiz besonders in Bettwärme, starke Verkrustung mit gelblichem Sekret; **M:** Berührung, feucht-kaltes Wetter verschlechtern.
➤ Thuja D12 – Tropfen: **L:** immer wiederkehrende hartnäckige Herpesinfektionen, häufig zusammen mit Warzen, Bläschen meist gleichzeitig im Mund und an der Zunge, sehr berührungsempfindlich; **S:** depressiv, zerstreut; **M:** Befinden nachts und bei Bettwärme verschlechtert.

Schüßler-Salze

Hinweise zur Wirkweise und Anwendung der Schüßler-Salze finden Sie auf Seite 268 ff.
➤ Bei Bläschen mit gelblich-wässrigem Inhalt Nr. 4: Kalium chloratum (Kaliumchlorid) D6, zum Einnehmen und als Salbe.
➤ Bei Bläschen mit dunkelgelbem Inhalt Nr. 10: Natrium sulfuricum (Natriumsulfat, Glaubersalz) D6, zum Einnehmen und als Salbe.
➤ Bei Bläschen mit dicklich-gelbem Inhalt Nr. 9: Natrium phosphoricum (Natriumphosphat) D6, zum Einnehmen und als Salbe.
➤ Bei Neigung zu häufigem Herpesausschlag und bei Bläschen mit klarem Inhalt Nr. 8: Natrium chloratum (Natriumchlorid, »Kochsalz«) D6, zum Einnehmen und als Salbe.

Info

Warzen

Warzen werden ebenfalls durch Viren verursacht und führen zu Hautwucherungen mit verhornter Oberfläche. Bei nicht fachmännischer Behandlung können sie sich vermehren und ansteckend sein.

Beugen Sie vor, indem Sie in Turnhallen und Schwimmbädern nicht barfuß gehen und Körperkontakt mit Warzenträgern vermeiden. An vorhandenen Warzen nicht kratzen, sonst besteht Übertragungsgefahr auf andere Hautstellen.

Die meisten Warzen lassen sich mit speziellen Lösungen oder Pasten behandeln, die Sie in der Apotheke erhalten. Bei ausbleibendem Heilungserfolg fragen Sie Ihren Arzt.

SONNENBRAND

Sonnenstrahlen auf der Haut sind für einen gesunden Stoffwechsel wichtig, aber es würde durchaus genügen, Gesicht und Handrücken etwa alle zwei Tage kurzfristig der Sonne auszusetzen. Einigen Menschen reicht das nicht. So kommt es immer wieder zu negativen Auswirkungen einer intensiven Sonneneinstrahlung: Sonnenbrand, frühzeitige Faltenbildung und ein erhöhtes Hautkrebsrisiko sind der Preis für knackige Urlaubsbräune.

Mit der Bräune, der vermehrten Bildung des Hautpigments Melanin, versucht die Haut, sich vor zu viel UV-Strahlung zu schützen. Melanin kann die ultraviolette Strahlung aus der Sonne abfangen und verhindern, dass das Unterhautzellgewebe geschädigt wird. Zusätzlich verdickt sich auch noch die Hornschicht der Haut zur so genannten Lichtschwiele, die einen weiteren Sonnenschutz darstellt.

Eine zu intensive Sonnenbestrahlung bewirkt, dass sich in der oberen Hautschicht die oberflächlichen Gefäße erweitern. Typisch bei einem Sonnenbrand ist die scharfe Begrenzung verbrannter Hautstellen zu den durch Kleidung geschützten Partien. Eine lokale schmerzhafte Rötung der Haut, die später meist in eine Bräunung übergeht, entspricht einer Verbrennung ersten Grades. Wenn sich Blasen und offene rote Wundflächen bilden, handelt es sich um eine Verbrennung zweiten Grades (siehe auch Seite 216).

Die Beschwerden eines Sonnenbrands klingen normalerweise nach zwei bis drei Tagen wieder ab, wenn die oberen Hautschichten beginnen, sich in Schuppen und größeren Teilen zu lösen.

Info

Sonnenallergie

Manche Menschen reagieren auf zu starke Sonnenbestrahlung nicht nur mit Sonnenbrand, sondern auch mit allergischen Reaktionen. Bevorzugt im Brust- und Halsbereich treten zur Hautrötung noch juckende Pünktchen und Bläschen auf.

Man nimmt heute an, dass Bestandteile der Sonnenschutzmittel selbst, wie etwa Parfums oder Emulgatoren, an diesen immer häufiger auftretenden Erscheinungen beteiligt sind. Mittlerweile gibt es parfum- und emulgatorfreie Sonnenschutzmittel, die ein ungetrübtes Sonnenbad ermöglichen.

• Vorbeugen

Genießen Sie die Sonne, aber bedecken Sie möglichst viel von Ihrer Haut. Sonnenhüte oder Schirmmützen schützen nicht nur, sie sehen auch flott aus. Halten Sie sich vorwiegend unter Sonnenschirmen auf. Verwenden Sie Sonnenschutzcremes und zur Hautpflege Produkte mit Antioxidantien (Vitamin E, OPC).

• Wie behandeln?

Alles, was die glühende Haut kühlt, tut gut. Wenn der Sonnenbrand stark schmerzt, können Sie entzündungslindernde und schmerzstillende Gele oder Cremes aus der Apotheke auftragen. Diese sind auch bei Sonnenallergie wirksam.

⊕ Zum Arzt

Sie sollten den Arzt zu Rate ziehen, wenn gleichzeitig zu Ihrem Sonnenbrand auch noch hohes Fieber und starke Kopfschmerzen auftreten. Diese Symptome deuten auf einen Hitzschlag oder Sonnenstich hin (erste Hilfe, Seite 211). Das gilt auch, wenn sich schlimme Blasen bilden oder sich die verbrannten Stellen nachträglich infizieren.

Tipp

Sonnenbaden ohne Reue

Menschen mit dunklen Haaren, hellbrauner Haut und überwiegend dunklen Augen vertragen mehr Sonne als solche mit rotblonden Haaren, sehr heller Haut und vielen Sommersprossen. Doch gleichgültig, welcher Typ Sie sind, ungeschützt sollten Sie sich der Sonne nie aussetzen:

- Gewöhnen Sie Ihre Haut langsam an eine intensivere Sonnenbestrahlung. Vermeiden Sie den Aufenthalt in der direkten Sonne zwischen 10 und 15 Uhr. Nun ist die Einstrahlung am intensivsten.
- Denken Sie an eine ausreichende Kopfbedeckung und Kleidung, die möglichst auch Arme und Beine bedecken sollte.
- Wählen Sie unparfümierte Sonnenschutzmittel mit ausgewiesenem Lichtschutzfaktor für UVA- und UVB-Bestrahlung aus der Apotheke. Der Lichtschutzfaktor hilft bei der Berechnung der Zeit, die ohne schädliche Folgen in der Sonne verbracht werden kann. Wird ein Mittel mit dem Lichtschutzfaktor 12 benutzt, kann man sich 12-mal 15 Minuten, also insgesamt drei Stunden, in der Sonne aufhalten.
- Wählen Sie einen Lichtschutzfaktor, der der jeweiligen Sonnenintensität angepasst ist. Je nach Jahres- und Tageszeit – ob Äquatornähe, Hochgebirge oder Meer – unterscheidet sich die Intensität sehr stark. Auch die individuelle Sonnenempfindlichkeit und der Hautzustand (fettig oder trocken) müssen berücksichtigt werden. Vergessen Sie den Lippenschutz nicht, es gibt pflegende Lippenstifte mit Sonnenschutzstoffen.
- Ein Sonnenschutzmittel muss 30 Minuten vor einem Sonnenbad auf die gereinigte Haut aufgetragen und öfter am Tag erneuert werden, auf alle Fälle nach jedem Baden und Abtrocknen. Übrigens: Mehrmaliges Auftragen nacheinander erhöht den Lichtschutzfaktor nicht.

• Anwendungen

➤ Legen Sie über mehrere Stunden kühlende Umschläge mit Wasser, schwarzem Tee, Quark- oder Buttermilchauflagen (Seite 257) auf die verbrannten Hautstellen.

➤ Bei großflächigen Verbrennungen sollten Sie sich in nasse Tücher einhüllen oder ein nasses T-Shirt überziehen.

• Präparate und Mittel

Eine ganze Reihe von pflanzlichen und chemisch-synthetischen Einreibungen kann Juckreiz (Seite 122 f.), Rötungen und Schmerzen lindern helfen.

Pflanzliche Mittel

➤ Pflanzliche Fertigpräparate in Form von Cremes und Gelen zur Anwendung bei Sonnenbrand enthalten Auszüge aus Arnika, Brennnessel, Hamamelisrinde oder Kamille.

Chemisch-synthetische Mittel

➤ Kühlend und abschwellend sind Präparate mit Wirkstoffen, die auch bei Insektenstichen (Seite 123) und allgemeinem Juckreiz (Seite 122 f.) angewendet werden.

➤ Örtlich betäubend und schmerzlindernd wirken Mittel mit Benzocain, Lidocain, Mepivacain, Polidocanol oder Quinisocain.

NEURODERMITIS

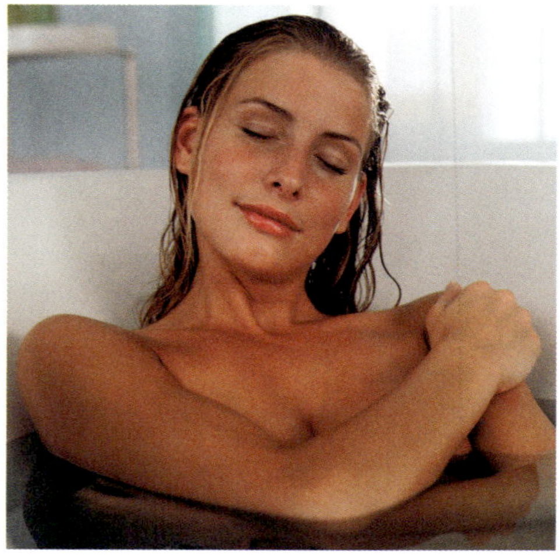

Ölbäder mit Soja, Kamille oder Rosmarinöl lindern den hartnäckigen Juckreiz bei Neurodermitis.

Eine hartnäckige Hauterkrankung bei Kindern, die mit weiter steigender Tendenz inzwischen jedes fünfte Kind betrifft, ist die Neurodermitis. Sie wird auch als atopische Dermatitis oder endogenes Ekzem bezeichnet. Der so genannte Milchschorf ist die Frühform bei Säuglingen: Vom dritten Lebensmonat an werden nässende, später verkrustende Hautrötungen oder Papeln vor allem im Gesicht und am behaarten Kopf beobachtet. Rumpf, Beine und Arme sind eher selten befallen. Das Ekzem juckt sehr stark, die aufgekratzte Haut wird dann oft von Bakterien, Viren und Pilzen infiziert. Wenn der Milchschorf nicht ausheilt, kann er allmählich in eine Neurodermitis übergehen.

Bei Neurodermitis tritt vor allem im Gesicht und in den Gelenkbeugen ein (besonders nachts durch Bettwärme) stark juckendes Ekzem auf. Die Haut ist trocken und schuppig, kann kaum noch Wasser speichern, und der schützende Säurefilm ist vermindert. Betroffene Kinder leiden unter Konzentrationsmangel, seelischen Veränderungen und einem Leistungsknick in der Schule.

Hohe Luftfeuchtigkeit, hoher Staubgehalt der Luft und Heizungsluft verschlechtern die Krankheitserscheinungen, während klare Luft und Sonnenbestrahlung sie mildern können. Die Intensität der Neurodermitis vermindert sich bis zur Pubertät. Bei Erwachsenen ist sie in der Regel geringer ausgeprägt.

Vorbeugen

Mit einem starken Immunsystem sind Sie am besten gefeit gegen Allergien und Neurodermitis! Ihre Immunabwehr unterstützen Sie durch eine ausgewogene Ernährung sowie durch eine natürliche Nahrungsergänzung mit Antioxidantien (siehe Kasten Seite 225). Die Abwehrkräfte danken Ihnen auch für regelmäßige Bewegung an der frischen Luft und einen Lebensstil mit ausreichenden Ruhepausen und Erholung von der Reizüberflutung. Hilfreich bei Neurodermitis kann die längerfristige Einnahme von Fertigpräparaten mit Nachtkerzenöl sein. Sie enthalten sehr viel Gamma-Linolen-Säure, einem wichtigen Schutzstoff der Haut.

Wie behandeln?

Der Verdacht auf Neurodermitis ist immer ein Anlass für einen Arztbesuch. Die Ärztin/der Arzt wird mit Ihnen über die auf Sie individuell abgestimmte Behandlung sprechen und begleitende Maßnahmen vorschlagen.

Daneben gibt es eine ganze Reihe von Möglichkeiten, wie Sie Ihre Beschwerden lindern können. Nachstehend finden Sie einige Vorschläge; probieren Sie aus, welche Methoden am besten bei Ihnen ansprechen. Neurodermitis kann sehr belastend sein. Rat und Unterstützung sowie viele nützliche Informationen erhalten Sie auch über Selbsthilfegruppen (Adressen Seite 280 f.).

Anwendungen

➤ Sorgen Sie für eine eiweißarme Ernährung. Auch wenn's schwer fällt, auf Süßigkeiten muss verzichtet werden. Oft sind Nahrungsmittelallergien der Auslöser der Neurodermitis. Daher sollten Sie zusammen mit Ihrer Ärztin/Ihrem Arzt versuchen herauszufinden, ob und welche Nahrungsmittel bei Ihrem Kind die Erkrankung auslösen und diese in Zukunft meiden.

➤ Lassen Sie Ihr Kind überwiegend Kleidung aus biologisch angebauter reiner Baumwolle tragen, die nicht mit allergisierenden Farbstoffen oder Appreturen behandelt wurde. Vor dem ersten Tragen gründlich waschen! Wolle und Pelze sind tabu, sie irritieren die Haut zusätzlich.

➤ Verwenden Sie für die Hautpflege parfümfreie synthetische Waschstücke (Syndets), die einen leicht sauren pH-Wert haben. Dennoch sollten Sie auch die Syndets so wenig wie möglich verwenden, um eine zusätzliche Hautreizung zu vermeiden.

➤ Starken Juckreiz lindern Ölbäder mit Kamille oder Rosmarinöl bei 34 bis 36 °C. Sie sollten nicht länger als zehn Minuten dauern, da sonst die Haut zu stark belastet wird. Hinterher nicht abtrocknen, sondern den Ölfilm am Körper trocknen lassen.

➤ Ebenfalls juckreizstillend sind Bäder mit Milch oder Molke, auch mit schwarzem Tee (1 Liter starker Tee auf eine Wannenfüllung) oder Haferstrohsud (für ein Vollbad 100 Gramm Haferstroh aus der Apotheke mit 1 Liter Wasser 15 Minuten aufkochen, dann abseihen).

➤ Verzichten Sie auf heiße Bäder; kühle Duschen sind angenehmer. Abhärtung bringen kalte Waschungen und Güsse (Seite 248 ff.).

➤ Nässt ein Ekzem sehr stark, können Sie eine Eichenrindenabkochung herstellen und den Sud (Rezept Seite 252) für Auflagen oder Umschläge verwenden.

➤ Heilerdeauflagen oder -wickel, Schwarzteeumschläge (ein Leinentuch mit starkem schwarzem Tee tränken) und Solebäder (zur richtigen Dosierung die Packungsanweisung beachten) helfen gut bei einem stark nässendem Ekzem.

Im Anschluss daran muss die Haut mit wirkstofffreien Basiscremes oder Öl-in-Wasser-Emulsionen eingefettet werden. Bei trockener Haut sollten Sie Fette, Cremes und Salben, bei nässender oder stark überwärmter Haut feuchte Präparate verwenden.

➤ Sport im Freien oder ein Strandaufenthalt am Meer kann oft zur Gesundung der Haut beitragen.

Präparate und Mittel

Es gibt keine Medikamente, die eine Neurodermitis heilen können. Sie sind lediglich in der Lage, den Juckreiz zu lindern. Hier eine Auswahl der am häufigsten zur Selbstbehandlung eingesetzten Mittel.

Pflanzliche Mittel

➤ Hilfe aus dem Pflanzenreich bieten Tees aus Stiefmütterchenkraut oder Walnussblättern (Zubereitung und Dosierung Seite 264).

➤ Bei Neurodermitis hat sich ein juckreizmilderndes und pflegendes Körperöl bewährt. Geben Sie in eine Basismischung aus 30 Milliliter Jojobaöl und 70 Milliliter Johanniskrautöl jeweils

5 Tropfen Teebaumöl
3 Tropfen Kamillenöl
2 Tropfen Melissenöl
1 Tropfen Rosenöl

Reiben Sie mit dieser Ölmischung den Körper ein- bis zweimal täglich sanft ein.

➤ Bei einem trockenen, chronischen Ekzem hilft Birkenholzteer. Ihr Apotheker berät Sie über geeignete Präparate.

➤ Bei starkem Juckreiz eignen sich Zubereitungen aus Bittersüß zur Einnahme.

Chemisch-synthetische Mittel

➤ Zur medizinischen Pflege von trockener Haut werden harnstoffhaltige Emulsionen, Lotionen oder Cremes empfohlen, da Harnstoff eine der besten feuchtigkeitsspeichernden Substanzen ist.

Homöopathie

Hinweise zur Wirkweise und Anwendung homöopathischer Mittel finden Sie auf Seite 265 ff. Die folgenden Beschwerdebilder sind jeweils nach den Begriffen Leitsymptom (**L**), seelische Verfassung (**S**) sowie mögliche Änderungen (**M**) geordnet.

➤ Natrium tetraboracicum D6 – Tabletten: **L:** Säuglingsekzem, Veranlagung zu eitrigen Hautveränderungen und Hautrissen im Mundwinkel; **S:** übellaunig, geräuschempfindlich, ängstlich; **M:** Verschlimmerung bei nasskaltem Wetter.

➤ Nerium oleander D6, D12 – Tropfen: **L:** nässendes Ekzem mit Juckreiz, vor allem im Kopfbereich (auch im Gehörgang); **S:** unruhig, reizbar, schlaflos.

➤ Petroleum D6, D12 – Tropfen: **L:** trockene, rissige Haut, oft blutend, brennende Schmerzen; **S:** schreckhaft, aufbrausend; **M:** Kälte verschlechtert, Wärme bessert.

SCHUPPENFLECHTE

Die Schuppenflechte oder Psoriasis ist eine relativ häufige, nicht ansteckende Hauterkrankung, von der etwa drei Millionen Menschen allein in Deutschland betroffen sind. Plötzlich treten vor allem an den Ellenbogen, den Knien und der Kopfhaut rote Flecken auf, die sich bald mit glänzenden, nicht juckenden Schuppen überziehen. Bisweilen sind die Fingernägel befallen, die sich verdicken und verfärben; etwa 20 Prozent der Betroffenen leiden zudem an Gelenkbeschwerden (Seite 114). Die Erkrankung ist wegen des unschönen Aussehens eine starke seelische Belastung für die Betroffenen.

Die Entstehungsursachen sind nicht genau bekannt. Häufig bricht die Erkrankung im Herbst und Winter oder nach Hautverletzungen, Sonnenbrand, übermäßigem Alkoholgenuss oder psychischen Belastungen aus. Sie verläuft in akuten Schüben, in denen sie sich innerhalb kurzer Zeit stark verschlimmert. Anschließend geht sie in ein chronisches Stadium über, in dem die Symptome weniger stark ausgeprägt sind oder bei einigen Betroffenen auch ganz verschwinden.

• Wie behandeln?

Psoriasis kann nur selten geheilt werden. Hilfreich ist eine ausreichende Aufnahme von Vitalstoffen, insbesondere Antioxidantien (Seite 225). Eine Behandlung zielt darauf ab, die Begleiterscheinungen weitgehend zu lindern. Dem Arzt stehen dafür moderne Arzneimittel zur Verfügung. Wenn Sie darüber hinaus Rat oder Information suchen, sollten Sie sich an eine Selbsthilfegruppe wenden (Adressen Seite 280 f.).

• Anwendungen

➤ Stellen Sie Ihre Ernährung auf Vollwertkost mit hohem Rohkostanteil um. Tierisches Eiweiß, vor allem Schweinefleisch, reduzieren.

➤ Lindern können ansteigende Teilbäder der betroffenen Gliedmaßen (Temperatur siehe ansteigende Halbbäder, Seite 245), kalte Waschungen (Seite 249 f.), Güsse (Seite 249 ff.), Wickel (Seite 253 ff.) und Saunabesuche.

➤ Schuppenablösend wirken Salz-, Schwefel- und Seifenbäder oder rückfettende medizinische Ölbäder, oft mit Teerzusätzen (Dosierung nach Packungsbeilage). Haferstroh- und

Kleiebäder sowie Heilerdeauflagen (Seite 257) lindern den Juckreiz.

➤ Treiben Sie viel Sport an frischer Luft. Ab März sollten Sie regelmäßig längere Sonnenbäder nehmen (siehe Kasten »Sonnenbaden ohne Reue«, Seite 137).

Präparate und Mittel

Bei akuter Erkrankung müssen Sie sich vom Arzt stärkere Mittel verschreiben lassen. Im chronischen Stadium sind nachfolgende Medikamente als Begleitmaßnahme erlaubt.

Pflanzliche Mittel

➤ Zur inneren Unterstützung eignen sich pflanzliche Fertigpräparate aus Sarsaparillawurzel.

➤ Äußerlich kann eine Salbe aus Mahonia aquifolium helfen, da sie Entzündungen vorbeugen kann.

Chemisch-synthetische Mittel

➤ Zum Ablösen der Schuppen sind Salben und Cremes mit Salicylsäure, Harnstoff sowie teerhaltige Präparate geeignet.

HAUTKNOTEN

Hautknoten sind Gewebsvermehrungen oder Zellanhäufungen im Bereich der Haut, die von verschiedenen Geweben ausgehen können. Zu den gutartigen Hautveränderungen zählen das Muttermal und die so genannten Fibrome und Lipome.

➤ Häufig treten Leberflecke und Muttermale auf, die von Pigmentzellen gebildet werden und verschiedene Formen und Farben aufweisen können. Diese Flecken können flach im Hautniveau liegen, warzenähnlich hervorragen oder behaart sein. Leberflecke sind gutartig, trotzdem sollten Sie regelmäßig darauf achten, ob sie sich in Größe oder Farbe verändern.

➤ Gutartige Wucherungen des Bindegewebes heißen Fibrome. Sie kommen in unterschiedlicher Größe vor und lassen sich als abgegrenzte, feste Knoten tasten.

➤ Ausgehend vom Fettgewebe der Haut entstehen Lipome. Sie sind weich, verschiebbar und gutartig.

➤ Bösartige Hautgeschwülste sind das Basaliom, das Spinaliom und das maligne Melanom (schwarzer Krebs). Diese Hautkrebsarten entstehen fast immer auf vorgeschädigter Haut, zum Beispiel durch häufigen Sonnenbrand oder wenn regelmäßig Kontakt mit großen Mengen krebserzeugender Substanzen wie Ruß, Teer und Pech bestanden hat.

➤ Das Basaliom ist ein langsam wachsender Tumor, der am häufigsten im Gesicht auftritt. Er kann an der Oberfläche geschwürig zerfallen. Diese Krebsart bildet keine Tochtergeschwülste und kann durch operative Entfernung oder Strahlentherapie sehr gut behandelt werden.

➤ Ein Spinaliom zeigt sich als bräunlicher harter Knoten, der auch bei Berührung nicht schmerzt. Später entwickelt sich ein Geschwür mit einem sehr harten Rand. Diese Geschwulst entsteht oft bei starker Verwitterung der Haut (Seemann, Landwirt), auf Narbengewebe nach Verbrennungen oder Strahlenschäden sowie auf chronisch entzündeter Haut. Spinaliome finden sich häufig im Gesicht im Bereich der Lippen, des Kinns, des Mundes sowie um die Augen herum, an der Zunge, am Penis und an den Schamlippen. Sie bilden rasch Tochtergeschwülste und müssen frühzeitig entdeckt und behandelt werden.

➤ Der schwarze Hautkrebs (Melanom) ist die bösartigste Hauterkrankung. Die ersten Hinweise auf eine mögliche Erkrankung sind

Muttermale, Leberflecken oder Warzen, die plötzlich mit unregelmäßigem Rand größer werden, leicht bluten und jucken oder nässen. Die Häufigkeit dieses Tumors hat als Folge des verstärkten Sonnenkultes zugenommen.

Wie behandeln?

Hier gibt es nur eines: Vorbeugen! Vermeiden Sie häufige Sonnenbestrahlung, oder schützen Sie sich entsprechend (siehe Kasten »Sonnenbaden ohne Reue«, Seite 137). Wenn Sie sichergehen wollen, fertigen Sie eine Fleckenskizze Ihres Körpers an oder – noch besser – lassen Sie in regelmäßigen Abständen Ihren Körper fotografieren. So können Sie feststellen, ob Flecken sich verändern.

Zum Arzt

Wenn Sie auf Ihrer Haut Veränderungen feststellen, die Sie sich nicht erklären können, sollten Sie in jedem Fall sofort Ihre Ärztin/Ihren Arzt aufsuchen. Nur sie/er kann feststellen, ob es sich um gutartige oder bösartige Hautknoten handelt. Sie/er wird dann gegebenenfalls die notwendigen Behandlungsschritte einleiten.

HAARAUSFALL

Normalerweise verliert der Mensch täglich etwa 30 bis 100 Haare, die aber aus der gleichen Haarwurzel wieder nachwachsen. Erst mit zunehmendem Alter wird die Kopfbehaarung etwas schütter. Männer neigen zu verstärktem Haarausfall an der Stirn-Haar-Grenze, der bis zur Glatzenbildung führen kann. Oft bleibt ein Haarkranz am Hinterkopf bestehen. Frauen sind oft in Zeiten hormoneller Umstellungen (nach einer Entbindung, in den Wechseljahren) von vermehrtem Haarausfall betroffen, der sich oft von selbst reguliert.

Neben diesen natürlichen Verlusten gibt es noch andere Formen, etwa den möglicherweise stressbedingten kreisrunden Haarausfall (Alopecia areata). Dabei treten an verschiedenen Stellen der Kopfhaut runde kahle Stellen auf, die sich vergrößern können. Bisweilen entsteht daraus eine Glatze; die Haare können aber auch wieder nachwachsen.

Wie behandeln?

Versuchen Sie zunächst selbst, mögliche Ursachen des Haarausfalls zu erkennen. Manche lassen sich abstellen: Vielleicht vertragen Sie die derzeitigen Pflegeprodukte nicht, oder das Haar reagiert auf langjährige Überbeanspruchung durch Färben oder Dauerwelle.

Achten Sie auf eine schonende Reinigung und eine Gesundung der Kopfhaut. Eine ausgewogene Vitamin-, Mineral- und Vitalstoffversorgung (Seite 232 ff.) wirkt unterstützend und fördert den normalen gesunden Haarwuchs. Wundermitteln mit wortreichen Versprechungen sollten Sie eher misstrauisch begegnen.

Zum Arzt

Wenn Sie sich Ihren verstärkten Haarausfall nicht erklären, kann Ihre Ärztin/Ihr Arzt durch ein so genanntes Trichogramm, eine Zählung und mikroskopische Untersuchung der ausgefallenen Haare, mehr über die Ursachen herausfinden.

Rat und Unterstützung in schweren Fällen bieten außerdem Selbsthilfegruppen (Adressen Seite 280 f.).

Anwendungen

Alle Maßnahmen, die die Durchblutung der Kopfhaut fördern, wirken sich positiv auf das Haarwachstum aus.

➤ Geeignet sind Güsse (Seite 249 ff.), Wassertreten (Seite 251) oder Haarwechselduschen: Morgens und abends die Kopfhaut abwechselnd kalt und warm abduschen, mit kaltem Wasser aufhören und fest trockenrubbeln. Waschen Sie Ihre Haare nie zu heiß.

➤ Versuchen Sie es mit täglichen Einreibungen der Kopfhaut mit frisch gepresstem Brennnessel- oder Birkensaft oder mit Rosmarin-Haarwasser (Apotheke).

➤ Manchmal liegt bei Frauen Eisenmangel vor, der sich durch Medikamente ausgleichen lässt. Auf der sicheren Seite sind Sie, wenn Sie die für einen reibungslosen Stoffwechsel notwendigen Nähr- und Vitalstoffe als Nahrungsergänzung einnehmen. Geeignet sind Kombinationsprodukte aus natürlichen Quellen.

• Präparate und Mittel

Sie können versuchen, den Haarausfall mit pflanzlichen oder homöopathischen Mitteln zu behandeln. Haben Sie Geduld, und verwenden Sie die Medikamente über einen längeren Zeitraum kurmäßig; rasche Erfolge werden sich nicht einstellen.

Pflanzliche Mittel

➤ Trinken Sie Brennnessel- oder Zinnkrauttee, beide enthalten viel Kieselsäure (Zubereitung und Dosierung Seite 264).

➤ Nachtkerzenölkapseln wirken ebenfalls aktivierend auf körperliche Zellfunktionen.

Homöopathie

Hinweise zur Wirkweise und Anwendung homöopathischer Mittel finden Sie auf Seite 265 ff. Die folgenden Beschwerdebilder sind jeweils nach den Begriffen Leitsymptom (**L**), seelische Verfassung (**S**) sowie mögliche Änderungen (**M**) geordnet.

Mittel, die bei diffusem Haarausfall helfen:

➤ Alumina D6, D12, D30 – Tropfen: **L:** sehr trockene, schuppende Kopfhaut, Juckreiz mit Taubheitsgefühl der Kopfhaut, kälteempfindlich; **S:** ängstlich, missmutig, innere Hast.

➤ Arsenicum album D6, D12, D30 – Tabletten: **L:** empfindliche Kopfhaut, sogar Kämmen tut weh, juckend und brennend, besonders nachts, Schwäche, sehr verfroren; **S:** Unruhe, Ängstlichkeit.

➤ Graphites D6, D12, D30 – Tabletten: **L:** heftiges Jucken, nässend, übel riechend, frostig, Neigung zu Übergewicht, viele Schuppen; **S:** phlegmatisch, traurig, weinerlich.

➤ Phosphorus D6, D12, D30 – Tropfen: **L:** große Erschöpfung, büschelweise händevoller Haarausfall, wenige, glänzende, dünne Haare; **S:** nervös, erregt, schreckhaft.

➤ Sulfur D6, D12, D30 – Tabletten: **L:** fettig-schmutzige Haut, diverse Ausschläge und Hautdefekte im Kopfbereich, juckend, brennend, durch Kratzen nicht besser, struppiges, glanzloses Haar; **S:** mürrisch, vergesslich.

➤ Thallium sulfuricum D6, D12, D30 – Tabletten: **L:** Haarausfall als Folge von Nervenschmerzen.

Einen kreisförmigen Haarausfall (Alopecia areata) zu behandeln, ist sehr schwierig und erfordert Erfahrung und Geduld. Versuchen Sie folgendes Mittel, es hat sich bewährt:

➤ Acidum fluoricum D6, D12, D30 – Tropfen: **L:** Kopfhaut dünn und pergamentartig, saurer, übel riechender Schweiß, Druckgefühl in den Schläfen; **S:** ängstlich, unruhig, gereizt; **M:** Wärme verschlechtert.

Schüßler-Salze

Hinweise zur Wirkweise und Anwendung der Schüßler-Salze finden Sie auf Seite 268 ff.

➤ Allgemein Nr. 11: Silicea (Siliziumdioxid, Kieselerde) D12.

➤ Bei kreisrundem Haarausfall Nr. 5: Kalium phosphoricum (Kaliumphosphat) D6.

➤ Bei Haarausfall nach Impfungen oder Medikamenteneinnahme Nr. 4: Kalium chloratum (Kaliumchlorid) D6.

Erkrankungen der Harnwege

Die Harnwege schließen sich unmittelbar an die Nieren an mit den zwei zur Harnblase führenden Harnleitern, der Harnblase und der Harnröhre. In diesem Kapitel werden die häufigsten Beschwerden dieses Organsystems besprochen.

Wegweiser bei Erkrankungen der Harnwege

Sollten Ihre Beschwerden hier nicht aufgeführt sein, schlagen Sie bitte im Register (Seite 282 ff.) nach.

Vorbeugen

Die Nieren sind Hochleistungsorgane unseres Organismus. Sie müssen so funktionsfähig sein, damit sie schädliche Stoffe ausscheiden und lebenswichtige Substanzen zurückhalten können. Um lebenslang gut zu funktionieren, benötigen sie eine ausreichende Versorgung mit Nähr- und Vitalstoffen. Diese erhalten sie durch eine möglichst natürliche, der Saison und Region angepasste Ernährung mit frischen Zutaten.

Ganz wichtig ist es, dass Sie sich nach der Qualität Ihres Trinkwassers erkundigen. Aus dem Wasserhahn kommt nicht zwangsläufig gesundes Wasser. Die enthaltenen Rückstände (Kupfer, Blei, Kalk, Arsen, Insektizide, Pestizide, Arzneimittelrückstände usw.) sind regional unterschiedlich. Wenn Sie diese nicht selbst durch geeignete Anlagen herausfiltern, agieren Ihre Nieren als Filter.

Jeder weiß, dass er viel trinken soll. Aber welche Getränke sind geeignet, und worauf sollte man besser verzichten? Wie kann man kostengünstig sauberes Wasser zu Hause beziehen? Fragen Sie einen Präventologen, er kann Sie beraten (Adressen Seite 280 f.).

STÖRUNGEN BEIM WASSERLASSEN

Störungen beim Wasserlassen entstehen durch Blasenentzündungen, eine Reizblase oder bei Männern durch eine vergrößerte Vorsteherdrüse.

Besonders Frauen sind häufig von einer Blasenentzündung betroffen. Die Ursache ist in der weiblichen Anatomie begründet, da die Harnröhre bei Frauen kürzer ist als bei Männern. Bakterien können so viel leichter in die Blase gelangen und sich in der Blasenschleimhaut festsetzen und vermehren. Ausgelöst wird dieser Vorgang meist durch eine Erkältung oder Unterkühlung, etwa durch langes Sitzen auf kaltem Untergrund oder einfach durch zu dünne Kleidung. Die Betroffenen spüren (vor allem nachts) häufigen Harndrang mit Brennen und Stechen beim Wasserlassen.

Trotz des häufigen Harndrangs – daher auch die Bezeichnung Reizblase – werden nur geringe Mengen Urin ausgeschieden, der oft trüb ist. Obwohl die Erkrankung an sich nicht gefährlich ist, sollte sie schnellstmöglich ausgeheilt werden, um der Entstehung einer chronisch schwachen Blase (Inkontinenz) vorzubeugen oder aufsteigende Infektionen zu vermeiden, die dann auf die Nieren übergreifen könnten.

• Vorbeugen

Wenn Sie häufig von Blaseninfekten geplagt sind, sollten Sie einige Vorsichtsmaßnahmen beachten:

➤ Trinken Sie ausreichend viel, mindestens zwei bis drei Liter am Tag. So wird die Blase gut durchgespült und den Bakterien das Einnisten in Harnröhre oder Blase erschwert.

➤ Verkneifen Sie sich nicht zu lange den Gang zur Toilette. Durch eine starke Blasenfüllung wird die Abwehr gegen Bakterien geschwächt.

➤ Vermeiden Sie kühle Steine oder den Fußboden als Sitzgelegenheit. Wechseln Sie nach dem Baden die nasse Bekleidung gegen trockene Sachen aus, auch wenn Sie in der Sonne liegen.

• Wie behandeln?

Die Behandlung besteht in erster Linie in einer Durchspülung der Blase, mit der die Bakterien aus den Harnwegen hinausgeschwemmt werden. Besonders geeignet für solch einen »Wasserstoß« sind gefilterte und damit schadstofffreie Wasser (siehe auch das Kapitel »Gesunde Ernährung«, Seite 222 ff.), hoch qualitative Mineralwässer und möglichst saure Säfte oder Heilkräutertees.

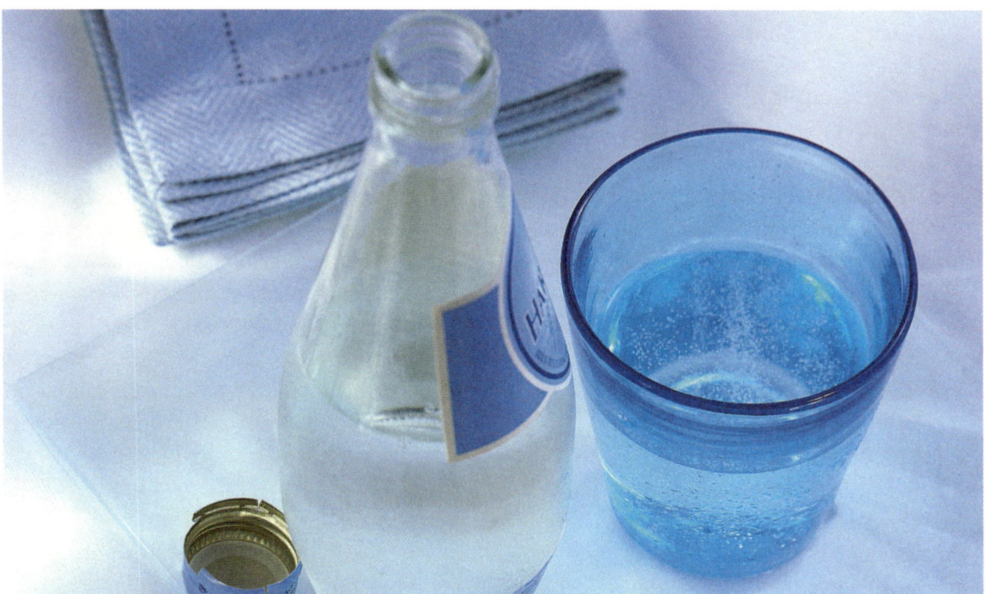

Wasser ist unser Lebenselixier! Zwei bis drei Liter Flüssigkeit am Tag sollten Sie trinken, am besten stilles Mineralwasser oder Kräutertee. Damit werden Nieren und Blase gut durchgespült, und Bakterien erhalten keine Chance, sich in der Harnröhre oder Blase einzunisten.

Zum Arzt

Ein Arztbesuch wird notwendig, wenn sich Ihre Beschwerden innerhalb von drei bis vier Tagen nicht gebessert haben, Blut im Urin auftaucht, das Wasserlassen sehr schmerzhaft ist oder Fieber und/oder Schmerzen in der Nierengegend auftreten.

Anwendungen

➤ Als sehr wohltuend schmerz- und reizlindernd erweisen sich Wärmeanwendungen: ansteigende Fußbäder (Seite 246) und Sitzbäder (Seite 248) oder Kamillen- und Heublumenwickel (Seite 254 f.) sowie feuchtheiße Auflagen (Seite 257 ff.) auf dem Unterbauch. Halten Sie die untere Körperhälfte immer gut warm. Vielleicht bessert auch ein Saunabesuch Ihre Beschwerden.

➤ Essen Sie täglich mindestens einen Esslöffel Kürbiskerne, sie schmecken im Müsli, im Salat oder einfach so. Die Beschwerden einer Reizblase können damit abklingen.

Präparate und Mittel

Bei Harnwegsinfektionen können Sie unterstützend zu einer vom Arzt verordneten Antibiotikabehandlung, aber auch zur Vorbeugung vor Rückfällen, pflanzliche und chemisch-synthetische Arzneimittel einnehmen. Eine Blasenentzündung lässt sich besonders im Anfangsstadium gut mit natürlichen Mitteln behandeln. Sie helfen, die Bakterien auszuspülen.

Pflanzliche Mittel

Pflanzliche Präparate wirken nicht nur aus- und durchspülend, sondern auch leicht desinfizierend. Verwendet werden hier vor allem Ackerschachtelhalm, Bärentraube, Birke, Brennnessel, Goldrute, Kapuzinerkresse, Hauhechel und Wacholder (Wacholderpräparate nicht während der Schwangerschaft einnehmen).

➤ Die sinnvollste Anwendungsform sind Tees, da Sie mit ihnen auch gleich die nötige Flüssigkeitsmenge zu sich nehmen (Zubereitung und Dosierung Seite 264). Extraktpräparate in Tabletten- oder Tropfenform müssen mit genügend Flüssigkeit eingenommen werden: Sie sollten viel trinken, bis zu zwei Liter täglich.

➤ Probieren Sie diese Teemischungen bei Harnwegsinfekten:

25 Teile Birkenblätter
45 Teile Bärentraubenblätter
30 Teile Süßholzwurzel
oder auch:
20 Teile Birkenblätter
20 Teile Queckenwurzelstock
20 Teile Riesengoldrutenkraut
20 Teile Hauhechelwurzel
20 Teile Süßholzwurzel
Zubereitung und Dosierung Seite 264.

➤ Bei einer Reizblase kommt es zu schmerzhaften und krampfartigen Entleerungen. Oft geht auch zwischendurch unwillkürlich etwas Urin ab. Geeignete pflanzliche Arzneimittel sind in diesen Fällen: Kürbiskerne, die den Stoffwechsel der Blasenmuskulatur positiv beeinflussen, Kava-Kava (Rauschpfeffer) und Hopfen wegen der seelisch ausgleichenden Komponente, Goldrutenkraut wegen der krampflösenden sowie Johanniskraut wegen der beruhigenden Wirkung.

Fertigpräparate (aus der Apotheke oder dem Reformhaus) mit Schachtelhalmkraut und Bärentraubenblättern fördern die Durchspülung und wirken antibakteriell.

Chemisch-synthetische Mittel

➤ Chemisch-synthetische Medikamente mit Kalium- und Natrium-Verbindungen, Methionin oder Nicotinamid wirken nach demselben Prinzip wie pflanzliche Präparate, also durchspülend und desinfizierend bei Blasenentzündung.

➤ Für die Selbstmedikation einer Reizblase sind krampflösende Mittel wie Butylscopolamin oder Flavoxat geeignet. Sie beruhigen das vegetative Nervensystem, wirken krampflösend und setzen die Erregbarkeit des Blasenmuskels herab. Befragen Sie hierzu Ihren Apotheker, der Ihnen entsprechende Präparate empfehlen kann.

Homöopathie

Hinweise zur Wirkweise und Anwendung homöopathischer Mittel finden Sie auf Seite 265 ff. Die folgenden Beschwerdebilder sind jeweils nach den Begriffen Leitsymptom (**L**), seelische Verfassung (**S**) sowie mögliche Änderungen (**M**) geordnet.

➤ Dulcamara D2, D3, D4 – Tabletten: **L:** schmerzende Harnröhre beim Wasserlassen, bei chronischer Reizblase, trüber Harn, Folge von nasskalter Witterung, Durchnässung; **M:** Wärme bessert.

➤ Thuja occidentalis D3, D4, D6 – Tropfen: **L:** Harndrang, Gefühl, als ob nach dem Wasserlassen etwas in der Harnröhre zurückbleibt, langes Nachtröpfeln, unwillkürlicher Abgang, allgemeine Frostigkeit, starker Kopf- und Halsschweiß; **M:** Nässe und Kälte verschlechtern, Wärme bessert.

Schüßler-Salze

Hinweise zur Wirkweise und Anwendung der Schüßler-Salze finden Sie auf Seite 268 ff.

➤ Zu Beginn bei entzündlichen Blasenbeschwerden Nr. 1: Calcium fluoratum (Kalziumfluorid) D12, alle paar Minuten eine Tablette; bei starken Beschwerden im Wechsel mit Nr. 3: Ferrum phosphoricum (Eisenphosphat) D12, alle paar Minuten je eine Tablette.

PROSTATABESCHWERDEN

Nahezu jeder ältere Mann erlebt eine Vergrößerung der Vorsteherdrüse (Prostata). Dieses sich unterhalb der Harnblase befindliche, die Harnröhre ringförmig umschließende Organ produziert ein Sekret für die Beweglichkeit der Samenfäden. Ab dem 40. Lebensjahr beginnt die Vorsteherdrüse aufgrund hormoneller Veränderungen zu wachsen. Dadurch kann es zu Störungen kommen, denn die sich vergrößernde Prostata engt die Harnröhre ein und erschwert so den Urinabgang aus der Blase. Die Folge ist eine Verzögerung beim Wasserlassen, der Harn tröpfelt nur. Bei sehr starkem Wachstum ist der Abfluss fast nicht mehr möglich, und es entsteht ein Rückstau in der Blase.

Der Betroffene hat das unangenehme Gefühl einer nicht vollkommen entleerten Blase oder dauernden Harndrangs. Der Rückstau wiederum erhöht die Infektionsgefahr.

Die Prostatavergrößerung tritt in verschiedenen Stadien auf:

➤ Stadium 1: erschwertes Wasserlassen, abgeschwächter Harnstrahl sowie nächtlicher Harndrang;

➤ Stadium 2: schmerzhafter Harndrang, Restharnbildung, tropfenweiser Urinverlust;

➤ Stadium 3: Überlaufblase (unwillkürlicher Harnabgang), Harnsperre, durch den Rückstau Nierenschädigung.

Wie behandeln?

Sie sollten in jedem Fall eine Ärztin/einen Arzt aufsuchen, um festzustellen, ob Ihre Beschwerden tatsächlich auf eine Vergrößerung der Prostata zurückzuführen sind und wenn ja, in welchem Stadium sich die Erkrankung befindet. Nur so kann auch eine wirksame Behandlung eingeleitet werden. In frühen Stadien können Medikamente die Beschwerden bessern. In einem späteren Stadium ist ein chirurgischer Eingriff zur Entfernung des wuchernden Gewebes manchmal die einzige Möglichkeit, um Komplikationen zu verhindern. Sprechen Sie mit einem Facharzt, der Sie mit allen schonenden Operationsmethoden vertraut machen wird.

Anwendungen

➤ In frühen Stadien einer Prostatavergrößerung können Wasseranwendungen Linderung verschaffen: ansteigende Fußbäder (Seite 246) oder Sitz- und Halbbäder (Seite 245, 247) mit Heilkräuterzusätzen von Kamille, Heublumen oder Zinnkraut.

➤ Entkrampfend und beruhigend wirken warme Auflagen mit Peloiden oder Heublumen auf die Blasengegend (Seite 257 f.).

➤ Wichtig ist, immer auf eine geregelte und vollständige Blasenentleerung zu achten.

Präparate und Mittel

Eine medikamentöse Behandlung mit pflanzlichen oder chemisch-synthetischen Präparaten zum Einnehmen ist nur in frühen Stadien möglich, wenn noch keine Schädigungen an der Blase oder Niere aufgetreten sind. In einigen Fällen können Hormonpräparate hilfreich sein, neuerdings gibt es besser verträgliche Mittel, die die Prostata entspannen (so genannte Alpha-Rezeptorenblocker). Sie müssen vom Arzt verordnet werden.

Pflanzliche Mittel

➤ Es gibt viele wirksame pflanzliche Prostatamittel aus Kürbiskernen, Sägepalmfrüchten, Brennnesselwurzeln oder Blütenpollen. Sie können das Prostatawachstum eindämmen und damit eine Verschlechterung der begleitenden Symptome verhindern, sie sogar wesentlich verbessern. Störungen und Schmerzen beim Wasserlassen, Restharnbildung und dauernder Harndrang können vielfach damit sogar beseitigt werden. Diese Präparate müssen kurmäßig über einen längeren Zeitraum eingenommen werden. Sie zeigen jedoch so gut wie keine Nebenwirkungen und sind auch sehr gut zur Vorbeugung geeignet.

➤ Bei gleichzeitiger erhöhter Neigung zu einer Prostataentzündung durch Restharnbildung und Rückstau können Sie auch Kombinationspräparate mit Goldruten- und Sonnenhutextrakt wählen. Sonnenhutextrakt trägt zur Stärkung der Abwehrkräfte bei.

Chemisch-synthetische Mittel

➤ Bei Prostatabeschwerden kommt Beta-Sitosterin zum Einsatz. Dieser Wirkstoff wurde ursprünglich aus Pflanzen isoliert und zeigt ähnliche Wirkungsweisen wie die oben genannten Arzneipflanzen.

Homöopathie

Hinweise zur Wirkweise und Anwendung homöopathischer Mittel finden Sie auf Seite 265 ff. Die folgenden Beschwerdebilder sind jeweils nach den Begriffen Leitsymptom (**L**), seelische Verfassung (**S**) sowie mögliche Änderungen (**M**) geordnet.

➤ Thuja occidentalis D3, D4, D6 – Tropfen: **L:** Harndrang, Gefühl, als ob nach dem Wasserlassen etwas in der Harnröhre zurückbleibt, langes Nachtröpfeln, unwillkürlicher Abgang, allgemeine Frostigkeit, starker Kopf- und Halsschweiß; **M:** Nässe und Kälte verschlechtern, Wärme bessert.

Schüßler-Salze

Hinweise zur Wirkweise und Anwendung der Schüßler-Salze finden Sie auf Seite 268 ff.

➤ Im Anfangsstadium begleitend zu anderen Therapien Nr. 3: Ferrum phosphoricum (Eisenphosphat) D12, häufig einnehmen; nach drei Tagen zusätzlich Nr. 4: Kalium chloratum (Kaliumchlorid) D6.

INKONTINENZ UND BLASENSCHWÄCHE

Inkontinenz ist die Unfähigkeit, den Urin willentlich zurückzuhalten. Ort und Zeit des Harnlassens, unter Umständen auch des Stuhlgangs, können vom Betroffenen nicht mehr bestimmt werden. Inkontinenz ist nach wie vor ein Tabuthema, dabei sind allein in Deutschland schätzungsweise 15 bis 20 Prozent der über 60-Jährigen davon betroffen. Es gibt unterschiedliche Formen, die jeweils verschiedene Ursachen haben.

➤ Bei der Stressinkontinenz (meistens bei Frauen) geht beim Lachen, Husten, Niesen oder Heben von schweren Gegenständen unwillkürlich etwas Urin ab, weil die Schließmuskelfunktion der Blase beeinträchtigt ist. Dies liegt an einer Schwäche der Beckenbodenmuskulatur, die mit zunehmendem Alter oder nach Geburten auftreten kann.

➤ Bei der Dranginkontinenz führen Entzündungen der ableitenden Harnwege sowie sehr häufig auch psychische Faktoren zu einer Überaktivität des Blasenmuskels.

➤ Die Überlaufinkontinenz kommt hauptsächlich bei Männern vor, die an einer Vergrößerung der Vorsteherdrüse (Prostata) leiden: Wenn die Blase überfüllt und die Blasenmuskulatur überdehnt ist, geht unwillkürlich etwas Urin ab.

• Wie behandeln?

Vor allen Eigenmaßnahmen sollte stets eine ärztliche Untersuchung stehen. Die Ärztin/der Arzt kann die Ursachen Ihrer Beschwerden bestimmen, sie so weit wie möglich behandeln und Sie in Unabänderlichem beratend begleiten.

Rat und Hilfe können Sie auch über Selbsthilfegruppen erhalten (Adressen Seite 280 f.). Gegen Blasenschwäche, wie die Stressinkontinenz auch genannt wird, hilft am besten eine sinnvolle und konsequente Vorbeugung (siehe Kasten Seite 150). Häufig lassen sich die Beschwerden durch gymnastische Übungen deutlich bessern.

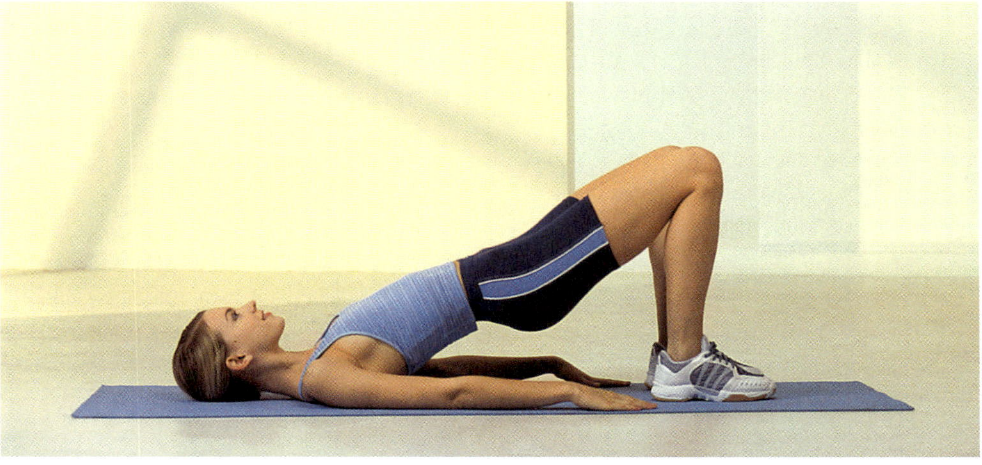

Mit einem regelmäßigen Beckenbodentraining beugen Sie Harninkontinenz vor, zum Beispiel mit dieser Übung: Beine aufstellen, Arme am Boden auflegen, Po abheben und fest zusammenpressen. Nun Bauch und Po anspannen und zehn Sekunden halten, dann ablegen. Wiederholen Sie diese Übung fünfmal.

Anwendungen

➤ Alles, was den Beckenboden belastet, fördert die Inkontinenz und sollte deshalb vermieden werden. Umgehen Sie ruckartige Bewegungen. Zum Heben einer schweren Last gehen Sie in die Knie, heben die Last an und tragen Sie ganz nah am Körper.

➤ Gezielte und konsequente Beckenbodengymnastik (siehe Seite 149) ist für Frauen vorbeugend und vor allem nach einer Geburt sehr wichtig. Sie können sie in entsprechenden Gymnastikgruppen, aber auch in krankengymnastischen Praxen erlernen (verschreibungsfähig). Fragen Sie bei Ihrer Krankenkasse nach.

➤ Sorgen Sie mit gesunder, ballaststoffreicher Ernährung für eine leichte Verdauung, denn Verstopfung oder Blähungen können sich auch auf Blase und Beckenboden auswirken. Aus demselben Grund sollte Übergewicht reduziert werden. Vermeiden Sie nach Möglichkeit unnötige Reizstoffe; schwarzer Tee und

Tipp

Vorbeugen gegen Blasenschwäche

Blasenschwäche, von der vor allem Frauen betroffen sind, ist auch ein Zivilisationsproblem: Sie wird neben der Belastung durch Schwangerschaft und Geburt vermehrt auch durch Übergewicht und eine sitzende Lebensweise hervorgerufen. Mit gezielter Vorbeugung können Sie verhindern, dass der Beckenboden erschlafft. Deshalb sollten Sie vor allem die folgenden Punkte im Auge behalten:

➤ Achten Sie auf eine ausgewogene und bewusste Ernährung (Mischkost) zur Vermeidung von Übergewicht und für eine geregelte Verdauung. Reduzieren Sie neben den Kohlehydraten vor allem die Fette, essen Sie dafür lieber mehr Gemüse, Salat, Hülsenfrüchte, Beerenobst und Getreideprodukte.

➤ Wasseranwendungen wie Güsse (Seite 249 ff.) oder Saunabesuche fördern die Durchblutung.

➤ Sorgen Sie für körperliche Bewegung, das verbraucht auch Kalorien. Ideale Sportarten, die sich positiv auf den Beckenboden auswirken, sind Radfahren, Schwimmen, Walking, Ballett, Fechten und Reiten sowie Gymnastik.

➤ Ob das Krabbelkind auf dem Arm oder den Sprudelkasten vom Auto in den dritten Stock: Frauen schleppen viel zu schwere Lasten, meist noch ohne jede Technik. Bewegen Sie Lasten immer möglichst nah am Körper, und heben Sie sie grundsätzlich nur aus der Hocke heraus. Gewöhnen Sie sich eine aufrechte Haltung an, das entlastet Wirbelsäule und Beckenboden.

➤ Ist Ihnen beim Kistenschleppen schon immer die Luft ausgegangen? Die Atmung und die Belastung des Beckenbodens hängen eng zusammen: Gewöhnen Sie sich an, mit dem Bauch statt nur mit dem Brustkorb zu atmen. Wenn Sie eine Last anheben, sollten Sie immer ausatmen, damit ein zu starker Druck auf den Beckenboden vermieden wird.

➤ Das A und O jeder Vorbeugung ist ein frühzeitiges und regelmäßiges Beckenbodentraining, möglichst täglich und über einen längeren Zeitraum.

Kaffee zählen dazu, vor allem auch das Rauchen. Erkältungen immer gut ausheilen, denn häufiges Husten belastet das für Halte- und Verschlussmechanismen wichtige Bindegewebe des Beckenbodens.

➤ Ebenso wie bei Kindern (Seite 152) ist das exakte Einhalten eines Tagesrhythmus mit regelmäßiger Blasenentleerung, geregelter Flüssigkeitsaufnahme (möglichst nichts mehr am Abend) und genauer Beobachtung der eigenen Reflexe und Signale oft sehr hilfreich.

Präparate und Mittel

Wenn Sie an Inkontinenz leiden, lassen Sie sich in einem Sanitätsfachgeschäft über entsprechende mögliche Hilfsmittel beraten. Weitere Unterstützung bieten unter Umständen folgende Präparate.

Pflanzliche Mittel

➤ Empfehlenswert sind die krampf- und spannungslösend wirkenden Extrakte von Goldrute, Johanniskraut und Sägepalme. Weitere Mittel finden Sie unter »Störungen beim Wasserlassen«, Seite 144 ff.

Homöopathie

Hinweise zur Wirkweise und Anwendung homöopathischer Mittel finden Sie auf Seite 265 ff. Die folgenden Beschwerdebilder sind jeweils nach den Begriffen Leitsymptom (**L**), seelische Verfassung (**S**) sowie mögliche Änderungen (**M**) geordnet.

➤ Causticum D4, D6, D12 – Tropfen: **L:** Harninkontinenz beim Husten und Niesen, im Schlaf; **M:** trockene Luft verschlechtert, feuchtes Wetter bessert.

➤ Hyoscyamus niger D6, D12, D30 – Tropfen/Tabletten: **L:** Harn- und Stuhlinkontinenz, krampfartiger, nächtlicher Husten, Muskelkrämpfe; **S:** Erregung, Halluzinationen, Schwatzhaftigkeit; **M:** Verschlimmerung durch Trinken, Essen, Sprechen.

➤ Plantago major Urtinktur D1, D2 – Tropfen: **L:** nächtliches Bettnässen, Zahn- und Kopfschmerzen.

➤ Pulsatilla D6, D12, D30 – Tropfen: **L:** Harndrang mit unwillkürlichem Abgang; Frieren; **S:** weinerlich, schüchtern; **M:** äußere Wärme verschlechtert, Bewegung bessert.

Schüßler-Salze

Hinweise zur Wirkweise und Anwendung der Schüßler-Salze finden Sie auf Seite 268 ff.

➤ Nr. 5: Kalium phosphoricum (Kaliumphosphat) D6, auch im Wechsel mit Nr. 1: Calcium fluoratum (Kalziumfluorid) D12.

Info

Hilfsmittel bei Harninkontinenz

➤ Saugfähige Einlagen mit verstärktem Zelluloseinnenkern, Auslaufschutz und Einmalslips sind hygienisch, sicher, sauber und geruchshemmend. Sie schützen die Kleidung und die Haut, so dass sie sich nicht mehr so leicht entzündet. Unangenehmer Uringeruch wird durch chemische Bindung verhindert.

➤ Frauen mit schwacher Beckenbodenmuskulatur können sich von ihrem Arzt spezielle Pessare anpassen lassen. In leichten Fällen genügen spezielle Tampons oder Harnröhrentrainer (Konen).

➤ Für Männer mit Tröpfelinkontinenz gibt es Auffangbeutel, so genannte Kondomurinale, bei denen der Urin in einen am Oberschenkel befestigten Sammelbeutel geleitet wird. Mit Hilfe von passenden Spezialslips ist ein sicherer Halt gewährleistet. Auch für Frauen gibt es entsprechende Auffangsysteme mit Sammelbeutel.

➤ Betteinlagen ermöglichen auch bei starker Inkontinenz einen sorgenfreien Schlaf.

INKONTINENZ BEI KINDERN UND BETTNÄSSEN

Wenn bei Kindern nach dem fünften Lebensjahr immer noch häufiges Bettnässen auftritt oder auch tagsüber der Urin nicht lange genug angehalten werden kann, ist möglicherweise eine Blasenentzündung oder eine Fehlbildung im Nieren- und Blasenbereich die Ursache. Aber auch psychische Faktoren wie Störungen im Tagesablauf, Ängste oder Spannungen können dahinter stecken.

• Vorbeugen

Für Kinder ist ein geregelter Tagesablauf sehr wichtig: Sich wiederholende Rituale beim Aufstehen, tagsüber während der Mahlzeiten sowie beim Zubettgehen vermitteln das Gefühl der Sicherheit, bieten zeitliche Orientierungspunkte. Ein auf den kindlichen Tagesablauf abgestimmtes Trainingsprogramm kann helfen, das Problem zu lösen.

• Wie behandeln?

Zunächst sollte von der Kinderärztin/vom Kinderarzt abgeklärt werden, ob eine organische Ursache dahinter steckt, die entsprechend behandelt werden muss. Psychisch bedingtes Bettnässen oder Blasenschwäche ist für die Eltern zwar lästig, aber auch kein Familiendrama. Am besten helfen Sie Ihrem Kind mit Einfühlung und Verständnis. Schenken Sie ihm viel Zeit und Zuwendung, vermeiden Sie Schimpfen und Strafen, und achten Sie darauf, dass die »nasse Hose« nicht zum beherrschenden Thema wird. Sind die Ursachen komplexer, kann es nötig sein, psychotherapeutische Hilfe hinzuzuziehen.

• Anwendungen

Die folgenden einfachen Tipps können oft Abhilfe schaffen:

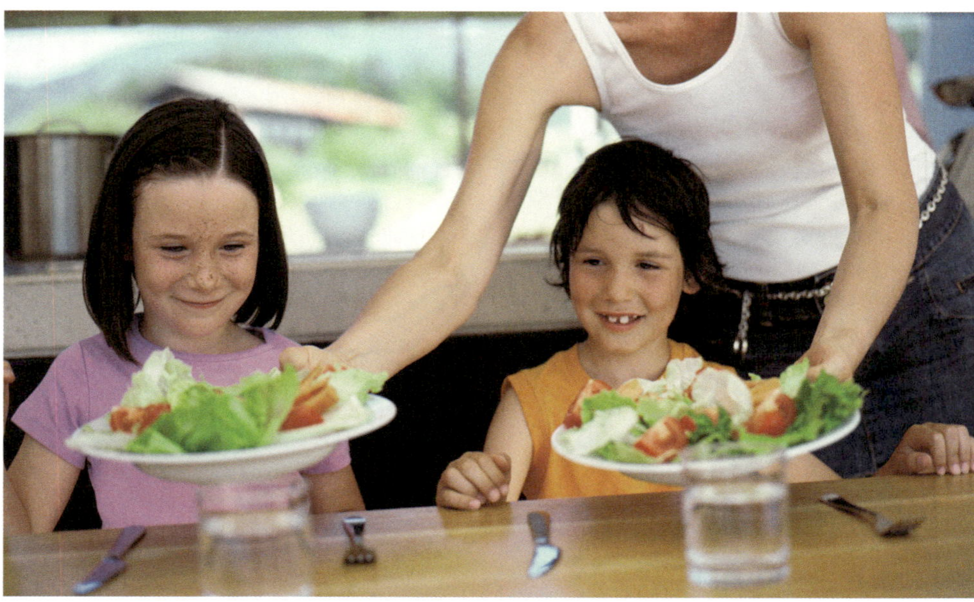

Kinder brauchen Rituale und einen geregelten Tagesablauf für ihre gesunde Entwicklung. Dazu gehört zum Beispiel auch das gemeinsame Essen zu festgelegten Zeiten im Kreis der Familie.

➤ Schalten Sie möglichst Umgebungsfaktoren aus, die zur Blasenschwäche beitragen: schwer zu erreichende Toilette, schlecht zu öffnende Kleidung, unzureichende Beleuchtung der Toilette und des Weges dorthin.

➤ Sorgen Sie für einen geregelten Tagesablauf mit festen Zeiten.

➤ Schränken Sie ab dem Nachmittag die Flüssigkeitsmenge ein.

➤ Die Essenszeit fürs gemeinsame Abendbrot sollte etwa eine Stunde vor dem Zubettgehen sein, damit Ihr Kind vor dem Schlafen noch genug Zeit hat, auf die Toilette zu gehen.

➤ Versuchen Sie es am Abend mit Wasseranwendungen wie einem Sitzbad (Seite 247) mit Eichenrinde und morgens mit kalten Waschungen (Seite 248 f.) des Rückens.

➤ Regelmäßiger Sport und andere körperliche Betätigung wie Spielen und Toben im Freien helfen, Spannungen abzubauen.

Präparate und Mittel

Ist die Ursache für die Blasenschwäche Ihres Kindes seelische Anspannung und haben die Tipps nicht die gewünschte Wirkung erzielt, können Sie kurzfristig zur Unterstützung pflanzliche Präparate einsetzen.

Pflanzliche Mittel

➤ Wenn Ihr Kind sich schlecht konzentrieren kann und abends nur schwer zur Ruhe kommt, beruhigen Fertigpräparate oder Tees aus Johanniskraut, Kava-Kava (Rauschpfeffer), Hopfen oder Goldrutenkraut (Teezubereitung und Dosierung Seite 264).

Homöopathie

Hinweise zur Wirkweise und Anwendung homöopathischer Mittel finden Sie auf Seite 265 ff. Die folgenden Beschwerdebilder sind jeweils nach den Begriffen Leitsymptom (**L**), seelische Verfassung (**S**) sowie mögliche Änderungen (**M**) geordnet.

Tipp

Toilettentraining bei Kindern

Eine einfache Methode bei auch tagsüber einnässenden Kindern ist das Toilettentraining. Dabei wird das Kind zu ganz bestimmten Tageszeiten aufgefordert, auf die Toilette zu gehen:

➤ morgens gleich nach dem Aufstehen,

➤ 30 Minuten nach jeder Mahlzeit,

➤ zwischen den Mahlzeiten,

➤ direkt vor dem Zubettgehen.

➤ Versorgen Sie Ihr Kind nachts eventuell mit Windeln.

➤ Hyoscyamus niger D6, D12, D30 – Tropfen/Tabletten: **L:** Harninkontinent, zusätzlich auch Stuhlinkontinenz, krampfartiger, nächtlicher Husten, Muskelkrämpfe; **S:** Erregung, Halluzinationen, Schwatzhaftigkeit; **M:** Verschlimmerung des Befindens durch Trinken, Essen und Sprechen.

➤ Pulsatilla D6, D12, D30 – Tropfen: **L:** Harndrang sowie unwillkürlicher Urinabgang nachts, beim Gehen und Husten; Frieren; **S:** weinerlich, schüchtern; **M:** Wärme verschlechtert, Bewegung bessert.

Schüßler-Salze

Hinweise zur Wirkweise und Anwendung der Schüßler-Salze finden Sie auf Seite 268 ff.

➤ Bei schwachem Blasenschließmuskel (und bei unwillkürlichem Stuhlabgang) Nr. 5: Kalium phosphoricum (Kaliumphosphat) D6.

➤ Nr. 3: Ferrum phosphoricum (Eisenphosphat) D12, alternativ Nr. 10: Natrium sulfuricum (Natriumsulfat, Glaubersalz) D6.

➤ Bei Nervenschwäche Nr. 2: Calcium phosphoricum (Kalziumphosphat) D6.

Gynäkologische Beschwerden

Die häufigsten geschlechtsspezifischen Beschwerden von Frauen sind Ausfluss, Menstruationsbeschwerden und Wechseljahresbeschwerden. Deren Vorbeugung und Behandlung sind Inhalt dieses Kapitels.

Wegweiser bei gynäkologischen Beschwerden

Sollten Ihre Beschwerden hier nicht aufgeführt sein, schlagen Sie bitte im Register (Seite 282 ff.) nach.

• Vorbeugen

Besonders der weibliche Organismus ist auf ein harmonisches Zusammenspiel aller Stoffwechselprozesse im Körper angewiesen. Damit alle Vorgänge ungestört ablaufen, ist eine optimale Vitalstoffversorgung des Körpers unerlässlich. Berücksichtigen Sie, dass die Antibabypille die Aufnahme zahlreicher Vitalstoffe vermindert. Sollten Sie sie einnehmen, benötigen Sie mehr Vitalstoffe als sonst. Auch Schwangerschaft, Stillzeit und die Menopause sind Lebensabschnitte, die besondere Anforderungen an eine optimale Vitalstoffversorgung stellen. Schmerzen und Unwohlsein im Zusammenhang mit der Periodenblutung gehören oft der Vergangenheit an, wenn über die Ernährung und/oder durch geeignete Nahrungsergänzung Vitalstoffe zur Verfügung stehen (Seite 232 ff.).

Um als Frau in jedem Lebensabschnitt Anforderungen optimal begegnen zu können, ist es wichtig, altes Wissen neu zu entdecken und Erkenntnisse des modernen Lebens umzusetzen. Hilfestellung gibt Ihnen ein Präventologe (Adressen Seite 280 f.).

AUSFLUSS (FLUOR VAGINALIS)

Das Scheidensekret ist durch Milchsäurebakterien leicht sauer und schützt vor Entzündungen. Als Ausfluss oder Weißfluss wird eine länger andauernde, übermäßige Absonderung aus der Scheide bezeichnet. Während der Schwangerschaft sowie kurz vor oder nach der Periode ist ein verstärkter Ausfluss normal. Die Beschaffenheit des Sekrets lässt auf die Ursache schließen: Verstärkter weißlicher Ausfluss ohne Begleiterscheinungen wird meist durch Hormonstörungen bei eingeschränkter Eierstocktätigkeit hervorgerufen. Weiß-gelblicher, geruchloser oder schwach hefeartig riechender Ausfluss von krümeliger Beschaffenheit, der mit Juckreiz und Brennen am Scheideneingang sowie Rötung und/oder Schwellung einhergeht, weist auf eine Pilzinfektion hin.

Vorbeugen

Spätestens bei wiederkehrenden Pilzinfektionen sollten Sie über eine dauerhafte Ernährungsumstellung nachdenken. Eine besondere Anti-Pilz-Diät ist eine sinnvolle Begleitmaßnahme zur örtlichen Pilzbehandlung: Dabei wird auf Zucker in Nahrungsmitteln weitgehend verzichtet, da dieser ein guter Nährboden für Pilze ist. Die Ernährung sollte auf faserreiche Kost mit frischem Gemüse, verschiedenen Salaten, Quark, Käse, Joghurt, Fleisch und Fisch umgestellt werden. Kohlenhydratreiche Lebensmittel wie Brot, Nudeln oder Kartoffeln sind vorübergehend vom Speisezettel gestrichen.

Eng geschnittene Jeans sowie Unterwäsche und Strumpfhosen aus synthetischen Fasern schaffen ein pilzfreundliches, warmes und sauerstoffarmes Klima. Mit Naturfasern sowie locker und bequem sitzender Kleidung sind Sie besser ausgerüstet.

Tägliche Hygiene ist notwendig, übertriebene Hygiene hingegen kann das normale Gleichgewicht der körpereigenen örtlichen Infektionsabwehr zerstören. Tägliches Waschen oder Duschen genügt, Intimsprays oder häufige Vollbäder sind entbehrlich.

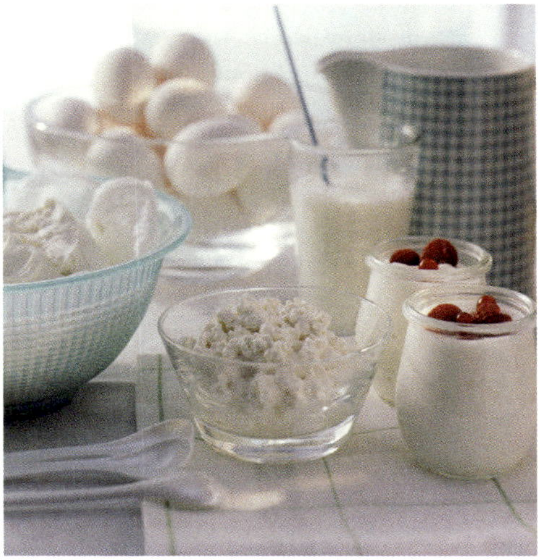

Eine eiweißreiche Ernährung mit Milchprodukten wie Quark und Joghurt beugt Pilzinfektionen vor.

Wie behandeln?

Vor einer Selbstbehandlung sollten Sie, nötigenfalls durch die Ärztin/den Arzt, abklären, um welche Art von Ausfluss es sich bei Ihnen handelt und was ihn verursacht. Erst dann können Sie mit den folgenden Maßnahmen einen Behandlungsversuch starten.

Zum Arzt

Wenn nach dreitägiger Behandlung keine Besserung eintritt, gehen Sie zum Arzt! Von einer Selbstbehandlung in der Schwangerschaft sollten Sie in jedem Fall absehen, da auch andere Ursachen die Symptome hervorrufen können. Treten neben den Beschwerden einer typischen Pilzinfektion der Scheide auch Fieber, Schüttelfrost, Unterleibsschmerzen, Beschwerden beim Wasserlassen oder Übelkeit auf, ist der Arztbesuch unumgänglich, um Begleiterkrankungen auszuschließen.

Anwendungen

➤ Geeignete Wasseranwendungen sind Sitzbäder (Seite 247) mit Kamillen-, Salbei- oder Schafgarbenextrakt bei einer Wassertemperatur von 37 °C. Die Pflanzenextrakte kaufen Sie am besten fertig.

Präparate und Mittel

Das Auftreten von Ausfluss ist individuell verschieden. Wenn Sie sich hierdurch gestört fühlen und schwerwiegende Erkrankungen als Ursache ausgeschlossen sind, können Sie folgende Medikamente einsetzen.

Pflanzliche Mittel

➤ Teekuren können bei Ausfluss helfen. Trinken Sie vier Wochen lang täglich mehrere Tassen folgender Teemischung:

1/3 Schafgarbe
1/3 weißer Taubnessel
1/3 Frauenmantel

2 Esslöffel der Mischung mit 3/4 Liter kochendem Wasser überbrühen, nach 10 Minuten abseihen und über den Tag verteilt trinken.

Chemisch-synthetische Mittel

Wenn Sie bereits Erfahrungen mit Pilzinfektionen gemacht haben, erkennen Sie diese sicherlich selbst und können zunächst eine Eigenbehandlung durchführen.

➤ Zur Behandlung eignen sich Präparate mit dem Wirkstoff Clotrimazol. Sie sind als Scheidentabletten und Scheidencreme erhältlich. Die Tabletten eignen sich nur für Frauen, die ein ausreichend feuchtes Scheidenmilieu haben, andernfalls lösen sie sich nicht auf. Die Creme ist einfacher in der Anwendung, denn sie wird mit einem Applikator in die Scheide eingeführt.

Homöopathie

Hinweise zur Wirkweise und Anwendung homöopathischer Mittel finden Sie auf Seite 265 ff. Die folgenden Beschwerdebilder sind jeweils nach den Begriffen Leitsymptom (**L**), seelische Verfassung (**S**) sowie mögliche Änderungen (**M**) geordnet.

➤ Ferrum metallicum D3, D4, D6 –Tabletten: **L:** milchiger, wässriger, wundmachender Ausfluss, oft verfrühte, blassrote, verstärkte oder verlängerte Menstruation, Gesicht bleich oder vollblütig, große Schwäche, kalte Füße, Durst, Rheuma; **S:** gedrückt, ängstlich; **M:** Verschlimmerung in Ruhe, Besserung des Befindens bei Bewegung.

➤ Kreosotum D6, D12 – Tabletten/Tropfen: **L:** brennender, übel riechender Ausfluss, Juckreiz der Scheide, Brennen beim Wasserlassen, unregelmäßige, schmerzhafte Regelblutung, Pusteln, Furunkel; **S:** depressiv, verzweifelt; **M:** Verschlimmerung durch Kälte und Ruhe.

➤ Pulsatilla D3, D4, D6 – Tropfen: **L:** dicker, milchiger Ausfluss, zu schwache oder zu späte Menstruation, Krämpfe, Frieren und kalte Füße; **S:** Depression, Weinerlichkeit; **M:** Trost und Bewegung im Freien bessern, Wärme verschlechtert.

Info

Was bei Ausfluss nützt und schadet

Bei der Behandlung von Ausfluss kann das empfindliche Gleichgewicht des Intimbereichs gestört werden, daher sollten Sie der Benutzung von Kosmetika grundsätzlich kritisch gegenüberstehen. Aber auch bei der Anwendung von chemisch-synthetischen Medikamenten oder Alternativmitteln gilt es, einiges zu beachten:

➤ Auf Scheidenspülungen sollten Sie generell verzichten, da dabei nützliche Bakterien ausgeschwemmt werden.

➤ Auch eine örtliche Anwendung von Joghurt ist keineswegs zu empfehlen, da dieser neben den erwünschten Milchsäurebakterien auch krank machende Keime enthalten kann.

➤ Steckt hinter dem Ausfluss eine Pilzerkrankung, hat das wegen der Ansteckungsgefahr auch Auswirkungen auf das Sexualleben. Bei der Behandlung einer Pilzinfektion sollte daher auch der Partner mit demselben Medikament in Cremeform mitbehandelt werden. Er muss zwar selbst keine Anzeichen einer Pilzinfektion bemerken, kann jedoch die Pilze bei jedem Sexualkontakt wieder an die Frau zurückgeben und so deren Behandlungserfolg gefährden. Sprechen Sie mit Ihrem Partner darüber.

Schüßler-Salze

Hinweise zur Wirkweise und Anwendung der Schüßler-Salze finden Sie auf Seite 268 ff.

- Bei mildem, klebrigem, weißem Ausfluss Nr. 4: Kalium chloratum (Kaliumchlorid) D6.
- Bei scharfem oder dünnem, wässrigem Ausfluss Nr. 8: Natrium chloratum (Natriumchlorid, »Kochsalz«) D6.
- Bei juckendem, wässrigem, scharfem Ausfluss Nr. 11: Silicea (Siliziumdioxid, Kieselerde) D12.
- Bei weißem Ausfluss hilft am ehesten die Nr. 2: Calcium phosphoricum (Kalziumphosphat) D6.
- Bei Jugendlichen Nr. 3: Ferrum phosphoricum (Eisenphosphat) D12.

MENSTRUATIONSBESCHWERDEN (DYSMENORRHOE)

Bei den meisten Frauen treten vor oder während der Menstruation Beschwerden auf. Leichte, ziehende Schmerzen sind der Ausdruck des monatlichen Geschehens und überhaupt nichts Ungewöhnliches: Die Gebärmutter zieht sich zusammen und stößt die Schleimhaut ab, die nicht zur Einnistung des Eis benötigt wird.

Oft macht die Regel aber auch durch ihre Unregelmäßigkeit zu schaffen, oder es gehen der Blutung schon Unannehmlichkeiten voraus. Beim so genannten Prämenstruellen Syndrom (PMS) leiden viele Frauen unter Größenzunahme der Brust, Spannungsgefühl und Schmerzen, Gewichtszunahme durch Wassereinlagerungen im Gewebe, Schmerzen in Kreuz und Rücken, starken Kopfschmerzen und psychischen Verstimmungen.

Fast die Hälfte aller Frauen, darunter sehr häufig auch junge Mädchen, klagt über ungewöhnlich starke Schmerzen während der Regel, die die Ausübung des Berufs in dieser Zeit mituntersehr beeinträchtigt. Neben Unregelmäßigkeiten im Alltagsleben (Urlaub!) oder Stress können die Regelschmerzen durch Entzündungen, gutartige Gebärmutterwucherungen (Myome), versprengte Gebärmutterhaut im Bauchraum (Endometriose) oder auch durch das Tragen einer Spirale auftreten. Häufig ist auch gar keine offensichtliche Ursache festzustellen. Man vermutet, dass während der Blutungen verstärkt Schmerzbotenstoffe produziert werden, die zur Verkrampfung der Gebärmuttermuskulatur führen.

• Vorbeugen

Mit diätetischen Maßnahmen lässt sich häufig langfristig eine Besserung erreichen. Die zusätzliche Einnahme von Nahrungsergänzung (Seite 232 ff.) kann die Bildung von Schmerzbotenstoffen verringern und dadurch Schmerzen lindern.

• Wie behandeln?

Oft hilft es schon, sich mit dem Unabänderlichen zu versöhnen: Versuchen Sie, Ihre Regelblutung zu akzeptieren, und stellen Sie sich darauf ein. Wenn Sie regelmäßig Schmerzen während Ihrer Periode haben, sollten Sie in Ihren Tagesablauf zur Entspannung Ruhepausen einbauen, dann empfinden Sie die Schmerzen weniger stark. Versuchen Sie auch, in diesen Tagen gesund und natürlich zu leben, verzichten Sie nach Möglichkeit aufs Rauchen. Viel frische Luft und leichte sportliche Betätigung, schon in den Tagen davor, machen widerstandsfähiger.

Tragen Sie während der Menstruation keine zu enge Kleidung, die den Bauchraum einschnürt und dadurch die Schmerzen verstärken kann.

Zum Arzt

Wenn die Beschwerden regelmäßig so stark sind, dass Sie Ihren normalen Alltags- und Berufsanforderungen nicht mehr nachkommen können oder wenn Unregelmäßigkeiten im Zyklus auftreten, sollten Sie die Ärztin/den Arzt aufsuchen, die/der möglicherweise eine hormonelle Behandlung vorschlagen wird. Die Einnahme der Pille hilft bei vielen Frauen, die Hormone wieder ins Gleichgewicht zu bringen.

Wenn die Schmerzen durch seelische Belastungen ausgelöst werden, kann der Kontakt mit einer Selbsthilfegruppe oder eine Psychotherapie helfen.

• Anwendungen

➤ Probieren Sie es mit folgenden Wasseranwendungen: ansteigende Fußbäder (Seite 246), vor Beginn der Menstruation ansteigende Sitzbäder (Seite 248). Halb- und Vollbäder (Seite 245, 248) mit Melissenextrakt oder Moorerde sowie Sitzbäder mit Kamillen- oder Schafgarbenzusätzen (selbst zubereitete Badezusätze, siehe Seite 252, oder Fertigpräparate) beruhigen.

➤ Wärme bringt Erleichterung bei Schmerzen und Krämpfen, etwa mit einer auf den Unterbauch gelegten Wärmflasche, mit warmen Auflagen oder Leibwickeln (Seite 254 f.) mit Moorerde oder Heublumen.

➤ Ähnlich wirken leichte kreisende Massagen des Unterbauchs mit Johanniskrautöl. Bei begleitenden ziehenden Rückenschmerzen auch die Lendengegend massieren.

➤ Diese Akupressurpunkte helfen:

Ren 4 Guanyuan
MP 6 Sanyinjiao
Le 3 Taichong
Di 4 Hegu

Wie Sie diese Punkte finden und richtig akupressieren, entnehmen Sie bitte den Tabellen und Zeichnungen auf Seite 276 ff.

• Präparate und Mittel

Wenn Sie trotz ausgewogener Ernährung und sinnvoller Nahrungsergänzung unter Schmerzen und Krämpfen so stark leiden, dass Sie sich nicht mehr auf die Anforderungen in Ihrem Alltag konzentrieren können, sollten Sie mit einem der folgenden Mittel einen Behandlungsversuch starten.

Pflanzliche Mittel

➤ Tees aus Gänsefingerkraut, Kamillenblüten oder Schafgarbe, möglichst heiß getrunken, lindern krampfartige Beschwerden (Zubereitung und Dosierung Seite 264).

➤ Eine Alternative zu Hormongaben sind pflanzliche Zubereitungen (Tees oder Fertigpräparate) aus Mönchspfeffer, die das Zusammenspiel der Hormone sanft regulieren. Über längere Zeit eingenommen, wirkt sich dies besonders beim Prämenstruellen Syndrom günstig aus.

➤ Psychische Labilität kann mit Johanniskraut-, Baldrian- oder Melissen-Zubereitungen ins Gleichgewicht gebracht werden. Verwenden Sie Fertigpräparate aus der Apotheke, da hierin die Wirkstoffe in genügend hoher Dosierung vorliegen.

➤ Präparate mit Nachtkerzenöl und Fischöl enthalten ungesättigte Fettsäuren und können damit die Schmerzen in positiver Weise beeinflussen.

Chemisch-synthetische Mittel

➤ In den chemisch-synthetischen Präparaten für Menstruationsbeschwerden werden die Schmerzmittel Acetylsalicylsäure, Ibuprofen oder Paracetamol vielfach mit der krampflösenden Substanz Butylscopolaminbromid kombiniert.

Homöopathie

Hinweise zur Wirkweise und Anwendung homöopathischer Mittel finden Sie auf Sei-

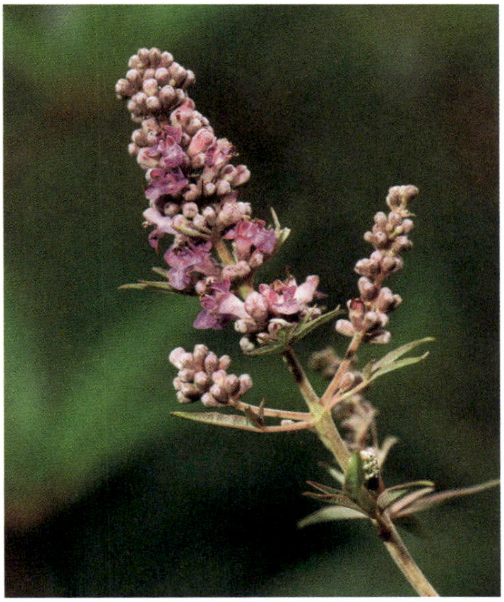

Mönchspfeffer reguliert die weibliche Hormonproduktion auf sanfte, natürliche Art.

te 265 ff. Die folgenden Beschwerdebilder sind jeweils nach den Begriffen Leitsymptom (**L**), seelische Verfassung (**S**) sowie mögliche Änderungen (**M**) geordnet.

➤ Aristolochia D12 – Tabletten: **L:** Ausbleiben der Regel, Ausfluss, häufiges Frieren, Durchfall, Blasenschmerz, stechender, reißender Gelenkschmerz, venöse Stauungen, Ekzeme; **S:** Depression, allgemeine Zerschlagenheit; **M:** Flüssigkeitsabsonderung (etwa Regelblutung), Bewegung, frische Luft und lokale Wärme bessern.

➤ China D2, D3, D4 – Tabletten: **L:** starke, dunkle, klumpige Regelblutung, nach der Blutung große Schwäche, Blähungen, große Empfindlichkeit gegen Berührung und alle Sinneseindrücke; **S:** mutlos; **M:** Essen und Kälte verschlechtern, Wärme bessert.

➤ Pulsatilla D3, D4, D6 (D30) – Tropfen: **L:** zu späte, schwache, sehr unregelmäßige oder aussetzende Menstruation, milder Ausfluss, viel Frieren und kalte Füße; **S:** Ängstlichkeit, Depression, Weinerlichkeit; **M:** Ruhe, Wärme verschlechtern (trotz Frieren), Bewegung im Freien und Trost bessern.

➤ Atropa belladonna D3, D4, D6 – Tabletten: **L:** zu frühe, starke, übel riechende Regelblutung, Unterleibskrämpfe mit Drängen nach unten, heißer Kopf, kalte Füße; **S:** Überempfindlichkeit der Sinne, Erregung, Beschwerden kommen und gehen plötzlich; **M:** Kälte und Aufregung verschlechtern.

➤ Chamomilla D2, D3, D4, D6 – Tropfen: **L:** heftiger, kolikartiger Unterleibsschmerz, dunkle, klumpige Regelblutung; **S:** Nervosität, Ungeduld; **M:** abends, nachts und bei Wärme verschlechtert, aber Kolikschmerz bessert sich durch Wärme.

➤ Cimicifuga D3, D4, D6 – Tropfen: **L:** herabdrängender, menstrueller Krampfschmerz, im Rücken hin und her ziehende Schmerzen, unregelmäßige Periode; **S:** depressive Frauen (mit Migräneneigung); **M:** Bewegung bessert.

➤ Viburnum opulus D1, D2, D3 – Tropfen: **L:** zu frühe oder zu starke Menstruation, heftiger Krampf- und Kopfschmerz, Rückenschmerz, zum Unterleib ziehend; **S:** große Nervosität und Unruhe; **M:** durch Bewegung und im Freien Besserung.

Schüßler-Salze

Hinweise zur Wirkweise und Anwendung der Schüßler-Salze finden Sie auf Seite 268 ff.

➤ Bei starken nächtlichen Blutungen Nr. 9: Natrium phosphoricum (Natriumphosphat) D6, alternativ Nr. 3: Ferrum phosphoricum (Eisenphosphat) D12.

➤ Bei zu langer Blutung Nr. 3: Ferrum phosphoricum (Eisenphosphat) D12.

➤ Bei ausbleibender Blutung nach Krankheiten oder Anstrengungen Nr. 5: Kalium phosphoricum (Kaliumphosphat) D6 im Wechsel mit Nr. 3: Ferrum phosphoricum (Eisenphosphat) D12.

➤ Bei unregelmäßiger Periode mit Übelkeit und Schwindel Nr. 7: Magnesium phosphoricum (Magnesiumphosphat) D6 und Nr. 11: Silicea (Siliziumdioxid, Kieselerde) D12.

➤ Bei schmerzhafter Blutung mit Krämpfen Nr. 7: Magnesium phosphoricum D6, auch als »Heiße Sieben« (Seite 269); Einnahmebeginn drei bis fünf Tage vor der Regel.

WECHSELJAHRESBESCHWERDEN

Bei Frauen im Alter von 40 bis 55 Jahren stellen die Eierstöcke nach und nach die Produktion von Hormonen (Östrogene, Gestagene) ein. Die monatlichen Blutungen werden weniger und bleiben allmählich ganz aus. Diese Phase wird als Wechseljahre, Menopause oder Klimakterium bezeichnet. Jede Frau erlebt diese Umstellung der Hormonproduktion anders. Etwa ein Fünftel spürt die Wechseljahre gar nicht, ein Drittel hat Hitzewallungen ohne zusätzliche klimakterische Beschwerden, während die übrigen Frauen über weitere Umstellungsschwierigkeiten klagen.

Zu den ganz typischen Beschwerden zählen Schweißausbrüche, Herzjagen (Seite 38 f.), Schwindel (Seite 168 f.), Schlaflosigkeit (Seite 175 ff.), Libidoverlust, trockene Haut und Schleimhäute, Probleme beim Harnhalten, Nervosität (Seite 178 f.) und seelische Unausgeglichenheit. In dieser Phase sind die Frauen infarktgefährdet. Daneben kann es durch das Nachlassen des Hormonschutzes zum Knochenabbau (Osteoporose) kommen.

• Vorbeugen

Achten Sie darauf, genügend lebensnotwendige Vitalstoffe zu sich zu nehmen: Hoch qualitative Kombinationspräparate aus natürlichen Quellen sind empfehlenswert. Mehr über gesunde Ernährung und Nahrungsergänzung lesen Sie bitte auf Seite 222 ff.

• Wie behandeln?

Eine positive Einstellung zu den unabänderlichen Umstellungen im Körper und Veränderungen durch den neuen Lebensabschnitt zu gewinnen ist ein guter Anfang und die beste Vorbehandlung.

Daneben lassen sich die meisten der klimakterischen Beschwerden gut in den Griff bekommen. Zu den unterstützenden Maßnahmen zählen Wasseranwendungen, Entspannungs- und Atemtherapien sowie verschiedene Arzneimittel.

⊕ Zum Arzt

Regelmäßige Arztbesuche sind gerade in dieser Lebensphase unerlässlich, um organische Erkrankungen auszuschalten oder rechtzeitig zu erkennen.

• Anwendungen

➤ Versuchen Sie es mit Wassertreten (Seite 251), kurzen lauwarmen Halb- und Sitzbädern (Seite 245, 247), Bürstenbädern (Seite 251) sowie Vollbädern (Seite 248) mit Sole-, Moor- oder Heublumen-Zusätzen.

➤ Entspannungs- und Atemtherapien tragen zu Wohlbefinden und innerem Gleichgewicht bei. Informieren Sie sich über Kurse bei der Volkshochschule oder bei ausgebildeten Therapeuten. Entsprechende laienverständliche Ratgeber zum Thema Entstpannung gibt es in jeder Buchhandlung.

• Präparate und Mittel

Es gibt diverse wirkungsvolle pflanzliche Präparate zum Einnehmen, die die unangenehmen Begleiterscheinungen der Wechseljahre erträglich machen können.

Pflanzliche Mittel

➤ Neben einer vom Arzt verordneten Hormonbehandlung gibt es auch die Möglichkeit, mit Hilfe der pflanzlichen Wirkstoffe von Mönchspfeffer und Traubensilberkerze harmonisierend auf Schwankungen der körpereigenen Hormone und der damit verbundenen klimakterischen Begleiterscheinungen einzuwirken. Entsprechende Fertigpräparate sind sehr gut verträglich.

➤ Johanniskraut wirkt stabilisierend auf die Psyche, Baldrian, Melisse und Passionskraut können bei Schlafstörungen helfen (siehe dazu auch Seite 175 f.).

➤ Präparate aus Ginseng, Nachtkerzenöl oder Blütenpollen bessern ebenfalls das Befinden ganz allgemein.

➤ Teekuren mit Mischungen aus Johanniskraut, Melisse, Lavendel und Passionsblume zu gleichen Teilen (entspannend und ausgleichend) oder mit Salbeitee (bei Schweißausbrüchen) sind beliebt (Zubereitung Seite 264).

Chemisch-synthetische Mittel

➤ Vielfach wird eine unterstützende Hormontherapie praktiziert, die aber vom Frauenarzt überwacht werden muss. Wechseljahresbeschwerden und der drohende Knochenabbau können damit gebessert werden.

Homöopathie

Hinweise zur Wirkweise und Anwendung homöopathischer Mittel finden Sie auf Seite 265 ff. Die folgenden Beschwerdebilder sind jeweils nach den Begriffen Leitsymptom (**L**), seelische Verfassung (**S**) sowie mögliche Änderungen (**M**) geordnet.

➤ Aristolochia D12 – Tabletten: **L:** Nachtschweiß, allgemeines Frösteln, stechende, reißende Schmerzen in allen Gelenken; **S:** wochenlang gedrückte Stimmung mit Weinerlichkeit; **M:** Besserung bei wieder einsetzender Menstruation, Bewegung und an frischer Luft.

➤ Cimicifuga D3, D4, D6 – Tropfen: **L:** klimakterische Depression, Verzweiflung, Niedergeschlagenheit, Unruhe, häufiger Wechsel zwischen psychischen und physischen Beschwerden, Migräneneigung; **M:** nasses Wetter verschlechtert.

➤ Lachesis D6, D12 – Tabletten: **L:** Hitzewallung mit Schweißausbrüchen und Beklemmungsgefühl; **S:** Geschwätzigkeit, Depression, Eifersucht, enge Kleidung wird nicht vertragen; **M:** Schlaf und Wärme verschlechtern, Bewegung bessert.

➤ Pulsatilla D3, D4, D6 – Tropfen: **L:** aussetzende, unregelmäßige Menstruationsblutungen, Hitzewallungen und Depression bei ausbleibender Menstruation, Frösteln; **S:** Ängstlichkeit, Verzagtheit, Weinerlichkeit; **M:** Ruhe und Wärme verschlechtern (trotz Frieren), Bewegung und Aufenthalt im Freien sowie Trost bessern.

➤ Sepia D3, D4, D6, D12 – Tabletten: **L:** Depression und Hitzewallungen, Drängen der Gebärmutter nach unten, prämenstruell verschlechtert, heißer Kopf, kalte Füße, morgens ist alles schlimmer; **S:** Gleichgültigkeit, Depression; **M:** stickiges, warmes Zimmer, viele Menschen verschlechtern, Bewegung und frische Luft bessern.

Schüßler-Salze

Hinweise zur Wirkweise und Anwendung der Schüßler-Salze finden Sie auf Seite 268 ff.

➤ Wechseljahrschema: vor dem Frühstück Nr. 5: Kalium phosphoricum (Kaliumphosphat) D6, vormittags Nr. 10: Natrium sulfuricum (Natriumsulfat, Glaubersalz) D6, vor dem Schlafengehen Nr. 11: Silicea (Siliziumdioxid, Kieselerde) D12; von jedem Salz fünf Tabletten in heißem Wasser auflösen und schluckweise trinken.

➤ Bei Trockenheit der Schamlippen Nr. 8: Natrium chloratum (Natriumchlorid, »Kochsalz«) D6, innerlich und äußerlich.

Beschwerden des Nervensystems

Als hoch komplexes Gebilde steuert das Nervensystem die Aufnahme, Weitergabe und Verarbeitung von Informationen. Jede beteiligte Zelle kommuniziert mit ihrem »Nachbarn« durch Botenstoffe. Das Gehirn stellt die Zentrale dar, die Nerven überbringen Botschaften, die in den Organen umgesetzt werden. Störungen dieser Einheit haben vielschichtige Auswirkungen auf Gehirn, Gedächtnis, Muskeln und Bewegungsapparat sowie sämtliche inneren Organe.

Wegweiser bei Beschwerden des Nervensystems

Sollten Ihre Beschwerden hier nicht aufgeführt sein, schlagen Sie bitte im Register (Seite 282 ff.) nach.

Vorbeugen

Der reibungslose Stoffwechsel der Nervenzellen ist die Grundlage für ein funktionsfähiges Nervensystem. Ebenso wie ein Automotor nur dann einwandfrei funktioniert, wenn er Öl und Treibstoff erhält, so benötigt auch der menschliche Organismus vielfältige Vitalstoffe. Gerade für das Nervensystem ist eine optimale Vitalstoffversorgung unentbehrlich. Wenn Sie Ihre Ernährung umstellen und möglichst viel erntefrisches regionales Obst und Gemüse der Saison aus biologischem Anbau auf den Tisch bringen, leisten Sie einen wichtigen Beitrag für Ihre Gesundheit. Hilfreich ist auch die unterstützende Versorgung mit Vitalstoffen aus natürlichen Quellen (Seite 232 ff.).

Viele Beschwerden des Nervensystems entstehen durch eine hektische Lebensweise: Planen Sie daher täglich »Inseln der Ruhe« ein.

Theoretisch sind diese Grundsätze natürlich bekannt. Aber viele Menschen stecken so sehr in ihren Gewohnheiten, dass sie diese allein nicht ändern können. Neue Wege können Sie mit Hilfe eines ausgebildeten Präventologen (Adressen Seite 280 f.) erarbeiten.

KOPFSCHMERZEN UND MIGRÄNE

Etwa 80 Prozent aller Frauen und 50 Prozent aller Männer leiden zumindest zeitweise an Kopfschmerzen, fünf bis zehn Prozent der Bevölkerung haben dauerhaft Kopfschmerzen. Da diese keine Krankheit, sondern ein Symptom sind, können sie viele Ursachen haben – angefangen von Übermüdung, Hunger und Wetterfühligkeit über niedrigen Blutdruck bis hin zu Sehproblemen. Kopfschmerzen begleiten aber auch andere Organerkrankungen, Erkältungen oder Zahnentzündungen und können durch Muskelverspannungen oder Gefäßstörungen entstehen. Manchmal brummt uns der Schädel auch, weil wir einfach zu viel »im Kopf haben«: Überforderung im Beruf, Konflikte im Privatleben. In vielen Fällen ist die Ursache der Schmerzen gar nicht auszumachen.

Es gibt verschiedene Kopfschmerzformen: zum einen den Spannungskopfschmerz mit dumpf drückenden Schmerzen, die wie ein Druck von außen empfunden werden, zum anderen die Migräne mit anfallsweise auftretenden heftigsten Schmerzen, die von Übelkeit, Brechreiz und Lichtempfindlichkeit begleitet werden.

Migränekopfschmerzen sind vorwiegend auf einer Kopfseite lokalisiert und können vier Stunden bis vier Tage andauern. Betroffene bemerken kurz vor dem Anfall eine so genannte Aura: Sehstörungen, Kribbeln oder ein Taubheitsgefühl in Armen und Beinen.

Vorbeugen

Wer häufig unter Kopfschmerzen leidet, sollte nach deren psychosomatischen Ursachen fragen und eventuell seine Lebensweise ändern. Eine gesunde Lebensführung mit der Aufnahme von benötigten Vitalstoffen sowie ausreichend Schlaf und Entspannung ist oft hilfreich. Gehen Sie an der frischen Luft spazieren, und treiben Sie Sport. Verzichten Sie aufs Rauchen, und trinken Sie möglichst wenig Alkohol. Man hat festgestellt, dass nach dem Genuss von Schokolade, Käse oder Rotwein bei Migräne-empfindlichen Menschen vermehrt Anfälle auftreten. Wer oft von Migräne geplagt ist, sollte darauf verzichten.

Wie behandeln?

Haben die Schmerzen eine bekannte Ursache wie einen Kater, eine Erkältung oder Wetterfühligkeit, können Sie sie selbst behandeln. Die Beschwerden sollten aber innerhalb von zwei bis drei Tagen abgeklungen sein.

Zum Arzt

Wenn Kopfschmerzen sehr häufig auftreten, länger als drei Tage anhalten, sehr plötzlich sehr heftig werden, von Brechreiz, Fieber oder Nackensteifigkeit begleitet sind, sollten Sie die Ärztin/den Arzt aufsuchen.

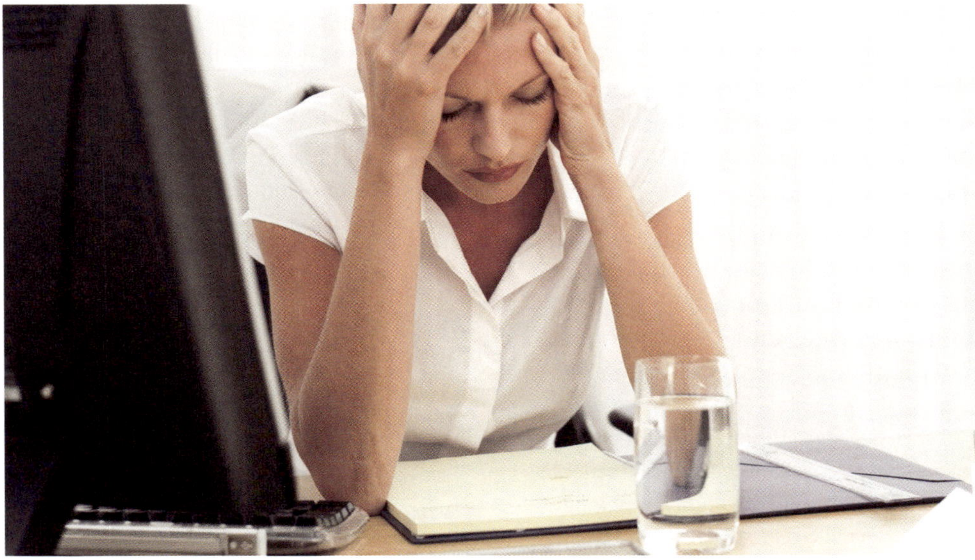

Wer hektische Bürotage mit stundenlanger Computerarbeit absolviert, braucht sich über Kopfschmerzen nicht zu wundern. Überdenken Sie Ihren Lebensstil, und sorgen Sie für viel Bewegung an der frischen Luft sowie ausreichend lange Ruhephasen zum Abschalten und Entspannen.

Anwendungen

➤ Reiben Sie Schläfen, Stirn und Nacken mit ein paar Tropfen hochwirksamem Pfefferminzöl ein. Rosmarin- und Nelkenöl sowie Melissengeist lindern ebenfalls.

➤ Auch ein feuchter Waschlappen, einige Minuten im Gefrierfach gekühlt, oder kalte Quarkumschläge (Seite 256) auf Stirn und Nacken schaffen Erleichterung.

➤ Beginnende Migräne kann manchmal auch durch eine lange heiße Dusche unterbrochen werden. Lassen Sie den heißen Strahl ausgiebig zwischen Nacken und Haaransatz kreisen.

➤ Morgendlicher Kopfschmerz ist häufig durch niedrigen Blutdruck bedingt. Regelmäßiges leichtes Joggen bringt den Kreislauf in Schwung und kann mit etwas Ausdauer Abhilfe schaffen.

➤ Auch starker Kaffee (Espresso oder Mokka) fördert die Gehirndurchblutung und kann oftmals den Kopfschmerz erleichtern. Allerdings nicht zu empfehlen nach Alkoholgenuss, wenn der Magen schon gereizt ist.

➤ Bei Kopfschmerzen durch Verspannungen der Schulter-Nacken-Region helfen heiße Nackenkompressen mit Leinsamen oder Kartoffelbrei (Seite 257).

➤ Unterbrechen Sie anspannende Arbeiten rechtzeitig durch Pausen. So beugen Sie dauerhaften, hartnäckigen Verkrampfungen vor. Schläfen massieren!

➤ Auch empfehlenswert: Ansteigende Armbäder (Seite 244), Wechselgüsse (Seite 250) oder kalte Gesichtsgüsse. Dazu Duschkopf abschrauben, den kalten Wasserstrahl von unten auf das vornübergebeugte Gesicht halten und fünf Minuten kreisförmig um Nase, Augen und Mund führen.

➤ Diese Akupressurpunkte helfen:
Ma 44 Neiting
SJ 5 Waiguan
Le 3 Taichong

Wie Sie diese Punkte finden und richtig akupressieren, entnehmen Sie bitte den Tabellen und Zeichnungen auf Seite 276 ff.

Präparate und Mittel

Wenn Sie alle vorbeugenden Möglichkeiten ausgeschöpft haben, spricht nichts gegen die gelegentliche (!) Einnahme eines Kopfschmerzmittels.

Pflanzliche Mittel

➤ Kühlend und schmerzlindernd wirkt Pfefferminzöl, das auf die Schläfen getupft wird. Achten Sie darauf, dass Sie wirklich Pfefferminzöl und nicht das preisgünstigere, aber weniger wirksame Minzöl erwerben!

Info

Wie gefährlich sind Schmerzmittel?

Kopfschmerzen gehören neben Zahnschmerzen zu den unangenehmsten Schmerztypen und können einen regelrecht mattsetzen. Der Griff zur Tablette erscheint da oftmals als letzte Rettung. Aber ist das auch vernünftig?

Langfristig sollten Sie sicherlich keine Schmerzmittel einnehmen, weil Sie damit möglicherweise andere Organe (vor allem die Nieren) schädigen. In vielen Fällen bessert sich jedoch die Durchblutung des Gehirns durch kurzfristig eingenommene Schmerzmittel, so dass Kopfschmerzen innerhalb kurzer Zeit verschwinden – für die gequälten Betroffenen fast ein kleines Wunder. Trotzdem sollten Sie im Umgang damit kritisch bleiben, vor allem wenn Sie oft unter Kopfschmerzen leiden. Wenn Sie diese Mittel nämlich zu lange und zu hoch dosiert einnehmen, kann die Eigenregulation der Durchblutung so gestört werden, dass nun die Tabletten selbst Kopfschmerzen hervorrufen.

Chemisch-synthetische Mittel

➤ Präparate zum Einnehmen enthalten Acetylsalicylsäure, Ergotamin, Paracetamol, Phenazon und Ibuprofen.

Homöopathie

Hinweise zur Wirkweise und Anwendung homöopathischer Mittel finden Sie auf Seite 265 ff. Die folgenden Beschwerdebilder sind jeweils nach den Begriffen Leitsymptom (**L**), seelische Verfassung (**S**) sowie mögliche Änderungen (**M**) geordnet.

Mittel, die bei Kopfschmerzen helfen:

➤ Atropa belladonna D4, D6 – Tabletten: **L:** klopfende Schmerzen, gerötetes heißes Gesicht; **S:** Überempfindlichkeit gegen Licht und Geräusche; **M:** Bewegung, Erschütterung, Aufstehen, Hinlegen und Bücken verschlechtern, Rückwärtsbeugen und Druck auf die Schmerzpunkte bessern.

➤ Calcium phosphoricum D4, D6, D12, (D30) – Tabletten: **L:** Kopfschmerz bei abgemagerten, rasch geistig und körperlich erschöpfbaren Schulkindern, Kopfschmerz nach jeder geistigen oder körperlichen Anstrengung; **M:** Bücken und Bewegung verschlechtern, Essen bessert.

➤ Gelsemium sempervirens D4, D6, D12 – Tropfen: **L:** Kopfschmerzen mit Sehstörungen und Schwindel, Schmerzen wandern vom Nacken über den Kopf zur Stirn und zu den Augen; **S:** benommen, schläfrig; **M:** Verschlimmerung durch Wärme, Sonne, Bewegung, Furcht, Schreck, Angst, Erregung.

➤ Glonoinum D4, D6 – Tropfen: **L:** heftig pulsierender Kopfschmerz, mit hochrotem Kopf (wie bei Sonnenstich); **S:** ängstlich, nervös, erregt; **M:** Wärme, Alkohol, Bewegung, Zurückbeugen des Kopfes verschlechtern, frische Luft bessert.

➤ Nux vomica D4, D6, D12 (D30) – Tabletten: **L:** morgendlicher Kopfschmerz mit Übelkeit, vor allem nach Alkohol; Brechreiz, Magenschmerzen, Überempfindlichkeit gegen äußere Eindrücke; **S:** lebhafter, reizbarer Mensch mit gehetzter, oft sitzender Lebensweise, Streitsucht, Verlangen nach Genussmitteln (Alkohol, Tabak, Kaffee), Arzneimittelmissbrauch; **M:** frische Luft, langer Schlaf, Essen, Licht, Lärm und sonniges Wetter verschlechtern, warmes Zimmer, Ruhe und kurzer Schlaf bessern.

Mittel, die bei Migräne helfen:

➤ Cimicifuga D3, D4, D6 (D30) – Tropfen: **L:** heftiger Kopfschmerz (»der Schädel will zerspringen«) an verschiedenen Stellen (besonders Hinterkopf) bei depressiven Frauen und bei Frauen in den Wechseljahren, häufiger Wechsel zwischen psychischen und körperlichen Beschwerden, oft Muskelverspannungen im Halswirbel-Schulter-Bereich; **S:** Verzweiflung, Angst; **M:** im Freien und bei Kälte schlimmer.

➤ Cyclamen D3, D4 (D12, D30) – Tropfen: **L:** bei Frauen klopfender, pulsierender Kopfschmerz mit Augenflimmern, oft zu frühe und zu starke Menstruation, Verlangen nach Wärme; **S:** gedrückt; **M:** Bewegung bessert.

➤ Digitalis purpurea D3, D4 – Tropfen: **L:** häufige Migräneattacken mit Farbensehen und Übelkeit, Schlaflosigkeit; **S:** Depression; **M:** Wärme, Sonne, Bewegung, Schreck und Erregung verschlechtern, reichlicher Urinabgang bessert.

➤ Iris versicolor D4, D6 – Tropfen: **L:** Migräne mit Übelkeit, Durchfall; Schmerzen an der Stirn und den Schläfen, tritt bei Entspannung auf; **S:** depressiv, verzweifelt.

➤ Sanguinaria canadensis D4, D6, D12 – Tropfen: **L:** morgendliche Migräne mit Verschlechterung zum Mittag und Besserung zum Abend, Schwindel, Ohrensausen; **S:** ängstlich, reizbar, verwirrt; **M:** Bewegung und Ruhe verschlechtern.

Schüßler-Salze

Hinweise zur Wirkweise und Anwendung der Schüßler-Salze finden Sie auf Seite 268 ff.

➤ Basismittel bei allen Schmerzen Nr. 7: Magnesium phosphoricum D6, »Heiße Sieben«.

➤ Migräneschema Nr. 5: Kalium phosphoricum (Kaliumphosphat) D6, Nr. 7: Magnesium phosphoricum D6 und Nr. 8: Natrium chloratum (Natriumchlorid, »Kochsalz«) D6, zwei bis sechs Wochen von jedem Salz über den Tag verteilt zwei Tabletten.

➤ Bei Kopfschmerzen von Schulkindern Nr. 2: Calcium phosphoricum (Kalziumphosphat) D6.

NERVENSCHMERZEN

Nervenschmerzen (Neuralgien) entstehen im Ausbreitungsgebiet eines Nervs, ohne dass eine direkte Ursache gefunden werden kann. Es kommt zu plötzlichen reißenden Schmerzen. Neuralgien können Vorboten einer Nervenentzündung sein, sie treten während oder nach entzündlichen Erkrankungen, bei Gewebswucherungen und Narbenbildung sowie als Ausdruck seelischer Belastung oder einer Depression auf. Bisweilen werden die Schmerzattacken durch Kälte, Druck oder bestimmte Bewegungen ausgelöst.

Bei der häufigen Trigeminusneuralgie strahlen die Schmerzen in den Ober- und Unterkiefer aus. Weitere neuralgische, »schmerzgefährdete« Punkte sind der Hinterkopfnerv (Okzipitalneuralgie), die zwischen den Rippen gelegenen Nerven (Interkostalneuralgie) und die Halsnerven (Brachialgie), die Schmerzen in Schulter und Armen verursachen. Bei der Ischialgie entstehen Schmerzen und Reizzustände im Bereich des Ischiasnervs, die vom Lendenbereich bis in die Rückseite des Oberschenkels und die Kniekehle ausstrahlen. Solche Schmerzen (Hexenschuss) können plötzlich nach einer falschen Bewegung oder durch Heben schwerer Lasten in ungünstiger Körperhaltung auftreten.

• Vorbeugen

Sie können vorbeugend eine ausreichende Vitalstoffversorgung sicherstellen. Insbesondere Vitaminpräparate aus natürlichen Quellen mit einem hohen Anteil an Antioxidantien haben sich bewährt (Seite 225).

• Wie behandeln?

Zum Stillhalten und zur Ruhe wird man vielfach schon durch die Schmerzen selbst gezwungen. Ansonsten bewähren sich in den meisten Fällen Wärmeanwendungen mit Auflagen, als Bäder oder mit erwärmenden, durchblutungsfördernden Einreibungen, in seltenen Fällen auch eine Kältebehandlung. Ist ein Nerv »eingeklemmt«, kann manchmal durch den richtigen Griff eines Chiropraktikers der Schmerz ebenso schnell verschwinden, wie er gekommen ist. Neuraltherapie und besonders Akupunktur (beide vom Fachmann ausgeführt), aber auch Akupressur als Eigenbehandlung (Seite 274 ff.) sind altbewährte Therapieformen bei Nervenschmerzen. Vielfach lassen sich Schmerzmittel nicht umgehen.

⊕ Zum Arzt

Bei starken Nervenschmerzen, vor allem im Kopf-, Gesichts- und Bandscheibenbereich, müssen Sie unbedingt zum Arzt, da unnötige Verzögerungen der richtigen Behandlung irreparable Schäden verursachen können. Bisweilen sind die Schmerzen auch so unerträglich, dass Sie verschreibungspflichtige Medikamente benötigen.

Anwendungen

➤ Für Wärmeauflagen eignen sich vor allem Heublumen, Fango, Moor oder Kartoffeln (Seite 257 f.). Auch wärmende, sanft kreisende Ölmassagen der schmerzenden Partien mit Johanniskraut-, Fenchel- oder Pfefferminzöl helfen.

➤ Probieren Sie folgende wohltuende Ölmischung aus, sie ist besonders für das Gesicht bei Trigeminusneuralgie geeignet: je 5 Tropfen Lavendel- und Cajeputöl und je 1 Tropfen Melissen- und Rosenöl mit 50 Milliliter Johanniskrautöl mischen. Sanft die schmerzenden Partien massieren.

➤ Achten Sie auf eine ausreichende Versorgung mit Vitaminen des B-Komplexes (lesen Sie hierzu auch im Kapitel »Vitalstoffversorgung und Nahrungsergänzung, Seite 232 ff.).

➤ Dieser Akupressurpunkt hilft:

Di 4 Hegu

Wie Sie diesen Punkt finden und richtig akupressieren, entnehmen Sie bitte der Tabelle und der Zeichnung auf Seite 276 f.

Präparate und Mittel

Nervenschmerzen sind, vor allem wenn sie über längere Zeit bestehen, sehr quälend. Mit Einreibungen oder Tabletten können Sie versuchen, Abhilfe zu schaffen.

Pflanzliche Mittel

➤ Die afrikanische Teufelskralle wird nicht nur erfolgreich bei Gelenk-, sondern auch bei Nervenschmerzen eingesetzt. In der Apotheke erhalten Sie geeignete Fertigpräparate zum Einnehmen oder als Einreibung.

Wenn Sie noch mehr tun wollen: dreimal täglich einen Teufelskrallentee zubereiten (Seite 264) und eine Tasse davon trinken. Nehmen Sie den Tee kurmäßig ein, bis sich die Schmerzen bessern.

➤ Weitere pflanzliche Fertigpräparate enthalten Weidenrinde oder Mädesüß.

Chemisch-synthetische Mittel

➤ Erwärmende Einreibungen oder Heilpflaster (speziell bei Ischialgie) enthalten durchblutungsfördernde Stoffe wie zum Beispiel Bienengift. Ähnlich dem Wirkstoff der Brennnessel löst Bienengift eine entzündungshemmende Gegenreizwirkung auf den erkrankten Nerv aus.

➤ Neben den gängigen Schmerzmitteln sind auch Präparate mit einer hohen Konzentration des Vitamin-B-Komplexes sehr wirksam. Sie werden sehr gern mit Schmerzmitteln kombiniert.

Tipp

Hexenschuss vorbeugen

Wer einmal einen Hexenschuss erlebt hat, möchte verständlicherweise einer weiteren Schmerzattacke vorbeugen.

➤ Achten Sie auf eine ausgewogene, vollwertige und vitaminreiche Ernährung. Das volle Korn ist der größte Vitamin-B1-Lieferant. Auf den Genuss von Alkohol sollten Sie verzichten, da er nervenschädigend wirken kann.

➤ Aus der Palette der Wasseranwendungen sollten Sie ansteigende Halbbäder (Seite 245) sowie Vollbäder (Seite 248) mit Zusatz von Fichtennadeln, Heublumen und Schwefel (Fertigpräparate, Dosierung laut Packungsbeilage) in Ihr Badeprogramm aufnehmen. Sie alle wirken sich positiv auf die Versorgung der Nerven aus und unterstützen damit auch deren besseres Funktionieren.

➤ Machen Sie leichte Bewegungsübungen im warmen Wasser: zum Beispiel Beine anziehen und strecken, Füße im Gelenk kreisen lassen.

SCHWINDEL

Schwindelgefühle sind häufig ein Zeichen für eine Störung des Gleichgewichtsorgans im Ohr. Grundsätzlich unterscheidet man drei Formen: Als physiologischen Schwindel bezeichnet man länger andauernde Schwindelgefühle und Übelkeit, die durch ungewohnte Bewegungen ausgelöst werden (etwa Reise- oder Seekrankheit, Seite 81). Der ungerichtete Schwindel ist dagegen ein plötzlich auftretendes unbestimmtes Schwindelgefühl. Es kann durch Störungen der Herz- und Kreislaufregulation entstehen, die im Gehirn zu Durchblutungs- und Ernährungsstörungen führen. Beim systemischen Schwindel ist das Zusammenspiel zwischen dem Gleichgewichtsorgan und anderen Organen (Augen, Muskeln, Sehnen und Gelenke) gestört, die unsere Stellung im Raum koordinieren.

Mögliche Ursachen für Schwindel können auch Vitalstoffmangel, niedriger Blutdruck, Menièrekrankheit (Schädigung des Innenohrs), Arteriosklerose, Unterzuckerung, Schädigungen der Halswirbelsäule, Sauerstoffmangel, Bluthochdruck und Augen- oder Nervenerkrankungen sein.

Wie behandeln?

Hält der Schwindel mehrere Tage an, sollten Sie in jedem Fall Ihre Ärztin/Ihren Arzt aufsuchen, da zunächst die zugrundeliegende Ursache herausgefunden werden muss.

Anwendungen

➤ Sind organische Ursachen ausgeschlossen oder behandelt, helfen vielleicht kalte oder heiße Kompressen (Seite 257), die Sie auf den Nacken legen. Auch Massagen von Nacken und Hinterkopf bringen gelegentlich kurzfristige Erleichterung.

➤ Bei Schwindelgefühl als Folge einer Reisekrankheit können Präparate mit Ingwerpulver oder entsprechenden Arzneistoffen helfen (siehe Kasten Seite 81).

Präparate und Mittel

Besonders der kreislaufbedingte Schwindel kann sehr gut mit pflanzlichen Arzneimitteln behandelt werden. Am besten verwenden Sie Fertigpräparate aus der Apotheke.

Pflanzliche Mittel

➤ Wenn Sie schon etwas älter sind und häufiger unter Schwindel leiden, hilft Ihnen möglicherweise die Einnahme von einem Präparat mit Ginkgo-Extrakt.

➤ Zur Behandlung von kreislaufbedingtem Schwindel sind pflanzliche Präparate aus Kampfer, Maiglöckchen, Mistel, Rosmarin und Weißdorn geeignet.

Chemisch-synthetische Mittel

Ist die Ursache des Schwindels ärztlich abgeklärt und wird er erwiesenermaßen durch erniedrigten Blutdruck ausgelöst, können folgende Wirkstoffe eingesetzt werden.

➤ Wenn Sie regelmäßig unter kreislaufbedingtem Schwindel (mit Schwarzwerden vor den Augen) leiden und die zuvor beschriebenen allgemeinen Maßnahmen noch nicht wirken, können Sie Ihren Kreislauf kurzfristig mit Mitteln in Schwung bringen, die eine Reaktion des Körpers auf die Ausschüttung des Stresshormons Adrenalin nachahmen. Hierzu gehören Etilefrin und Oxilofrin. Sie steigern den Blutdruck und die Herzschlagfrequenz. Die Wirkung dieser Präparate setzt zwar schnell ein, klingt jedoch bereits nach etwa vier Stunden wieder ab. Es gibt deshalb auch so genannte Retard-Präparate (Seite 22), aus denen die Wirkstoffe verzögert freigegeben werden. Etilefrin und Oxilofrin können bei empfindlichen Personen selbst zu Kreis-

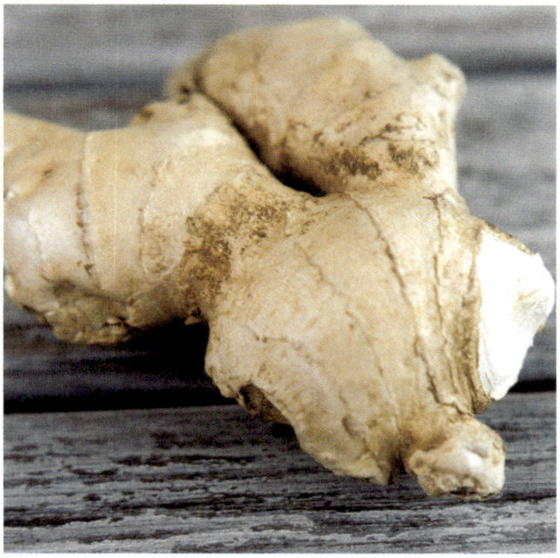

Aus der Ingwerwurzel wird ein Pulver hergestellt, das zuverlässig bei der Reisekrankheit hilft.

laufstörungen führen, mit Schwindel und Schwarzwerden vor den Augen bei schnellen Lagewechseln.

Bitte beachten Sie

Unabhängig davon, wie die einzelnen kreislaufstimulierenden Präparate wirken, sollten sie in jedem Fall nur kurzfristig eingenommen werden. Eine langfristige Einnahme kann die Eigenregulation des Körpers nachhaltig stören und zu Gegenreaktionen führen, die nur schwer vorhersehbar sind.

Homöopathie

Hinweise zur Wirkweise und Anwendung homöopathischer Mittel finden Sie auf Seite 265 ff. Die folgenden Beschwerdebilder sind jeweils nach den Begriffen Leitsymptom (**L**), seelische Verfassung (**S**) sowie mögliche Änderungen (**M**) geordnet.

- Argentum nitricum D12 – Tropfen: **L:** Schwindel in großen Höhen, oft ängstliche und nervöse Menschen; **S:** ängstlich, nervös; **M:** Bewegung bessert, Essen verschlechtert.
- Barium carbonicum D6, D12 – Tabletten: **L:** Schwindel durch mangelnde Durchblutung (Gefäßverkalkung), Schlaflosigkeit; **S:** Gedächtnisschwäche. Das Mittel wirkt erst nach zwei- bis dreiwöchiger Anwendung!
- Cocculus D4, D6, D12 – Tropfen: **L:** Schwindel bei Arteriosklerose oder Fahrschwindel, bei verschobenem Schlaf-Wach-Rhythmus (Nacht- und Schichtarbeiter, Jetlag), große Übelkeit, Erbrechen, Gefühl der Leere im Kopf, Schwäche, Erschöpfung, Hinterkopfschmerz; **S:** Nervosität, Überempfindlichkeit; **M:** jede Bewegung verschlechtert (Kopfheben, Bahnfahrt).
- Conium D4, D6, D12 – Tropfen: **L:** Schwindel bei Kopfdrehung, selbst im Bett, alles dreht sich im Kreise, große Übelkeit, Muskelschwäche, -zittern, Koordinationsstörungen der Glieder, der Zunge und der Augen, Schweißneigung; **S:** Gedächtnisschwäche, Menschenscheu; **M:** bei Ruhe und Kälte sowie nachts verschlechtert.
- Tabacum D4, D6 – Tropfen: **L:** anfallsweiser Schwindel mit Übelkeit, Kältegefühl, Sehstörungen; **M:** Tabakgenuss oder -rauch (dann D12), Bewegung und Aufenthalt in warmen Räumen verschlechtern, Erbrechen und frische Luft bessern.
- Veratrum album D3, D4 – Tabletten: **L:** kalter Schweiß, niedriger Puls, bläuliche Haut; Dosierung: alle drei Minuten drei Tropfen.

Schüßler-Salze

Hinweise zur Wirkweise und Anwendung der Schüßler-Salze finden Sie auf Seite 268 ff.

- Bei niedrigem Blutdruck und Schwindel bei Lagewechsel Nr. 5: Kalium phosphoricum (Kaliumphosphat) D6.
- Bei Schwindel mit nachfolgender Schwäche Nr. 5: Kalium phosphoricum (Kaliumphosphat) D6.
- Bei Schwindel mit Übelkeit Nr. 7: Magnesium phosphoricum D6.

Psychische Beschwerden

Körper und Seele sind zeitlebens untrennbar miteinander verbunden. So können sich körperliche, organgebundene Beschwerden auf das Seelenleben auswirken. Umgekehrt haben seelische Belastungen etwa durch Beziehungskonflikte, Todesfälle, Mobbing und vieles andere, Auswirkungen auf die körperliche Gesundheit. Weltweit lassen sich bereits 12 Prozent aller Erkrankungen auf psychische Leiden und Verhaltensprobleme zurückführen – betroffen sind nahezu 450 Millionen Menschen. In den nachfolgenden Abschnitten werden die häufigsten psychischen Beschwerden und deren Vorbeugung sowie Behandlung in ihrem ganzheitlichen Zusammenhang erläutert.

Wegweiser bei psychischen Beschwerden

Sollten Ihre Beschwerden hier nicht aufgeführt sein, schlagen Sie bitte im Register (Seite 282 ff.) nach.

Vorbeugen

Schon die alten Römer sagten, dass ein gesunder Geist in einem gesunden Körper wohne. Die Grundbedingung für körperliche Gesundheit lautet, dass dem Körper ausreichend Vitalstoffe (Vitamine, Mineralien, Spurenelemente) zur Verfügung gestellt werden müssen, damit er richtig und störungsfrei »funktionieren« kann. Ein auch wissenschaftlich zunehmend diskutiertes Problem in diesem Zusammenhang ist die Aufnahme von immer mehr unnatürlichen Chemikalien mit der Ernährung. Niemand kann deren langfristige Auswirkung auf den Organismus und die Wechselwirkungen überblicken. Unruhe, Nervosität, Hyperaktivität sowie Depressionen und Schlafstörungen lassen sich in vielen Fällen durch Verzicht auf Chemie bessern oder abstellen.

Meiden Sie daher industriell hergestellte, mit Chemikalien versetzte Lebensmittel, verwenden Sie möglichst naturbelassene! Es erscheint einfach, täglich fünf Portionen von möglichst erntefrischem regionalem Obst und Gemüse der Saison aus biologischem Anbau zu verzehren. Dennoch schaffen dies die wenigsten Menschen (fünf Prozent). So ist nicht einmal eine Mindestversorgung gewährleistet, obwohl der Bedarf durch Umweltbelastungen steigt. Besonders B-Vitamine sind für eine optimale Hirn- und Nervenfunktion unerlässlich. Eine ausreichende Versorgung stellen Sie durch hochwertige Nahrungsergänzung (Seite 232 ff.) sicher.

Was können Sie unternehmen, um effektiv vorzubeugen? Eine individuelle Bestandsaufnahme Ihrer aktuellen Lebenssituation mit Unterstützung eines Präventologen (Adressen Seite 280 f.) kann dazu beitragen, geeignete Wege und Möglichkeiten zu finden.

ANGST

Angst warnt uns vor Gefahren und dient dazu, uns aufmerksamer gegenüber unserer Umwelt zu machen. Sie stellt also einen gewissen Schutz dar. Einige Menschen empfinden dieses Gefühl jedoch als so überwältigend und beklemmend, dass es ihr Leben bestimmt und einen normalen Alltag unmöglich macht. Als krankhaft muss man Angst dann bezeichnen, wenn sie keine angemessene Reaktion mehr darstellt und in Situationen entsteht, die eigentlich angstfrei erlebt werden sollten.

Ursachen oder Auslöser dafür sind oft als schwierig erachtete Lebenssituationen (Prüfungsangst, Flugangst), aber auch reale Bedrohungen aus der Umwelt wie etwa Kriegsgefahr, drohende Armut, Umweltverschmutzung oder Sorgen am Arbeitsplatz. Die Betroffenen reagieren übersteigert und können die Gefahr nicht mehr realistisch einordnen.

Die Angstzustände werden unterschiedlich empfunden. Es gibt Panikattacken und chronische Angststörungen. Panikattacken entstehen ganz plötzlich und scheinbar ohne Anlass. Sie gehen einher mit Herzjagen, Atembeschwerden, Zittern, Schweißausbrüchen, Versagen der Stimme, Magen-Darm-Störungen, Brust- und Kopfschmerzen, Schwindelanfällen bis hin zur Ohnmacht. Oft merken die Betroffenen erst an diesen Erscheinungen, dass etwas nicht in Ordnung ist. Die Symptome versetzen sie zusätzlich in Angst, eventuell schwer krank zu sein.

Wie behandeln?

In erster Linie ist es wichtig, dass Angehörige und Freunde Verständnis für die Betroffenen aufbringen. Angstzustände können sich zu einem krankhaften Geschehen entwickeln, gegen das der Kranke allein nichts mehr ausrichtet. Am ehesten schafft dann eine Verhaltenstherapie Abhilfe.

Zum Arzt

Sie sollten ärztliche Hilfe suchen, wenn Ihr Alltag deutlich durch die Angst bestimmt wird, die Angstzustände sehr lange andauern oder häufig und akut auftreten.

Anwendungen

➤ Alles, was die innere Ausgeglichenheit und Entspannung fördert, kann hilfreich sein: Atemgymnastik, autogenes Training, Sport oder Yoga.

➤ Sprechen Sie sich aus und suchen Sie das Gespräch mit dem Partner oder der Partnerin, einem Freund oder einer Freundin. Eventuell können Sie auch die kompetente Hilfe einer psychotherapeutischen Beratung in Anspruch nehmen und dabei lernen, Ihre Ängste abzubauen.

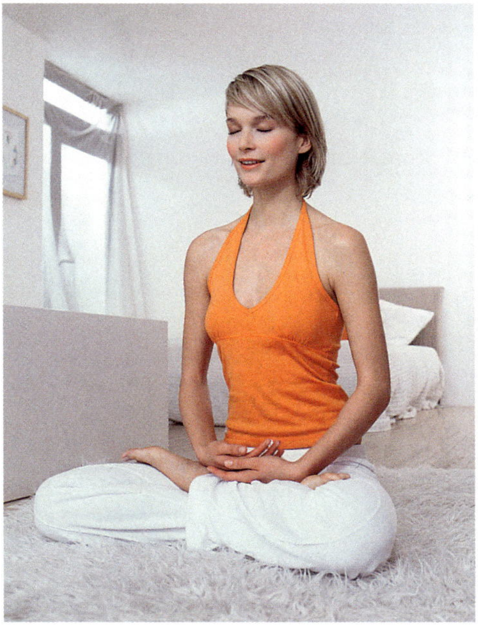

Körperlich beweglich, seelisch ausgeglichen – Yoga entspannt, hält gesund und leistungsfähig.

➤ Dieser Akupressurpunkt hilft:
He 7 Shenmen
Wie Sie diesen Punkt finden und richtig akupressieren, entnehmen Sie bitte der Tabelle und der Zeichnung auf Seite 276 f.

Präparate und Mittel

Grundsätzlich kann es hilfreich und sinnvoll sein, die Unruhe und Angst mit pflanzlichen Arzneimitteln zu dämpfen.

Pflanzliche Mittel

➤ Geeignet sind Zubereitungen aus Baldrian, Hopfen, Johanniskraut, Melisse, Kava-Kava (Rauschpfeffer) oder Passionsblume. Je nach Zusammensetzung können sie sowohl zum Einschlafen (mit mehr Baldrian) als auch zur Angstlösung angewendet werden.

➤ Als hilfreich erweist sich auch die folgende beruhigende Teemischung:
10 Teile Melissenblätter
10 Teile Pfefferminzblätter
25 Teile Baldrianwurzel
20 Teile Orangenblüten
15 Teile Anis
20 Teile Passionsblumenkraut
Zubereitung und Dosierung Seite 264.

Homöopathie

Hinweise zur Wirkweise und Anwendung homöopathischer Mittel finden Sie auf Seite 265 ff. Die folgenden Beschwerdebilder sind jeweils nach den Begriffen Leitsymptom (**L**), seelische Verfassung (**S**) sowie mögliche Änderungen (**M**) geordnet.

➤ Aconitum napellus D12, D30 – Tropfen: **L:** Angstzustände oft durch schockierendes Erlebnis; **S:** Angst, Unruhe; **M:** abends, nachts und in Wärme schlimmer.

➤ Argentum nitricum D6, D12, D30 – Tropfen: **L:** Erwartungsangst vor wichtigen Terminen und Prüfungen, vor dem Alleinsein, vor Einbrechern, vor dem Tod, Angst vor großen Plätzen (Agoraphobie), aber auch Angst in zu engen Räumen (Klaustrophobie); **S:** ängstlich, unruhig, schlechtes Gedächtnis; **M:** Bewegung bessert, Essen verschlechtert.

➤ Phosphor D6, D12, D30 – Tropfen: **L:** Angst morgens, vor dem Alleinsein, der Zukunft, vor drohender Krankheit, um andere, vor Einbrechern, dem Tod, Sturm und Gewitter; durch Geräusche, Hitzegefühl im Kopf mit Stirnschweiß.

➤ Stramonium D6, D12, D30 – Tabletten: **L:** Angst in der Dunkelheit, nachts, vor dem Alleinsein, vor dunklen Räumen besonders vor Tunneln, vor allem, was schwarz ist, zu fallen (häufig Trauminhalt), verrückt zu werden, ermordet zu werden, vor rauschendem Wasser, vor dem Arzt; Zähneknirschen, Krämpfe; **S:** lebhafte Fantasie, geschwätzig, wirkt wie getrieben; **M:** Bewegung und Licht verschlechtern, Stehen und Sitzen bessern.

➤ Sulfur D6, D12, D30 – Tabletten: **L:** Angst abends im Bett (schlaflos!), nachts beim Erwachen, mit Hitze, Herzklopfen und Beklemmungsgefühl, Gewissensangst, Angst um andere, sich zu erkälten, vor Gespenstern, um das eigene Seelenheil, ruhelos, zerstreut, sehr schreckhaft, selbst wenn sie/er nur beim Namen gerufen wird; struppiges Haar, Ekzeme, Hitzewallung; **S:** reizbar, mürrisch, vergesslich, depressiv; **M:** Verschlimmerung abends, nach Mitternacht, durch Liegen, Nässe, Kälte und Ruhe; Besserung durch Wärme.

Schüßler-Salze

Hinweise zur Wirkweise und Anwendung der Schüßler-Salze finden Sie auf Seite 268 ff.

➤ Bei Platzangst Nr. 5: Kalium phosphoricum (Kaliumphosphat) D6.

➤ Bei Angst mit Aufregung, Zittern und Herzklopfen Nr. 7: Magnesium phosphoricum (Magnesiumphosphat) D6.

➤ Bei allgemeiner Ängstlichkeit Nr. 6: Kalium sulfuricum (Kaliumsulfat) D6.

DEPRESSIVE VERSTIMMUNG

Depressive Verstimmungen haben viele Ursachen: äußere Einflüsse wie Stress und Überforderung im Beruf oder als Hausfrau/Hausmann, Angst um den Arbeitsplatz, finanzielle Nöte oder der Verlust eines geliebten Menschen. Aber auch organische Faktoren wie hormonelle Umstellungen während der Menstruation, nach der Entbindung oder in den Wechseljahren können depressive Verstimmungen auslösen. Es gibt auch eine genetische Veranlagung. Typische Begleiterscheinungen einer Depression sind allgemeine Niedergeschlagenheit und Lustlosigkeit, aber auch Stimmungsschwankungen, Schlafstörungen und Unruhe oder Konzentrationsschwäche.

Vorbeugen

Chemikalien in industriell produzierten Nahrungsmitteln stellen ein unnötiges Risiko für den Organismus dar und stören nicht nur den Gehirnstoffwechsel. Wichtige Vitalstoffe aus natürlichen Quellen hingegen unterstützen das stoffwechselaktive Gehirn sowie seine Botenstoffe und dürfen daher nicht fehlen: Stellen Sie eine ausreichende Versorgung sicher. Hierzu gehören auch mehrfach ungesättigte Fettsäuren!

Wie behandeln?

Jeder Mensch reagiert anders auf seine Lebensprobleme, allgemein gültige Regeln lassen sich nicht aufstellen. Findet man aber gar nicht mehr aus einer Missstimmung heraus, dann ist Hilfe notwendig.

Oft reicht es schon, sich bei Freunden den Kummer von der Seele zu reden. Gespräche mit ausgebildeten Beratern oder Psychotherapeuten können ebenso dazu beitragen, Probleme gezielt zu bewältigen.

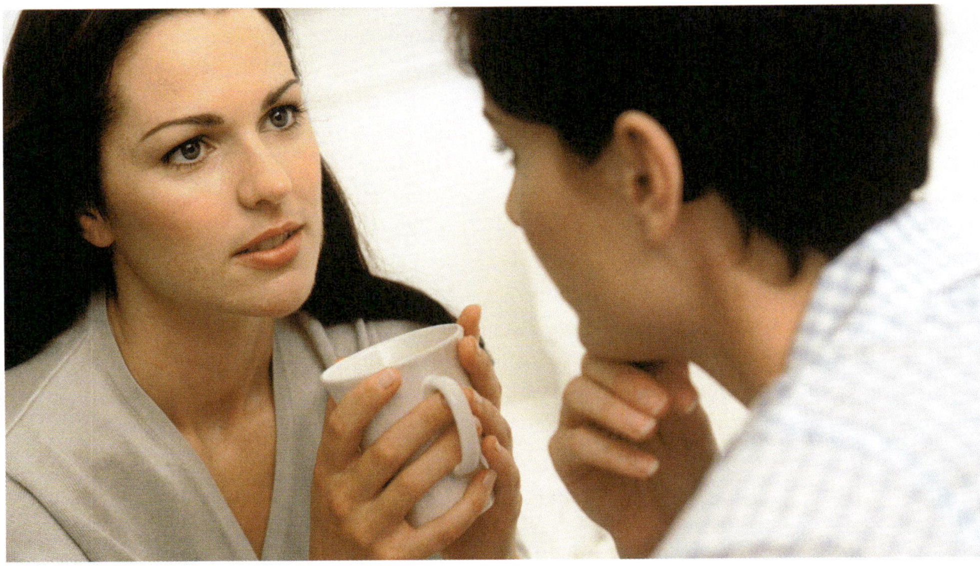

Bei einer depressiven Verstimmung hilft oft schon ein vertrautes Gespräch mit einem guten Freund oder einer Freundin, um sich den Kummer von der Seele zu reden.

Zum Arzt

In anhaltenden und ernsthaften Fällen sollten Sie eine Ärztin/einen Arzt hinzuziehen. Das gilt besonders, wenn Sie sich keinen äußeren Anlass vorstellen können, die depressive Verstimmung ständig stärker wird oder Sie das Gefühl haben, Ihnen wächst alles über den Kopf. Wenn Sie über eine Selbsttötung als Lösung für Ihre Probleme nachdenken, ist professionelle Hilfe unumgänglich!

Anwendungen

➤ Wasseranwendungen aktivieren: Belebend wirken wechselwarme Fußbäder (Seite 246), Bürstenbäder (Seite 251) mit Zusätzen von Fichtennadeln oder Rosmarin (Seite 252), Güsse (Seite 249 ff.), Sauna, Schwimmen und Trockenbürsten (Seite 251).

➤ Bewegung vertreibt die trüben Gedanken: Wandern und Radfahren sind gute Seelentröster, denn nicht erst die körperliche Tätigkeit, sondern bereits der Aufenthalt in der frischen Luft und der Einfluss des Tageslichts wirken aktivierend. Wichtig sind daher auch Sonnenbäder (in Maßen). Versuchen Sie einmal Gruppengymnastik mit Musik oder eine Atemtherapie mit Lockerungsgymnastik.

➤ Licht in das seelische Dunkel bringen auch gute Düfte. Einigen ätherischen Ölen wird eine deutlich stimmungsaufhellende Wirkung zugeschrieben, wie etwa Angelika-, Bergamotte- oder Basilikumöl und ganz besonders Rosenöl. Sie können sie in speziellen Duftlampen zur Wirkung kommen lassen. Schnelle Hilfe zwischendurch: Geben Sie ein bis zwei Tropfen eines der Öle aufs Taschentuch, oder verreiben Sie es auf dem Handrücken, tief einatmen.

Präparate und Mittel

Es gibt die Möglichkeit, depressive Verstimmungen mit gut wirksamen und dabei auch verträglichen pflanzlichen Arzneimitteln beziehungsweise Teezubereitungen oder homöopathischen Mitteln zu beheben. Sie sollten bei leichteren depressiven Verstimmungen eingenommen werden, besonders dann, wenn sie im Zusammenhang mit der Menstruation oder den Wechseljahren auftreten. Chemisch-synthetische Arzneimittel sind oft vermeidbar.

Pflanzliche Mittel

➤ Bei depressiven Verstimmungen bewähren sich pflanzliche Arzneimittel aus Johanniskraut, Melisse (beruhigend) oder Kava-Kava (Rauschpfeffer). Diese Mittel wirken ausgleichend, und auch der Schlaf stellt sich wieder leichter ein.

➤ In klinischen Studien wurden mit Johanniskraut-Extrakten bei leichten und mittelschweren Depressionen beeindruckende Erfolge bei guter Verträglichkeit erzielt. Sie können ohne Bedenken zunächst eine Teekur durchführen. Probieren Sie aus, ob möglicherweise bereits die hierin enthaltene Menge pflanzlicher Wirkstoffe genügt. Wenn nicht, sollten Sie ein Fertigpräparat aus der Apotheke anwenden, dessen Wirkstoffmenge höher ist und die Wirkung somit stärker.

Homöopathie

Hinweise zur Wirkweise und Anwendung homöopathischer Mittel finden Sie auf Seite 265 ff. Die folgenden Beschwerdebilder sind jeweils nach den Begriffen Leitsymptom (**L**), seelische Verfassung (**S**) sowie mögliche Änderungen (**M**) geordnet.

➤ Arsenicum album D12, D30 – Tropfen: **L:** melancholische Traurigkeit besonders beim Alleinsein, Grübeln, macht sich große Sorgen um andere, qualvolle Angst und Ruhelosigkeit, nächtliche Angst; oft ausgezehrte, erschöpfte Menschen; **S:** glaubt nicht an seine Genesung, Angst vor dem Tod, dennoch Selbstmordgedanken; **M:** freundlich tröstende Worte verschlechtern, nachts und bei Kälte verschlechtert; warme Getränke und Wärme allgemein bessern das Befinden.

- Aurum metallicum D12, D30 – Tropfen: **L:** rotes Gesicht, Hitzewallungen; Bluthochdruck; **S:** wehmütige Niedergeschlagenheit, tadelt sich selbst, zieht sich zurück, glaubt, dass ihn keiner mehr liebt, hastige Überaktivität, mürrische Verschlossenheit im Wechsel mit zorniger Heftigkeit, Todessehnsucht, religiöse Wahnideen; **M:** nachts verschlechtert.
- Ignatia D6, D12, D30 – Tabletten: **L:** stille Melancholie, Folgen von nicht erwiderter Liebe oder Enttäuschungen, sehr eifersüchtig, Folgen von Heimweh; unwillkürliches heftiges Seufzen, Abneigung gegen Gesellschaft, verträgt keinen Widerspruch, krampfhaftes unnatürliches Lachen, das in Weinen endet; **M:** schlimmer nach körperlichen und geistigen Anstrengungen.
- Natrium chloratum (muriaticum) D6, D12, D30 – Tropfen: **L:** entkräftet, abgespannt; oft schlank und mit blasser Hautfarbe; **S:** hoffnungslos, niedergeschlagen, wortkarg, weinerlich; **M:** vormittags verschlechtert.
- Sepia D12, D30 – Tropfen: **L:** launenhaft, gereizt, unwillig; oft in Wechseljahren; meist gut pigmentierte Hautfarbe; **S:** besorgt um die Gesundheit; **M:** Bewegung und Essen bessern.

Schüßler-Salze

Hinweise zur Wirkweise und Anwendung der Schüßler-Salze finden Sie auf Seite 268 ff.

- Bei Erschöpfungsdepression Nr. 5: Kalium phosphoricum (Kaliumphosphat) D6.
- Bei morgendlicher Antriebslosigkeit Nr. 11: Silicea (Siliziumdioxid, Kieselerde) D12.
- Depression bei Kummer Nr. 8: Natrium chloratum (Natriumchlorid, »Kochsalz«) D6.

SCHLAFSTÖRUNGEN

Nahezu jeder zweite Bundesbürger leidet laut Statistik unter Schlafstörungen. Zu den häufigsten Ursachen neben seelischen Auslösern (Depressionen, Angst, mangelnde Schlafbereitschaft durch Ärger oder Sorgen) zählen körperliche Faktoren: Überanstrengung, Juckreiz (Seite 122 ff.), Schmerzen, Luftnot, Hustenreiz (Seite 46 ff.) oder häufiger Harndrang (Seite 144 ff.).

Daneben gibt es aber auch die selbst gemachten Ursachen: Eine zu üppige Mahlzeit vor dem Schlafengehen, Nikotin-, Alkohol- und Kaffeegenuss, Arzneimittel (zahlreiche Schmerz- und Grippemittel enthalten Koffein!), ein zu hartes oder zu weiches Bett oder unbequeme Nachtbekleidung bringen viele Schläfer um ihre verdiente Nachtruhe.

Man unterscheidet Einschlaf- von Durchschlafstörungen. Manche Menschen wachen nach Angst machenden Träumen auf und können dann nicht mehr einschlafen.

Wer schlecht schläft, fühlt sich müde und abgespannt. Länger bestehende Schlafstörungen vermindern die Leistungsfähigkeit, die Betroffenen sind leicht reizbar. Unter Umständen gefährden sie sich und andere Menschen, da ihre Reaktionsfähigkeit bei der Teilnahme am Straßenverkehr vermindert ist.

• Vorbeugen

Sie können durch einfache Mittel selbst viel dazu beitragen, dass Ihr Schlafrhythmus sich auch ohne Chemie wieder einstellt und Sie morgens erfrischt aufwachen. In erster Linie sollten Sie versuchen, Ihre Gewohnheiten genau zu überprüfen, da vielleicht Änderungen im Tagesablauf oder an der Umgebung die Schlaflosigkeit beseitigen können. Versuchen

Sie, sich tagsüber ausreichend zu bewegen: Wandern, Tanzen, Radfahren, Schwimmen und jede andere sportliche Betätigung an frischer Luft sorgen für Muskelentspannung. Sie sollten sich aber nicht gerade am späten Abend verausgaben, da dadurch der Kreislauf so stark angeregt wird, dass Sie dann möglicherweise wieder stundenlang wach liegen.

Überprüfen Sie Ihr Bett: Ist die Matratze noch in Ordnung? Sind Sie mit Ihrem Bettzeug zufrieden, oder ist es vielleicht zu warm, zu kalt, zu leicht oder zu schwer? Fühlt sich der Bezug unangenehm auf der Haut an? Bereits kleine Änderungen können hier bereits große Wirkungen zeigen.

Wie behandeln?

Der Griff zur Schlaftablette sollte die letzte Möglichkeit sein, um wieder einzuschlafen.

Zum Arzt

Ab und zu mit pflanzlichen Schlafmitteln nachzuhelfen, ist relativ unbedenklich. Wenn aber Schlafstörungen länger als eine Woche am Stück bestehen oder in Abständen regelmäßig wiederkehren, ohne dass eine Ursache erkennbar ist, dann sollten Sie doch Ihre Ärztin/Ihren Arzt befragen. Sie/er muss abklären, ob eventuell eine organische Erkrankung die Ursache ist.

Anwendungen

➤ Probieren Sie es mit folgenden Wasseranwendungen: morgens ansteigende Arm- oder Fußbäder (Seite 244, 246), abends Vollbäder (Seite 248) mit Zusatz von Melisse, Baldrian, Fichtennadeln oder Lavendel (selbst zubereitet, Seite 252, oder Fertigpräparate). Nach dem Bad können Sie auch noch feuchtwarme Leibwickel (Seite 254 f.) anlegen. Auch ein Saunabesuch fördert die Schlafbereitschaft.

➤ Wenn Sie einmal nachts nicht schlafen können, liegt das möglicherweise auch an einem zu niedrigen Blutdruck. Machen Sie, statt vergeblich weiterhin Schäfchen zu zählen, lieber eine kalte Ganzkörperwaschung

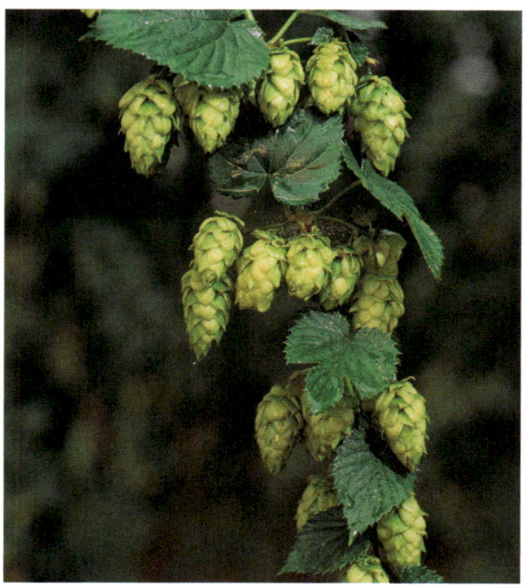

Aus Hopfenzapfen werden Präparate zur Beruhigung und zum besseren Einschlafen bereitet.

Info

Schlafmittel beeinträchtigen Ihre Reaktion

Auch leichte Schlaf- und Beruhigungsmittel können Ihr Reaktionsvermögen so beeinträchtigen, dass Sie nicht mehr Auto fahren oder an Maschinen arbeiten dürfen. Vermeiden Sie unbedingt Alkohol, wenn Sie Beruhigungsmittel einnehmen.

Antihistaminika können manchmal Magen-Darm-Beschwerden, seltener Mundtrockenheit, Herzklopfen, Muskelschwäche oder Störungen beim Wasserlassen auslösen.
In zu hohen Dosierungen kann es zu Schwindelgefühl, Benommenheit, Ohrgeräuschen und Sehstörungen kommen.

(Seite 249), und legen Sie sich anschließend, ohne sich abzutrocknen, ins Bett. Ebenso bringen kalte Wadenwickel (Seite 255), Wassertreten (Seite 251), ein abendliches kaltes Sitzbad (Seite 247) von ein bis zwei Minuten Dauer sowie Arm- oder Kniegüsse (Seite 250) den Blutdruck wieder in den Normalbereich und helfen beim Einschlafen.

➤ Nutzen Sie die Zeit vor dem Zubettgehen, um sich zu entspannen. Ein voller Magen belastet, Ihre Hauptmahlzeit sollten Sie daher nach Möglichkeit mittags einnehmen. Gewöhnen Sie sich an, möglichst immer um dieselbe Zeit schlafen zu gehen.

➤ Beliebt werden auch wieder Schlafkissen aus Großmutters Arzneischatz: kleine, selbst gemachte Leinenkissen oder -säckchen mit einer lockeren Füllung aus gleichen Teilen Hopfenzapfen, Johanniskraut und Lavendelblüten, die man sich unter den Kopf oder auf die Brust legen kann. Die sich in der Wärme entwickelnden aromatischen Düfte beruhigen und fördern das Einschlafen.

➤ Dieser Akupressurpunkt hilft:

He 7 Shenmen

Wie Sie diesen Punkt finden und richtig akupressieren, entnehmen Sie bitte der Tabelle und der Zeichnung auf Seite 276 f.

Präparate und Mittel

Wenn pflanzliche Mittel nicht helfen, sollten Sie nur in Ausnahmefällen auf chemisch-synthetische Präparate zurückgreifen.

Pflanzliche Mittel

➤ Pflanzliche Schlafhilfen, die Sie als Tee oder Fertigpräparat einnehmen können, enthalten Baldrian, Hafer, Hopfen, Kalifornischen Mohn, Lavendel, Melisse oder Passionsblume.

➤ Zusätze von Johanniskraut oder Kava-Kava (Rauschpfeffer) in Kombinationsmitteln wirken angst- und spannungslösend. Sie erleichtern so das Einschlafen.

Speziell für Kinder geeignet sind Tees aus Fenchel und Kamille (Zubereitung und Dosierung Seite 264).

➤ Versuchen Sie es einmal mit folgendem Schlaf- und Beruhigungstee:

40 Teile Baldrianwurzel
20 Teile Hopfenzapfen
15 Teile Melissenblätter
15 Teile Pfefferminzblätter
10 Teile Pomeranzenschale
Zubereitung und Dosierung Seite 264.

Chemisch-synthetische Mittel

Schlafstörungen können mit verschiedenen Mitteln behandelt werden. Grundsätzlich gilt: Wenn Sie sich für ein chemisch-synthetisches Schlafmittel entschieden haben, dann sollten Sie es nicht erst nach stundenlangem Wachliegen einnehmen. Sonst wirkt es immer noch, wenn Sie es längst nicht mehr brauchen, nämlich am folgenden Tag während Ihrer Arbeitszeit: Man spricht dann vom so genannten Hang-over-Effekt, der Ihr gesamtes Reaktionsvermögen beeinträchtigen kann.

➤ Unter den nicht verschreibungspflichtigen chemisch-synthetischen Arzneimitteln gibt es einige Substanzen, die ursprünglich zur Behandlung allergischer Erkrankungen entwickelt wurden (Antihistaminika). Von den neueren Präparaten eignen sich für die Behandlung von Schlafstörungen Diphenhydramin und Doxylamin.

Homöopathie

Hinweise zur Wirkweise und Anwendung homöopathischer Mittel finden Sie auf Seite 265 ff. Die folgenden Beschwerdebilder sind jeweils nach den Begriffen Leitsymptom (**L**), seelische Verfassung (**S**) sowie mögliche Änderungen (**M**) geordnet.

➤ Coffea arabica D4, D6, D12 – Tropfen/Tabletten: **L:** schlaflos, überdreht, Herzjagen,

Schweißausbrüche; **S:** Ideenfülle mit nervöser Reizbarkeit, Folgen von geistiger Anstrengung, Erregung, übermäßiger Freude, zu viel Gedanken, Kaffeemissbrauch, schläft flach bis drei Uhr nachts, danach nur noch dösend; **M:** Bewegung und Essen verschlechtern, Sitzen bessert das Befinden.

➤ Datura stramonium D12, D30 – Globuli/Tropfen: **L:** besonders bei Kleinkindern, Durchschlafstörungen, möchte Licht; **S:** fürchtet sich im Dunkeln, angstvolle Fantasien; **M:** Bewegung verschlechtert.

➤ Passiflora incarnata Urtinktur – Tropfen: **L:** allgemeine Schlafstörungen, auch nach Beendigung der Einnahme chemisch-synthetischer Präparate; Dosierung: fünf bis zehn Tropfen der Urtinktur in warmem Wasser vor dem Schlafengehen.

Schüßler-Salze

Hinweise zur Wirkweise und Anwendung der Schüßler-Salze finden Sie auf Seite 268 ff.

➤ Bei Einschlafproblemen Nr. 7: Magnesium phosphoricum (Magnesiumphosphat) D6; wenn das nicht hilft Nr. 5: Kalium phosphoricum (Kaliumphosphat) D6.

➤ Bei Schlafstörungen Nr. 10: Natrium sulfuricum (Natriumsulfat, Glaubersalz) D6, vor dem Schlafengehen fünf bis zehn Tabletten als »Heiße Sieben« (Seite 269).

NERVOSITÄT

Wenn jemand unter Nervosität oder Neurasthenie leidet – diese Diagnose wird relativ schnell gestellt –, bedeutet dies, dass der oder die Betreffende aufgrund eines nervlichen Reizzustandes leicht erregbar ist, danach aber auch sehr rasch Erschöpfung und Ermüdung folgen. Diese unharmonischen Zustände im Nervensystem zeigen sich in vielen verschiedenen Symptomen: Übermäßiges Schwitzen, Schlaflosigkeit, Herzklopfen (ohne organische Störungen) oder allgemeine Unruhe und Angst sind meistens Zeichen einer nervösen Fehlsteuerung.

Störungen des Nervensystems geben im fortgeschrittenen Stadium einen sehr deutlichen Hinweis darauf, dass die körpereigenen Selbststeuerungskräfte mit irgendwelchen Einflüssen nicht fertig werden.

• Vorbeugen

Die wirksamste Maßnahme ist zugleich die schwierigste. Sie besteht darin, die Ursache für die Unausgeglichenheit, Schlafstörung und Ruhelosigkeit ausfindig zu machen und abzustellen. Dies gelingt nicht immer, oder es dauert eine Zeit, bis Änderungen herbeigeführt werden können.

Überprüfen Sie Ihre Tages- und Wochengestaltung. Viele Menschen planen eher zu viel Aktivitäten in ihren Alltag ein. Beachten Sie auch ihre Ernährungsgewohnheiten kritisch: Nervosität und Unruhe können durch ein »Zuviel« an chemischen Zusatzstoffen in industriell aufbereiteter Nahrung verursacht sein. Essen Sie so oft wie möglich naturbelassene Produkte von regionalen Erzeugern!

• Wie behandeln?

Nervosität sollten Sie als Alarmsignal ernst nehmen: Offensichtlich harmonieren Ihr Seelenleben und die täglichen Anforderungen nicht miteinander. Vorbeugen ist die wichtigste Maßnahme! Unterstützend bieten pflanzliche Beruhigungsmittel wertvolle Hilfe. Zu Allgemeinmaßnahmen und der Behandlung mit Medikamenten lesen Sie bitte auch unter dem Stichwort »Schlafstörungen« auf Seite 175 ff. nach.

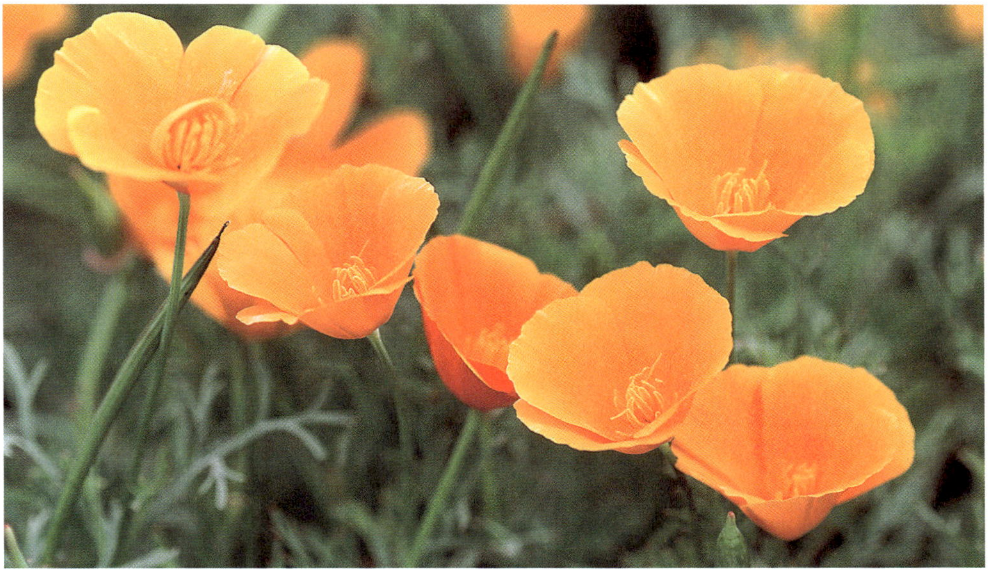

Eschscholtzien zeichnen sich nicht nur durch farbenfrohe, hübsche Blüten aus, sondern auch durch ihre beruhigende Wirkung, die sie als Teezubereitungen entfalten.

• Anwendungen

➤ Entspannungsfördernd ist ein warmes Vollbad (Seite 248) mit Baldrianzusatz.

➤ Auch ein Unterguss (Seite 250) unterstützt Sie dabei, abends etwas leichter zur Ruhe zu kommen.

➤ Dieser Akupressurpunkt hilft:

He 7 Shenmen

Wie Sie diesen Punkt finden und richtig akupressieren, entnehmen Sie bitte der Tabelle und der Zeichnung auf Seite 276 f.

• Präparate und Mittel

Keinesfalls sollten Sie aufkommende Nervosität und Unruhe mit chemisch-synthetischen Mitteln behandeln, man kann hier wirklich gut darauf verzichten!

Mit den folgenden pflanzlichen Mitteln gelingt es Ihnen sicherlich, übermäßige Erregung zu dämpfen; auch der Schlaf stellt sich leichter ein und ist erholsamer.

Pflanzliche Mittel

➤ Tees mit beruhigender Wirkung enthalten Baldrian, Hopfen, Passionsblume, Pomeranzenschale oder Eschscholtzie. Es gibt viele wirksame und auch geschmacklich akzeptable Teemischungen.

➤ Fertigpräparate enthalten meistens nur den Extrakt aus einer Pflanze und weisen einen hohen Wirkstoffgehalt auf. Am bekanntesten sind Extrakte aus Baldrian. Für Kinder sind Zubereitungen aus der Eschscholtzie geeignet.

Schüßler-Salze

Hinweise zur Wirkweise und Anwendung der Schüßler-Salze finden Sie auf Seite 268 ff.

➤ Bei Überaktivität mit nachfolgender Erschöpfung Nr. 8: Natrium chloratum (Natriumchlorid, »Kochsalz«) D6.

➤ Bei leicht aufkommender Erregung und Ärgerlichkeit Nr. 9: Natrium phosphoricum (Natriumphosphat) D6.

HYPERAKTIVITÄT / HYPERKINETISCHE STÖRUNG

Ein immer häufiger beobachtetes Phänomen ist die auch als Aufmerksamkeitsdefizit-Syndrom (ADS) bezeichnete Hyperaktivität bei Kindern und Jugendlichen. Sie sind unruhig und zappelig und haben große Schwierigkeiten, eine einmal begonnene Tätigkeit zu Ende zu bringen. Entgegen der früheren Annahme, diese Erkrankung wachse sich aus, ist heute bekannt, dass auch erwachsene Menschen davon betroffen sind.

Wissenschaftlich zählen hyperkinetische Störungen zu Verhaltensstörungen, die im Kindesalter beginnen. Aktuell gehen Wissenschaftler von einer Fehlregulation des Botenstoffwechsels im Gehirn aus. Die Folge: Die Betroffenen haben »alle Antennen auf Empfang« und können aufgabenirrelevante Störreize schlechter ausblenden. Es kommt so zu einer Reizüberflutung. Insbesondere langweilige und routinemäßige Aufgaben werden zugunsten ablenkender Tätigkeiten aufgegeben – mit der Folge von oft gravierenden Schul- und Alltagsschwierigkeiten.

Über die Ursachen wird viel und kontrovers diskutiert: Ob ADS oder eine Veranlagung zu hyperaktivem Verhalten angeboren ist oder ob es durch Schwangerschafts- und Geburtskomplikationen, Nikotingenuss während der Schwangerschaft oder durch ein ungünstiges soziales Umfeld ausgelöst wird, ist strittig.

• Vorbeugen

Bevor die Diagnose ADS von einem Fachmann erwogen und gestellt wird, sollten Sie alle anderen möglichen Ursachen für das auffällige Verhalten überprüfen und gegebenenfalls abstellen. Viele Kinder sind unruhig, zappelig und unkonzentriert, weil sie keine aus-

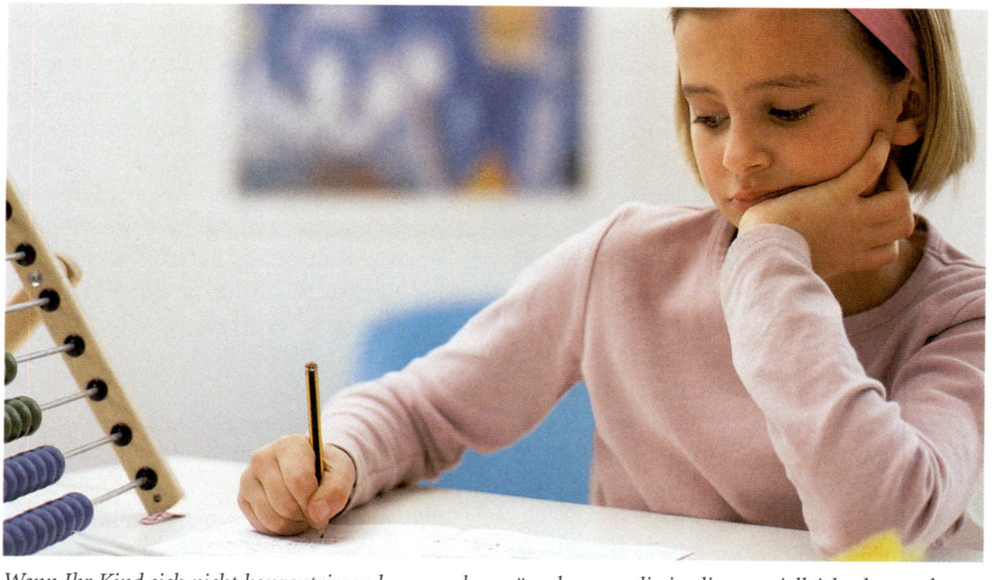

Wenn Ihr Kind sich nicht konzentrieren kann und nervös oder zappelig ist, liegt es vielleicht daran, dass es zu wenig Gelegenheit bekommt, sich körperlich auszutoben. Sorgen Sie daher für viel Bewegung, am besten in der frischen Luft, und beschränken Sie den Fernsehkonsum auf ein Minimum.

reichenden Bewegungsmöglichkeiten mehr haben. Uneingeschränkter Fernsehkonsum bewirkt eine Reizüberflutung, die das reifende Gehirn nicht bewältigen kann.

Ein wesentlicher Faktor, der immer wichtiger wird, ist die Ernährung. Überwiegend mit Süßigkeiten, Fastfood und Softdrinks ernährte Kinder und Jugendliche nehmen mit dieser Ernährung zu viel Zucker (amerikanische Kinder konsumieren davon 146 Kilogramm jährlich) und eine Unzahl chemischer Substanzen auf, deren Wirkungen und Wechselwirkungen im menschlichen Organismus selbst für Fachleute nicht überschaubar und nachvollziehbar sind.

In jedem Fall lohnt sich der Versuch, die Ernährung auf naturbelassene Produkte ohne chemische Zusätze und mit wenig Zucker umzustellen. Berichte und Untersuchungen mehren sich, in denen sich Konzentrationsvermögen und auffälliges Verhalten der Betroffenen dadurch deutlich besserte. Immerhin gelten Glutamat als Bestandteil nahezu sämtlicher Fertiggerichte sowie Süßstoffe als nervenschädigend, wenn sie in zu hoher Menge längerfristig konsumiert werden oder der Betreffende besonders empfindlich reagiert.

Lesen Sie dazu auch das Kapitel »Gesunde Ernährung«, Seite 222 ff. Die Aufnahme lebensnotwendiger Vitalstoffe und Schutzstoffe (Antioxidantien) können Sie mit Nahrungsergänzung aus natürlichen Quellen gewährleisten. Als besonders wichtiger Schutzfaktor gilt OPC (Seite 239).

Wie behandeln?

Hilfreich kann es sein, sich einer Selbsthilfegruppe anzuschließen (Adressen Seite 280 f.). Allein der Austausch mit anderen Eltern ermöglicht es, viele Probleme zu lösen oder gelassener damit umzugehen. Zusätzlich kann eine Verhaltenstherapie helfen, Probleme im Alltag zu meistern.

⊕ Zum Arzt

Wenn Ihr Kind dauerhafte Schwierigkeiten hat, sich zu konzentrieren und sich verschiedenen Lebenssituationen anzupassen und wenn Sie mögliche Ursachen ausgeschlossen haben, sollten Sie zur Diagnose und Einleitung einer Therapie einen Facharzt aufsuchen.

Präparate und Mittel

Frei verkäufliche Medikamente zur Behandlung von ADS gibt es nicht. Sie können zunächst eine Ernährungsumstellung sowie die Gabe von Nahrungsergänzung versuchen.

Vom Arzt verordnet werden so genannte Stimulantien mit dem Wirkstoff Methylphenidat (fällt unter das Betäubungsmittelgesetz) oder neuerdings mit Atomoxetin (kein Stimulans). Diese Mittel sind zwar sehr wirksam, haben aber auch beachtliche substanzspezifische körperliche und seelische Nebenwirkungen. Viele Kinder empfinden sich gerade bei längerer Einnahme nur noch mit Medikamenten als geliebt und respektiert und entwickeln große Probleme mit ihrem Selbstwertgefühl. Nutzen und Risiko einer Medikamentenverordnung müssen daher genau gegeneinander abgewogen werden.

Schüßler-Salze

Hinweise zur Wirkweise und Anwendung der Schüßler-Salze finden Sie auf Seite 268 ff.

- Bei Überaktivität mit nachfolgender Erschöpfung Nr. 8: Natrium chloratum (Natriumchlorid, »Kochsalz«) D6.
- Nr. 7: Magnesium phosphoricum (Magnesiumphosphat) D6; falls das nicht hilft Nr. 5: Kalium phosphoricum (Kaliumphosphat) D6.
- ADS-Schema: morgens Nr. 5: Kalium phosphoricum (Kaliumphosphat) D6, mittags Nr. 2: Calcium phosphoricum (Kalziumphosphat) D6, nachmittags Nr. 7: Magnesium phosphoricum D6; jeweils ein bis zwei Tabletten über acht bis zwölf Wochen.

Leistungsschwäche und Erschöpfung

Sie fühlen sich so gut, wie Ihr Stoffwechsel funktioniert. Ist dieser verlangsamt, werden Sie gereizt, übellaunig und Ihre Leistung fällt ab. Lesen Sie hier, wie Sie rasch wieder fit werden.

Wegweiser bei Leistungsschwäche und Erschöpfung

Sollten Ihre Beschwerden hier nicht aufgeführt sein, schlagen Sie bitte im Register (Seite 282 ff.) nach.

Vorbeugen

Wie ein Auto Treibstoff und Öl benötigt, um funktionieren zu können, so braucht der menschliche Organismus Vitamine, Mineralstoffe und Spurenelemente aus natürlichen Quellen, um den alltäglichen Anforderungen gewachsen zu sein. Hand aufs Herz: Gelingt es Ihnen, täglich mindestens fünf Portionen von möglichst erntefrischem Obst und Gemüse zu essen? Wenn nicht, können Sie sich mit komplexer Nahrungsergänzung versorgen! Tipps zur Qualität und Hilfen bei der Entscheidung finden Sie auf Seite 232 ff.

Ganz wichtig: Schreiben Sie auf, was für ein Arbeitspensum Sie sich täglich vornehmen. Sind Ihre Ansprüche an sich selbst realistisch? Bleibt in Ihrem Alltag noch Zeit für Entspannung und Bewegung?

Manchmal ist es schwer, die eigene Situation objektiv zu beurteilen. Noch schwerer ist es dann, etwas zu ändern. Holen Sie sich professionelle Hilfe, und setzen Sie sich mit einem Präventologen in Verbindung, der Sie beraten kann (Adressen Seite 280 f.).

ABGESCHLAGENHEIT UND ERSCHÖPFUNG

Jeder von uns muss täglich mit den Anforderungen des Alltags zurechtkommen, die für den Einzelnen ganz unterschiedlich aussehen. Leistungsfähigkeit ist die Voraussetzung für ein unbeschwertes Leben. Wenn die Anforderungen zu groß werden, zu viele unkalkulierbare Belastungssituationen auftreten oder akute oder chronische Erkrankungen den Organismus zusätzlich fordern, entwickeln sich Abgeschlagenheit und Erschöpfung mit dem Gefühl, dem Alltag nicht mehr gewachsen zu sein. Die Folgen einer lang dauernden Erschöpfung können Appetitlosigkeit, Konzentrations- und Abwehrschwäche, Schlafstörungen und Übelkeit sein.

Vorbeugen

Setzen Sie die folgenden Tipps in Ihrem Alltag um, und lernen Sie, Ihre eigenen Fertigkeiten und Grenzen realistisch einzuschätzen. Sagen Sie öfter mal nein – dies ist die beste Vorbeugung gegen Erschöpfung. Achten Sie einmal darauf: Bekommen Sie tatsächlich ausreichend Schlaf? Ordnen Sie Ih-

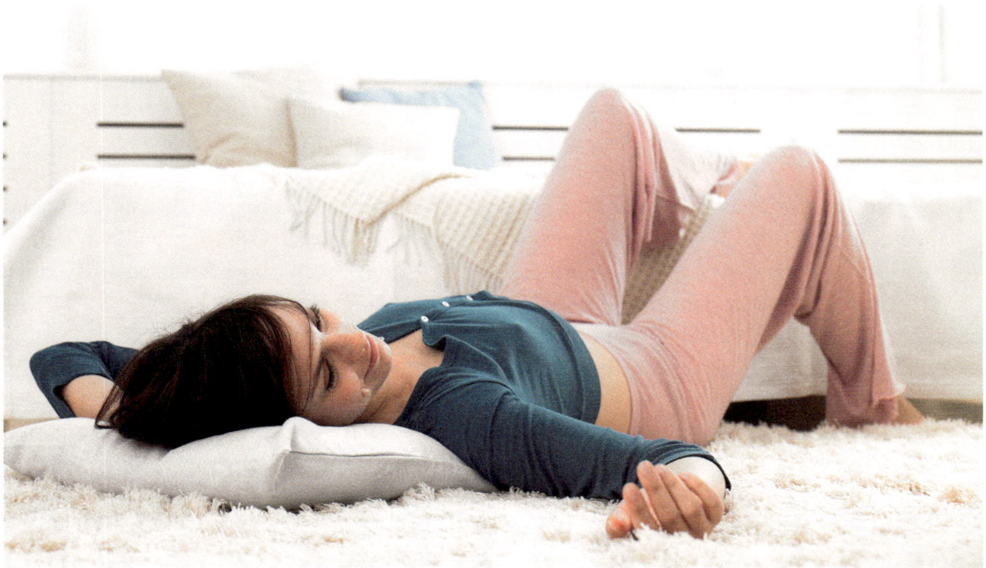

Die Beine hochlegen und vor sich hinträumen – ohne Stress und Leistungsdruck. Auszeiten vom Alltag sind wichtig, um Energie zu tanken und für neuerliche Anforderungen fit zu sein.

ren Tagesablauf: Mahlzeiten zu festgesetzten Zeiten, geregelte Arbeits- und Ruhepausen, eine dosierte Freizeitgestaltung mit Zeit für Sie selbst helfen, das seelische Gleichgewicht wieder zu finden. Körperliche Bewegung hilft Spannungen abzubauen: Treiben Sie Ausgleichssport, möglichst an der frischen Luft.

Ihre Ernährung kann vor allem durch ausgewogene Kost die seelische und körperliche Fitness stützen: Essen Sie viel frisches Obst sowie Milch- und Vollkornprodukte, und verzichten Sie so oft wie möglich auf industriell hergestellte Lebensmittel. Diese enthalten eine Vielzahl chemischer Substanzen, die den Körper belasten können. Versorgen Sie sich mit Vitalstoffen aus natürlichen Quellen; Tipps finden Sie auf Seite 232 ff.

Wie behandeln?

Ganz wichtig ist es, die Ursache für Abgeschlagenheit und Erschöpfung ausfindig zu machen. Sind es die normalen Anforderungen, die Ihnen zu viel werden und Sie mehr als sonst belasten? Ist die Belastungssituation vorübergehend? Können Sie sie ändern?

Zum Arzt

Wenn Sie selbst die Ursache für Ihre Beschwerden nicht herausfinden und Ihnen die geschilderten Maßnahmen nicht innerhalb kurzer Zeit helfen, sollten Sie gemeinsam mit Ihrer Ärztin/Ihrem Arzt klären, ob möglicherweise eine behandlungsbedürftige Erkrankung vorliegt.

Anwendungen

➤ Wasseranwendungen wie kalte Güsse oder Kaltwaschungen (Seite 250) sowie pflanzliche Arzneimittel sind besonders empfehlenswert, wenn sich zur Abgeschlagenheit und Erschöpfung eine Abwehrschwäche hinzugesellt hat.

• Präparate und Mittel

Normalerweise sind chemisch-synthetische Medikamente bei Abgeschlagenheit und Erschöpfung unnötig. Die Ursache der Beschwerden lässt sich meist aufdecken und abstellen. Sofern eine körperliche Erkrankung der Auslöser war, muss die Erkrankung behandelt werden, da die Beschwerden sich dann von allein bessern. »Muntermacher« und »Absacker« sollten Sie vermeiden: Aufputschmittel und übermäßiger Kaffee-, Tee- oder Nikotingenuss zum Ankurbeln oder Alkohol und Schlafmittel zum Abschalten, können Ihr Befinden weiter verschlechtern.

Gegen Erschöpfungszustände, aber auch für die Phase der Genesung nach schweren Krankheiten gibt es eine Vielzahl alternativer Kräftigungsmittel, die vitalisierend und aufbauend wirken.

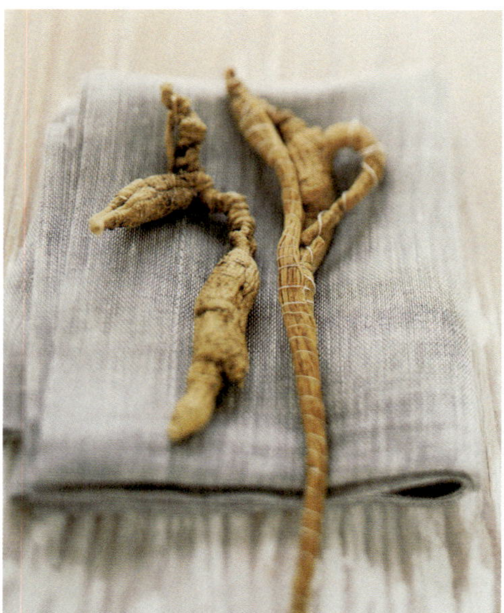

Ginsengwurzeln stärken und kräftigen nicht nur bei Müdigkeits- und Schwächegefühl, sondern steigern auch die Leistungs- und Konzentrationsfähigkeit und beschleunigen die Rekonvaleszenz.

Pflanzliche Mittel

➤ Zu den pflanzlichen Stärkungsmitteln zählen Zubereitungen aus Ginseng, Eleutherococcus (Sibirischer Ginseng) oder Taigawurzel, Knoblauch und Weizenkeimen.

➤ Bei einem alterungsbedingten Leistungsabfall kann mit Zubereitungen aus dem japanischen Ginkgobaum Mangeldurchblutungen und Versorgungsstörungen im Gehirn vorgebeugt werden.

Chemisch-synthetische Mittel

➤ Eine ähnliche Wirkung wie den Ginkgopräparaten wird dem ursprünglich zur örtlichen Schmerzstillung eingesetzten Procain zugeschrieben.

Homöopathie

Hinweise zur Wirkweise und Anwendung homöopathischer Mittel finden Sie auf Seite 265 ff. Die folgenden Beschwerdebilder sind jeweils nach den Begriffen Leitsymptom (**L**), seelische Verfassung (**S**) sowie mögliche Änderungen (**M**) geordnet.

➤ Acidum phosphoricum D4, D6 – Tropfen: **L:** Teilnahmslosigkeit, Schlaflosigkeit, Konzentrationsschwierigkeiten, Kopfschmerzen, allgemeine Gliederschwäche; Konzentrationsstörungen und Wachstumsschmerzen bei Kindern; **S:** apathisch, benommen; **M:** Bewegung bessert, Essen und Ruhe verschlechtern.

➤ Acidum picrinicum D4, D6 – Tropfen: **L:** Schwindel, Kopfschmerzen; Muskel-, Gelenk-, Kreuz-, Rückenschmerzen; **S:** »kann vor Sorgen nicht schlafen«; **M:** alles wird schlimmer durch Wärme und Sonne, Besserung in kühler Luft.

➤ Ambra grisea D4, D6 – Tabletten: **L:** Niedergeschlagenheit, Menschenscheu, körperliche Beschwerden (zum Beispiel Herzstechen, Atemnot); **S:** Platzangst, schlechtes Gedächtnis, leicht hysterisch; **M:** Erregung verschlimmert, Besserung im Freien.

➤ Kalium phosphoricum D4, D6 – Tabletten: **L:** Erschöpfung, Schwäche, schnell müde, Kopfschmerzen bei geistiger Arbeit, Muskelschwäche, Rückenschmerzen, kälteempfindlich, nervöse Durchfälle; **S:** unruhig, reizbar, ängstlich; **M:** schlechter morgens, bei geistiger Anstrengung, seelischer Erregung und Kälte.

Schüßler-Salze

Hinweise zur Wirkweise und Anwendung der Schüßler-Salze finden Sie auf Seite 268 ff.

➤ Nr. 2: Calcium phosphoricum (Kalziumphosphat) D6 im Wechsel mit Nr. 5: Kalium phosphoricum (Kaliumphosphat) D6 und Nr. 3: Ferrum phosphoricum (Eisenphosphat) D12, jeweils zwei Tabletten täglich.

➤ Bei geistiger Schwäche nach Überarbeitung Nr. 5: Kalium phosphoricum (Kaliumphosphat) D6.

➤ Bei körperlicher Schwäche mit Kältegefühl und Müdigkeit Nr. 8: Natrium chloratum (Natriumchlorid, »Kochsalz«) D6.

MÜDIGKEIT

Fast jeder dritte Patient klagt bei seinem Arzt über Müdigkeit als alleinige Beschwerde oder als Begleiterscheinung einer anderen Erkrankung. Die Betroffenen fühlen sich den Anforderungen des Alltags nicht mehr gewachsen und verlieren das Interesse an Hobbys und sozialen Kontakten. Mögliche Gründe für andauernde Müdigkeit sind Vitalstoffmangel, niedriger Blutdruck, Jod- oder Eisenmangel, Stress, Depressionen oder das Chronische Müdigkeitssyndrom (CFS).

• Vorbeugen

Die unterschiedlichen Ursachen eines lang anhaltenden, als Krankheit empfundenen Müdigkeitsgefühls müssen individuell behandelt werden. Manche – wie etwa ein Vitalstoffmangel – lassen sich relativ rasch erkennen und beheben, mit anderen – wie einem ererbten niedrigen Blutdruck – muss man sich arrangieren. Ein regelmäßiges Programm bewährter Maßnahmen kann jedoch helfen, die Müdigkeit zu vertreiben und dem Leben neuen Schwung zu geben.

• Wie behandeln?

Alles, was die Lebensgeister wieder zu wecken vermag – gesunde Ernährung, Sport, Spazierengehen, die kleinen Freuden des Alltags –, sollten Sie sich gönnen.

⊕ Zum Arzt

Wenn Sie sich ständig müde fühlen, sollten Sie in jedem Fall Ihre Ärztin/Ihren Arzt aufsuchen und die Ursache feststellen lassen.

• Anwendungen

➤ Gönnen Sie sich ab und zu eine Extratasse Kaffee oder Tee, das macht Sie rasch wieder fit. Colahaltige Getränke sollten Sie wegen des hohen Zucker- und Süßstoffgehalts sowie der weiteren enthaltenen Chemikalien nur in Ausnahmefällen trinken. Für die kurzzeitige Anwendung eignen sich Präparate mit Grüntee-, Guarana- und/oder Mateextrakt.

Bei niedrigem Blutdruck

Liegen Blutdruckwerte bei Frauen ständig unter 100/60 mmHg und bei Männern unter 110/60 mmHg, spricht man von erniedrigtem Blutdruck. Man sagt diesen Menschen nach, dass sie uralt werden. Einige haben jedoch unter den negativen Auswirkungen zu leiden: Kalte Füße und Hände, Wetterfühligkeit und Schwindelgefühle nach dem Aufstehen sind die unerfreulichen Begleiterscheinungen.

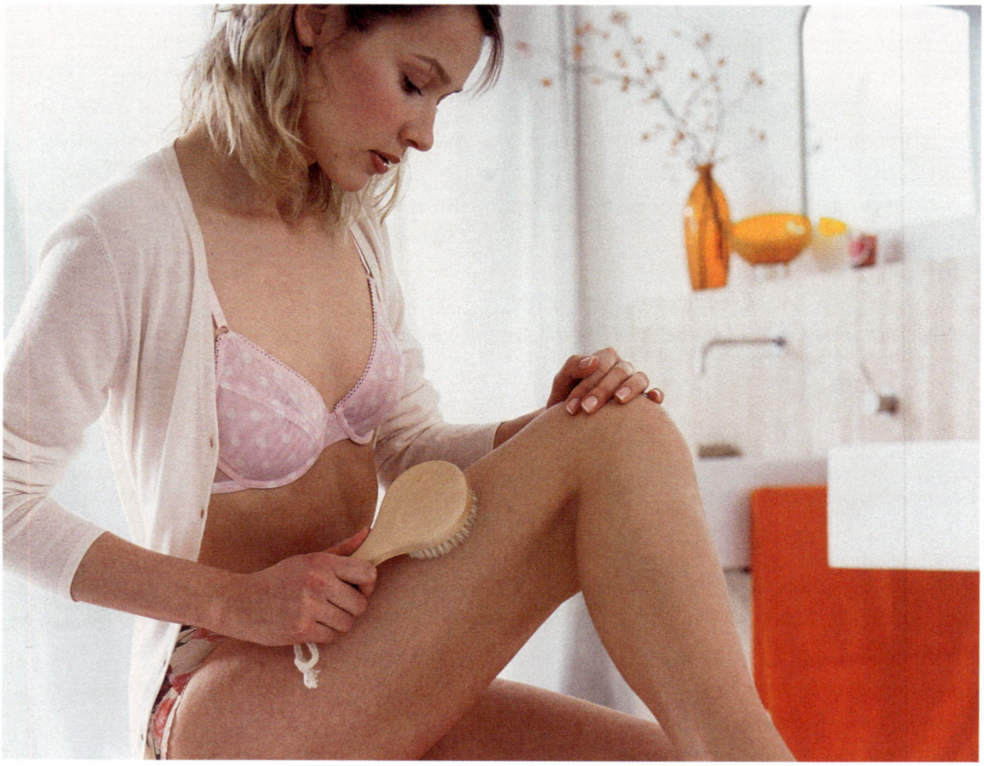

Eine sanfte Massage mit einer Bürste regt den Stoffwechsel der Haut an, bringt den Kreislauf in Schwung und einen zu niedrigen Blutdruck auf Trab.

- Kalte oder wechselwarme Wasseranwendungen bringen den Kreislauf in Schwung. Geeignet sind kalte Waschungen (Seite 249) und kalte Unterarmtauchbäder: die gekreuzten Unterarme in ein mit ca. 15 °C kaltem Wasser gefülltes Waschbecken halten, fünf Minuten baden. Nach kühl-kalten Arm- oder Untergüssen (Seite 250) sollten Sie sich immer kräftig trockenrubbeln.
- Erfolgreich sind Bürstenbäder und Trockenbürsten (Seite 251), Sauna mit kaltem Tauchbad und Wassertreten (Seite 251).
- Kreislaufanregend wirken kühle Kräuterbäder mit Zusätzen von Fichtennadeln, Kalmus, Eukalyptus oder Rosmarin.
- Bewegungsübungen wie Armkreisen bereits im Bett vor dem Aufstehen können das Schwindelgefühl beim Aufstehen verhindern.
- Nutzen Sie jede Gelegenheit zu Sport oder Bewegung an frischer Luft wie Schwimmen und Spaziergänge – bei jedem Wetter.

Bei Eisenmangel

Eisen ist notwendig, damit der Sauerstoff vom roten Blutfarbstoff zu den Organen transportiert werden kann. Ist zu wenig Eisen im Körper (durch eisenarme Ernährung, Blutverluste durch Operationen oder regelmäßig starke Menstruationsblutungen), verschlechtert sich die Sauerstoffversorgung.

➤ Eisenmangel wird mit einer Blutuntersuchung festgestellt – dann wird Ihnen der Arzt eisenhaltige Medikamente verschreiben.

Bei Jodmangel

Ein Mangel an Jod kann sich durch Unkonzentriertheit, Leistungsschwäche und Müdigkeit bemerkbar machen. Viele Betroffene haben überdies einen Kropf. Die Schilddrüse kann nicht mehr genügend Hormone produzieren, die für den Energieumsatz im Körper zuständig sind.

➤ Bei Jodmangel sollten Sie neben den Tabletten, die Ihr Arzt Ihnen verschreibt, Seefisch und Meeresfrüchte sowie jodhaltiges Speisesalz auf Ihren Speiseplan setzen.

Bei Stress

Viele Menschen fühlen sich erschöpft, da sie ständig unter Zeitdruck arbeiten müssen, die Freizeit mit Terminen verplant ist und selbst zum Schlafen kaum noch Zeit bleibt. Hält die Erschöpfung länger an, sollte man dies unbedingt ernst nehmen.

➤ Versuchen Sie, bewusst Ruhepausen einzulegen, in denen Sie für niemanden zu sprechen sind und auch sonst nicht gestört werden können.

➤ Erziehen Sie sich selbst zu einem regelmäßigeren Lebensrhythmus, in dem Arbeits- und Ruhephasen vorgesehen sind.

Präparate und Mittel

Generell sollten Sie Müdigkeit nicht mit Aufputschmitteln behandeln, sondern versuchen, die Ursache – schwacher Kreislauf, niedriger Blutdruck – in den Griff zu bekommen.

Pflanzliche Mittel

➤ Bei überwiegend kreislaufbedingter Müdigkeit eignen sich pflanzliche Fertigpräparate mit Auszügen aus Kampfer, Maiglöckchen, Mistel, Rosmarin oder Weißdorn.

Chemisch-synthetische Mittel

➤ Blutdruck- und kreislaufanregend wirken die chemisch-synthetischen Arzneistoffe Etilefrin, Midodrin, Oxilofrin und Pholedrin.

Schüßler-Salze

Hinweise zur Wirkweise und Anwendung der Schüßler-Salze finden Sie auf Seite 268 ff.

➤ Nr. 3: Ferrum phosphoricum (Eisenphosphat) D12.

Info

Chronisches Müdigkeitssyndrom

Etwa eine Million Menschen in Deutschland leiden am Chronischen Müdigkeitssyndrom (CFS, Chronic fatigue syndrom). Bereits nach geringsten Belastungen treten Müdigkeit und Erschöpfung auf, begleitet von Muskel- und Gelenkschmerzen, Lymphknoten- und Mandelschwellung, erhöhter Körpertemperatur, Kreislaufstörungen und Kopfschmerzen. Die Ursache der Erkrankung ist nicht bekannt. Es scheint jedoch eine Beteiligung des Immunsystems möglich zu sein, da normale Infektionen wie Erkältungen bei den Betroffenen oft monatelang anhalten und diese auch nach Ausheilung der jeweiligen Erkrankung immer noch über Müdigkeit und Antriebsschwäche klagen.

➤ Eine spezifische Therapie gibt es nicht. Wenn Infektionen bestehen, müssen diese natürlich ausgeheilt werden.

➤ Sie können aber Ihr Abwehrsystem unterstützen, indem Sie sich auf eine vitamin- und vitalstoffreiche Ernährung (Seite 222 ff.) umstellen, auf Nahrungsergänzung zurückgreifen, abhärtende Wasseranwendungen (Seite 242 ff.) in Ihr Tagesprogramm aufnehmen und viel spazieren gehen.

Augen-, Nasen- und Ohrenbeschwerden

Um unser Leben mit allen Anforderungen bewältigen zu können, sind unsere Sinnesorgane Augen, Nasen und Ohren sowie deren reibungsloses Funktionieren von höchstem Wert. Sie helfen uns, unsere Umwelt zu erschließen. Mit ihrer Hilfe erfassen wir die Schönheit unserer Umgebung und können genussvolle Momente in uns aufnehmen. Darüber hinaus werden wir vor drohenden Gefahren für unser Leben gewarnt.

Wegweiser bei Augen-, Nasen- und Ohrenbeschwerden

Sollten Ihre Beschwerden hier nicht aufgeführt sein, schlagen Sie bitte im Register (Seite 282 ff.) nach.

• Vorbeugen

Augen, Nase und Ohren sollten keinen unnötigen Belastungen ausgesetzt werden: Ihre Augen danken für maßvolle Bildschirmarbeit, die Ohren für nicht zu häufige Dezibelbelastung und Ihre Nase für ein Minimum an Gift- und Reizstoffen. Darüber hinaus wollen (nicht nur) diese Organe ausreichend mit Vitalstoffen versorgt werden.

Gerade im Auge sind zum Schutz und für die optimale Funktion hohe Mengen an Vitaminen und Antioxidantien gespeichert. Ein Mangel an diesen Vitalstoffen macht sich besonders im Alter bemerkbar – und ist doch vermeidbar. Bestimmt kennen Sie auch Betroffene in Ihrem Umfeld: 20 Prozent der über 65-Jährigen und 40 Prozent der über 75-Jährigen leiden an einer so genannten Makuladegeneration. Die Stelle des schärfsten Sehens des Auges (Makula) büßt ihre Funktionsfähigkeit ein, die Sehfähigkeit nimmt ab und ist nicht mit einer Brille zu korrigieren!

Wissenschaftler fanden heraus, dass diesen Schäden durch die Einnahme von Antioxidantien (Seite 225) in über 40 Prozent der Fälle vorgebeugt werden kann. Von Katarakten (Trübung der Augenlinse) sind rund 99 Prozent der über 65-Jährigen betroffen, in Deutschland werden pro Jahr etwa 300 000 Menschen an diesem Leiden operiert. Die Häufigkeit ließe sich durch die Zufuhr von Antioxidantien um 80 Prozent verringern.

Um die Sehfähigkeit zu erhalten und Beschwerden von Nase und Ohren vorzubeugen, wird eine optimale Vitalstoffversorgung empfohlen. Wenn Sie hier Hilfe benötigen, um herauszufinden, was für Sie wichtig und geeignet ist, können Sie sich an geschulte Fachleute wenden. Präventologen beraten Sie fachkundig (Adressen Seite 280 f.).

AUGENBRENNEN

Zu den häufigsten Augenbeschwerden zählen die so genannten nichtentzündlichen Augenerkrankungen. Wir verdanken sie oft den Annehmlichkeiten der Technik: Klimaanlagen und Autofahrten mit geöffnetem Fenster führen ebenso wie lang dauernde Tätigkeiten am Bildschirm mit einer Überanstrengung der Augen zu Augenbrennen und Schmerzen.

Andere Ursachen sind Staub oder Rauch in der Luft, zu trockene Luft, Kälte, Wind, UV-Strahlung (auch durch Höhensonne), Ozon, Schlafmangel, lang andauernde Naharbeit oder aber auch ein beginnender Sehfehler wie etwa die Altersweitsichtigkeit. Andere Ursachen von Augenbrennen können allergische oder entzündliche Bindehautentzündungen sein. Allergische Entzündungen entwickeln sich meist durch eine Überempfindlichkeit auf Blütenpollen, vielen Betroffenen bekannt als eines der Symptome des Heuschnupfens.

Reizungen oder Entzündungen betreffen in der Regel die Bindehaut, seltener die Hornhaut (meist durch Fremdkörper verursacht). Auch durch den vermehrten Gebrauch von Kontaktlinsen gibt es immer häufiger Augenreizungen, zum Beispiel wenn die Hygiene nicht sorgfältig genug ist oder wenn die Augen auf die Bestandteile der Linsenpflegemittel empfindlich reagieren.

• Vorbeugen

Urlaub für gestresste Augen ist zum Beispiel ein ausgedehnter Waldspaziergang. In Ihren Wohnräumen sollten Sie für frische und ausreichend feuchte Luft sorgen. Ganz wichtig: genügend Schlaf, damit die Augen eine Ruhepause zur Regeneration haben.

Bei Überempfindlichkeit auf Kontaktlinsen sollten Sie vorübergehend eine Brille tragen und eventuell die Pflege- und Aufbewahrungsmittel wechseln.

• Wie behandeln?

Nur leichtere Beschwerden, deren Ursache Sie sich erklären können, eignen sich zur Selbstbehandlung. Bei schwerwiegenderen oder länger dauernden Missempfindungen sollten Sie unbedingt ärztliche Hilfe in Anspruch nehmen, um Komplikationen zu vermeiden.

• Anwendungen

➤ Wenn die Beschwerden durch Überanstrengung der Augen verursacht wurden, können Sie es zunächst mit gezielter Augenentspannung versuchen. Die Übungen auf Seite 191 lassen sich im Sitzen oder Stehen durchführen; wichtig ist dabei eine entspannte Körperhaltung.

➤ Sehr wohltuend bei überreizten, ermüdeten Augen sind Kompressen mit Kamillen- oder Augentrostextrakten. Tauchen Sie einen Wattebausch oder einen Waschlappen in den verdünnten Extrakt (Verdünnung laut Packungsbeilage), und legen Sie diese auf die geschlossenen Augen.

• Präparate und Mittel

In erster Linie müssen Sie versuchen, die Ursache des Augenbrennens beziehungsweise der Bindehautentzündung zu behandeln. Gleichzeitig können Sie mit Augentropfen Ihre Beschwerden lindern, indem Sie die unangenehm vermehrte Tränenproduktion reduzieren. Die verwendeten Wirkstoffe sind vorwiegend chemisch-synthetischer Natur. Die korrekte Anwendung von Augentropfen ist auf Seite 25 beschrieben.

Verwenden Sie jedoch Augentropfen mit gefäßzusammenziehenden Bestandteilen keinesfalls länger als ein bis zwei Tage: Sie können ihrerseits die Schleimhaut so stark austrocknen, dass dies erneut zu Brennen und Schmerzen führt.

Wenn Sie schon etwas älter sind, dann ist eine verminderte Tränenproduktion normal, und Sie sollten solche Präparate ganz meiden. Verwenden Sie stattdessen Tränenersatzflüssigkeiten, die Sie in der Apotheke bekommen. Dieser Tipp gilt übrigens auch für die Behandlung des trockenen Auges.

Einmal angebrochene Augentropfen sollten Sie nur während des vom Hersteller angegebenen Zeitraums benutzen und anschließend entsorgen. Danach könnten Bakterien in der Flüssigkeit enthalten sein.

Chemisch-synthetische Mittel

➤ Wenn eine Infektion die Ursache der Augenentzündung ist, können Sie sich aus Ihrer Apotheke antibakteriell wirkende Augentropfen besorgen. Eine Entzündung geht immer mit einer Rötung des Auges und der Bindehaut einher. Aus diesem Grund sind vielen Augentropfen gefäßzusammenziehende Mittel beigesetzt, die zwar die Rötung des Auges zurückgehen lassen, aber eigentlich entbehrlich sind.

Info

Das trockene Auge

Zusätzlich zum Augenbrennen können sich als Begleiterscheinung auch Juckreiz, Schmerzen, Lichtempfindlichkeit und gelegentlich das Gefühl des »trockenen Auges« bemerkbar machen.

Trockene Augen werden beispielsweise durch hohen Ozongehalt in der Luft verursacht. Der Eiweißgehalt des Tränenfilms nimmt ab. Dadurch sind die Eiweiße nicht mehr in der Lage, ihre biologische Funktion – den Schutz vor Bakterien – zu erfüllen. Darüber hinaus wird durch Ozon die Beschaffenheit des Tränenfilms verändert, wodurch sich die Abwehr weiter verschlechtert: Keime können sich stärker vermehren und Entzündungen verursachen. Empfindliche Menschen sollten bei hohen Ozonwerten versuchen, die negativen Auswirkungen des Ozons durch die Anwendung künstlicher Tränenflüssigkeit zu begrenzen.

(!) Bitte beachten Sie

Die genannten gefäßverengenden Augentropfen mit den Substanzen Naphazolin oder Tetryzolin (so genannte Sympathomimetika) dürfen nicht verwendet werden, wenn bei Ihnen ein erhöhter Augeninnendruck festgestellt wurde. Bei Säuglingen und Kleinkindern sollten diese Mittel gar nicht angewendet werden, da Atemstörungen auftreten können.

➤ Tränenersatzflüssigkeiten zur Behandlung des trockenen Auges enthalten als Hauptwirkstoff häufig Polyvinylalkohol beziehungsweise Povidon. Zusätzlich wird diesen Präparaten oftmals Dexpanthenol hinzugefügt, das Reizungen der Hornhaut und Bindehaut lindert.

➤ Für die Behandlung allergischer Bindehautentzündungen eignen sich am ehesten cromoglicinsäurehaltige Zubereitungen. Cromoglicinsäure wirkt allerdings erst nach 10 bis 14 Tagen. Dennoch sind entsprechende Präparate wegen ihrer guten Verträglichkeit zu empfehlen.

➤ Es gibt darüber hinaus einige Augentropfen mit Vitaminen. Diese Vitamine wirken aber nur lokal. Wichtig ist die vorbeugende Versorgung des gesamten Organismus mit Vitaminen, damit diese auch in die tiefer gelegenen Gewebe des Auges gelangen.

Vitamin A bildet das so genannte Sehpurpur in den Stäbchen der Netzhaut und ermöglicht damit, dass wir auch bei Dämmerung sehen können. Vitamin A ist außerdem am Farbensehen in den Zäpfchen der Netzhaut beteiligt. Vitamin B2 kommt in der Linse

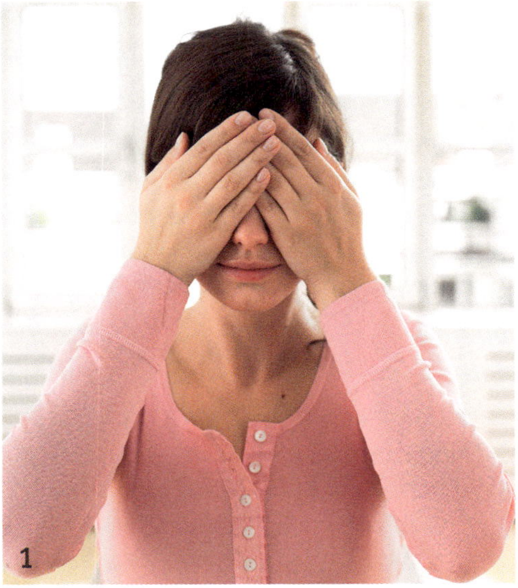

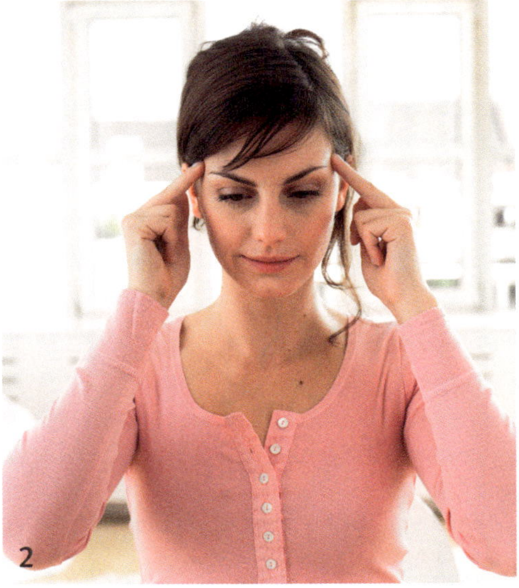

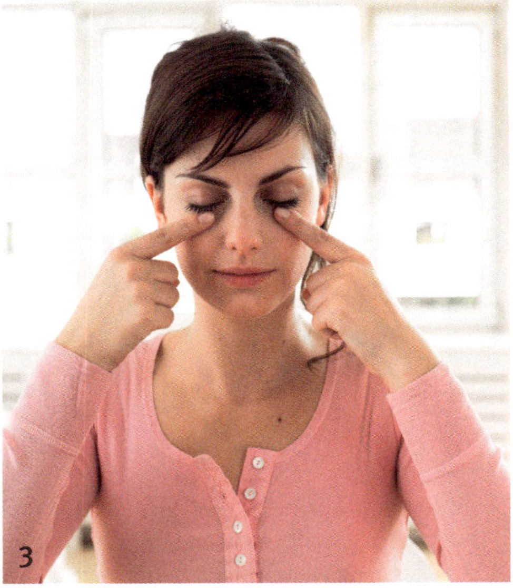

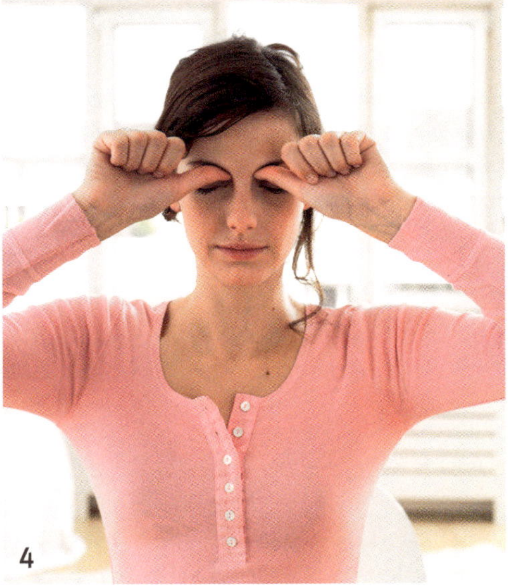

1 *Zur Entspannung legen Sie die Hände wie zwei Höhlungen über die Augen, so dass kein Lichtschimmer mehr durchdringt. Öffnen Sie die Augen, schauen Sie in die Dunkelheit, und entspannen Sie sich, bis Sie kein Flimmern mehr sehen und sich Ihre Augen beruhigt haben.*
Finden Sie die Schmerzpunkte rund um das Auge, und massieren Sie sie mit leichtem Fingerdruck:

2 *Einer der Punkte liegt etwa einen Finger breit neben den Augenbrauen, kurz über den Schläfen.*
3 *Genau in der Mitte des unteren knöchernen Augenrandes liegt ein weiterer Schmerzpunkt.*
4 *Wenn Sie mit den Daumen von der Nasenwurzel in Richtung Augenbrauen fahren, spüren Sie einen dritten Punkt als kleine Vertiefung im Knochen, den Sie ebenfalls massieren können.*

sowie in der Netzhaut und der Hornhaut des Auges in hohen Konzentrationen vor, seine Funktion ist noch nicht genau geklärt. Für Vitamin A, B-Vitamine, Vitamin K und Vitamin C ist nachgewiesen, dass ein Mangel an ihnen bestimmte Sehstörungen zur Folge hat.

Homöopathie

Hinweise zur Wirkweise und Anwendung homöopathischer Mittel finden Sie auf Seite 265 ff. Die folgenden Beschwerdebilder sind jeweils nach den Begriffen Leitsymptom (**L**), seelische Verfassung (**S**) sowie mögliche Änderungen (**M**) geordnet.

Mittel zur Behandlung einer Bindehautentzündung:

➤ Allium cepa D4, D6 – Tropfen: **L:** scharfes Nasen- und mildes Tränensekret; **M:** Besserung in frischer Luft.

➤ Apis mellifica D4, D6 – Tropfen: **L:** starke Lidschwellung, Fremdkörpergefühl im Auge, Kopf-und Halsschmerz, Lichtscheu; **S:** nervöse Ruhelosigkeit oder im Gegensatz Schläfrigkeit; **M:** durch kühle Umschläge, auch bei Allergie, besser; mitternachts schlechter.

➤ Euphrasia officinalis D3, D4 – Tropfen: **L:** brennende und beißende Schmerzen, Lichtempfindlichkeit, auch bei Allergie und Reizung der Hornhaut, scharfe Tränen, mildes Nasensekret; **S:** träge, redefaul, introvertiert; **M:** Lesen verschlechtert.

Mittel zur Behandlung des trockenen Auges:

➤ Aluminium oxydatum (Alumina) D12 – Tabletten: **L:** Augenschmerzen durch mangelnde Tränenflüssigkeit, motorische Unruhe, geringe Anstrengung erschöpft; **S:** innere Hast, ängstlich, missmutig; **M:** Bewegung verschlechtert.

Schüßler-Salze

Hinweise zur Wirkweise und Anwendung der Schüßler-Salze finden Sie auf Seite 268 ff.

➤ Entzündungsschema (Seite 269).

➤ Bei nur leicht geröteten und überanstrengten Augen Nr. 3: Ferrum phosphoricum (Eisenphosphat) D12.

➤ Bei trockenen Augen Nr. 8: Natrium chloratum (Natriumchlorid, »Kochsalz«) D6, auch als Salbe äußerlich anwendbar.

➤ Bei Bindehautentzündung mit verklebten Lidern Nr. 4: Kalium chloratum (Kaliumchlorid) D6.

➤ Bei Entzündung mit gelblichem Sekret: Nr. 6: Kalium sulfuricum (Kaliumsulfat) D6.

➤ Bei Tränenfluss Nr. 8: Natrium chloratum (Natriumchlorid, »Kochsalz«) D6.

NASENBLUTEN

Die Nasenschleimhaut wird durch viele kleine Blutgefäße versorgt, die bei Verletzungen mitunter stark bluten. Ein Stoß oder Schlag sowie kräftiges Naseputzen können diese Blutungen auslösen. Aber auch chronische Trockenheit bewirkt, dass die Nasenschleimhaut zu Blutungen neigt. In den Wintermonaten, wenn häufig die Räume überheizt und zu trocken sind, kann die Nasenschleimhaut ihrer Aufgabe, die eingeatmete Luft für die Lunge vorzufeuchten, nicht mehr nachkommen. Sie schwillt dann wie bei einem Schnupfen zu, aber es bildet sich kein Sekret mehr. Es entstehen trockene Krusten, die bei geringsten Anlässen aufspringen und feine blutende Risse bilden können.

• Wie behandeln?

Als Erste-Hilfe-Maßnahme muss die Blutung zunächst gestoppt werden. Wenn Sie jedoch gehäuft unter Nasenbluten leiden, sollten Sie etwas zur Vorbeugung tun: Das betrifft vor allem die Luftfeuchtigkeit in Ihrer Umgebung. Stellen Sie im Winter Luftbefeuchter auf, und gewöhnen Sie sich an, die Räume häufiger zu lüften.

Zum Arzt

Wenn eine Blutung länger als rund 20 Minuten andauert oder beidseitig auftritt, sollten Sie einen Arzt aufsuchen, der die Blutung mit einer Nasentamponade oder einem Ballonkatheter zum Stillstand bringt. Ist Nasenbluten die Folge eines Unfalls, muss untersucht werden, ob eine Schädelverletzung vorliegt.

Wenn Sie häufig unter Nasenbluten leiden, kann dies ein Hinweis auf Bluthochdruck, eine Erkrankung der Blutgefäße oder eine Blutgerinnungsstörung sein. Diese Erkrankungen müssen vom Arzt abgeklärt werden.

Anwendungen

➤ So stillen Sie Nasenbluten: Drücken Sie die Nasenflügel etwa fünf bis zehn Minuten ohne Unterbrechung zusammen.

➤ Die kleinen Blutgefäße verengen sich viel schneller, wenn Sie eine kalte Kompresse in den Nacken legen oder kaltes Wasser über die Unterarme laufen lassen.

➤ So beugen Sie Blutungen vor: Sorgen Sie vor allem dafür, dass in Ihrer Umgebung eine ausreichend hohe Luftfeuchtigkeit herrscht: Häufiges Lüften oder das Aufstellen von Verdampfern oder Luftbefeuchtern sind ebenfalls hilfreiche Methoden. Beachten Sie allerdings bei den Geräten, dass Sie sie sauber halten müssen, da sie ansonsten oft wahre Brutstätten für Bakterien sind.

➤ Einfaches Nasenspülen mit kaltem Wasser, noch besser mit schwacher Salzlösung am Morgen, sorgt für gut durchblutete, feuchte Schleimhäute. So wird's gemacht: Ein paar Körner Salz in einem Glas Wasser auflösen und diese Lösung aus der Hand in die Nase hinaufziehen.

➤ Sicherheitshalber können Sie auch eine Nasentamponade in Ihrer Hausapotheke bereithalten.

Präparate und Mittel

Medikamente gegen Nasenbluten gibt es nicht. Sie können also nur versuchen, die Ursache herauszufinden und entsprechend vorzubeugen.

➤ Ist eine trockene Nase die Ursache für häufiges Nasenbluten, lässt sich mit Emser Salz, vitaminhaltigen Nasensalben oder Nasenölen vorbeugen.

➤ Keinesfalls sollten Sie Nasentropfen verwenden, die eine abschwellende Wirkung auf die Nasenschleimhaut haben. Diese trocknen die Schleimhaut nur noch stärker aus!

OHRENSCHMERZEN

Ohrenschmerzen können im Rahmen von Infektionen (Erkältung, Seite 41 ff.) und Zahnerkrankungen, aber auch durch Zugluft, kaltes Wetter oder Fremdkörper im Ohr (Seite 210) entstehen. Bei Entzündungen des Gehörgangs dringen Bakterien durch kleinste Verletzungen in die Haut des Gehörgangs ein. Die Haut schwillt an, und der entstehende Druck führt zu starken Schmerzen. Oft treten Ohrbeschwerden im Zusammenhang mit Erkrankungen des Nasen-Rachen-Raums auf. Das liegt daran, dass Rachenraum und Mittelohr durch ein Röhrensystem (eustachische Röhre oder Ohrtrompete) in Verbindung stehen. Auch die Krankheitskeime gelangen durch diese Röhren ins Mittelohr.

Sind nun die Nasenschleimhäute und die eustachische Röhre zugeschwollen, staut sich der durch die Infektion gebildete Eiter im Mittelohr. Daraus kann sich schnell eine fieberhafte Entzündung mit oft pochenden Schmerzen entwickeln. Besonders Säuglinge und Kleinkinder leiden häufig unter einer Mittelohrentzündungen.

Wie behandeln?

Oft lässt sich nur schwer entscheiden, wo die Schmerzen im Ohr lokalisiert sind. Lindernd wirkt fast immer Wärme. Im Frühstadium können Sie entweder mit Rotlicht bestrahlen (Seite 259) oder aber wärmende Ohrwickel (Seite 256) machen. Bei begleitenden Erkältungen ist wichtig, dass mit Hilfe abschwellungsfördernder Nasentropfen für die Durchlässigkeit der Ohrtrompete gesorgt wird.

Ohrentropfen sind nur sinnvoll bei Entzündungen des äußeren Gehörgangs. Bei Mittelohrentzündung gelangen sie gar nicht an den Entzündungsherd. Die richtige Anwendung von Ohren- und Nasentropfen finden Sie auf Seite 24 beschrieben.

Zum Arzt

Bei Mittelohrentzündungen ist oft eine Antibiotikatherapie in Verbindung mit abschwellungsfördernden Nasensprays die einzige Möglichkeit, spätere Folgeschäden zu vermeiden. Daher sollte bei starken Ohrenschmerzen, die auf erste Eigenmaßnahmen nicht ansprechen, sofort ein Arzt zugezogen werden. Ohrenschmerzen bei Kleinkindern sollten immer von einer Ärztin/einem Arzt behandelt werden!

Anwendungen

- Ein altes Hausmittel bei Ohrenschmerzen sind Zwiebelauflagen: entweder Zwiebelscheiben hinter dem Ohr auflegen oder als Umschlag anbringen. Dazu eine klein geschnittene Zwiebel in ein Stofftuch einfalten und auf das Ohr legen, mit Watte oder einem warmen Tuch abdecken und vielleicht noch eine Mütze darüber ziehen. Einige Stunden wirken lassen (Rezepte Seite 256).
- Sie können auch Watte mit Nelken-, Johanniskraut- oder Teebaumöl tränken und vorsichtig im vorderen Gehörgang platzieren.
- Kopfdampfbäder (Seite 246 f.) mit Kamille wirken auch bei Ohrenschmerzen lindernd. Oder Sie legen Kamillenkompressen (Seite 259) auf das Ohr.
- Werden die Ohrenschmerzen von Fieber begleitet, sollten Sie Wadenwickel (Seite 255) anlegen. Später können Sie das betroffene Ohr mit Rotlicht bestrahlen (Seite 259).

Präparate und Mittel

- In der Regel wird zur Bekämpfung von Ohrenschmerzen der Wirkstoff Phenazon eingesetzt. Die Konzentration der Wirkstoffe ist in

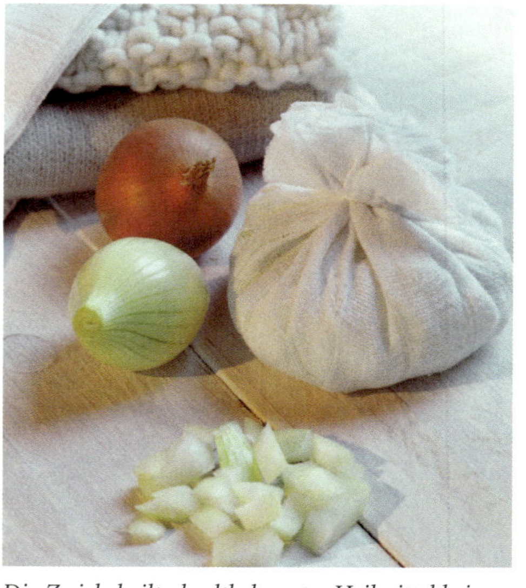

Die Zwiebel gilt als altbekanntes Heilmittel bei Ohrenschmerzen. Geben Sie eine klein geschnittene Zwiebel in ein Stofftuch, und legen Sie dieses auf das entzündete Ohr.

Ohrentropfen höher als in den Präparaten, die geschluckt werden. Viele Ohrentropfen enthalten noch örtlich betäubende Mittel oder Lösungsmittel wie Glycerol, die es dem Wirkstoff erleichtern, an den Ort des Schmerzes zu gelangen.

➤ Örtliche Betäubungsmittel in Ohrentropfen enthalten zum Beispiel Procain. Bei stärkeren Entzündungen muss in jedem Fall ein Arzt zu Rate gezogen werden. Es besteht ansonsten die Gefahr, dass es zu einer Schädigung des Trommelfells oder des Gehörnervs kommt.

➤ Bei einer akuten Entzündung des Mittelohrs gehen heftige Schmerzen vom Trommelfell aus, das sich durch den Druckanstieg im Mittelohr in den Gehörgang wölbt. Dabei werden die Schmerznerven sehr stark gereizt.

Um die Schmerzen zu lindern, eignen sich auch Mittel mit Acetylsalicylsäure, Ibuprofen oder Paracetamol.

Info

Nasentropfen helfen bei Mittelohrentzündung

Bei einer Mittelohrentzündung sollten Sie auch abschwellungsfördernde Nasentropfen anwenden, da sich hierdurch die Schmerzen lindern lassen.

Führen Sie die Nasentropfen in das Nasenloch auf der gleichen Seite des erkrankten Ohres ein (richtige Technik siehe Seite 24). Die Tropfen sorgen dafür, dass die Mündung der Ohrtrompete im Nasenrachen abschwillt und das dort gestaute Sekret aus dem Mittelohr in den Nasenrachen abfließt.

Meist ist daraufhin wieder ein Druckausgleich möglich, so dass sich das Trommelfell entspannen kann und die Schmerzen sich vermindern.

(!) Bitte beachten Sie

Die Tropfen müssen vor der Anwendung in der Hand erwärmt werden, da das Ohr kälteempfindlich ist. Niemals in der Mikrowelle erwärmen wegen der Explosionsgefahr.

Homöopathie

Hinweise zur Wirkweise und Anwendung homöopathischer Mittel finden Sie auf Seite 265 ff. Die folgenden Beschwerdebilder sind jeweils nach den Begriffen Leitsymptom (**L**), seelische Verfassung (**S**) sowie mögliche Änderungen (**M**) geordnet.

➤ Chamomilla D2, D3, D4, D6 – Tropfen: **L:** stechender Ohrschmerz, besonders beim Bücken, Ohrgeräusche, eine Wange rot, die andere blass; **S:** gereizt, ruhelos, Kinder wollen ständig getragen werden; **M:** nachts sowie durch Wärme, Ärger oder Musik verschlechtert sich das Befinden.

➤ Ferrum phosphoricum D4, D6 – Tabletten: **L:** Entzündung und Schmerzen mit Temperaturerhöhung und Lymphknotenschwellung. Mittel hilft besonders gut bei nervösen Kindern!

➤ Pulsatilla D3, D4, D6 – Tropfen: **L:** stechender Ohrschmerz, Ohr wie verstopft, Eiter, mildes Sekret, Frostigkeit; **M:** Wärme verschlechtert, Besserung durch Kühle. Auch bei Masern.

➤ Verbascum thapsiforme D4, D6 – Tabletten/Tropfen: **L:** bei starken Gesichts- und Ohrenschmerzen; bei Infektionen der Atemwege; **M:** Verschlechterung bei Kälte.

Schüßler-Salze

Hinweise zur Wirkweise und Anwendung der Schüßler-Salze finden Sie auf Seite 268 ff.

➤ Entzündungsschema (Seite 269).

➤ Bei Schmerz und Rötung des Ohres, meist langsamer Krankheitsbeginn: viertelstündlich eine Tablette Nr. 3: Ferrum phosphoricum (Eisenphosphat) D12.

➤ Bei entzündlich geschwollenem Gehörgang Nr. 11: Silicea (Siliziumdioxid, Kieselerde) D12.

➤ Bei Tubenkatarrh Nr. 4: Kalium chloratum (Kaliumchlorid) D6.

➤ Bei chronischer Mittelohrentzündung, oft unter Absonderung einer gelblichen Flüssigkeit aus dem Ohr Nr. 6: Kalium sulfuricum (Kaliumsulfat) D6, ebenso im Wechsel mit Nr. 4: Kalium chloratum (Kaliumchlorid) D6.

OHRGERÄUSCHE UND OHRENSAUSEN

Als Ohrensausen oder Tinnitus wird die Wahrnehmung von klingenden, rauschenden oder pfeifenden Geräuschen bezeichnet, die der Betroffene hört, ohne dass jedoch eine äußere Schallquelle existiert. Das Geräusch wird andauernd oder nur mit mehr oder weniger kurzen Unterbrechungen wahrgenommen und ist für die Betroffenen sehr lästig und quälend. Oft geht auch eine beginnende Schwerhörigkeit damit einher.

Es gibt verschiedene Entstehungsmöglichkeiten für Ohrgeräusche, wie etwa ein Hörsturz (plötzliches Nachlassen der Hörfähigkeit mit gleichzeitigem Ohrgeräusch), eine Innenohrschädigung durch starke Lärmbelastung (laute Arbeitsumgebung, Diskotheken, Walkman) oder Kopfverletzungen. Aber auch Arteriosklerose und Durchblutungsstörungen, Erkrankungen des Innenohrs, Bluthochdruck, schmerzhafte Veränderung der Halswirbelsäule oder großer Stress können die möglichen Ursachen sein.

• Wie behandeln?

Sie sollten in jedem Fall von ärztlicher Seite die Ursache für Ihren Tinnitus abklären lassen. Häufig kann eine rechtzeitig einsetzende Behandlung mit durchblutungsfördernden Mitteln die Ohrgeräusche wieder zum Verschwinden bringen.

Hörgeräte können helfen, von außen kommende Geräusche wieder besser wahrzunehmen. Es gibt so genannte Tinnitus-Masker, die die Ohrgeräusche übertönen. Sie sehen aus wie Hörgeräte, produzieren jedoch selbst Rauschsignale, die den Tinnitus überdecken.

Wenn alle Maßnahmen erfolglos waren, bleibt Ihnen nicht viel anderes übrig, als zu versuchen, sich mit dem lästigen Ohrgeräusch zu arrangieren. Der Anschluss an eine Selbsthilfegruppe kann Ihnen dabei vielleicht helfen (Adressen Seite 280 f.). Versuchen Sie, chemisch-synthetische Schlaf- und Beruhigungsmittel zu vermeiden, da diese zur Abhängigkeit führen können.

• Anwendungen

➤ In vielen Fällen entstehen die Ohrgeräusche durch zu starken Stress und Belastung: Versuchen Sie, ob Entspannungstechniken Besserung bringen.

➤ Wie bei allen Erkrankungen, die mit Durchblutungsstörungen zusammenhängen, können gefäßtrainierende und abhärtende Maßnahmen von Nutzen sein. Versuchen Sie es einmal mit wechselwarmen Wasseranwendungen (Seite 242 ff.), Güssen (Seite 249 ff.) oder regelmäßigen Saunabesuchen.

➤ Leichte sportliche Betätigungen wie Gymnastik oder Walking wirken sich ebenfalls positiv auf den Kreislauf aus.

➤ Tägliche Nasenspülungen mit kalter und schwacher Kochsalzlösung (ein paar Körner Salz in einem Glas Wasser auflösen) fördern die innere Durchblutung: Ziehen Sie das Salzwasser so weit wie möglich in die Nase hinauf, dann lassen Sie es durch den Rachen wieder ablaufen.

• Präparate und Mittel

Die Behandlung des Tinnitus ist noch immer sehr unbefriedigend. In der Selbstmedikation haben sich pflanzliche und homöopathische Präparate bewährt.

Pflanzliche Mittel

➤ Präparate zum Einnehmen aus den Blättern des Ginkgobaumes steigern die Fließeigenschaften des Blutes und fördern damit auch die Gehirndurchblutung. Ginkgo kann sich sehr positiv auf die Ohrgeräusche auswirken.

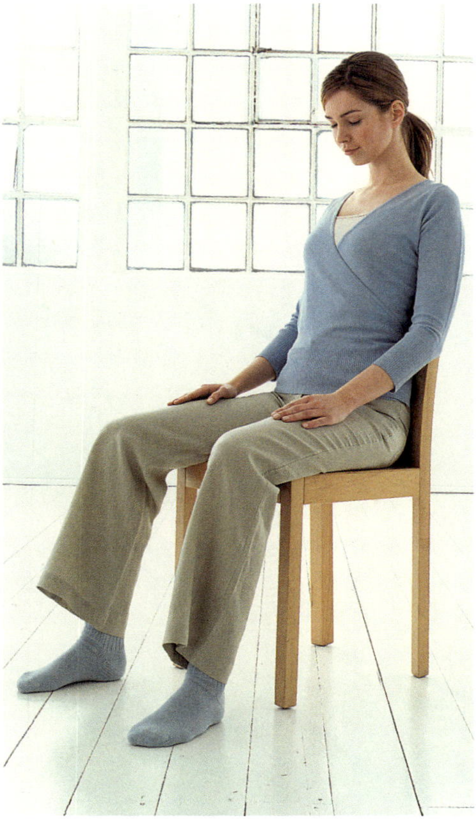

Stress ist eine der Hauptursachen für Ohrgeräusche. Versuchen Sie deshalb, mehrmals täglich mit Hilfe von autogenem Training zur Ruhe zu kommen und Entspannung im Alltag zu finden.

Homöopathie

Hinweise zur Wirkweise und Anwendung homöopathischer Mittel finden Sie auf Seite 265 ff. Die folgenden Beschwerdebilder sind jeweils nach den Begriffen Leitsymptom (**L**), seelische Verfassung (**S**) sowie mögliche Änderungen (**M**) geordnet.

➤ China D3, D4, D6 – Tabletten: **L:** Ohrensausen und -klingen, Überempfindlichkeit des Gehörs, Schweißausbrüche, heißer Kopf, kalte Extremitäten, Abmagerung, Blähungen, Folge von Blutverlust, Folge von Durchfall, Folge von schweren Erkrankungen (etwa nach Operation); **S:** nervöse Überempfindlichkeit; **M:** nachts, bei Berührung, durch Essen und Ruhe verschlechtert, Wärme bessert.

➤ Glonoinum D4, D6 – Tropfen: **L:** Ohrensausen und -stiche, heftiger, pulsierender Kopfschmerz, hochrotes Gesicht; **S:** Angst; **M:** Alkohol, Wärme, Sonne und Bewegung verschlechtern, frische Luft bessert.

➤ Phosphor D6, D12 (D30) – Tropfen: **L:** Ohrgeräusche, Überempfindlichkeit des Gehörs oder Schwerhörigkeit, eigene Worte wie Echo im Ohr, Verlangen nach kalten Getränken, die aber erbrochen werden; **S:** große Nervosität, Angst bei Alleinsein, Angst bei Gewitter, große Schwäche; **M:** bei Kälte, frischer Luft, Aufregung und Anstrengung sowie abends und nachts verschlechtert.

➤ Secale D3, D4, D6 – Tabletten: **L:** Ohrensausen mit Schwindel und Übelkeit, Kopfschmerz, inneres Brennen wie Feuer; **S:** Angst, Melancholie; **M:** Bewegung, Berührung, Bettwärme verschlechtern, Abkühlung und frische Luft bessern.

➤ Tabacum D6, D12 – Tabletten: **L:** Ohrensausen mit Schwindel und Erbrechen, Überempfindlichkeit gegen jedes Geräusch, Speichelfluss, kalter Schweiß, Eiseskälte; **S:** Nervosität; **M:** Tabakgenuss oder -rauch, Bewegung und Kälte verschlechtern, Erbrechen und frische Luft bessern die Beschwerden.

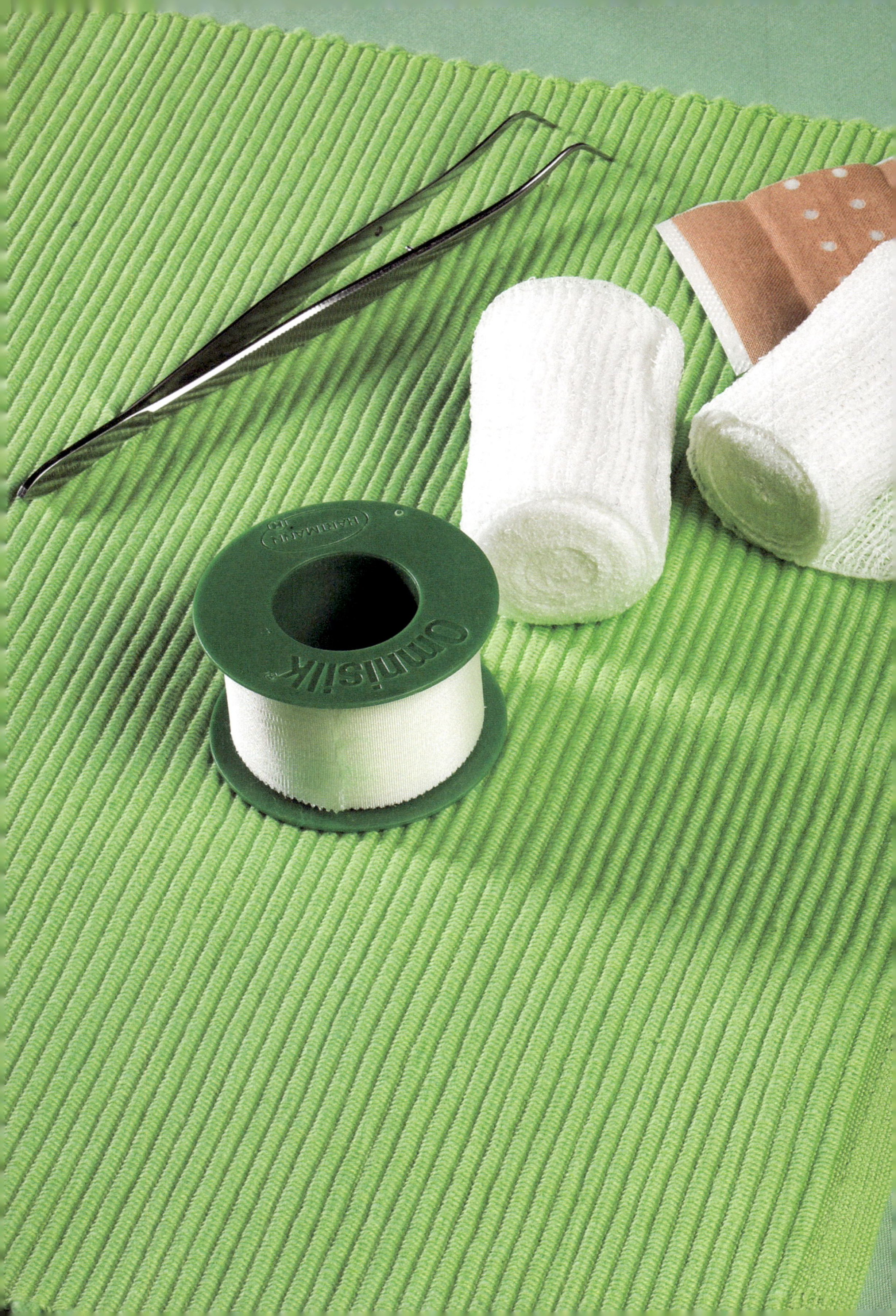
Omnisilk

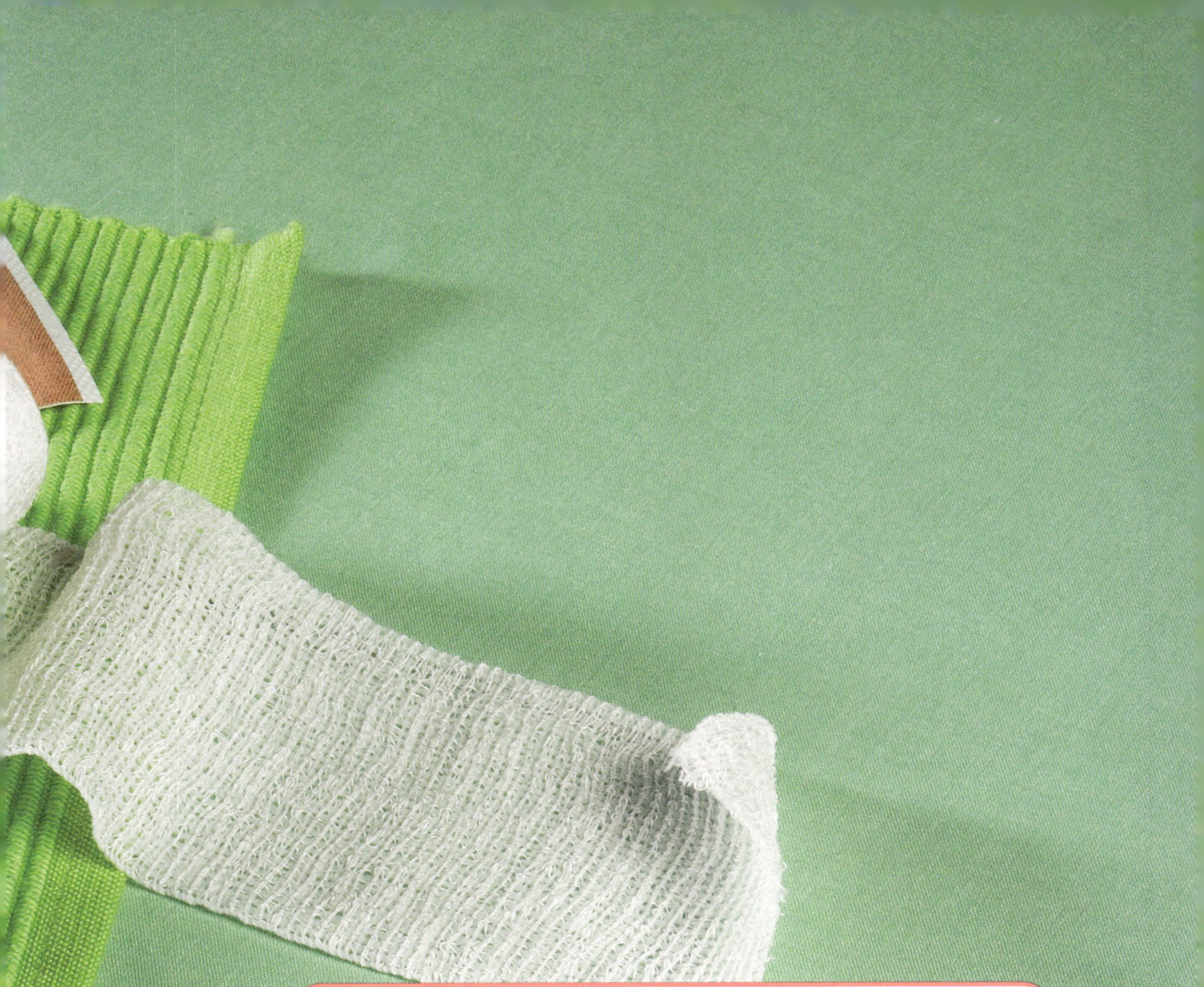

Erste Hilfe bei Notfällen

Notfälle machen uns oft hilflos oder panisch. Beides kann den Opfern zum Verhängnis werden, denn dramatische Situationen verlangen schnelles, beherztes und vor allem sachkundiges Eingreifen. Damit Sie im Zweifelsfall wissen, was zu tun ist, sind in diesem Kapitel die wichtigsten Grundbegriffe zum Thema Erste Hilfe zusammengefasst. Außerdem steht Ihnen ein Lexikon mit 15 übersichtlich gegliederten Stichworten – von Augenverletzung bis Wundversorgung – zur Seite, wenn es tatsächlich einmal ernst werden sollte.

Wenn Hilfe nottut

Viele von uns haben irgendwann einmal im Zusammenhang mit der Führerscheinprüfung einen Erste-Hilfe-Kurs absolviert und dabei die wichtigsten Verhaltensregeln gelernt. Aber meistens ist das schon Jahre her, und glücklicherweise musste kaum einer die Mund-zu-Mund-Beatmung jemals in die Tat umsetzen. Doch erste Hilfe kann für viele die letzte Rettung bedeuten: Laut Schätzungen des Roten Kreuzes hätte jedes fünfte Unfallopfer in Deutschland überlebt, wenn rechtzeitig von Laien erste Hilfe geleistet worden wäre.

Sicher, wir haben ein gut funktionierendes Rettungssystem, aber ein Notarztwagen braucht allein in der Stadt mindestens zehn Minuten bis zum Unfallort – und schon ein Atemstillstand von nur drei bis fünf Minuten kann eine ernsthafte Schädigung des Gehirns verursachen.

Um so wichtiger ist es, die Verhaltensregeln bei Unfällen immer wieder nachzuschlagen oder, noch besser, in regelmäßigen Abständen an Erste-Hilfe-Kursen teilzunehmen. Auf den folgenden Seiten können Sie Ihr Wissen über die Basisversorgung Verletzter noch einmal auffrischen und eventuell ergänzen.

RICHTIG HANDELN IN NOTSITUATIONEN

Bei einem Unfall oder Notfall sind gerade die zuerst getroffenen Maßnahmen für die Opfer oft von lebensentscheidender oder gesundheitserhaltender Bedeutung. Aber welche Reihenfolge gilt es zu beachten? Zuerst den Rettungsdienst rufen oder gleich mit der Wiederbelebung beginnen? Vor allen Dingen: Ruhe bewahren, denn Panik nützt niemandem.

Bleiben Sie Herr oder Frau der Lage

Bedenken Sie: Zwar lastet im Moment eine große Verantwortung auf Ihren Schultern, aber nur für kurze Zeit. Dann werden Sie abgelöst durch die professionellen Rettungsdienste und Ärzte.

➤ Verschaffen Sie sich als Erstes einen Überblick über die Situation: Um welche Art von Unfall handelt es sich?

➤ Retten Sie die Person aus akuter Lebensgefahr (Stromunfall, Ertrinken, Feuer), aber vergessen Sie dabei in der Aufregung nicht Ihre eigene Sicherheit.

➤ Sichern Sie die Gefahrenstelle ab, so dass keine Folgeunfälle entstehen.

Info

Notrufnummern

	Deutschland	Österreich	Schweiz
Polizei	110	133	117
Unfall	112	144	144
Feuer	112	122	118

Tipp

Was mache ich wann?

Diese Einteilung soll Ihnen helfen, lebensbedrohliche Zustände sofort zu erkennen und richtig darauf zu reagieren. Auf den nachfolgenden Seiten werden die einzelnen Punkte ausführlicher erklärt.

Wenn Sie einem Verletzten helfen, ist die richtige Reihenfolge Ihres Vorgehens:

1. Bewusstsein kontrollieren
2. Atmung kontrollieren
3. Puls kontrollieren

Die einzelnen Schritte umfassen folgende Hilfsmaßnahmen:

1. Bewusstsein kontrollieren

- Ist die Person ansprechbar, Wunden versorgen.
- Ist die Person nicht ansprechbar, Atmung und Puls kontrollieren.

2. Atmung kontrollieren

- Atmet die Person, ist aber nicht bei Bewusstsein, legen Sie sie in die stabile Seitenlage. Bleibt die Atmung stabil, versorgen Sie anschließend gegebenenfalls die Wunden.
- Atmet die Person nicht, kontrollieren Sie den Puls. Ist der Puls spürbar, beatmen Sie mit Mund-zu-Nase-Beatmung, so lange bis die Atmung wieder einsetzt. Beobachten Sie, ob die Atmung stabil bleibt. Dann in die stabile Seitenlage legen und die Wunden versorgen.

3. Puls kontrollieren

- Ist der Puls spürbar und die Atmung stabil, legen Sie die Person in die stabile Seitenlage, und versorgen Sie gegebenenfalls die Wunden.
- Ist der Puls nicht spürbar, die Person atmet auch nicht und ist nicht bei Bewusstsein, dann sofort mit einer Herz-Kreislauf-Wiederbelebung beginnen, so lange bis der Puls wieder einsetzt. Sind zwei Helfer am Unfallort, dann abwechselnd Herzmassage und Beatmung durchführen. Setzen Puls und Atmung wieder ein, beobachten Sie, ob beide stabil bleiben. Dann in die stabile Seitenlage legen und die Wunden versorgen.

- Überprüfen Sie das Bewusstsein und die Vitalfunktionen des oder der Verletzten, also Atmung und Herz-Kreislauf-Tätigkeit.
- Rufen Sie rasch Hilfe, dann beginnen Sie mit der Basisversorgung.

Den Rettungsdienst informieren

Wenn ein Telefon in der Nähe ist, sollten Sie den Rettungsdienst immer vor den Erste-Hilfe-Maßnahmen informieren. Nur wenn der Unfall außerhalb eines Wohngebiets passiert und das nächste Telefon zu weit entfernt ist, beginnen Sie besser unverzüglich mit der Basisversorgung.

Versuchen Sie, sich am Telefon zu konzentrieren und klare Auskünfte zu geben.

Die fünf W

Die wichtigsten Informationen, die Sie am Telefon an die Rettungsleitstelle weitergeben müssen, sind die Antworten auf die »fünf W-Fragen« (siehe folgende Seite). Ohne sie kann der Rettungsdienst nicht beurteilen, welche Art der Hilfe benötigt wird.

➤ **Wo geschah der Unfall?**
Nennen Sie exakt den Ort und erklären Sie genaue Zufahrtsmöglichkeiten. Bei einem Unfall in freier Natur geben Sie der Leitstelle markante Orientierungspunkte durch.

➤ **Was geschah?**
Berichten Sie präzise, um welche Art von Unfall es sich handelt: Brand, Wasserunfall, Krankheit oder Verkehrsunfall. Das Rettungspersonal benötigt diese Angaben, um entsprechende Ausrüstung zusammenzustellen und Hilfe zu planen.

➤ **Wie viele Menschen sind betroffen?**
Diese Angabe ist nötig, damit auch genügend Helfer und Rettungswagen zur Unfallstelle geschickt werden können.

➤ **Welche Art der Verletzungen?**
Sie sollten den Rettungsdienst bereits am Telefon über Unfallfolgen wie Atem- oder Herzstillstand, Bewusstlosigkeit oder andere Krankheitszeichen informieren. So können die Helfer schon während der Anfahrt dringende Sofortmaßnahmen vorbereiten.

➤ **Warten auf Rückfragen!**
Dies ist beinahe das Wichtigste der »fünf W«, denn in der Aufregung drückt sich so mancher Anrufer unklar aus oder vergisst wichtige Einzelheiten. Warten Sie daher auf die Fragen der Rettungsleitstelle, und legen Sie nicht gleich auf.

Warten Sie auf den Notarzt

Im ersten Schreck will so mancher beunruhigte Angehörige oder unerfahrene Ersthelfer den Verunglückten selbst ins Krankenhaus bringen, um Zeit zu sparen. Doch das kann gefährlich werden! Nicht nur weil dadurch vielleicht lebenswichtige Sofortmaßnahmen unterlassen werden, sondern weil es beim Krankentransport abhängig von der Art des Notfalls vieles zu beachten gilt. Warten Sie daher, bis Notarzt oder Sanitäter eintreffen, es sei denn, die Rettungsleitstelle hat ausdrücklich ihr Einverständnis zu einem Privattransport gegeben.

Verletzte bergen

Sowohl beim Autounfall als auch bei anderen Notfällen ist es lebenswichtig, einen bewegungsunfähigen Verletzten aus der Gefahrenzone beziehungsweise aus dem Auto zu bergen. Bei einem Bewusstlosen, der sich in Sitzposition in einem Wagen befindet, ist es kaum möglich, erste Hilfe zu leisten, deshalb müssen Sie ihn erst dort herausholen. Außerdem droht bei schweren Verkehrsunfällen auch immer Brand- und Explosionsgefahr.

Der Rautek-Griff

Um einen Verletzten zu bergen, wenden Sie eine spezielle Technik an: den Rautek-Griff. Bei einem Autounfall müssen Sie zuvor die Tür öffnen und die Sicherheitsgurte lösen (notfalls durchschneiden). Sind die Beine des Verletzten eingeklemmt, zum Beispiel unter den Pedalen, versuchen Sie sie zu befreien.

➤ Drehen Sie die Person dann mit dem Rücken zu sich, und stellen Sie sich mit gespreizten Beinen hinter ihr auf.

➤ Nun greifen Sie mit beiden Armen unter den Achseln des Verunglückten durch und fassen ihn an einem Unterarm, den Sie zuvor vor seiner Brust rechtwinklig beugen.

➤ Ziehen Sie ihn aus dem Auto heraus, indem Sie Ihren Oberkörper aufrichten und das Gewicht nach hinten verlagern. Gehen Sie mit gebeugten Knien rückwärts, und ziehen Sie den Betroffenen dabei auf Ihre Oberschenkel.

➤ Achten Sie darauf, dass Ihr Rücken gerade und die Arme gestreckt sind, so haben Sie die meiste Kraft und schonen sich.

DIE BASISVERSORGUNG

Die meisten Unfallverletzungen sind zum Glück leicht und lassen sich mit einfachen Mitteln behandeln. Doch in ernsten Fällen kann es auch zu lebensbedrohlichen Zuständen wie Atem- oder Herzstillstand kommen. Überprüfen Sie daher bei Verletzten immer das Bewusstsein und die so genannten Vitalfunktionen Atmung und Herz-Kreislauf-Tätigkeit.

Das Bewusstsein überprüfen

➤ Bewusstlosigkeit lässt sich leicht feststellen. Testen Sie, ob der Verletzte die Augen öffnet und reagiert, wenn Sie ihn ansprechen oder sanft rütteln. Reagiert der Verunglückte darauf nicht, ist er mit Sicherheit bewusstlos.

➤ Reagiert das Unfallopfer eingeschränkt oder verlangsamt, ist das Bewusstsein zumindest beeinträchtigt. Vermutlich wird er oder sie bald bewusstlos werden.

➤ Wenn die Bewusstlosigkeit nur Sekunden oder Minuten dauert, handelt es sich nur um eine kurze Ohnmacht, die oft durch Kreislaufprobleme hervorgerufen wird.

Die Atmung kontrollieren

Ist der/die Verunglückte bewusstlos, müssen Sie auf jeden Fall die Atmung überprüfen.

➤ Kontrollieren Sie den Brustkorb, ob Atembewegungen zu sehen sind.

➤ Halten Sie dabei Ihr Ohr nah an den Mund des Verletzten: Hören Sie Atemgeräusche, und spüren Sie ausgeatmete Luft?

➤ Weitere Anzeichen für Atemstillstand sind: weite, lichtstarre Pupillen, blaue Lippen, dunkle Fingernägel und eine graublaue Hautfarbe.

Jeder Atemstillstand ist ein lebensbedrohlicher Zustand. Fällt die Sauerstoffversorgung aus, können schon nach wenigen Minuten bleibende Schäden die Folge sein.

Die Herz-Kreislauf-Tätigkeit überprüfen

Bei Bewusstlosigkeit und Atemstillstand müssen Sie auf jeden Fall die Herz-Kreislauf-Funktion überprüfen, indem Sie den Puls tasten. Für unerfahrene Helfer gilt, hierfür nicht zu viel Zeit aufzuwenden, da der Puls häufig nur sehr schwach und schlecht tastbar ist. Beginnen Sie lieber frühzeitig mit Beatmung und Herzmassage, und zwar in einem Verhältnis von 2 :15, das heißt, 2-mal beatmen, dann 15-mal Herzmassage. Die Techniken werden auf Seite 206 beschrieben.

➤ Am zuverlässigsten lässt sich der Puls an der Halsschlagader tasten. Dazu zwei oder drei Finger auf den Kehlkopf der betreffenden Person legen, dann die Finger nach außen gleiten lassen. In der Vertiefung zwischen Kehlkopf und Halsmuskulatur lässt sich der Puls durch leichten Druck tasten.

➤ Wenn kein Pulsschlag zu spüren ist, wiederholen Sie den Vorgang auf der anderen Seite. Erst wenn auf beiden Seiten kein Puls bemerkbar ist, kann das einen Herz-Kreislauf-Stillstand bedeuten.

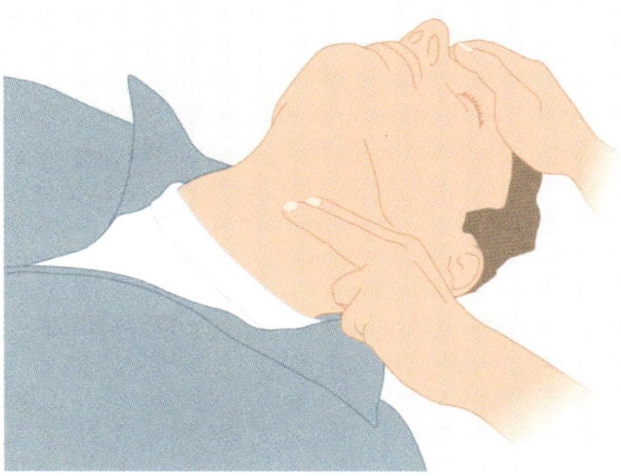

Den Puls bei einem Verletzten tasten Sie am besten an der Halsschlagader. Sie verläuft in der Rinne neben dem Kehlkopf.

WAS TUN BEI BEWUSSTLOSIGKEIT?

Bei Bewusstlosigkeit müssen Sie mit einer Störung der Atmung rechnen (Atemstillstand siehe unten). Ursachen für eine Bewusstlosigkeit können Schädel-Hirn-Verletzungen (Seite 213), Vergiftungen (Seite 217), Blutungen (Seite 208), ein Schlaganfall oder ein Schock (Seite 214) sein.

Schritt für Schritt in die stabile Seitenlage

➤ Jeden Bewusstlosen, dessen Atmung stabil ist, müssen Sie so schnell wie möglich in die stabile Seitenlage bringen, damit er nicht am eigenen Speichel, Blut oder möglicherweise Erbrochenem erstickt.

➤ Knien Sie sich neben den auf dem Rücken am Boden Liegenden, und heben Sie ihn in Hüfthöhe (Hosenbund) ein wenig an.

➤ Schieben Sie den Ihnen zugewandten Arm unter das Gesäß des Betroffenen. Das auf der gleichen Körperseite befindliche Bein beugen Sie nun stark und stellen den Fuß dicht an sein Gesäß.

➤ Erfassen Sie die von Ihnen abgewandte Schulter- und Hüftpartie, und drehen Sie nun den Bewusstlosen über die unten liegende Hand vorsichtig zu sich herüber auf die Seite.

➤ Winkeln Sie den unter dem Körper liegenden Arm an. Die Finger des oben auf dem Körper liegenden Arms schieben Sie als Stütze unter die Wange des stark zurückgebeugten Kopfes.

➤ Bei korrekter Durchführung ist nun der Mund die tiefste Stelle des Kopfes. So kann Speichel, Blut und Erbrochenes ungehindert abfließen. Legen Sie daher nie ein Kissen oder eine Decke unter den Kopf des Verletzten.

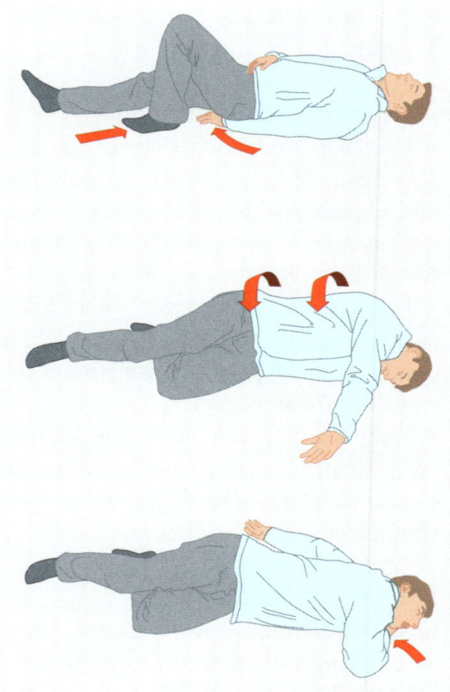

Ein Bewusstloser kann ersticken, wenn er auf dem Rücken liegt. Durch die stabile Seitenlage werden die Atemwege freigehalten.

WAS TUN BEI ATEMSTILLSTAND?

Meist geht der Atemstillstand auch mit einem Herz-Kreislauf-Stillstand (Seite 206) einher. In beiden Fällen müssen Sie sofort mit der Wiederbelebung beginnen. Ursachen eines Atemstillstands können unter anderem eine Überdosis an Betäubungsmitteln (Vergiftung Seite 217), Stromschlag (Seite 214), schwere Kopfverletzungen oder ein Schlaganfall sein. Oft sind auch nur die Atemwege blockiert, etwa durch das Zurückfallen der Zunge.

Wiederbelebung nach der ABC-Regel

Jede Wiederbelebung wird nach der so genannten ABC-Regel durchgeführt:

- Atemwege freimachen
- Beatmung einleiten
- Circulation (Blutkreislauf) sichern

Wichtigster Schritt ist die sofortige Beatmung. Gehen Sie dabei nach folgendem Schema vor.

Atemwege freimachen

- Entfernen Sie Fremdkörper wie etwa Zahnprothesen oder Kaugummi aus dem Mund-Rachen-Raum. Sollte die Mundhöhle durch Erbrochenes verschmutzt sein, säubern Sie sie mit einem Taschentuch oder einem sauberen Stück Stoff.
- Überstrecken Sie den Kopf des Betroffenen in den Nacken. Damit wird die Zunge wieder nach vorne geholt, und die Atemwege werden frei. Durch das Überstrecken des Halses setzt die Atmung oft von allein wieder ein.

Beatmung einleiten

- Beatmen Sie den Verunglückten mit Ihrer Ausatemluft, die genügend Sauerstoff für die Atemspende enthält, und zwar gleichmäßig in Ihrem eigenen Atemrhythmus.

Beenden Sie die Beatmung erst, wenn der Rettungsdienst die Behandlung übernimmt oder bei dem Verunglückten die Atmung wieder einsetzt.

Eine Beatmung kann durch Mund-zu-Nase- oder Mund-zu-Mund-Beatmung erfolgen. Sie finden beide Techniken Schritt für Schritt im Nachfolgenden erklärt.

Circulation/Kreislauf sichern

- Fehlen bei einem Bewusstlosen alle Vitalfunktionen, atmet er also nicht und hat auch keinen tastbaren Puls, so liegt außerdem ein Kreislaufstillstand vor. Dann muss zusätzlich zur Beatmung sofort eine Herzmassage eingeleitet werden (siehe Seite 206).

Die Mund-zu-Nase-Beatmung

- Knien Sie mit beiden Beinen seitlich am Kopf des Verunglückten. Legen Sie Ihre eine Hand auf die Stirn-Haar-Grenze, Ihre andere an das Kinn des Patienten. Ihr Daumen am Kinn liegt quer unter der Unterlippe und drängt diese nach oben. So wird der Mund verschlossen.
- Überstrecken Sie nun den Kopf vorsichtig in starke Rückbeugung, und halten Sie ihn so. Wenn die Atmung des Patienten daraufhin nicht von allein einsetzt, holen Sie selbst tief Atem.
- Setzen Sie Ihren weit geöffneten Mund fest über die Nase des Patienten auf. Blasen Sie Ihren Atem ruhig und gleichmäßig in die Lunge des Verunglückten.
- Anschließend heben Sie Ihren Mund ab und beobachten die Brust des Liegenden. Ihre Beatmung ist korrekt, wenn der Brustkorb zurücksinkt und Sie das Entweichen der Ausatemluft hören.
- Atmen Sie wieder ein, und geben Sie erneut eine Atemspende. Diesen Vorgang sollten Sie etwa 12- bis 16-mal pro Minute durchführen. Denken Sie daran, dass der Kopf des Betreffenden dabei unverändert stark zurückgebeugt gehalten wird.
- Wenn sich der Brustkorb des Verunglückten trotz Beatmung nicht hebt und senkt, muss eventuell die Kopflage korrigiert werden, weil die Atemwege nicht frei sind.

Lassen Sie seinen Kopf kurzfristig los, und nehmen Sie den Überstreckungsvorgang noch ein weiteres Mal vor. Setzen Sie die Atemspende weiter fort.

Die Mund-zu-Mund-Beatmung

Falls die Mund-zu-Nase-Beatmung erfolglos ist, sollten Sie zur Mund-zu-Mund-Beatmung übergehen.

- Ihre Position bleibt dieselbe: Sie knien am Kopf des Verunglückten. Die an der Stirn des

Bewusstlosen liegende Hand verschließt jedoch jetzt mit Daumen und Zeigefinger die Nase. Die Hand am Kinn öffnet die Lippen des Betroffenen.

➤ Setzen Sie Ihren weit geöffneten Mund über den Mund des Verunglückten fest auf sein Gesicht auf. Fahren Sie weiter fort wie bei der Mund-zu-Nase-Beatmung.

WAS TUN BEI HERZSTILLSTAND?

Es gibt mehrfache Ursachen für einen Herzstillstand. Dazu zählen Herzinfarkt (siehe unten), Stromunfall (Seite 214), Blutverlust (Blutungen, Seite 208), Überdosis von Medikamenten (Vergiftung, Seite 217) oder Schock (Seite 214) sein.

Wiederbelebung nach der ABC-Regel

Auch bei einem Herzstillstand müssen Sie, wie beim Atemstillstand (Seite 204) beschrieben, sofort Wiederbelebungsmaßnahmen nach der ABC-Regel einleiten – selbst wenn Sie unsicher sind. Die Gefahr, etwas falsch zu machen, ist gering. Gar nichts zu unternehmen bedeutet für den Betreffenden den sicheren Tod.

Die Herzmassage

➤ Der Patient muss dafür flach mit dem Gesicht nach oben auf einer harten Unterlage liegen. Bei Erwachsenen wird das untere Brustbeindrittel, bei Kindern ungefähr die Brustbeinmitte, rhythmisch zusammengedrückt.

➤ Tasten Sie das Ende des Brustbeins. Von dort zwei Finger breit nach oben liegt der richtige Druckpunkt bei Erwachsenen.

➤ Legen Sie Ihre Hände im Bereich der Handgelenke fest übereinander. So haben Sie genügend Kraft für die gleichmäßigen Druckstöße, die das darunter liegende Herz mechanisch auspressen.

➤ Bei Erwachsenen soll man etwa 60 (bis 90) Stöße pro Minute setzen, bei Kindern 80 pro Minute.

➤ Vergessen Sie nicht, dass auch die Atemspende weiter fortgeführt werden muss. Können Sie einen zweiten Helfer hinzuziehen, so übernimmt einer von Ihnen die Herzdruckmassage und der andere die Atemspende.

Die Faustregel lautet: Auf fünf Herzstöße erfolgt ein Atemstoß.

Herzinfarkt

Ein Herzinfarkt kann, muss aber nicht immer zu einem Herzstillstand führen. Der Betroffene spürt eines oder mehrere der folgenden Symptome: Druckgefühl hinter dem Brustbein, Brustschmerzen, Schmerzausstrahlung häufig in den linken Arm, starke Angstgefühle, schnellen flachen Puls, Blässe und kalten Schweiß.

Bei den ersten auftretenden Anzeichen für einen Herzinfarkt müssen Sie unverzüglich reagieren:

➤ Verständigen Sie als Erstes den Notarzt.

➤ Sorgen Sie für strengste Ruhe.

➤ Legen Sie den Patienten hin; lagern Sie dabei den Oberkörper möglichst hoch, um das Atmen zu erleichtern.

➤ Bei geschlossenen Räumen sollten die Fenster geöffnet werden. Lockern Sie beengende Kleidungsstücke wie etwa Kragen oder Gürtel.

➤ Lassen Sie den Kranken nicht allein, und versuchen Sie, ihn zu beruhigen.

➤ Leidet der Patient an Angina pectoris (Brustenge), reichen Sie ihm seine persönlichen Nitratmedikamente in der üblichen Dosierung.

AUGENVERLETZUNGEN

Augenverletzungen können durch Fremdkörper, durch einen Schlag aufs Auge (etwa durch einen Sektkorken, Schneeball, Faustschlag, starken Wasserstrahl) und durch Verätzungen mit Chemikalien verursacht werden.

Typische Anzeichen

- Rötungen
- brennende Schmerzen
- Tränenfluss
- Schwellungen

Erste Hilfe

Oberflächliche und weiche Fremdkörper

- Fremdkörper wie Staub, Ruß oder Insekten sind meistens harmlos und können mit einem sauberen Taschentuchzipfel vom äußeren Augenrand zur Nase hin entfernt werden.
- Sitzt der Fremdkörper unter dem Unterlid, ziehen Sie das Unterlid herunter, und lassen Sie den Betroffenen nach oben schauen. Nun wischen Sie den frei liegenden Fremdkörper vorsichtig heraus.
- Befindet sich das Teilchen unter dem Oberlid, so ziehen Sie das Oberlid über das Unterlid. Sehr häufig bleibt das Teilchen dabei in den Wimpern des Unterlids hängen und kann so entfernt werden.
- Lassen sich die Teilchen nicht entfernen, sollte ein Augenarzt aufgesucht werden.

Festsitzende Fremdkörper

- Sind Fremdkörper wie etwa Metall oder Holz ins Auge gelangt, dürfen diese wegen der möglichen Verletzungsgefahr nur von einem Augenarzt entfernt werden. Bereits kleinste, nicht sichtbare Kratzer auf der Hornhaut können zu Hornhautgeschwüren und bleibenden Schädigungen führen.
- Die Augen mit einem lichtundurchlässigen Tuch oder einem Verband abdecken.

Prellungen

- Bei Prellungen durch einen Schlag aufs Auge muss das betroffene Auge vom Arzt untersucht werden, da die Gefahr innerer Verletzungen besteht.

Verätzungen mit Chemikalien

- Verätzungen verlangen ein sofortiges Eingreifen. Die Augen sollten etwa 15 Minuten unter fließendem, lauwarmem Wasser aus etwa zehn Zentimeter Abstand gründlich, aber vorsichtig gespült werden. Ein Helfer sollte dabei die Lider auseinander halten.
- Das Wasser muss zum äußeren Augenwinkel ablaufen können, um nicht auch noch das gesunde Auge in Mitleidenschaft zu ziehen.
- Steht Ihnen kein Wasser zum Spülen zur Verfügung, können Sie beispielsweise auch Tee dafür verwenden, keinesfalls jedoch Milch.
- Nach ausreichender Spülung sollten die Augen steril abgedeckt und der Patient muss sofort zum Augenarzt gebracht werden.

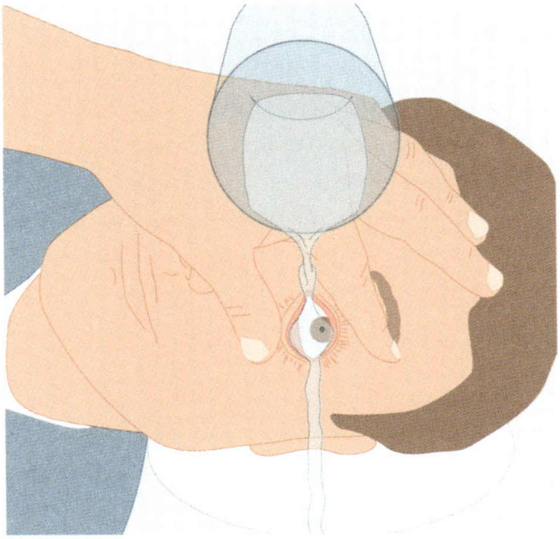

Bei Verätzungen das Auge mit viel Wasser zum äußeren Augenwinkel hin ausspülen.

BLUTERGUSS

Durch stumpfe Gewalteinwirkung von außen, wie etwa durch einen Schlag oder einen Sturz, wird die Haut meistens kaum verletzt. Statt dessen tritt durch das Zerreißen kleiner Blutgefäße unter der Haut Blut in das umliegende Gewebe aus.

Typische Anzeichen

➤ Durch die Haut gut sichtbarer blauer Fleck, der nach einiger Zeit durch den Abbau der Blutfarbstoffe eine gelblich-grüne Farbe annimmt.

➤ Vor allem in tieferen Muskelschichten mitunter sehr schmerzhaft, auch wenn äußerlich kaum etwas zu sehen ist.

Erste Hilfe

➤ Sofern möglich, bringen Sie kleine Blutergüsse gleich unter einen kräftigen Wasserstrahl. Die Anwendung heparinhaltiger Salben verkürzt die Abheildauer.

➤ Größere Blutergüsse mit Schwellungen gehören in ärztliche Behandlung. Wenn keine offenen Wunden vorhanden sind, können bis zum Arztbesuch kühlende Umschläge gemacht werden.

➤ Wenn mehrere Stunden nach einer Verletzung (zum Beispiel Stoß oder Schlag in den Bauch bei spielenden Kindern) plötzlich Blässe und Schmerzen auftreten, kann dies ein Hinweis auf die Verletzung des Bauchraums (Riss größerer Bauchgefäße) mit erheblichem Blutverlust sein. Suchen Sie dann sofort einen Arzt auf.

BLUTUNGEN

Eine Blutstillung muss oftmals sehr schnell erfolgen, da der Blutverlust die Kreislauftätigkeit stark beeinflussen kann. Beim Erwachsenen führt der Verlust von einem Liter Blut bereits zum Schock. Denken Sie also gleichzeitig auch immer an eine Schockbekämpfung (Seite 214).

Typische Anzeichen

➤ Eine oder mehrere große, heftig blutende Verletzungen.

Erste Hilfe

In den meisten Fällen kann die Blutung durch starken Druck, meist durch einen Druckverband, gestoppt werden. Gelingt es durch diese Maßnahme nicht, die Blutung zum Stillstand zu bringen, müssen Sie abdrücken. In allen Fällen sollten Sie den Notarzt rufen!

Einen Druckverband anlegen

Blutende Arme und Beine sollten hoch gelagert werden, dadurch lässt die Blutung meist schon nach.

➤ Legen Sie eine erste Wundabdeckung auf die Blutung. Darüber kommt ein Druckpols-

> **Info**
>
> **Was tun bei Fremdkörpern in der Wunde?**
>
> Ein möglicherweise eingedrungener Fremdkörper sollte in jedem Fall zunächst in der Wunde verbleiben und mit in den Verband einbezogen werden. Legen Sie um den Fremdkörper ein Ringpolster, und decken Sie die Wunde steril ab. Umwickeln Sie das Ganze vorsichtig mit einem Verband, bis der Arzt kommt.

ter (idealerweise Verbandspäckchen oder aufgerollte Binden), das unter starkem Zug mit einer Binde festgewickelt wird.

➤ Sollte auch dieser Verband durchbluten, legen Sie einen zweiten Druckverband darüber, bis die Blutung gestillt ist.

Blutungen abdrücken

Bei spritzenden, nicht zu stillenden Schlagaderblutungen wird die Schlagader zwischen Herz und Verletzung auf dem darunterliegenden Knochen abgedrückt. Das Abdrücken darf erst beendet werden, wenn ein Druckverband die Blutung weitgehend zum Stillstand gebracht hat oder wenn der Notarzt die Blutstillung übernimmt.

➤ Bei Blutungen am Unterarm oder an der Hand greifen Sie mit einer Hand von unten auf die Oberarminnenfläche. Mit dem zweiten bis vierten Finger drücken Sie nun die Oberarmschlagader gegen den an dieser Stelle deutlich tastbaren Oberarmknochen.

➤ Bei Blutungen aus Beinwunden knien Sie sich neben die Hüfte des Verletzten. Im Bereich der Leistenbeuge umgreifen Ihre Hände den Oberschenkel. Drücken Sie nun mit Ihren Daumen in die Mitte der Leistenbeuge die Oberschenkelschlagader gegen den Beckenknochen. Für den unerfahrenen Helfer ist es oft schwer, den entsprechenden Punkt zu finden. Verlieren Sie damit nicht zu viel Zeit, und versuchen Sie, die Blutung mit einem Druckverband zu stillen.

ERTRINKEN UND WIEDERBELEBUNG

Die Gefahr bei einem solchen Unfall liegt im Sauerstoffmangel, der schließlich zum Erstickungstod führt. Da der Körper jedoch in der Kälte seinen Sauerstoffverbrauch drosselt, kann bei Unterkühlung ein Sauerstoffmangel sehr viel länger ohne Schädigungen ertragen werden. Wiederbelebungsmaßnahmen sollten daher über einen längeren Zeitraum durchgeführt werden, da es schon möglich war, scheinbar aussichtslose Fälle wieder zu beleben.

Typische Anzeichen

➤ Bewusstlosigkeit
➤ Atemstillstand
➤ bläulich verfärbte Haut
➤ oft blutig gefärbter Schaum in Mund und Nase

Erste Hilfe

➤ Rufen Sie einen Notarzt!

➤ Versuchen Sie nicht, das Wasser aus den Lungen und dem Magen zu entfernen. Einmal in die Lungen eingedrungenes Wasser können Sie nicht entfernen.

➤ Ist bei einem Ertrunkenen bereits ein Kreislaufstillstand eingetreten, beginnen Sie sofort mit Wiederbelebungsmaßnahmen. Als Erstes muss nach der Reinigung der Atemwege eine Mund-zu-Nase-Beatmung (Seite 205), gegebenenfalls unterstützt von einer Herzmassage (Seite 206), durchgeführt werden. Die Maßnahmen sollten so lange fortgesetzt werden, bis der Notarzt eintrifft.

➤ Um eine weitere Unterkühlung zu verhindern, entfernen Sie die nasse Kleidung, und decken Sie den Verunglückten warm zu.

FREMDKÖRPER UND ERSTICKEN

Fremdkörper können aus Versehen oder absichtlich in eine Körperöffnung gelangen. Am häufigsten findet man Fremdkörper in der Nase, im Ohr, in der Speise- und in der Luftröhre.

Typische Anzeichen

- Nase: behinderte Nasenatmung, Schwellung und Schmerzen
- Ohr: blutige Flüssigkeit in der Ohrmuschel
- Speiseröhre: Schluckbeschwerden, Hustenreiz, eventuell blutiger Auswurf
- Luftröhre: pfeifendes Atemgeräusch, Hustenreiz, Blaufärbung der Haut, Panikreaktion mit steigender Atemnot

Erste Hilfe

Je nachdem, wo sich der Fremdkörper befindet, müssen Sie zu verschiedenen Maßnahmen greifen.

Fremdkörper in der Nase

- Einen Fremdkörper in der Nase (zum Beispiel eine Murmel bei Kleinkindern) können Sie versuchen, ausschnauben zu lassen. Halten Sie das freie Nasenloch zu, und lassen Sie die über den Mund eingeatmete Luft unter Druck kräftig durch das verstopfte Nasenloch ausatmen.
- Auch ein künstlich erzeugter Niesreiz kann den Fremdkörper wieder herausbefördern. Dafür lassen Sie den Betroffenen Pfeffer einatmen oder kitzeln ihn am anderen Nasenloch.

Sollte sich der Fremdkörper auf diese Weise nicht entfernen lassen, muss ein Arzt aufgesucht werden.

Fremdkörper im Ohr

- Versuchen Sie niemals, einen Fremdkörper im Ohr mit Hilfsmitteln wie Pinzette, Wattestäbchen oder Ähnlichem zu entfernen, da bei falschem Gebrauch schwerwiegende Verletzungen des Trommelfells entstehen können. Suchen Sie gleich einen Arzt auf!

Fremdkörper in der Speiseröhre

- Ist ein Gegenstand in der Speiseröhre stecken geblieben (zum Beispiel eine Gräte, Erdnüsse, Bonbons), verabreichen Sie dem Betroffenen breiartiges Essen (Kartoffelbrei oder Sauerkraut). Auf diese Weise wird der Gegenstand eingehüllt und kann hinuntergeschluckt werden.

Fremdkörper in der Luftröhre

- Sitzt ein Fremdkörper in der Luftröhre, so dass der Betroffene zu ersticken droht, rufen Sie einen Notarzt. Bis zum Eintreffen eines Arztes müssen Sie versuchen, den Fremdkörper so schnell wie möglich zu entfernen.
- Bei größeren Fremdkörpern kann man versuchen, den Nasen-Rachen-Raum mit dem Finger auszuräumen, wobei hier allerdings die Gefahr besteht, dass der Gegenstand noch tiefer in den Hals geschoben wird.
- Schläge mit der flachen Hand zwischen die Schulterblätter lösen Hustenstöße aus, die den Fremdkörper aus der Luftröhre wieder hinausbefördern können.

Nach Möglichkeit sollte der Betroffene sich dabei nach vorn beugen. Kleinkinder können an den Beinen hochgehoben oder bäuchlings über den Oberschenkel gelegt werden. Jugendliche und Erwachsene legen sich über eine Stuhllehne oder die Tischkante oder auch über das aufgestellte Knie des Helfers.

HITZSCHLAG UND SONNENSTICH

Normalerweise gleicht der Körper ein Zuviel an Wärme aus: durch Erweiterung der Blutgefäße und vermehrtes Schwitzen. Zu einem Hitzschlag kommt es, wenn der Körper längere Zeit extremen Temperaturen ausgesetzt wird und die körpereigene Wärmeregulation zusammenbricht.

Ein Sonnenstich dagegen entsteht durch zu starke Sonneneinstrahlung auf den Kopf. Häufig sind Menschen betroffen, die durch einen kühlenden Wind die Einwirkung und Intensität der Sonne nicht bemerken.

Typische Anzeichen

- heftige Kopf- und Nackenschmerzen
- Übelkeit, Fieber, Schwindel und Ohrensausen

Bei Hitzschlag zusätzlich:

- Übelkeit bis hin zur Bewusstlosigkeit
- erhöhte Pulsfrequenz
- Körpertemperatur oft über 40 °C
- rote, heiße und trockene Haut

Erste Hilfe

Vorsicht, beide Krankheitsbilder sind lebensbedrohlich!

- Bei einem Hitzschlag muss der Betroffene abgekühlt werden. Wickeln Sie kalte, feuchte Tücher um den Kopf und die Waden. Rufen Sie dann den Notarzt!
- Bei einem Sonnenstich muss der Betroffene sofort in den Schatten gebracht und der Kopf mit nassen, kalten Tüchern gekühlt werden. Ist die Person ansprechbar, sollte sie in ärztliche Behandlung gebracht werden; ansonsten rufen Sie einen Notarzt.

KNOCHENBRUCH

Man unterscheidet zwischen geschlossenen Brüchen (unverletzte Haut über einem gebrochenen Knochen) und offenen Knochenbrüchen (Haut und Gewebe verletzt, Knochen unter Umständen sichtbar). Offene Brüche sind besonders gefährlich, da Keime in die Wunde und die Knochen eindringen und langwierige Knocheninfektionen hervorrufen können.

Typische Anzeichen

- Schmerzen
- Schwellung
- Verformung
- Fehlhaltung
- »Schonhaltung«
- aus der Wunde herausragende Knochen bei einem offenen Bruch
- auffällige Atemnot und stechende Schmerzen bei jedem Atemzug bei Rippenbruch

Erste Hilfe

Bei jedem Verdacht auf Knochenbruch muss geröntgt und ärztlich versorgt werden. Einfache Arm- oder Knöchelbrüche sollten bis zur ärztlichen Untersuchung zunächst ruhiggestellt oder stabilisiert werden.

Alle offenen Brüche, Beinbrüche sowie Rippenbrüche mit Verdacht auf Lungenverletzung sind ein Fall für den Notarzt.

Armbrüche

- Alle Knochenbrüche am Arm können Sie bis zum Aufsuchen des Arztes so ruhig stellen, dass der Betroffene möglichst schmerzfrei ist. Dazu ein zum Dreieck gefaltetes Tuch vorsichtig um den im rechten Winkel angewinkelten Unterarm des Betroffenen legen und in dessen Nacken verknoten. So werden Bewegungen des Armes vermindert und Verschiebungen der gebrochenen Knochen gegeneinander weitgehend verhindert. Wenn Sie kein Tuch zur Hand haben, können Sie auch ein Kleidungsstück so hochstecken, dass eine Dreiecksschlinge entsteht.

➤ Ein Bruch am Oberarm oder Schlüsselbein kann zusätzlich mit ein bis zwei Dreiecktüchern um Arm oder Oberkörper fixiert werden.

Beinbrüche

➤ Bei einem Beinbruch muss der Verletzte unverändert liegen bleiben, bis der Arzt eintrifft.

➤ Umgeben Sie das gebrochene Bein mit weichen Kleidungsstücken, Decken oder Ähnlichem. Dann schieben Sie von beiden Seiten vorsichtig Gegenstände heran, die das Bein in seiner Lage so lange fixieren, bis der Notarzt eintrifft.

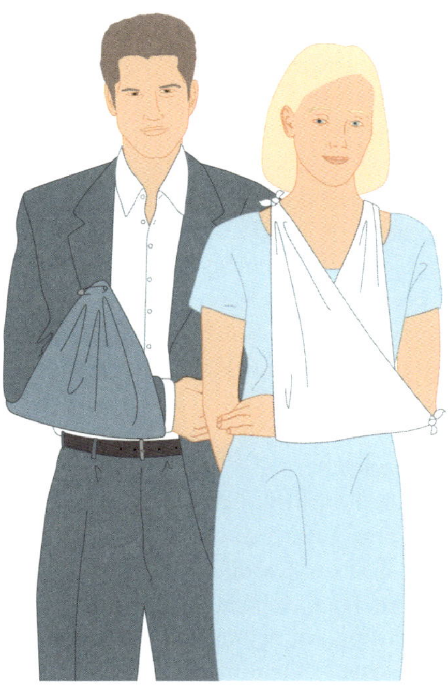

Eine Armschlinge aus einem Dreiecktuch oder einem hochgesteckten Jackett hält den gebrochenen Arm ruhig, bis ein Arzt eintrifft.

Fußknöchelbrüche

➤ Bei einem Knöchelbruch rollen Sie eine Decke oder ein Handtuch zu einer langen Rolle.

➤ Legen Sie nun diese Rolle steigbügelartig um Fuß und Bein herum, und fixieren Sie das Ganze mit Tüchern oder Binden, bis der Arzt eintrifft.

Offene Brüche

➤ Bei offenen Brüchen legen Sie einen sterilen Wundverband an, um Knocheninfektionen zu vermeiden. Rufen Sie unverzüglich den Notarzt!

Rippenbrüche

➤ Bei Verdacht auf Rippenbruch lagern Sie den Verletzten halb sitzend und rufen einen Arzt.

➤ Stellen Sie die gebrochenen Rippen nicht durch Tuchumschlingungen ruhig, sondern warten Sie so, bis der Arzt eintrifft.

➤ Vermuten Sie aufgrund von starken Atembeschwerden des Verunglückten zusätzlich eine Lungenverletzung, so rufen Sie unverzüglich den Notarztwagen!

Kieferbruch

➤ Wenn nach einem stärkerem Sturz oder nach einem Verkehrsunfall der Kiefer nicht mehr bewegt werden kann, besteht Verdacht auf Kieferbruch. Hinweise sind auch lose Zähne oder starke Schmerzen im Ober- oder Unterkiefer.

➤ Lassen Sie den Verletzten auch bei einer starken Blutung vornübergebeugt sitzen. Knochensplitter oder lose Zähne können so nicht verschluckt werden. Der Patient kann seinen Kopf selbst aufstützen und halten. Er sollte in Bauchlage transportiert werden.

➤ Bei Bewusstlosigkeit müssen Sie versuchen, den Patienten schnellstmöglich in die stabile Seitenlage (Seite 204) zu bringen.

KOPFVERLETZUNG

Zu den häufigsten Kopf- und Schädelverletzungen zählen Gehirnerschütterung, Kopfwunden und Schädelbasisbruch. Schädelverletzungen sind aus zwei Gründen besonders gefährlich: Zum einen befinden sich die für alle Organfunktionen notwendigen Schalt- und Koordinationsstellen innerhalb des Schädels. Ihre direkte Beschädigung oder Zerstörung kann lebensgefährlich sein. Zum anderen kann es bei offenen (blutenden) Verletzungen dazu kommen, dass Infektionen in das – normalerweise geschützte – Gehirn gelangen und Entzündungen verursachen, die das Leben des Betroffenen gefährden.

Typische Anzeichen

Nach Stürzen auf hartem Untergrund (zum Beispiel beim Reiten oder Fahrradfahren, bei Glatteis) oder Zusammenstößen mit harten Gegenständen und Verkehrsunfällen.

Gehirnerschütterung

- Kopfschmerzen
- meist nur kurze Bewusstlosigkeit
- Übelkeit bis hin zu Erbrechen
- Gedächtnislücke über die Ursachen der Gehirnerschütterung

Kopfwunde

- Platzwunden: vergleichsweise kleine, aber tief reichende Hautdefekte mit stärkeren Blutungen
- Schürfwunden: größere, mäßig stark blutende, oberflächlich verletzte Hautbezirke

Schädelbasisbruch

- nach einer stärkeren Erschütterung des Kopfes, etwa nach einem Verkehrsunfall oder einem schweren Sturz, rinnt Blut aus Nase, Mund und/oder Ohr
- bläuliche Schwellungen um die Augen

Erste Hilfe

Gehirnerschütterung

- Lassen Sie den Verletzten in der Position liegen, in der Sie ihn auffinden. Sollte der Verunglückte das Bewusstsein verloren haben, bringen Sie ihn vorsichtig in die stabile Seitenlage (Seite 204). Rufen Sie einen Arzt oder den Rettungsdienst, denn der Patient sollte mindestens eine Nacht zur Beobachtung im Krankenhaus verbringen.
- Auch bei einer leichten Gehirnerschütterung sollten Sie zur Sicherheit zumindest zwei Tage ruhen. Sonst riskieren Sie über längere Zeit immer wiederkehrende Kopfschmerzen.

Kopfwunde

- Legen Sie eine keimfreie Wundbedeckung auf die Blutungsstelle, und befestigen Sie diese mit einer Binde oder einem Dreieckstuch. Bei stark blutenden Platzwunden legen Sie einen Druckverband an (Seite 208).
- Rufen Sie in jedem Fall einen Arzt oder den Rettungsdienst, der die weitere Wundversorgung übernimmt.

Schädelbasisbruch

- Wenn Sie bei einem bewusstlosen Verletzten einen Schädelbasisbruch vermuten, bringen Sie ihn zunächst in die stabile Seitenlage (Seite 204) und rufen dann unverzüglich den Notarzt!
- Bedecken Sie die blutenden Körperöffnungen mit einer keimfreien Wundbedeckung. Sorgen Sie für einen schnellstmöglichen Transport des Verletzten ins Krankenhaus.

SCHOCK

Unter einem Schock versteht man ein lebensbedrohliches Kreislaufversagen, bei dem die Organdurchblutung und somit auch die Sauerstoffversorgung der Organe so stark herabgesetzt ist, dass bleibende Schäden zu befürchten sind.

Mögliche Ursachen des Schocks

- Flüssigkeitsverlust durch Blutung, Verbrennung, Erbrechen, Durchfall
- Herzschock durch Infarkt, Herzversagen, Klappenfehler, Lungenembolie
- septischer Schock durch Bakteriengiftstoffe
- allergischer (anaphylaktischer) Schock durch Medikamentenunverträglichkeit, Insekten- und Schlangengifte sowie Impfstoffe

Typische Anzeichen

- Unruhe, Angst, fehlende Ansprechbarkeit bei beginnendem Schock
- stark beschleunigter, kaum tastbarer Puls
- stark verminderter Blutdruck, beschleunigte Atmung
- feuchtkalte und blaßgrau verfärbte Glieder (Ausnahme septischer Schock)

Erste Hilfe

- Hat der Patient einen Atemstillstand, geben Sie eine Atemspende (Seite 204).
- Bei einer Blutung sorgen Sie für eine sofortige Blutstillung (Seite 208 f.).
- Sprechen Sie beruhigend auf den Verletzten ein, verhindern Sie, dass er herumläuft.
- Stellen Sie die Schocklage her, indem Sie die Beine des Patienten anheben und etwa 30 Zentimeter hoch lagern (zum Beispiel auf einen Bierkasten).
- Decken Sie den Patienten bis zum Eintreffen des Notarztes zu.

STROMUNFALL

Die meisten Stromunfälle passieren noch immer im Haushalt. Trotz Warnungen können viele Menschen nicht darauf verzichten, sich in der Badewanne die Haare zu fönen oder ihr Radio auf den Badewannenrand zu stellen.

Typische Anzeichen

- Verbrennungen
- Störungen der Herztätigkeit
- Krämpfe (die Verunglückten »kleben« oft durch Muskelverkrampfung noch an den Stromleitungen)
- Übelkeit und Bewusstseinsstörungen
- bis zu 24 Stunden nach dem Stromunfall erhöhte Gefahr des Kreislaufstillstands

Erste Hilfe

- Stellen Sie so schnell wie möglich den Strom ab. Achten Sie darauf, dass Sie nicht selbst in den Stromkreis geraten! Wenn Sie die Hauptsicherung nicht abstellen und den Stecker des Gerätes nicht ziehen können, müssen Sie den Betroffenen auf anderem Wege von der Stromquelle trennen.
- Achten Sie darauf, dass Sie selbst auf einer isolierenden, trockenen Unterlage aus Holz, Gummi, Glas, dicken Zeitungslagen oder Kleidern stehen. Mit einem nichtleitenden Gegenstand, wie etwa einem Besenstiel aus Kunststoff oder Holz, versuchen Sie, den Betroffenen von der Stromquelle zu trennen.
- Wenn der Verunglückte in sicherer Entfernung von der Stromquelle ist, müssen die Herz-Kreislauf- und die Atmungsfunktionen überprüft (Seite 203), Brandwunden versorgt (Seite 216) und der Notarzt unverzüglich gerufen werden.

UNTERKÜHLUNG UND ERFRIERUNGEN

Unterkühlung

Von Unterkühlung spricht man, wenn der gesamte Körper betroffen ist und die Körperkerntemperatur unter 35 °C absinkt. Bei einem noch weiteren Absinken der Temperatur besteht akute Lebensgefahr, da das Herz nicht mehr arbeiten kann. Zu einer Unterkühlung kann es kommen, wenn man sich zum Beispiel zu lange – freiwillig oder unfreiwillig – in kaltem Wasser oder in einer kalten Umgebung aufgehalten hat. Auch langes Liegen in Schnee, wie etwa durch einen Ski- oder Lawinenunfall, führt meist zu einer Unterkühlung des Körpers.

Besonders gefährdet sind alte und sehr schlanke Personen, Menschen mit Hirnschädigungen, Neugeborene und Säuglinge sowie Personen mit einer Stoffwechselerkrankung wie etwa einer Unterfunktion der Schilddrüse. Bei ihnen allen ist der körpereigene Kälte-Wärme-Ausgleich herabgesetzt. Ebenso können bestimmte Medikamente, etwa Beruhigungs- und Schlafmittel, sowie Alkohol bei niedrigen Außentemperaturen wesentlich rascher zu einer Unterkühlung führen.

Erfrierungen

Unter Erfrierung versteht man eine Schädigung einzelner Körperteile durch Kälte, ohne dass die Körperkerntemperatur absinkt.

Besonders gefährdet sind Zehen, Finger, Nase und Ohren oder Körperteile, die von der Bekleidung zu stark eingeengt werden, zum Beispiel die Füße.

Typische Anzeichen

Bei Unterkühlung

- Blässe
- aufgedunsenes Gesicht
- Teilnahmslosigkeit
- bei schwerer Unterkühlung deutlich verlangsamte, flache Atmung
- steife Muskulatur
- eventuell Bewusstlosigkeit
- schwacher, unregelmäßiger Herzschlag

Bei Erfrierungen

- kalte, weiße Haut, eventuell Blasenbildung

Erste Hilfe

Bei Unterkühlung

Bei einer Unterkühlung muss als Erstes versucht werden, Kreislauf und Atmung funktionsfähig zu erhalten. Die Körpertemperatur muss ganz langsam und vorsichtig (etwa 1 °C stündlich) wieder angehoben werden.

- Als Erstmaßnahme genügt es, den Patienten mit einer Wolldecke zuzudecken und ihn – wenn möglich – in einen warmen Raum (25 bis 30 °C) zu bringen.
- Ist der Patient bei Bewusstsein, geben Sie ihm warme, gezuckerte Getränke. Vorsicht: Bei Unterkühlung gilt strengstes Alkoholverbot, da Alkohol durch die Erweiterung der Gefäße zu einem zusätzlichen Wärmeverlust des Körpers führt!

Erfrierungen

- Bei Erfrierungen sollten Sie den betroffenen Körperteil immer langsam erwärmen, zum Beispiel in einem Wasserbad. Beginnen Sie mit lauwarmem Wasser, dem Sie langsam und schrittweise wärmeres zufügen.
- Bis zum Eintreffen des Arztes oder Erreichen des Krankenhauses sollten die erfrorenen Bereiche steril abgedeckt werden.
- Bei einer schweren Erfrierung sollte die Aufwärmung nur unter ärztlicher Aufsicht stattfinden.

VERBRENNUNG UND VERBRÜHUNG

Verbrennungen entstehen überwiegend durch direkten Kontakt mit heißen Gegenständen, offenem Feuer und elektrischem Strom. Verbrühungen werden verursacht durch kochende Flüssigkeiten oder Dampf.

• Typische Anzeichen

Die Schwere der Verbrennung kann in unterschiedliche Grade eingestuft werden.

➤ Grad I: Rötung, Schwellung und Schmerz. Nur die obere Hautschicht ist betroffen. Die Verbrennungen heilen ohne Narbenbildung ab (Beispiel Sonnenbrand).

➤ Grad II a: Verbrennungen rufen Blasenbildung hervor. Auch die tieferen Hautschichten sind betroffen. Sie heilen jedoch ohne Narben.

➤ Grad II b: Die Blutgefäße der Haut sind mitgeschädigt. Es bleiben auf jeden Fall Narben zurück.

➤ Grad III: Die Haut ist graufleckig bis weiß und vollständig geschädigt. Betroffene empfinden keinen Schmerz, da die Hautnerven ebenfalls zerstört sind. Die Verbrennung bedarf einer klinischen Behandlung. Häufig muss Haut transplantiert werden.

Wenn mehr als 15 Prozent der Körperoberfläche verbrannt sind oder die Verbrennungen sehr tiefgehend sind, besteht Schockgefahr. Je weniger Schmerzen bei Verbrennungen angegeben werden, desto schlechter ist die Prognose.

• Erste Hilfe

Kleinere Verbrennungen und Verbrühungen

➤ Kühlen Sie die verbrannte Hautstelle sofort unter fließend kaltem Wasser oder durch kalte Kompressen, und zwar so lange, bis der Schmerz dauerhaft nachlässt.

➤ Öffnen Sie keine Blasen, da die Blasendecke ein sauberer, körpereigener Verband ist.

➤ Wichtig: Sie dürfen auf Brandwunden niemals Mehl oder andere trockene Mittel aufbringen. Auch Gels, Cremes und Salben sind nicht geeignet. Sie verkleben das Gewebe und erschweren die Wundversorgung durch den Arzt.

Größere Verbrennungen und Verbrühungen

➤ Hat die Kleidung eines Menschen Feuer gefangen, ersticken Sie die Flammen mit einer Decke, oder rollen Sie die betroffene Person auf dem Boden.

➤ Verletzte Hautstellen müssen so schnell wie möglich etwa 15 Minuten lang unter fließend kaltes Wasser gehalten werden. Sie sollten die Verbrennungen so lange kühlen, bis der Schmerz dauerhaft nachlässt.

➤ Kleidung darf nur entfernt werden, wenn sie noch nicht mit der Wunde verklebt ist. Gegebenenfalls muss der Verletzte mit der Kleidung unter die Dusche gestellt werden.

➤ Bei Verbrühungen muss die durchtränkte Kleidung schnell und vorsichtig entfernt werden. Schmuck sollten Sie sofort abnehmen, da die verbrannte oder verbrühte Haut später anschwillt.

➤ Legen Sie anschließend eine keimfreie Wundbedeckung auf, um die Gefahr einer Infektion zu mindern.

➤ Denken Sie auch an eine Schockbekämpfung. Durch den Flüssigkeitsverlust aus den Blutgefäßen und den starken Schmerzen kann es zum Schock kommen (Seite 214).

➤ Suchen Sie einen Arzt auf, oder rufen Sie in schweren Fällen einen Notarzt!

VERGIFTUNG UND VERÄTZUNG

Vergiftungen entstehen durch verdorbene Lebensmittel, giftige Pilze und Pflanzen, aber auch durch Medikamente und übermäßigen Alkoholkonsum. Innere Verätzungen können durch Laugen und Säuren entstehen. Häufigste Gefahrenquellen im Haushalt sind Toilettenreiniger und Spülmittel für Geschirrspülmaschinen.

Info

Der Giftnotruf

Einen einheitlichen Giftnotruf gibt es leider nicht. Erkundigen Sie sich mindestens einmal jährlich bei Ihrem Arzt/Apotheker nach einer für Sie erreichbaren Beratungsstelle. Bringen Sie die entsprechende Telefonnummer gut sichtbar in Ihrer Hausapotheke an.

Typische Anzeichen

- Übelkeit, Erbrechen
- Durchfall
- plötzlich auftretende krampfartige Bauchschmerzen
- Kopfschmerzen, Schwindelgefühl
- beschleunigter oder verlangsamter Puls
- Bewusstseinseintrübung bis zur Bewusstlosigkeit
- Atemstörungen bis zum Atemstillstand
- Schockanzeichen

Erste Hilfe

Denken Sie bei Giftunfällen immer an Ihren eigenen Schutz! Legen Sie Schutzhandschuhe an, damit Sie keine Giftstoffe aufnehmen.

- Rufen Sie einen Notarzt.
- Bei der Informationszentrale für Vergiftungen können Sie sich über weitere Sofortmaßnahmen informieren.
- Sichern Sie bis zum Eintreffen des Arztes die Atmung und die regelmäßige Herzfunktion (ABC-Regel, Seite 205).
- Ist der Verunglückte bewusstlos, bringen Sie ihn in die stabile Seitenlage (Seite 204).
- Wenn die giftigen Substanzen durch Verschlucken in den Magen gelangt sind, es sich dabei nicht um ätzende Substanzen handelt und der Verunglückte bei Bewusstsein ist, bringen Sie ihn zum Erbrechen. Dies können Sie herbeiführen, indem Sie dem Vergifteten einen halben Liter lauwarmes Wasser oder Saft zu trinken geben (kein Salzwasser bei Kindern, da ansonsten die Gefahr einer Kochsalzvergiftung besteht). Oder Sie reizen den Rachenhintergrund mit einem Finger.
- Wenn der Betroffene bei Bewusstsein ist und es sich nicht um eine innere Verätzung handelt, sollten Sie nach dem Erbrechen Medikamente oder andere Mittel nur nach Rücksprache mit der Giftnotrufzentrale verabreichen.

Wichtig bei inneren Verätzungen

Es darf auf keinen Fall künstliches Erbrechen herbeigeführt werden, da die ätzenden Substanzen beim Passieren der Speisewege neue Verätzungen verursachen würden.

- Bei Verätzungen muss der Mund-Rachen-Raum ausgiebig gespült werden. Ist der Betroffene bei Bewusstsein, und sind die ätzenden Stoffe in Speiseröhre oder Magen gelangt, geben Sie ihm sofort reichlich (kaltes) Wasser zur Verdünnung zu trinken.
- Für eine schnelle Giftgegenbehandlung ist es wichtig, dass die Ursache der Vergiftung oder Verätzung für eine Analyse zur Verfügung steht. Wenn sich der Zustand des Patienten stabilisiert hat, sollten Sie Speisereste, Tabletten und Gläser, die mit dem Unfall in Zusammenhang stehen, sicherstellen.

VERRENKUNG UND VERSTAUCHUNG

Von einer Verrenkung spricht man, wenn nach einer bestimmten Bewegung (Sturz, Schlag oder Ähnliches) das Gelenk nicht mehr in seine Normallage zurückkehrt. Bei Verstauchungen verschieben sich die Gelenkkörper, kehren jedoch in ihre Ausgangsstellung zurück. Betroffen sind dann besonders die umgebenden Bänder und Sehnen, die dabei überdehnt worden sind beziehungsweise reißen können.

Typische Anzeichen

Verrenkung

➤ unerträgliche Schmerzen im Moment der Verletzung

➤ Gelenk kann nicht mehr oder nur unter heftigsten Schmerzen bewegt werden

➤ anormale Stellung sowie Schwellung des Gelenks

Verstauchung

➤ Schmerzen, Schwellung und gestörte Beweglichkeit des Gelenks

Erste Hilfe

Verrenkung

➤ Bei einer Verrenkung lagern Sie das verletzte Gelenk hoch und stellen es ruhig, damit keine zusätzlichen Verletzungen von Nerven und Gefäßen auftreten können.

➤ Versuchen Sie unter keinen Umständen, das Gelenk selbst einzurenken. Nur der Arzt kann ein ausgerenktes Gelenk wieder einrenken.

Verstauchung

➤ Tragen Sie bei einer Verstauchung ein schmerzlinderndes und abschwellungsförderndes Gel oder eine Salbe auf. Geeignete chemisch-synthetische Wirkstoffe sind Salicylsäure oder Dimethylsulfoxid (DMSO), als pflanzliche Wirkstoffe empfehlen sich Extrakte aus Arnika, Rosskastanie, Beinwell oder Johanniskraut. Beachten Sie die Angaben der Hersteller zu Anwendungsgebieten und Gegenanzeigen (Überempfindlichkeit!) auf der Packungsbeilage.

➤ Legen Sie einen elastischen Verband an, und stellen Sie das Gelenk für ein bis zwei Tage ruhig.

➤ Um Schwellungen zu verringern, können Beutel mit Eiswürfeln oder spezielle Kältekompressen aufgelegt werden.

➤ Bei anhaltenden Beschwerden sollte der Arzt aufgesucht werden, damit die betroffene Stelle geröntgt werden kann.

Info

Nichts für Ungeduldige

Auch wenn es schwer fällt, nehmen Sie sich Zeit zum Auskurieren. Bei allen Verletzungen der Bänder ist eine ausreichend lange Ausheilungsphase unerlässlich. Andernfalls kann es sein, dass die Bänder ihre alte Festigkeit nicht wieder erhalten, wodurch das Gelenk instabil und verletzungsanfälliger wird.

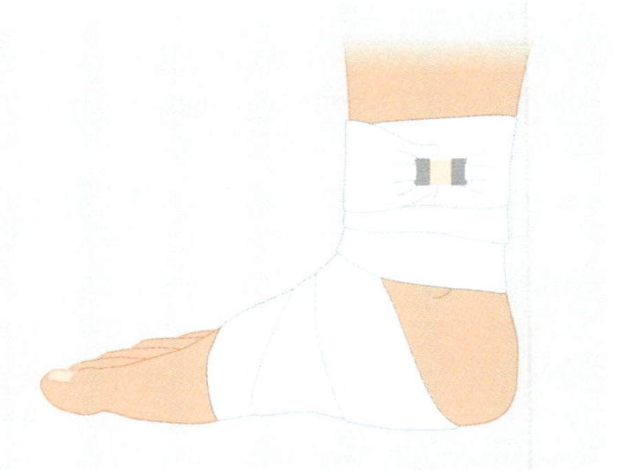

Ein verstauchter Knöchel wird mit einem elastischen Fußverband ruhig gestellt.

WUNDVERSORGUNG

Ziel der Ersten Hilfe bei Wunden ist es, durch einen Verband ein weiteres Eindringen von Fremdkörpern und Keimen in die Wunde zu verhindern und Blutungen zu stillen. Die häufigsten Wunden im Alltag sind Schnitt-, Schürf-, Splitter- und Platzwunden.

Typische Anzeichen

- Schnittwunden: unterschiedlich tiefe, bisweilen stark blutende Wunden mit glatten Wundrändern
- Schürfwunden: oberflächliche Hautabschürfungen mit austretendem Gewebewasser und geringer Blutungsneigung
- Splitterwunden: Wunden, in denen sich Fremdkörper (wie etwa Holz- oder Kunststoffsplitter) befinden
- Platzwunden: unregelmäßige Verletzungen und Wundränder, die oft durch Einblutungen bläulich gefärbt sind

Erste Hilfe

- Kleinere Schnittwunden reinigen sich von selbst, wenn man sie einige Minuten lang bluten lässt. Bei stärkeren Blutungen kann eine Wundauflage aufgelegt werden. Die Wunde wird anschließend quer zur Schnittrichtung mit einem Pflaster versehen.
- Größere und sehr stark blutende Schnittwunden sollten vom Arzt genäht werden, damit keine unschönen Narben entstehen.
- Bei Schürfwunden gelangt oft Schmutz in die Wunde hinein. Reinigen Sie sie daher zunächst mit einem Desinfektionsmittel, da eine natürliche Reinigung durch Bluten nicht stattfindet. Decken Sie dann die Wunde mit einem luftdurchlässigen, elastischen Wundschnellverband ab.
- Bei Splitterwunden dürfen kleine Splitter mit einer Pinzette entfernt werden. Achten Sie darauf, dass die Spitze des Splitters dabei nicht abbricht. Lassen Sie die Wunde von einem Arzt kontrollieren, damit keine Reste drin bleiben.
- Größere Fremdkörper in der Wunde belassen. Umpolstern Sie den Gegenstand, und legen Sie einen lockeren, sterilen Verband an. Suchen Sie einen Arzt auf. Verletzungen durch rostige Gegenstände sind stark infektionsgefährdet. Prüfen Sie nach, ob noch eine ausreichende Tetanusimpfung gewährleistet ist.
- Klaffende Platzwunden steril verbinden. Da sie häufig genäht werden müssen, sollten Sie für die weitere Wundversorgung einen Arzt aufsuchen.

Info

Vorsicht Tetanus!

Gleichgültig, um was für eine Verletzung es sich handelt: Denken Sie bei allen Wunden auch an die Gefahr einer Tetanusinfektion: Überprüfen Sie den Impfschutz!

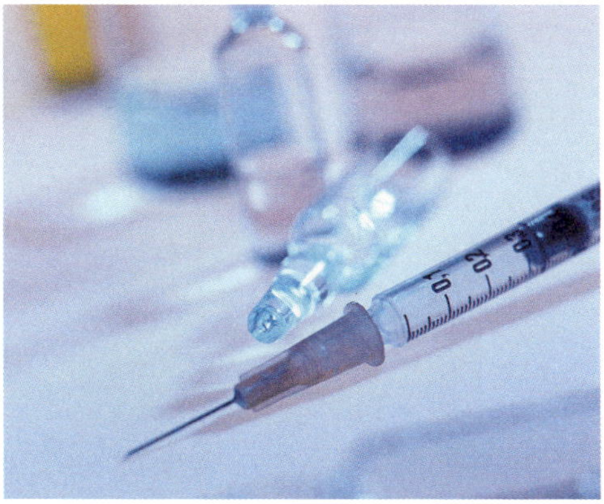

Wichtig bei allen Verletzungen ist eine noch ausreichende Tetanusimpfung, um die Gefahr eines Wundstarrkrampfes auszuschließen.

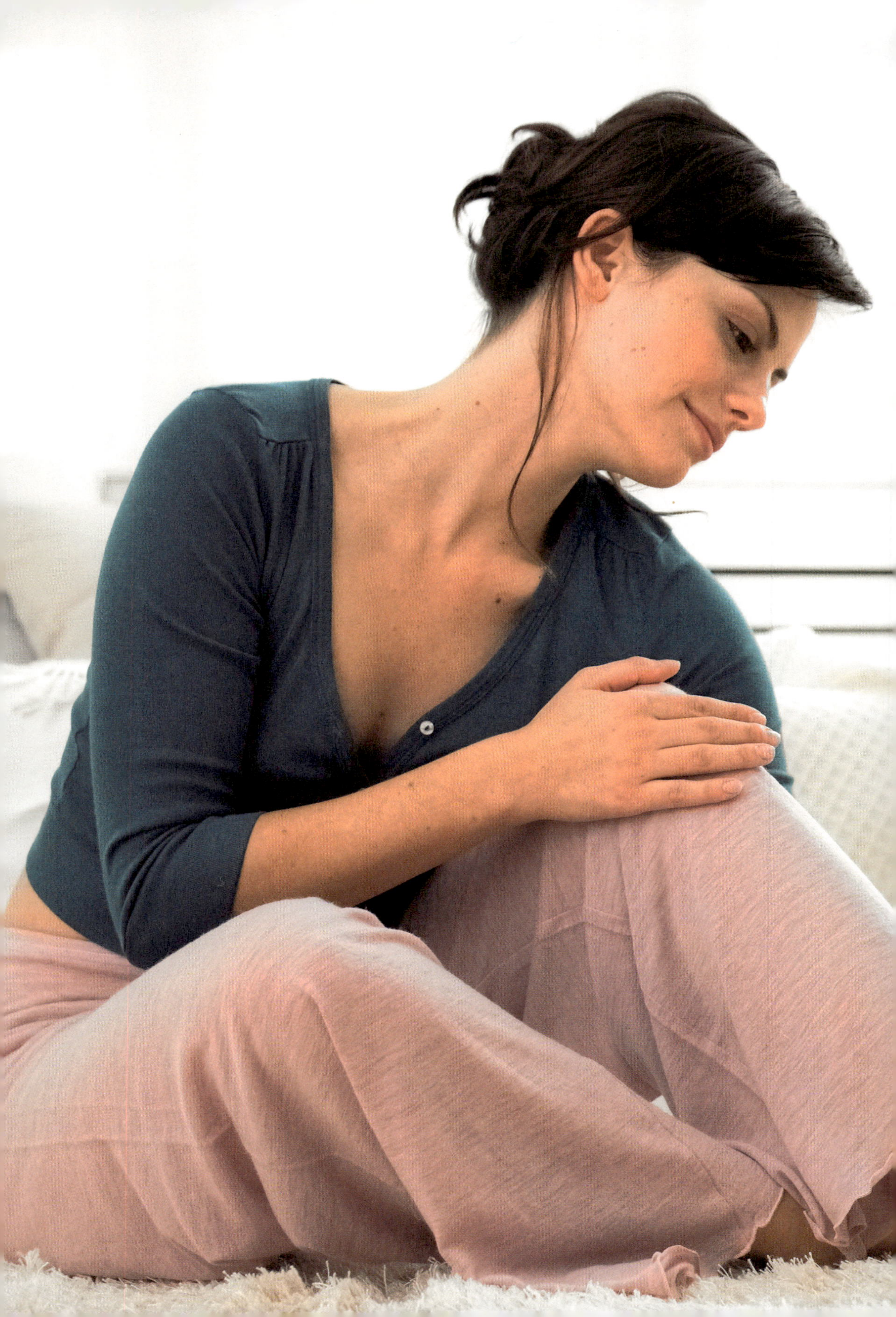

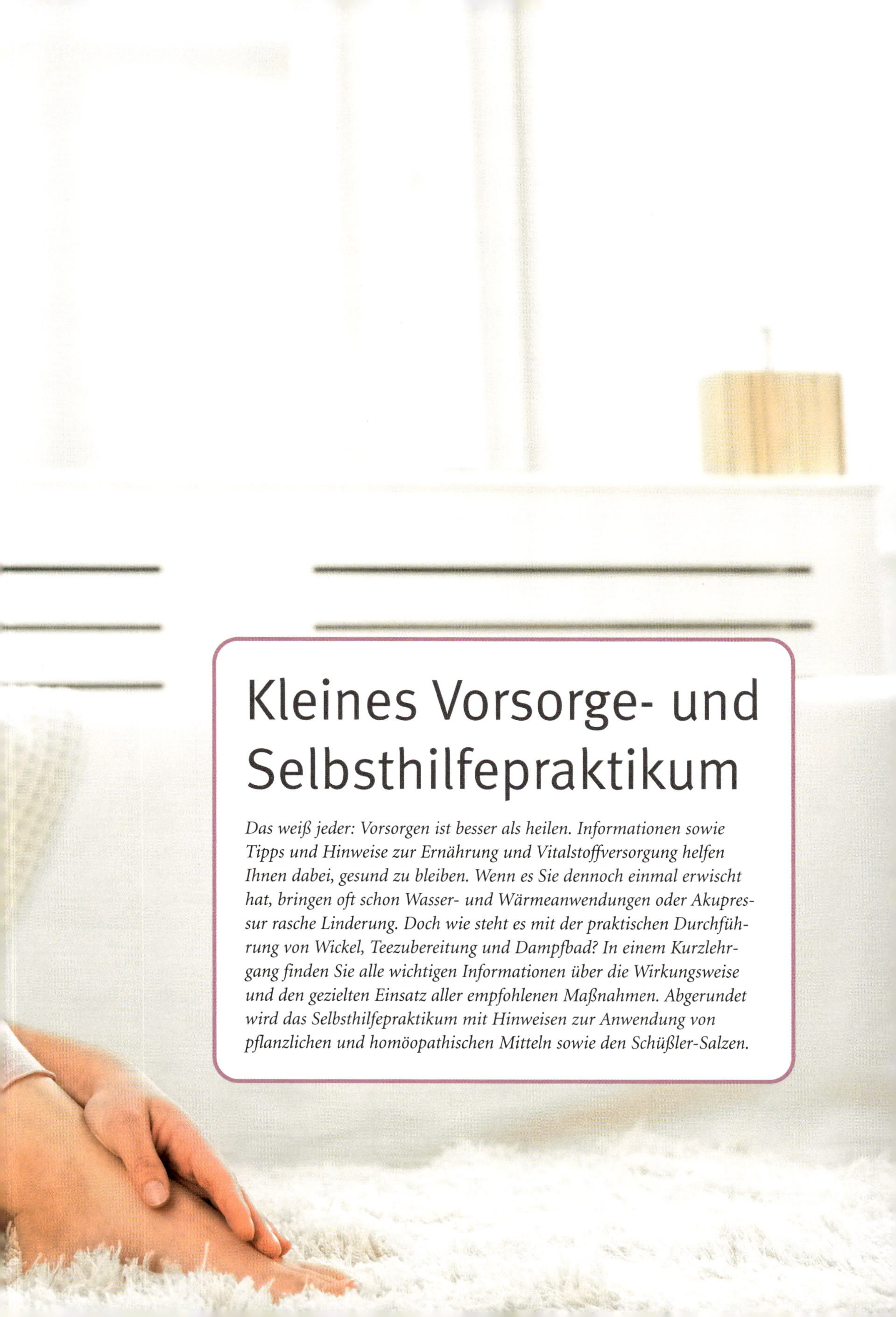

Kleines Vorsorge- und Selbsthilfepraktikum

Das weiß jeder: Vorsorgen ist besser als heilen. Informationen sowie Tipps und Hinweise zur Ernährung und Vitalstoffversorgung helfen Ihnen dabei, gesund zu bleiben. Wenn es Sie dennoch einmal erwischt hat, bringen oft schon Wasser- und Wärmeanwendungen oder Akupressur rasche Linderung. Doch wie steht es mit der praktischen Durchführung von Wickel, Teezubereitung und Dampfbad? In einem Kurzlehrgang finden Sie alle wichtigen Informationen über die Wirkungsweise und den gezielten Einsatz aller empfohlenen Maßnahmen. Abgerundet wird das Selbsthilfepraktikum mit Hinweisen zur Anwendung von pflanzlichen und homöopathischen Mitteln sowie den Schüßler-Salzen.

Gesunde Ernährung ist Vorbeugung

Ernährung und Lebensweise beeinflussen unser Leben maßgeblich. Diese beiden Faktoren sind die wichtigsten Grundvoraussetzungen für ein gesundes, langes Leben. Und das Beste ist: Jeder kann diese Faktoren selbst bestimmen.

Das Bundesministerium für Verbraucherschutz, Ernährung und Landwirtschaft beziffert die 2004 in Deutschland entstandenen Kosten der durch Fehlernährung entstandenen Krankheiten mit 71 Milliarden (!) Euro. Zu viel, zu fett, zu süß, zu salzig, zu wenige Vital- und Ballaststoffe, zu viele chemische Zusatzstoffe – die erschreckende Bilanz einer durchschnittlichen Ernährung. 40 Prozent aller Deutschen sind übergewichtig, 70 Prozent aller chronischen Erkrankungen sind ernährungsbedingt – wir leben zwar länger, werden dabei aber immer kränker.

Die Hitliste ernährungsbedingter Krankheiten führen Übergewicht, insulinpflichtigen Diabetes, Bluthochdruck, erhöhte Blutfette und erhöhte Harnsäure an – zumeist treten sie gemeinsam auf. Eine Gewichtsabnahme reduziert die Häufigkeit und Schwere dieser Erkrankungen deutlich. Jedes Kilo weniger senkt den Blutdruck und verlängert das Leben um drei bis vier Monate!

ESSEN UND TRINKEN HÄLT LEIB UND SEELE ZUSAMMEN

Nahrung wird benötigt zum Aufbau des Körpers, zur Wärme- und Energiegewinnung, zur Regelung der Lebensvorgänge und zum Schutz vor Erkrankungen. Unsere Ernährung enthält als »Baustoffe« Eiweiß, Wasser und Mineralien, als »Brennstoffe« Fette und Kohlenhydrate sowie als Schutz- und Reglerstoffe Vitamine, Enzyme, sekundäre Pflanzeninhaltsstoffe und Ballaststoffe.

• Eiweiße (Proteine)

Eiweiße sind die Grundbausteine aller Lebewesen: Als Strukturproteine bilden sie Zellen, Organe und Gewebe; als Enzyme kurbeln sie die chemischen Reaktionen im Körper an und transportieren Sauerstoff und Eisen; als Hormone bestimmen sie wichtige Phasen des Lebenszyklus. Sie übertragen aber auch Nervenimpulse als Neurotransmitter, sorgen für die Muskeltätigkeit, steuern die Durchblutung und wehren als Antikörper in den Körper eindringende Erreger ab. Eiweiße bestehen aus 20 unterschiedlichen Aminosäuren, von denen acht (Valin, Leucin, Isoleucin, Threonin, Methionin, Phenylalanin, Tryptophan und Lysin) mit der Ernährung aufgenommen werden müssen. Die übrigen werden im Körper produziert. 10 bis 15 Prozent der täglichen Energiezufuhr sollte aus Eiweiß bestehen (etwa ein Gramm je Kilogramm Körpergewicht). Dieses ist in tierischen und pflanzlichen Lebensmitteln enthalten.

• Fette

Fette sind Energiepakete, aber auch Vitaminlieferanten. Sie sollten in sinnvollen Mengen (30 Prozent der Gesamtkalorienzufuhr, 70 bis 80 Gramm täglich) konsumiert werden. Viele industriell gefertigten Produkte enthalten oft schwer verdauliche und den Cholesterinspiegel erhöhende versteckte gesättigte Fette. Diese sollten sehr zurückhaltend konsumiert werden und maximal 30 Prozent der täglich aufgenommenen Gesamtfette ausmachen.

Mehrfach ungesättigte Fettsäuren (zum Beispiel Linolsäure, zehn Gramm täglich entsprechen einem Esslöffel Maiskeim- oder Sonnenblumenöl) sind lebensnotwendig, sie werden in die Zellen eingebaut und für die Produktion von Botenstoffen und Hormonen benötigt. Sie senken den Cholesterinspiegel. Langkettige Omega-3-Fettsäuren mindern das Thromboserisiko, wirken der Blutgerinnung entgegen, sind essenziell für die Funktion des menschlichen Gehirns und haben überdies weitere wichtige vorbeugende Eigenschaften.

Die größte Menge an Omega-3-Fettsäuren enthält Fisch. Jedoch verringert die moderne Massenproduktion der Tiere den Gehalt dieser Fette: Fische aus Aquakulturen besitzen bis zu 30 Prozent weniger Omega-3-Fette als ihre wild lebenden Artgenossen. Ebenfalls bedeutsam ist, dass Fische oft stark schadstoffbelastet sind, etwa mit Quecksilber, polychloriertem Biphenyl und chlororganischen Verbindungen. Die Fische aus Aquakulturen sind zudem in der Regel mit Antibiotika behandelt. Eine Einnahme von gereinigten Nahrungsergänzungsprodukten hat hier also deutliche Vorteile (Seite 234 ff.).

Kohlenhydrate

Kohlenhydrate bestehen aus Kohlenstoff und Wasser (Hydrate) und stellen eine wichtige Energiequelle für den Organismus dar. Einfachzucker wie Glukose, Fruktose und Galaktose kann der Körper selbst herstellen. Disaccharide wie Saccharose (in Zuckerrübe, Zuckerrohr), Maltose (in Malz), Laktose (in Milch) sowie Polysaccharide wie Stärke (in Kartoffeln, Getreide, Hülsenfrüchten) und Glykogen (in Muskeln und Leber) müssen mit der Nahrung zugeführt werden. Kohlenhydratreiche Lebensmittel wie Vollkornprodukte, Kartoffeln und Hülsenfrüchte sowie Obst enthalten zudem wichtige Vitalstoffe und Ballaststoffe. Täglich sollten mindestens 100 Gramm verzehrt werden.

Ballaststoffe

Diese kohlenhydratartigen Bestandteile der Nahrungsmittel können vom Menschen nicht verdaut werden, sind aber dennoch lebenswichtig. Man unterscheidet unlösliche Ballaststoffe wie Cellulose und Hemicellulosen, die nur in geringem Maße Wasser binden, sowie lösliche Ballaststoffe wie Pektine, Guar, Carrageen und Agar-Agar (Rotalge). Diese können Wasser bis zum Hundertfachen ihres Eigengewichts binden. Man findet sie in immer mehr industriell verarbeiteten Nahrungsmitteln – oftmals, um teure Ausgangsprodukte, wie beispielsweise Sahne in Molkereiprodukten, zu »strecken«.

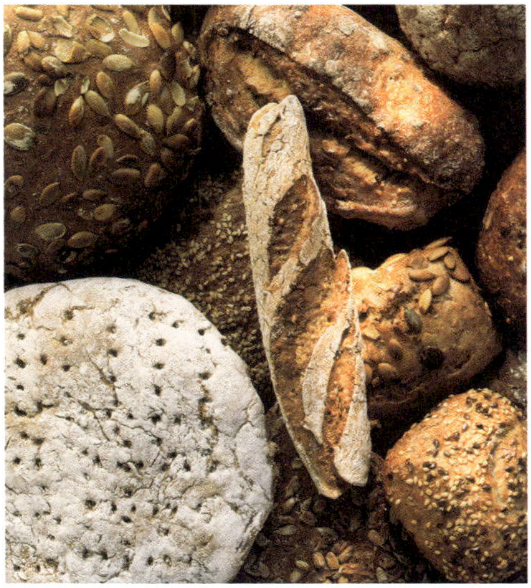

Vollkornprodukte sind reich an Ballaststoffen, die für eine Darmreinigung von innen her sorgen.

Ballaststoffe sättigen und sorgen für eine gute Füllung des Darms. Dieser wird durch den vermehrten Inhalt trainiert, einer Verstopfung wird vorgebeugt, und eine gesunde Darmflora baut sich auf. Als empfohlene Verzehrmenge werden 30 bis 40 Gramm täglich angegeben. Zu den ballaststoffreichen Lebensmitteln zählen Vollkornprodukte, Trockenfrüchte, Gemüse, Salat, Obst und Kartoffeln. Die Zufuhr von Ballaststoffen in ausreichender Menge beugt gut- und bösartigen Darmerkrankungen, Gallensteinen, erhöhten Blutfettwerten, Diabetes und Adipositas vor.

Wenn Sie sich bislang eher ballaststoffarm ernährt haben und Ihre Ernährung nun umstellen, müssen sich die Darmbakterien erst an die geänderten Bedingungen anpassen. Eine vorübergehend vermehrte Bildung von Darmgasen ist dann völlig normal!

Mikronährstoffe

Mikronährstoffe werden auch als Vitalstoffe bezeichnet, da sie für den Organismus lebensnotwendig sind und er sie nicht oder nur in geringem Umfang selbst herstellen kann. Hierzu zählen Vitamine, Mineralien und Spurenelemente sowie sekundäre Pflanzeninhaltsstoffe. Es klingt wie ein Paradox: Immer mehr über- und normalgewichtige Menschen leiden an ausgeprägtem Vitalstoffmangel mit gravierenden Folgen.

Dies liegt zum einen daran, dass der Gehalt von Vitaminen in Obst und Gemüse durch vorzeitige Ernte im unreifen Zustand, lange Transportwege und unsachgemäße Lagerung deutlich vermindert ist. Hinzu kommt, dass ein Mangel an Mineralien und Spurenelementen entsteht, weil die Böden durch Überbewirtschaftung ausgelaugt sind oder weil die Pflanzen Spurenelemente durch chemische Wechselwirkungen mit Düngern und Insektiziden nicht mehr aufnehmen können. Überdies werden bei der industriellen Verarbeitung beispielsweise die in den Randschichten von Getreide enthaltenen Vitalstoffe entfernt. Auch langes Kochen von Gemüse laugt dieses aus. Beugen Sie daher einem Vitalstoffmangel vor. Wie Ihnen das am besten gelingt, lesen Sie auf Seite 233 ff.

Unser Körper ist eine riesige biochemische Fabrik: In den 70 Billionen Körperzellen eines ausgewachsenen Menschen laufen mehrere Milliarden biochemischer Reaktionen ab – in jeder Sekunde des Lebens! Die Vitalstoffe machen diese Reaktionen erst möglich und müssen ein Leben lang ständig aufgenommen werden. Die Stoffwechselvorgänge sind netzwerkartig miteinander verknüpft. Fehlt auch nur ein Vitalstoff in der Kette, werden alle Reaktionen dadurch beeinflusst: Der Stoffwechsel verlangsamt sich, die Leistungsfähigkeit sinkt, das Immunsystem ist weniger schlagkräftig. Viele Erkrankungen entstehen durch einen Vitalstoffmangel.

Vitamine sind lebensnotwendige Eiweißstoffe, die der Körper nicht oder nur teilweise selbst herstellen kann. Er ist also auf eine Zufuhr von außen angewiesen. Neben wichtigen Funktionen im Stoffwechsel schützen Vitamine als Antioxidantien die Körperzellen vor den Angriffen von aggressivem Sauerstoff (lesen Sie dazu bitte auch »Vitalstoffversorgung und Nahrungsergänzung«, Seite 232 ff.).

Wissenschaftler fanden heraus, dass im menschlichen Organismus über 80 unterschiedliche Mineralstoffe vorhanden sind. Bei 60 von ihnen konnte ihre Funktion im Stoffwechsel aufgedeckt werden. Mineralstoffe (täglicher Bedarf zusammen etwa 100 Milligramm) sind anorganische Elemente wie Kalzium, Chlor, Kalium, Magnesium, Natrium und Phosphor sowie die in geringeren Mengen benötigten Spurenelemente wie etwa Kobalt, Eisen, Fluor, Jod, Kupfer, Mangan, Molybdän, Nickel, Selen, Vanadium und Zink. Die Spurenelemente des menschlichen Organismus passen auf einen Teelöffel, und dennoch läuft nichts ohne sie. Kalzium etwa dient als Knochenaufbaustoff, Zink und Magnesium sind an der Bildung von zahlreichen stoffwechselaktiven Enzymen beteiligt. Andere Mineralstoffe binden Schwermetalle, damit die Nieren sie ausscheiden können, erzeugen elektrische Impulse in Nerven, sind in Hormonen enthalten, unterstützen das Immunsystem und organisieren den Vitalstofftransport sowie die Entschlackung.

Sekundäre Pflanzeninhaltsstoffe sind Stoffe, die die Pflanze zu ihrem eigenen Schutz entwickelt: Sie verderben möglichen Fressern den Appetit oder schützen vor schädlichen Auswirkungen der UV-Strahlung. Manche Farbstoffe dienen als Lockstoffe. Im menschlichen Organismus haben die sekundären Pflanzeninhaltsstoffe zahlreiche Schutzfunktionen. Sie können

➤ vor den schädlichen Wirkungen durch freie Radikale (antioxidative Wirkung) schützen,

Info

Antioxidantien bekämpfen freie Radikale

Eine geraume Zeit lang waren Wissenschaftler auf der Suche nach einem gemeinsamen Nenner für ganz unterschiedliche Krankheitsursachen. Im so genannten oxidativen Stress scheint nun ein wesentliches Bindeglied gefunden worden zu sein. Darunter versteht man, dass sowohl bei energiegebundenen Abläufen im Organismus als auch bei Abwehrvorgängen sowie durch Belastung mit Strahlen, Elektrosmog und chemischen Substanzen freie Radikale gebildet werden. Diese sind eine aggressive Sauerstoffspezies.

Chemisch funktionieren sie in etwa wie unverheiratete Playboys: Sie wollen ein ihnen fehlendes Elektron aus anderen Elektronen-Zweierbeziehungen herausreißen (man bezeichnet diesen Elektronenraub als »oxidieren«). Die »beraubten Singles« machen sich ihrerseits auf die Suche nach einem freien Elektron, so dass eine Kettenreaktion in Gang gesetzt wird.

Jede Hausfrau kennt diesen Vorgang: Ein aufgeschnittener Apfel wird braun. Seine Schutzstoffe werden an der freien Luft verbraucht. Zitronensaft mit Vitamin C kann dieses Oxidieren verhindern. Ebenso verhält es sich mit Öl: Ohne Schutzstoffe wird es rasch ranzig (es oxidiert), während zugegebenes Vitamin E das Öl davor schützt.

Der Körper ist vor dem Angriff von freien Radikalen durch die so genannten Antioxidantien geschützt – sofern diese Stoffe in ausreichender Menge vorhanden und nicht durch Erkrankungen oder Umweltbelastungen zu stark verbraucht werden.

Beispiele für die auch als Radikalfänger bezeichneten Antioxidantien sind die fettgebundenen Vitamine A und E, das wasserlösliche Vitamin C, Coenzym Q 10, die Spurenelemente Kupfer, Mangan, Selen und Zink, Enzyme wie Superoxid-Dismutase und sekundäre Pflanzeninhaltsstoffe. Stehen dem Organismus zu wenig Antioxidantien durch eine vitalstoffarme Ernährung zur Verfügung, oder werden im Rahmen von Erkrankungen oder Umweltbelastungen mehr Antioxidantien benötigt als verfügbar sind, entwickeln sich Erkrankungen aller Organsysteme. Mit oxidativem Stress im Zusammenhang stehen etwa Allergien, Hauterkrankungen, Herz-Kreislauf-Erkrankungen, Krebsleiden, Diabetes mellitus, Altersstar und vieles andere mehr.

- Entzündungen (antiinflammatorische Wirkung) hemmen,
- das Immunsystem (immunmodulierende Wirkung) stärken,
- das Risiko für Krebserkrankungen (antikanzerogene Wirkung) senken,
- vor Befall mit Bakterien, Pilzen und Viren (antimikrobielle Wirkung) schützen.

Jeder Mensch sollte täglich etwa 1,5 Gramm dieser Stoffe mit der Ernährung aufnehmen. Die bekanntesten Vertreter der etwa 30 000 (!) beschriebenen sekundären Pflanzeninhaltsstoffe sind beispielsweise Carotinoide (vor allem enthalten in Möhren), Glucosinolate (vor allem in Senf, Knoblauch und Kresse), Lektine (vor allem in Hülsenfrüchten), Phytosterine (vor allem in Samen wie Sonnenblumenkernen, Soja, Sesam), Flavonoide (in fast allen Pflanzen) und Saponine (vor allem in Erbsen, Bohnen und Spinat).

Das »Highlight« dieser Substanzen sind die Polyphenole (vor allem in Rotwein und Pinienrinde), allen voran die »oligomeren Procyanidine« (Tipp: Merken Sie sich einfach deren Abkürzung OPC!). Sie können unter anderem vorbeugend gegen Allergien und Neurodermitis wirken. Entzündungen werden gehemmt, Herzinfarkt und Krebs kann vorgebeugt werden (Seite 239).

Wasser

Erwachsene Menschen bestehen zu 50 bis 70 Prozent, Säuglinge zu 70 Prozent aus Wasser, das überwiegend in der Muskulatur sowie in Blutgefäßen vorliegt. Es dient als Lösungs- und Transportmedium und steuert den Wärmehaushalt. Wichtig ist seine entschlackende Wirkung: Giftstoffe werden gelöst und zur Niere transportiert, die diese ausscheidet.

Täglich sollten mindestens 2,5 Liter Wasser, davon wenigstens 1,5 Liter als Getränk aufgenommen werden. Bei großer körperlicher Anstrengung, bei hoher Umgebungstemperatur oder bei Erkrankungen steigt der Flüssigkeitsbedarf.

Zu empfehlen sind sauberes, klares Wasser oder Kräutertees. Kaffee sowie schwarzer, grüner oder Matetee erhöhen die Wasserausscheidung und sollten nicht zur Flüssigkeitsmenge hinzugerechnet werden. Bei Frucht- und Gemüsesäften sollten Sie sich genau informieren, was darin an zugesetztem Zucker, Salz und chemischen Substanzen wie Aroma-, Farb- und Konservierungsstoffen enthalten ist. Phosphate etwa können bei heranwachsenden Kindern und Jugendlichen den Einbau von Kalzium in Knochen verhindern. Die Folge ist eine Osteoporose. Informationen zu weiteren den Nahrungsmitteln zugesetzten Substanzen und ihren Auswirkungen lesen Sie auf den folgenden Seiten.

Wasser aus der Leitung ist nur bedingt empfehlenswert, da es häufig mit Inhaltsstoffen wie Insektiziden, Pestiziden, Arzneirückständen, Kupfer und Blei belastet ist. Sie sollten zur Sicherheit die Trinkwasserqualität an Ihrem Wohnort von unabhängigen Gutachtern untersuchen lassen.

Auch manche handelsüblichen Mineralwässer sind kritisch zu bewerten. Mitunter enthalten sie zu große Mengen an Natrium, Nitraten und Arsen. Im Trinkwasser gilt für Arsen ein Grenzwert von 10 Mikrogramm je Liter, für Mineralwasser beträgt er 50 Mikrogramm je Liter. Kohlensäurehaltiges Wasser ist ebenfalls nicht empfehlenswert: Es enthält bereits viele Mineralien und kann Giftstoffe aus dem Körper nur noch eingeschränkt herausspülen.

Auf der sicheren Seite sind Sie mit hochqualitativen Wasserfiltern, zum Beispiel Karbonblockfiltern oder Umkehrosmoseanlagen. Hier können Sie sogar sparen: Die Filter haben sich in kurzer Zeit amortisiert, da Sie weder Mineralwasser noch sonstige Getränke kaufen müssen.

ESSEN UND TRINKEN HEUTE: WAS NICHT INS GESUNDE ESSEN GEHÖRT

Arzneimittel sind Chemikalien, die dem Körper im Falle von Erkrankungen und meistens relativ kurzfristig (wenn sie wirken) zugeführt werden. Stets haben sie einen Beipackzettel, der unter anderem über Risiken und Nebenwirkungen aufklärt. Nahrungsmittel dagegen essen wir täglich. Die darin zunehmend verarbeiteten Chemikalien werden auf der Verpackung zwar teilweise erwähnt, jedoch wird der Verbraucher im Unklaren gelassen darüber, was diese für seine Gesundheit bedeuten. Hier muss derzeit jeder selbst die Initiative ergreifen und sich informieren.

Nachdenklich machen sollte darum Folgendes: Bei einem Verzicht auf chemische Zusatzstoffe in der Ernährung durch Umstellung auf Naturprodukte und schonende Zubereitung bei gleichzeitig optimierter Versorgung mit Vitalstoffen bessern sich oder verschwinden ganz (unter anderem):

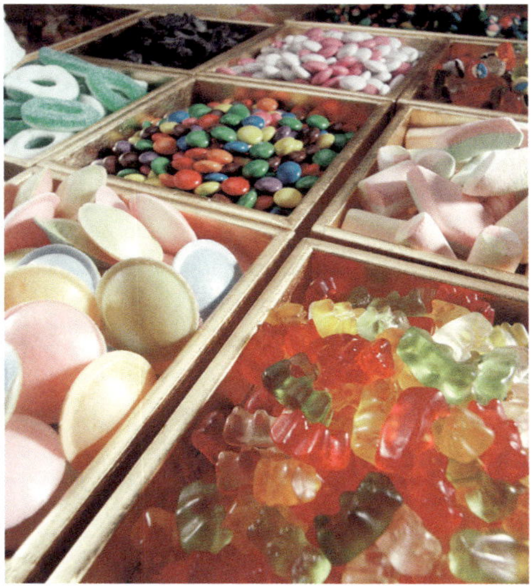

Vor allem Süßigkeiten enthalten reichlich Farb-, Aroma- und Geschmacksstoffe.

- Übergewicht und Begleiterkrankungen
- Allergien und Neurodermitis
- Gelenkentzündungen
- Hyperaktivität und andere Verhaltensstörungen
- Nervosität und Schlafstörungen
- Migräne

Aromastoffe und weitere Nahrungsmittelzusätze

2700 Aromastoffe werden derzeit in der EU verwendet – mit steigender Tendenz: Der jährliche Gesamtverbrauch für Mensch und Tier wird mit 170 000 Tonnen angegeben. Von Glutamat werden zusätzlich 95 000 Tonnen verspeist. Hinzu kommen Farbstoffe, Konservierungsmittel, Säuerungsmittel und vieles andere mehr.

- Aromastoffe täuschen nicht vorhandenen Geschmack in Lebensmitteln vor (so schmeckt eine Tütensuppe mit zwei Gramm Trockenhuhn zum Neid jeder herkömmlich kochenden Hausfrau tatsächlich intensiv nach Huhn); Wein wird mit Holzfassaroma (4 Gramm auf 100 Liter) »veredelt«; Weißbrotkrustenaroma verhilft Bäckern zu einer wirtschaftlich lukrativeren Arbeitsweise, und reichlich eingesetztes Erdbeeraroma täuscht darüber hinweg, dass die weltweite Erdbeerernte gerade fünf Prozent des US-amerikanischen Bedarfs an Erdbeerprodukten decken kann.
- Geschmack dient ursprünglich nicht dem Genuss, sondern hat eine Warnfunktion für den Organismus. Er soll vor giftigen und/oder unverträglichen Stoffen in der Nahrung warnen. Aromastoffe überlisten dieses angeborene Warnsystem vor unverträglichen Nahrungsbestandteilen, indem unangenehme Geschmacksnoten industriell veränderter Nahrungsmittel übertüncht werden. So wer-

den vielfach verarbeitete und darum geschmacklose Lebensmittel nur durch künstliche Aromen essbar, während ungenießbare Abfallstoffe (etwa Surimi) zu Nahrungsmitteln aufgewertet werden. Dank Aroma wurde so auch Rindern Tiermehl »schmackhaft« gemacht (was den BSE-Skandal auslöste).

➤ »Natürliche« oder »naturidentische« Aromastoffe entstammen keinesfalls der vermuteten Quelle: »Natürliches« Erdbeeraroma, wie auch das von Himbeeren, Kakao, Schokolade oder Vanille, wird aus Sägespänen gefertigt. (Immerhin sind diese natürlichen Ursprungs, wenngleich kein Mensch sie freiwillig verspeisen würde!) »Natürlich« ist beispielsweise auch Pfirsicharoma aus Rizinusöl oder Kokosaroma aus Pilzen – diese Aufzählung ließe sich beliebig verlängern.

➤ Aromastoffe führen zu »industriefreundlichen Abhängigkeiten«: Immer mehr Menschen, vor allem Kinder und Jugendliche, lehnen den Geschmack naturbelassener Lebensmittel ab, da sie weniger intensiv schmecken als die Industrienahrung, an die sie nicht zuletzt dank aufwändiger Werbung gewöhnt sind.

➤ Das in industriell hergestellten Nahrungsmitteln nahezu allgegenwärtige – sogar in Schlagsahne – verarbeitete Verdickungsmittel Carrageen macht langfristig (und dadurch in hohen Dosierungen konsumiert) die Darmwand »löchrig«: Das Abwehrsystem kann nicht mehr verhindern, dass potenziell schädigende Substanzen in die Blutbahn gelangen, und wird selbst geschädigt.

➤ Zitronensäure E 330 ist inzwischen in fast allen industriell hergestellten Nahrungsmitteln – auch in Produkten für Kinder – enthalten. Sie erleichtert die Aufnahme der Schwermetalle Blei (verursacht Hirnschä-

Info

Zucker – seine zwei Seiten

Zucker ist für die Hirn- und Nervenzellen die wichtigste Energiequelle. In Maßen genossen, sorgt er für Aufmerksamkeit und Leistungsfähigkeit beim Lernen. Amerikanische Kinder nehmen jährlich etwa 146 Kilogramm Zucker (ausreichend wären 10 Kilogramm) zu sich, und auch die Kinder anderer Nationen holen inzwischen auf.

Zu viel Zucker führt zu Verhaltensauffälligkeiten, Hyperaktivität und Lernstörungen. Der durch zuckerhaltige Nahrungsmittel schwankende Blutzuckerspiegel macht nach anfänglicher Leistungssteigerung schläfrig und lethargisch. Zudem kann er regelrecht süchtig machen: Wissenschaftler fanden heraus, dass das Belohnungssystem im Hirn ähnlich stimuliert wird wie durch Drogen.

Körpereigene Glückshormone (Endorphine) und der körpereigene Botenstoff Serotonin sind Stimmungsmacher: Durch sie wird der Tiefschlaf gefördert, die Schmerzempfindlichkeit nimmt ab, und der Wunsch nach geselligem Beisammensein sowie das Gefühl der Zufriedenheit wächst. Um Serotonin erzeugen zu können, benötigt der Organismus Tryptophan. Dieses wiederum wird besonders gut aus der Nahrung aufgenommen, wenn im Körper viel Insulin ausgeschüttet wird. Kohlenhydrate, besonders Zucker, lassen den Insulinspiegel steigen. Das erklärt auch, warum unser Körper in Stresssituationen oder depressiven Phasen häufig nach besonders fett- oder kohlenhydrathaltiger Nahrung verlangt.

den) und Aluminium (gilt als Risikofaktor für Morbus Alzheimer) in den Körper und das Gehirn.

• Schadstoffe (Insektizide, Pestizide, Hormone, Produktionsgifte)

➤ Konventionell hergestellte Nahrungsmittel enthalten immer mehr Schadstoffe. Nicht alle werden bei Untersuchungen erfasst, da die Labore teilweise noch nicht für den Nachweis der immer neuen Gifte gerüstet sind.

➤ Grenzwerte von Schadstoffen in Lebensmitteln werden auch in Deutschland regelmäßig nach oben korrigiert, damit nationale und internationale Produkte wieder in den Handel gelangen können.

ERKRANKUNGEN IM ZUSAMMENHANG MIT CHEMIKALIEN IN NAHRUNGSMITTELN

➤ Übergewicht wird gefördert: Aromastoffe gaukeln gehaltvolle Nahrung vor, die tatsächlich viel zu wenig der lebensnotwendigen Vitalstoffe (Vitamine, Mineralstoffe und Spurenelemente), dafür zu viele Kalorien, besonders durch Fett und Zucker, enthält. Der Organismus »durchschaut« den Betrug, fordert weiterhin Vitalstoffe und signalisiert Hunger. Ein Teufelskreis entsteht, wenn er immer mehr »leere« Kalorien erhält. In der Tiermast werden Süß- und Aromastoffe wie zum Beispiel Glutamat als Masthilfsmittel eingesetzt: Süßer Geschmack signalisiert einen hohen Nährwert, ist begehrt und verführt zum »Fressen«. Auch menschliche Anwender süßstoffversetzter und anderweitig modifizierter Light-Produkte nehmen in der Regel zu anstatt ab.

➤ Glutamat ist als »Aroma«, »Würze«, »E 621 bis 625« oder »Geschmacksverstärker« in nahezu allen Fertiggerichten enthalten. Weltweit werden jährlich 1,5 Millionen Tonnen produziert – und verzehrt. Auch Carrageen, Maltodextrin und Weizenprotein sowie Trockenmilcherzeugnis und Hefeextrakt enthalten Glutamat. Dieses kommt im menschlichen Körper natürlicherweise unter anderem als Schmerzbotenstoff im Gehirn sowie als Botenstoff im Darm vor. Naturbelassene Nahrungsmittel enthalten ebenfalls Glutamat in geringen Mengen. Als Zusatz für industriell hergestellte Suppen sowie Fleisch-, Nudel- und Reisgerichte werden Glutamatmengen empfohlen, die je Mahlzeit mit herkömmlicher Ernährung beispielsweise mit zwölf Kilogramm Spinat oder 500 Eiern erreicht würden.

Überdosiert soll die als Nervenerregungsmittel klassifizierte Substanz neurodegenerative Erkrankungen wie Alzheimer, Epilepsie, Parkinson und Multiple Sklerose fördern. Sie wird auch als Auslöser für Kopfschmerzen und Migräne, Erbrechen, Durchfall, Ohnmacht, anaphylaktische Schocks und plötzlichen Herztod diskutiert.

➤ Süßstoffe wie Aspartam, Acesulfam, Cyclamat und Saccharin sind wie viele andere Zusatzstoffe umstritten. Süßstoffe werden als potenziell krebsfördernd diskutiert und sollen weitere Gesundheitsschäden verursachen. Zahlreiche Fluglinien sowie Luftfahrt- und Marinemagazine warnen Piloten und Kapitäne vor Aspartamfolgen wie Schwindel und epileptischen Anfällen.

Selbst wenn Süßstoffe – in kleinen Mengen gelegentlich genossen – unschädlich sein sollen, kann niemand abschätzen, was bei der Aufnahme größerer Mengen durch einseitige Ernährung oder durch Wechselwirkungen bei der Aufnahme verschiedener Nahrungschemikalien passiert. Für chemische Arzneimittel sind umfangreiche Studien vorgeschrieben, für die in viel größerer Menge verwendeten Nahrungsmittelchemikalien leider nicht.

➤ Aromastoffe können tödlich sein: Isst ein Mensch mit einer Allergie gegen Fisch beispielsweise ein aromatisiertes Geflügelprodukt, kann es sein, dass das entsprechende Aroma aus Fischresten gewonnen wurde – mit möglicherweise tödlichem Ausgang für den Verbraucher. Selbst Zitronenplätzchen können Fischallergene enthalten, wenn etwa Vollei aus Hühnerbatterien verwendet wurde, in denen das Federvieh mit Fischmehl gefüttert wurde.

➤ Altersdiabetes tritt immer häufiger bei Kindern auf. Die mit Zucker und Süßstoffen versetzte Industriekost bringt die Bauchspeicheldrüse in Dauerstress – bis sie irgendwann die Produktion von Insulin aufgibt.

➤ Osteoporose bei Kindern durch Ernährungsmängel, etwa durch hohen Konsum von »Kalziumräubern« wie phosphorhaltigen Cola-Getränken und anderen Softdrinks, ist seit 1997 bekannt und nimmt dennoch ständig zu.

➤ Bereits 1990 fanden Kardiologen in den USA, wo Kinder fast ausschließlich mit Industriekost ernährt werden, bei jedem dritten Kind unter fünf Jahren (!) Ablagerungen an den Gefäßwänden.

KAUF UND ZUBEREITUNG GESUNDER NAHRUNG

Was unsere Mütter und Großmütter praktizierten – frische, regionale Saisonware auf dem Wochenmarkt oder beim ortsnahen Erzeuger zu kaufen –, erreicht inzwischen wieder einen hohen Stellenwert. Vor allem wenn die entsprechenden Produkte biologisch/ökologisch angebaut und erzeugt werden, kann man relativ sicher vor Schadstoffen sein. Der schrittweise Verzicht auf industriell hergestellte Nahrung beschert einen Zugewinn an Geschmack und persönlicher Vitalität. Die schonende Zubereitung zum Erhalt der Vitamine – viele Blatt- und Rohkostsalate, viel schonend dampfgegartes Gemüse, dazu Fisch und Fleisch in Maßen – ist kreativ, macht Spaß und ist gesund und schmeckt.

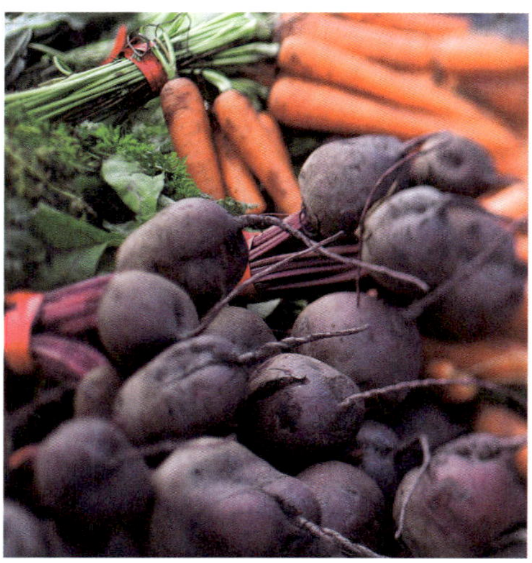

Beim Kauf von Obst und Gemüse sollte man auf Produkte aus biologisch-ökologischem Anbau zurückgreifen. Sie enthalten keine Pestizidrückstände.

Oftmals sind frische Produkte aus biologischem Anbau sogar günstiger als Fertigprodukte aus industrieller Herstellung, denn immerhin müssen zusätzlich zu den Ausgangsprodukten zugesetzte Chemikalien, die Verarbeitung, Konservierung, der Transport und die Bewerbung bezahlt werden. Zu Hause selbst Nahrungsmittel tiefzukühlen und in der (hinsichtlich der Gesundheitszuträglichkeit widersprüchlich beurteilten) Mikrowelle zuzubereiten erfordert die Anschaffung entsprechender Geräte und kostet Betriebsenergie –

und damit Zeit, die darauf verwendet wird, dieses Geld zu erwirtschaften. Selbst in Haushalten mit viel beschäftigten Menschen ist zumindest die Mikrowelle überflüssig.

Dagegen: Dampfgegarte und damit nicht ausgelaugte Gerichte aus vier Komponenten (etwa Kartoffeln, Gemüse, Fisch oder Fleisch und Soße) benötigen nur wenige Minuten Vorbereitungszeit. Sie garen in rund 25 Minuten ohne Umrühren und Aufsicht ganz von alleine und außerdem in einem einzigen Gerät, wenn Sie ein modernes Produkt besitzen. Sie sparen zusätzlich Strom und nachher viel Abwasch. Aufwärmen in diesem Gerät: kein Problem. Es ist so einfach – und nachweislich gesund!

Info

Ihr täglicher Vitalstoffbedarf

Vitalstoff	Erwünschte Tagesdosis (DGE)
Biotin	30–60 µg
Chrom	30–100 µg
Eisen	10–15 mg
Folsäure	400 µg
Jod	180–200 µg
Kalium	2000 mg
Kalzium	1000–1200 mg
Kupfer	1,0–1,5 mg
Magnesium	350–400 mg
Mangan	2–5 mg
Molybdän	50–100 µg
Selen	30–70 µg
Vitamin A (Beta-Karotin)	0,9–1,1 mg
Vitamin B1 (Thiamin)	1,0–1,3 mg
Vitamin B2 (Riboflavin)	1,2–1,5 mg
Vitamin B5 (Pantothensäure)	6 mg
Vitamin B6 (Pyridoxin)	1,2–1,5 mg
Vitamin B12	3 µg
Vitamin C	100 mg
Vitamin D	5–10 µg
Vitamin E	12–15 mg
Vitamin K	60–8 µg
Zink	7–10 mg

Achtung: Diese Empfehlungen der Deutschen Gesellschaft für Ernährung (DGE) betreffen gesunde Erwachsene und berücksichtigen nicht den erhöhten Bedarf bei Belastungen durch Krankheiten, Medikamente, Schadstoffe sowie körperlicher und seelischer Beanspruchung. Dadurch ist der tatsächliche Vitalstoffbedarf in der Regel erhöht.

Vitalstoffversorgung mit Nahrungsergänzung

Der Körper benötigt Vitalstoffe – das sind Vitamine und Mineralstoffe, sekundäre Pflanzeninhaltsstoffe sowie Aminosäuren, Fettsäuren und Enzyme – zur Aufrechterhaltung aller Organfunktionen. Wenn alle Wirkstoffe in einer optimalen Menge im Körper vorhanden sind, kann der Organismus sich sehr gut schützen.

Prinzipiell können diese Substanzen mit einer ausgewogenen vitalstoffreichen Ernährung in ausreichender Menge aufgenommen werden. Es ist jedoch ein Phänomen der modernen Industriegesellschaft, dass trotz mengenmäßig ausreichendem Nahrungsangebot viele Menschen an einem Vitalstoffmangel und seinen Konsequenzen leiden. Sie erreichen nicht einmal die Verzehrempfehlungen der Deutschen Gesellschaft für Ernährung. Internationale Ernährungsexperten geben drei- bis fünffach höhere Werte für eine optimale Versorgung an. Für die Ernährung von Affen in amerikanischen Zoos werden 23-mal höhere Werte empfohlen, als die DGE-Empfehlungen es für den Menschen vorsieht.

Es gibt heute solides Datenmaterial, das den Schutz vor Erkrankungen durch regelmäßige Einnahme hochqualitativer Vitalstoffe in Nahrungsergänzungsprodukten belegt. Sie können beispielsweise das Risiko für Zivilisationserkrankungen verringern.

DER VITALSTOFFBEDARF STEIGT DURCH BELASTUNGEN DES MODERNEN LEBENS

Bei starken körperlichen und seelischen Belastungen ist der Bedarf an Vitalstoffen, insbesondere Antioxidantien, erhöht – etwa in der Rekonvaleszenzzeit nach Krankheiten oder Operationen, während Schwangerschaft und Stillzeit sowie während des Wachstums. Auch unsere Lebensweise stellt eine erhöhte Belastung dar: Einerseits setzen wir uns einer ständig steigenden Schadstoffaufnahme durch chemische Substanzen in der Nahrung und in der Umwelt sowie durch radioaktive Strahlen und Elektrosmog aus, andererseits können wir oft aber aufgrund der »modernen« Ernährung dem Körper nicht mehr die lebensnotwendigen Vitalstoffe zuführen.

- **Ernährung**

Fortschritt hat seine Tücken: Durch die gesteigerten Erträge in der Landwirtschaft sind die Böden im Gegensatz zu früher so ausgelaugt, dass Mineralien und Spurenelemente in geringeren Mengen in Getreide, Obst und Gemüse gelangen. Als Endglied der Nahrungskette leiden wir Menschen schließlich doppelt unter diesem Mangel, weil auch Pflanzenfresser wie

Rinder und Schafe zu wenig Mineralstoffe und Spurenelemente aufnehmen, deren Fleisch dann irgendwann auf unserem Teller landet.

Lange Transportwege und unsachgemäße Lagerung von Nahrungsmitteln führen zu zusätzlichem Vitalstoffverlust. Auch durch Kochen, chemisches Konservieren und Büchsennahrung gehen viele Vitalstoffe verloren. Hinzu kommen Lebensmittelzusätze wie Geschmacksverstärker, chemische Konservierungsmittel, Farb- und Aromastoffe, die ebenfalls den Vitalstoffgehalt vermindern können (Seite 222 ff.).

Krankheiten und Medikamente

Es ist bekannt, dass ein Mangel an Vitalstoffen Krankheiten verursachen kann (so führt etwa ein Mangel an Vitamin C zu Skorbut und ein Mangel an Vitamin B12 zu Anämie). Inzwischen weiß man auch, dass Zivilisationserkrankungen wie Adipositas, Bluthochdruck, Diabetes, koronare Herzerkrankung und Herzinfarkte zu einem großen Teil durch einen Mangel an lebensnotwendigen Vitalstoffen bedingt sind. Umgekehrt kann aber auch ein Vitalstoffmangel durch Krankheiten hervorgerufen oder verstärkt werden – zum Beispiel ein Mineralmangel bei andauerndem Durchfall.

Medikamente können eine ähnliche Wirkung haben und dem Körper Vitalstoffe entziehen. Wasserausscheidende Mittel (Diuretika) etwa verursachen mitunter einen Magnesiummangel und dadurch bedingt Herzrhythmusstörungen oder Muskelkrämpfe. Bei vielen Medikamenten benötigen die Organe zu deren Ausscheidung oder zur Verhinderung von Nebenwirkungen zusätzliche Antioxidantien.

Genussmittel

Eine weitere mögliche Ursache für einen Vitalstoffmangel ist die regelmäßige Einnahme von Genussmitteln:

- Bei starkem Alkoholkonsum kommt es zu einem Mangel an Vitamin B1, B6, B12, Niacin, Pantothensäure, Folsäure und Magnesium. Die Leber arbeitet auf Hochtouren und benötigt vor allem Antioxidantien.
- Durch Koffein wird die Ausscheidung von Kalium und Magnesium durch die Nieren erhöht.
- Rauchen führt zu einem erhöhten Bedarf an Vitamin C und Zink, die beide einen Teil der schädigenden Wirkungen des im Rauch enthaltenen Kadmiums abfangen können. Raucher haben generell einen höheren Bedarf an Antioxidantien.

SYMPTOME BEI EINEM VITALSTOFFMANGEL

Leider sind die Symptome eines Vitalstoffmangels sehr unspezifisch. Zunächst verringert sich der Mikronährstoffgehalt innerhalb der Zellen, der Blutspiegel ist noch normal. Das Immunsystem ist weniger schlagkräftig, der Stoffwechsel verlangsamt sich, die Zellmembranen werden häufiger durch freie Radikale beschädigt, die Knochendichte verringert sich. Einige Zahlen belegen dies eindrucksvoll:

- Antioxidantien konnten in 129 Studien das Risiko für 13 unterschiedliche Krebserkrankungen um 50 Prozent vermindern.
- Die Häufigkeit von Altersstar kann um 80 Prozent vermindert werden.
- Die Anfälligkeit für Infekte lässt sich um 50 Prozent vermindern.
- Rund 15000 Herzinfarkte jährlich könnten in Deutschland durch Folsäure verhindert werden.

Diese Liste ließe sich verlängern. Lesen Sie hierzu die Literaturtipps auf Seite 279.

Die Symptome eines Vitalstoffmangels stellen sich in der Regel schleichend ein und bleiben deshalb von den Betroffenen oft unbemerkt. Die Leistungsfähigkeit, Konzentration und Gedächtnis lassen nach, die Fettverbrennung ist eingeschränkt. Viele bringen diese Symptome fälschlich mit Stress oder dem Alterungsprozess in Verbindung. Wenn sich ein Mangel im Blut nachweisen lässt, ist der Vitalstoffmangel bereits stark ausgeprägt. Auch jetzt sind die spürbaren Symptome eher unspezifisch.

Bei weiterhin unzureichender Vitalstoffversorgung können sich depressive Zustände, chronische Müdigkeit, Burnout, Bluthochdruck, hohe Blutfettwerte, hoher Blutzucker sowie Zellentartungen entwickeln. Nicht umkehrbare Schäden durch einen Vitalstoffmangel sind Veränderungen des Erbguts, der Zellen und Organe sowie Erkrankungen durch oxidativen Stress wie Krebs, Herzinfarkt, Diabetes und viele andere mehr. Lassen Sie es nicht so weit kommen!

Vorbeugen und behandeln

Lassen Sie sich von einem Arzt oder einem Präventologen beraten, wenn Sie bei sich einen Vitalstoffmangel vermuten. Sie können durch Untersuchungen von Blut, Urin und Haar einen möglichen Mangel feststellen lassen und so eine gezielte Behandlung einleiten. Die Kosten für derartige Untersuchungen müssen Sie in der Regel selbst tragen. Meist stellt sich bei diesen Untersuchungen ein Mangel an zahlreichen Vitalstoffen gleichzeitig, insbesondere an Antioxidantien, heraus. Diese sollten nicht einzeln, sondern in ihrem natürlichen Verbund mit geeigneten Kombinationsprodukten ersetzt werden. Sie können diese Produkte auch ohne eine vorhergehende Blutuntersuchung vorbeugend einnehmen.

AUSWAHL GEEIGNETER VITALSTOFFPRÄPARATE

Die Deutsche Gesellschaft für Ernährung hat zusammen mit der entsprechenden amerikanischen Kommission Empfehlungen zum täglichen Vitalstoffbedarf erarbeitet, an denen Sie sich orientieren können (Kasten Seite 231). Diese Empfehlungen beziehen sich nur auf den Bedarf gesunder, erwachsener Menschen.

Nicht berücksichtigt sind Situationen, in denen der Vitalstoffbedarf erhöht ist (siehe oben): Internationale Empfehlungen liegen daher häufig deutlich höher als die deutschen Empfehlungen, weil hier die heutigen Lebensumstände weitestgehend berücksichtigt werden.

Die Verwendung isolierter Vitamin- und Mineralstoffpräparate für die tägliche Ergänzung ist nicht sinnvoll. Unser Körper benötigt zur Grundversorgung die gesamte Bandbreite der Stoffe, die in hochwertigem Obst und Gemüse enthalten ist. Die hierin enthaltenen einzelnen Substanzen ergänzen sich nicht nur in der Wirkung, sondern bereits bei der Aufnahme in den Organismus.

Ausnahmen von dieser Regel sind beispielsweise die gezielte Einnahme von OPC als stärkstem Antioxidans aus der Natur zur umfassenden Vorbeugung, von Vitamin C zur Vorbeugung von Infektionen in der Erkältungszeit, die Einnahme von Vitamin E zur unterstützenden Behandlung entzündlicher Gelenkerkrankungen sowie die Verwendung von Coenzym Q 10 zur Vorbeugung von Herzerkrankungen.

So erkennen Sie hochwertige Nahrungsergänzung

Geeignete einzelne Vitalstoffe und Vitalstoffkombinationen erkennen Sie an folgenden Kriterien:

➤ Sie stammen nachweislich aus natürlichen Quellen und sind kein Gemisch chemisch-synthetisch hergestellter Stoffe (diesen fehlen nicht nur die wichtigen sekundären Pflanzeninhaltsstoffe, ihre Wirksamkeit und Verträglichkeit wird zudem kontrovers diskutiert). Die Qualitätsrohstoffe unterscheiden sich natürlich im Herstellungspreis von Billigprodukten.

➤ Die Ausgangsprodukte werden vollreif geerntet und im vitalstoffschonenden Kaltherstellverfahren verarbeitet.

➤ Gute Produkte enthalten viele sekundäre Pflanzeninhaltsstoffe.

➤ Sie enthalten möglichst keine Konservierungs-, Farb-, Aroma- und künstliche Trägerstoffe.

➤ Vitalstoffkombinationen sind im Idealfall kombiniert mit darmfreundlichen Ballaststoffen.

➤ Die Dosierung entspricht mindestens den deutschen Empfehlungen der DGE, besser internationalen Empfehlungen.

➤ Geeignete Nahrungsergänzung stammt von renommierten Unternehmen, die wissenschaftlich arbeiten und ihre Präparate den aktuellen wissenschaftlichen Erkenntnissen anpassen. Hier gibt es auch alteingesessene Unternehmen aus dem Bereich des Network-Marketing, die in der Regel Produkte in höchster Qualität anbieten.

Wichtig: Erkundigen Sie sich unbedingt nach Herstellern von Nahrungsergänzungsmitteln aus natürlichen Quellen!

➤ Die Produkte, die man in Supermärkten, Drogerien und dem herkömmlichen Versandhandel erhält, entsprechen in der Regel nicht diesen Kriterien.

Wichtige Nahrungsergänzungen

Nachfolgend können Sie nähere Informationen zu einigen der am besten dokumentierten Nahrungsergänzungen lesen. Für eine umfassende Grundversorgung zur täglichen Anwendung eignen sich Vitalstoffkombinationen aus natürlichen Quellen. Nicht berücksichtigt werden kann an dieser Stelle eine Einzeldarstellung sämtlicher vom Organismus benötigten Vitamine, Mineralien und Spurenelemente. Tipps für weiterführende Bücher zu diesem Thema finden Sie im Serviceteil dieses Ratgebers auf Seite 279.

Aloe vera

Sie unterstützt eine regelmäßige Verdauung, stärkt das Immunsystem, beugt Erkrankungen der Harnwege vor und spendet Energie: Aloe vera barbadensis, kurz bezeichnet als »Aloe vera«, ist eine seit Jahrhunderten genutzte subtropische Pflanze. Auch ihre

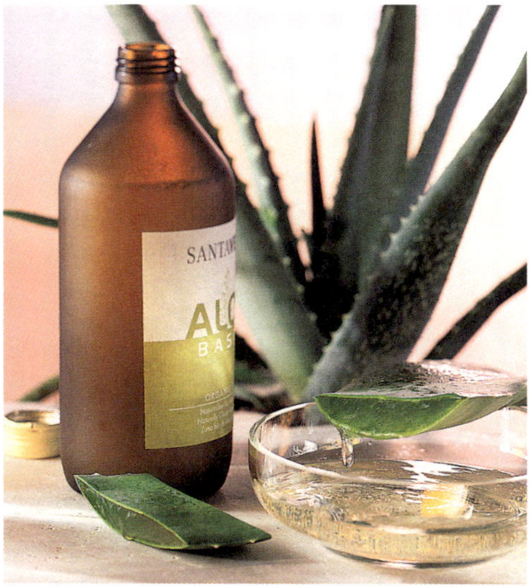

Präparate aus der Aloe-vera-Pflanze haben wundheilungsfördernde Eigenschaften. Sie stärken überdies das Immunsystem und wirken kräftigend und stabilisierend auf den ganzen Organismus.

wundheilungsfördernden Eigenschaften sind wissenschaftlich belegt. Bei hochqualitativen Produkten sind die Durchfall erzeugenden Anthrachinone entfernt. Das Gel enthält lösliche (Pektin) und unlösliche Ballaststoffe (Zellulose) sowie zahlreiche weitere Inhaltsstoffe. Die gesundheitsfördernden Eigenschaften der Aloe werden mit den als »Acemannanen« bezeichneten Wirkstoffen in Zusammenhang gebracht. Erkundigen Sie sich beim Kauf von Aloe vera nach Produkten mit einem hohen Acemannangehalt.

Antioxidantien

Antioxidantien schützen den Organismus vor oxidativem Stress (Kasten Seite 225), der für eine Vielzahl von Erkrankungen verantwortlich gemacht wird. Geeignete Produkte für einen über die Grundversorgung mit Vitalstoffen hinausgehenden Schutz, beispielsweise bei erhöhten Belastungen oder zur Verlangsamung des Alterungsprozesses, enthalten im Idealfall zusätzlich zu Vitamin E und Vitamin C sekundäre Pflanzeninhaltsstoffe. Lesen Sie hierzu bitte auch den Abschnitt über OPC (Seite 239).

Arginin

Wissenschaftler erhielten den Nobelpreis für die Entdeckung, dass die Aminosäure Arginin im Organismus dazu beiträgt, die Substanz Stickstoffmonoxid mit der chemischen Kurzformel »NO« zu bilden. Dieser Stoff bewirkt unter anderem eine Erweiterung der Blutgefäße (auch im Herzen) und verbessert so deren Durchblutung. So wird die Wirksamkeit bei Bluthochdruck und Potenzstörungen erklärt. Arginin wirkt als Antioxidans und ist in zahlreichen Zellen des Immunsystems enthalten.

Als Prophylaxe von Durchblutungsstörungen wird eine tägliche Einnahme von etwa 3000 Milligramm empfohlen.

Ballaststoffe

Diese Stoffe sind unabdingbar für eine reibungslose Verdauung. Sie sorgen für eine mechanische Darmreinigung von innen, binden Schadstoffe zur besseren Ausscheidung und sind ihrerseits Nahrung für die »guten« Bakterien. Die meisten Menschen nehmen Ballaststoffe nicht mehr im ausreichenden Maß auf, weshalb eine Nahrungsergänzung meist sinnvoll ist. Gute Vitalstoffkombinationen enthalten auch Ballaststoffe. Lesen Sie hierzu bitte auch den Abschnitt auf Seite 223 f.

Brottrunk

Brottrunk wird auf der Basis von fermentiertem Schwarzbrot (natürlich aus biologischem Anbau) hergestellt, gefiltert und mit Quellwasser versetzt. Seine immunstärkende und reinigende Wirkung wird auf die besondere Zusammensetzung der Inhaltsstoffe zurückgeführt: Zum einen enthält er zahlreiche Vitamine, Mineralstoffe, Spurenelemente, Enzyme und bioaktive Substanzen. Darüber hinaus bilden sich während der Fermentierung in großer Zahl rechts drehende Milchsäurebakterien, die auch Teil unserer gesunden Darmflora sind. Sie sind fähig, schädliche Bakterien zu hemmen, produzieren selbst Vitamine und erhalten Darm und Schleimhäute gesund.

Der Brottrunk wird innerlich und äußerlich angewendet. Eine Trinkkur stärkt das Immunsystem und bewirkt den Aufbau einer gesunden Darmflora. Das führt nicht nur zu einer guten Verdauung, sondern auch zu einer Besserung von chronischen Hauterkrankungen, darunter etwa Akne, Neurodermitis und Psoriasis.

Äußerliche Anwendungen wie Bäder, Wickel und Einreibungen wirken lindernd bei Hauterkrankungen und Gelenkschmerzen.

Die Dosierung ist denkbar einfach: Als Trinkkur wird ein Glas Brottrunk ein- bis dreimal täglich nach den Mahlzeiten eingenommen. Für ein Vollbad gießt man eine Flasche Brottrunk ins Wasser, bei Teilbädern entsprechend weniger. Für Wickel und Einreibungen gibt man den unverdünnten Brottrunk auf die erkrankten Hautstellen.

Coenzym Q 10

Dieses auch als Ubichinon bezeichnete Enzym ist fettlöslich und notwendig für 95 Prozent aller energieliefernden Prozesse im Organismus. Darüber hinaus wirkt es als Antioxidans im Fettgewebe. Der Gesamtbestand am Coenzym Q 10 des Körpers entspricht demjenigen von Vitamin C. Auffällig ist, dass sich seine Konzentration in allen Organen, vor allem im Herzen, mit zunehmendem Alter verringert. Gerade das Herz aber benötigt viel Energie.

Klinische Studien mit dem in Japan und Italien als Arzneimittel verwendeten Coenzym Q 10 belegten, dass eine tägliche Einnahme von 50 bis 150 Milligramm die Leistungsfähigkeit selbst bei schweren Herzerkrankungen bei 60 bis 75 Prozent der Anwender besserte und den Blutdruck normalisierte. Schlanke Menschen haben höhere Coenzym-Q-10-Spiegel im Gewebe als dickleibige Menschen. Eine Gewichtsabnahme kann durch zusätzliche Gabe dieses Enzyms gefördert werden.

Enzyme

Enzyme sind Eiweißstoffe, die chemische Reaktionen beschleunigen. Besonders wichtig sind die eiweißspaltenden Enzyme, die wissenschaftlich als Proteasen bezeichnet werden. Im Magen und Zwölffingerdarm fördern sie die Aufspaltung von Eiweiß. In der Blutbahn wirken sie entzündungshemmend und abschwellend, verbessern die Fließeigenschaften des Blutes und die Immunfunktion. Sie sind in vielen Obst- und Gemüsesorten enthalten, werden jedoch durch den Kochvorgang oder das Einfrieren zerstört. Fluor, Chlor und Kupfer im Trinkwasser, das zur Nahrungszubereitung oder als Getränk dient, inaktivieren viele Enzyme.

Zur Vorbeugung werden beispielsweise Enzyme wie Bromelain (abschwellend) und Papain (entzündungshemmend) sowie die Enzyme Trypsin und Chymotrypsin (lösen Fibrin auf, fördern die Durchblutung) kombiniert. Geeignete Produkte enthalten die Enzyme mit einem säurefesten Schutzmantel, um sie vor der Aufspaltung durch die Magensäure zu schützen. Achtung: Wenn Sie an Allergien oder Gerinnungsstörungen leiden, blutverdünnende Substanzen einnehmen oder wenn bei Ihnen eine Operation unmittelbar bevorsteht, sollten Sie keine Enzympräparate einnehmen.

Glucosamin und Chondroitinsulfat

Glucosamin und Chondroitinsulfat stimulieren die Bildung von Glucosaminoglykanen, die die Bausteine von Knorpel und Bindegewebe sind. In Untersuchungen zeigte sich, dass Menschen mit Arthrose durch die

Info

Die EU-Richtlinie

Seit August 2005 gibt es eine Richtlinie der EU mit einer Positivliste für Vitamine und Mineralien, die vermarktet werden dürfen. Für weitere Nahrungsergänzungen wie beispielsweise Enzyme und andere Pflanzenstoffe soll eine Verordnung von den Mitgliedsländern erarbeitet werden. Diese Produkte sind auch weiterhin verkehrsfähig.

(Richtlinie 2002/46/EG aus dem Amtsblatt der Europäischen Gemeinschaft)

Einnahme dieser Substanzen deutlich weniger Schmerzen hatten und ihre Beweglichkeit bessern konnten. Gelenkschwellungen verringerten sich und verschwanden teilweise ganz. Diese Wirkung blieb bei etwa 20 Prozent der Patienten auch nach Beendigung der Einnahme bestehen.

Empfohlen wird eine Einnahme von 1000 bis 1500 Milligramm Glucosamin und 100 bis 200 Milligramm Chondroitinsulfat täglich (bei einem durchschnittlichen Körpergewicht von 70 Kilogramm). Bei deutlich höherem Körpergewicht sowie bei starken Beschwerden kann die Dosierung der in der Regel sehr gut verträglichen Präparate erhöht werden.

Mineralstoffe

Mineralstoffe sind an unzähligen Stoffwechselvorgängen des Organismus beteiligt. Ihr hoher Stellenwert für die Gesundheit offenbart sich erst in neuerer Zeit – nicht zuletzt, weil viele Erkrankungen durch einen Mangel an diesen Stoffen entstehen.

Der Arzt Wilhelm Schüßler war ein Pionier auf diesem Gebiet, denn er erkannte die gesundheitsfördernde Wirkung von Mineralsalzen frühzeitig. Als Basis für ein gesundes Leben sind mittlerweile weit über 60 Mineralien bekannt.

Möchten Sie einem Mangel vorbeugen, eignen sich Kombinationsprodukte. Hochqualitative Produkte werden aus natürlichen Quellen hergestellt und enthalten die Mineralien in ihrer kolloidalen, natürlichen Form. Nur so können sie vom Organismus optimal aufgenommen und verwertet werden.

Metallische Mineralien oder so genannte Chelate werden nicht oder nur unzureichend aufgenommen. Zur Vorbeugung speziell einer Osteoporose eignen sich Produkte mit Kalzium, die im Idealfall mit Magnesium, Bor und Vitamin D kombiniert sind.

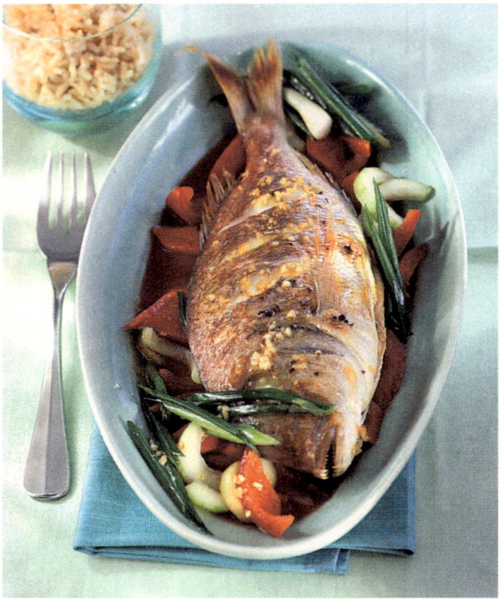

Fisch enthält viele Omega-3-Fettsäuren, die sich günstig auf die Blutfettwerte auswirken.

Omega-3-Fettsäuren (EPA, DHA)

Diese Fettsäuren kann der Körper nicht selbst herstellen, sie müssen mit der Nahrung aufgenommen werden. Wichtige Vertreter sind Eicosapentaensäure (EPA) und Docosahexaensäure (DHA), die überwiegend in Kaltwasserfischen (vor allem in der Leber), aber auch in Nüssen, Getreide und dunkelgrünem Blattgemüse enthalten sind. Ihren vorbeugenden Wert erkannten Wissenschaftler, die Eskimos untersuchten und feststellten, dass diese zwar viel fetthaltigen Fisch verzehren, aber dennoch sehr gute Blutfettwerte aufwiesen und selten an Herz-Kreislauf-Erkrankungen litten. Hinsichtlich der Blutfettwerte ist ein niedriger Cholesterolspiegel zur Vorbeugung von Herz-Kreislauf-Erkrankungen wichtig, der durch Omega-3-Fettsäuren erreicht wird. Die Fettsäuren sind wichtig für die Zellmembranen im gesamten Organismus. Sie unterstützen besonders das Herz-Kreislauf-System, das

Gehirn, das zentrale Nervensystem und das seelische Befinden sowie die Sehkraft. Studien wiesen auf eine vorbeugende Wirkung bei Herzrhythmusstörungen, koronarer Herzkrankheit, beeinträchtigtem Gedächtnis, Depression, Diabetes mellitus, rheumatoider Arthritis, Psoriasis und Multipler Sklerose hin.

Bitte berücksichtigen Sie bei einer entsprechenden Einnahme, dass diese Nahrungsergänzung kalorienhaltig ist! Geeignete Produkte sind befreit von den im reinen Fischöl potenziell enthaltenen Schadstoffen (etwa Quecksilber, polychloriertes Biphenyl, chlororganische Verbindungen) sowie von den für den menschlichen Verzehr unzuträglich hohen Dosierungen an Vitamin A und D. Die empfohlenen Dosierungen hochqualitativer Produkte liegen zwischen einem und vier Gramm täglich, in Einzelfällen auch höher.

OPC (oligomere Procyanidine)

Als »französisches Paradox« wird das Phänomen bezeichnet, dass das Risiko für Herz-Kreislauf-Erkrankungen in jenen Gegenden am geringsten ist, in denen regelmäßig Rotwein getrunken wird. Das Interesse der Forscher war geweckt: Was hat Rotwein, das andere Getränke nicht haben? Die Antwort lautet: Er enthält in großer Menge OPC (Abkürzung für »oligomere Procyanidine«).

Professor Jaques Masquelier und sein Team erforschten in jahrzehntelanger Arbeit die Wirkung dieser Substanzen und machten in klinischen Untersuchungen erstaunliche Entdeckungen. Kollagen wird vor dem Abbau geschützt, die Haut wird straffer, die Wände von Blutgefäßen werden gestärkt. Deren Schwäche gilt als Ursache von Ödemen, Lymphstau, Venenproblemen, Besenreisern, Durchblutungsstörungen sowie deren Folgen, zu denen etwa Herzinfarkt und Schlaganfall zählen. Auffällig war auch eine zunehmende Vitalisierung.

OPC wirkt bei Mensch und Tier im ganzen Körper als Antioxidans, neutralisiert die freien Radikale und ist wirksamer als die Vitamine C und E. Letztere werden durch OPC in ihrer Wirkung verstärkt. Freie Radikale sind ursächlich beteiligt an Allergien, Entzündungen von Organen, Gelenken und Weichteilen, Herz-Kreislauf-Erkrankungen, Wundheilungsstörungen, Ekzemen, Stoffwechselerkrankungen wie Diabetes und vielem mehr. Hier kann OPC zur Vorbeugung sowie zur Verlangsa-

Info

Günstige Auswirkungen von OPC

OPC kann bei nachfolgend aufgeführten Situationen heilende Prozesse beschleunigen, schädlichen Prozessen vorbeugen oder sie verlangsamen:

- Allgemein
  - Schädigung durch freie Radikale
  - Entzündungen (gesamter Körper)
  - Wunden, Verletzungen (gesamter Körper)
  - Allergien (wie Heuschnupfen, Asthma, Nahrungsmittelunverträglichkeit)
  - Immunschwäche
- Blutgefäße, Herz-Kreislauf
  - arterielle und venöse Durchblutungsstörungen (auch bei Besenreisern, Ödemneigung, offenen Beinen)
  - Lymphstau
- Haut und Bindegewebe
  - Bindegewebsschwäche
  - Hautalterung, Faltenbildung
  - Verbrennungen
  - entzündliche und allergische Hauterkrankungen
- Gehirn
  - Konzentrationsfähigkeit
  - Gedächtnis

mung schädlicher und zur Beschleunigung heilender Prozesse hilfreich sein.

Nebenwirkungen sind auch bei langfristiger Einnahme nicht bekannt. Vorbeugend wird eine tägliche Einnahme von 100 bis 200 Milligramm (ein bis zwei Milligramm pro Kilogramm Körpergewicht) beim Menschen empfohlen; in besonderen Situationen kann die Dosis erhöht werden.

Augen auf beim Kauf: Traubenkernextrakte haben nicht die Wirkungen des in Frankreich als Arzneimittel verfügbaren OPC: Die zitierten Studienergebnisse beziehen sich ausschließlich auf den von Professor Masquelier entwickelten Extrakt aus Traubenkernen und Pinienrinde mit einem Gehalt von 90 Prozent bioaktiven Substanzen und einer Bioverfügbarkeit von 100 Prozent! Sicher sind Sie, wenn Sie sich für ein Produkt entscheiden, bei dem die Echtheit schriftlich zertifiziert ist. Eine Packungsaufschrift – etwa »nach Professor Masquelier« – ist nicht dasselbe!

Traubenkernextrakt

siehe OPC

Vitalstoffkombinationen

Mit Vitalstoffkombinationen das Wohlbefinden zu stärken, Beschwerden rechtzeitig vorzubeugen und Krankheiten zu heilen geht auf die Erkenntnisse des Nobelpreisträgers Linus Pauling zurück. Er gilt als Begründer der orthomolekularen Medizin. Durch die Aufnahme geeigneter Vitalstoffe soll die Konzentration der lebenswichtigen Substanzen im Körper so ergänzt werden, dass es der Gesundheit nutzt.

Die Einnahme zahlreicher isolierter Einzelvitalstoffe ist nicht sinnvoll und birgt in Ausnahmefällen das Risiko einer Überdosierung. Der Körper benötigt eine Vielzahl von Vitalstoffen in einer Kombination, die derjenigen in hochwertigen Lebensmitteln entspricht. So wird die Aufnahme in den Organismus erleichtert und ermöglicht.

Empfehlenswerte Produkte enthalten im Idealfall Vitamine, Mineralien und Spurenelemente sowie sekundäre Pflanzeninhaltsstoffe aus natürlichen Quellen in ausreichenden Dosierungen. Vitalstoffkombinationen sind in der Regel gut verträglich. Doch sollten solche Produkte natürlich nicht an Stelle einer ausgewogenen Ernährung eingenommen werden, sondern zusätzlich, um eine ausreichende Versorgung sicherzustellen.

Kriterien für Ihre Entscheidung finden Sie auf Seite 234 ff.

Vitamin C

Vitamin C wirkt antioxidativ und unterstützt das Herz-Kreislauf- sowie das Immunsystem (es stärkt die Abwehrkräfte und bindet Giftstoffe). Wenn Sie eine gute Basisversorgung durch eine gesunde und vitalstoffreiche Ernährung haben und möglicherweise weitere natürliche Vitalstoffe einnehmen, wird die zusätzliche Einnahme von Vitamin C nur in bestimmten Situationen empfohlen.

Manche Menschen haben einen deutlichen Mehrbedarf an Vitamin C: Dazu gehören zum Beispiel Raucher, die mit jedem Zigarettenzug freie Radikale einatmen, die die Zellen im Körper angreifen, ebenso wie Personen, die regelmäßig Alkohol trinken. Auch Menschen, die dauerhaft unter starken körperlichen und seelischen Belastungen oder unter Stress leiden, Schwangere und stillende Mütter sowie Kranke haben einen erhöhten Vitamin-C-Bedarf. Sollten Sie zu diesem Personenkreis gehören, sprechen Sie am besten mit einem Arzt oder Präventologen über Ihren Vitaminbedarf.

Empfohlen wird eine Einnahme von ein bis drei Gramm Vitamin C pro Tag. Präparate mit verzögerter Freisetzung sind magenschonend und gut verträglich.

Vitamin E

In natürlicher Quelle kommt Vitamin E vor allem in Pflanzen vor. Pflanzliche Öle, besonders Weizenkeim-, Sonnenblumen- und Walnussöl, enthalten viel Vitamin E. Auch Getreidekeime, Nüsse und Samen sind ernährungsmäßig wertvolle Vitamin-E-Spender. Beim Kochen sollten Sie unbedingt darauf achten, vorwiegend kalt gepresste Öle einzusetzen, denn nur sie sind echte Vitamin-E-Bomben. Raffinierte Öle haben das Vitamin bereits eingebüßt.

Vitamin E ist antioxidativ wirksam. Es stärkt und schützt die Zellwände aller Organe und sorgt dafür, dass die roten Blutkörperchen nicht verklumpen. Bei einem Mangel an diesem Vitamin entwickelt sich eine so genannte hämolytische Anämie, bei der sich die Blutkörperchen auflösen.

Vitamin E kann vorbeugend gegen Herz-Kreislauf-Erkrankungen wirken und die Sauerstoffversorgung im Gewebe verbessern.

Eigenvorsorge und die Kosten

Die Weltgesundheitsorganisation definiert: »Gesundheit ist mehr als nur die bloße Abwesenheit von Krankheit.« Die Krankenkassen sind in erster Linie dafür zuständig, die Behandlung von Erkrankungen kostenmäßig zu gewährleisten. Das Gesundheitssystem ist hinsichtlich seines Leistungsvermögens an seine Grenzen gestoßen. Eine verstärkte Eigenvorsorge ist zur Vorbeugung von Erkrankungen wichtiger denn je. Damit sind aber auch Kosten für jeden Einzelnen verbunden. Eine Grundversorgung mit hochqualitativen Vitalstoffprodukten aus natürlichen Quellen erhalten Sie für rund zwei Euro täglich – Zigaretten kosten doppelt so viel.

Darüber hinaus bieten moderne Vertriebssysteme im Empfehlungsmarketing sogar die Möglichkeit, Nahrungsergänzungsprodukte von höchster Qualität durch die Weiterempfehlung im Rahmen der Freundschaftswerbung kostenlos zu beziehen.

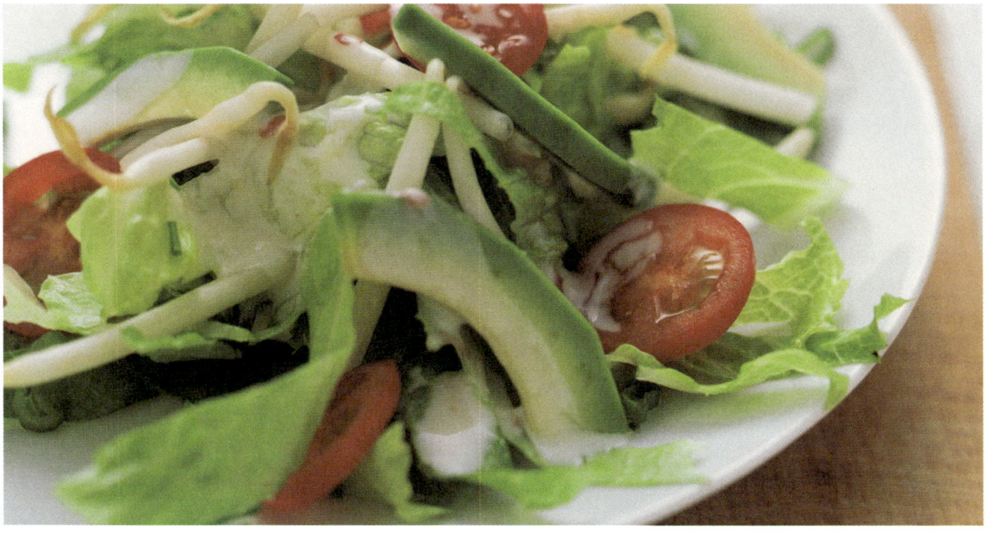

Regelmäßige vitalstoffreiche Ernährung mit viel frischem Gemüse – möglichst aus ökologischem Anbau der Region – sollte für jeden an erster Stelle stehen. Doch viele Menschen schaffen dies nicht: Dann kann die Einnahme von Nahrungsergänzungsmitteln aus natürlichen Quellen sinnvoll sein.

Mit Wasser heilen

Die Anwendung von Wasser in Form von Bädern, Güssen und Inhalationen wird auch als Hydrotherapie bezeichnet. Schon die ältesten Kulturen kannten dieses natürliche Heilmittel, und an seiner Wirksamkeit hat sich bis heute nichts geändert. Besonders beliebt sind die Wasseranwendungen von Pfarrer Kneipp (1821–1897), der auch als Wasserheiler von Wörishofen bezeichnet wurde.

So wirkt's

Die Anwendung von Wasser spürt nicht nur Ihre Haut: Bei einem warmen Bad wird zunächst die Durchblutung der gebadeten Körperteile verstärkt. Da aber die Hautnerven in Verbindung mit den Nerven stehen, die die inneren Organe versorgen, werden auch diese besser durchblutet. Und bei längerer Badezeit kommt schließlich die gesamte Körperoberfläche in den Genuss wohliger Wärme.

Bei kalten Wasseranwendungen ziehen sich die oberflächlichen Blutgefäße zunächst blitzschnell zusammen, um den Wärmeverlust so gering wie möglich zu halten. Ist die Anwendung beendet, kommt es dann reflexartig in den betreffenden Hautbereichen ebenfalls zu einer Steigerung der Durchblutung und einem damit verbundenen Wärmegefühl.

Grundregeln für den Umgang mit Wasser

Es gibt zahlreiche Wasseranwendungen. Für den Hausgebrauch wurden nur diejenigen ausgewählt, die Sie ohne größeren Aufwand durchführen können:

- Bäder und Dampfbäder
- Waschungen
- Güsse

Bei der Anwendung sollten Sie grundsätzlich einige Regeln beachten. Wichtig ist immer der Wärmehaushalt des gesamten Körpers. Führen Sie daher keine kalten Wasseranwendungen durch, wenn Sie kalte Füße oder Hände haben oder insgesamt frösteln oder frieren. Die Füße müssen mindestens so warm wie die Stirn sein. Keinesfalls sollten Sie kalte Füße mit heißem Wasser behandeln oder überhaupt kalte Körperteile mit heißen Anwendungen therapieren. Die Erwärmung sollte vielmehr langsam ansteigend erfolgen.

Info

Hier hilft die Hydrotherapie

- bei Durchblutungsstörungen durch Training der Gefäßregulation
- bei Krämpfen und Schmerzen
- zur Stoffwechselentlastung und Entgiftung durch Schweißbildung
- bei Atemstörungen mit Schmerzen und verkrampften Bronchien
- bei Bindegewebserkrankungen: Durchblutung und Durchwärmung werden gesteigert, Spannung und Elastizität des Gewebes nehmen wieder zu
- bei gestörter Hormonproduktion
- zur Regulierung des Stoffwechsels

Warme oder heiße Glieder vertragen dagegen ausgezeichnet einen kalten Guss oder Umschlag.

Bitte beachten Sie

Eine ansteigende oder warme Anwendung wie zum Beispiel ein Bad verlangt einen kühlenden Abschluss (zum Beispiel einen Guss), denn die vorher in Wärme erweiterten Blutgefäße müssen sich wieder zusammenziehen. Nur wenn anschließend noch ein Wickel (Seite 253 ff.) oder eine Dusche folgt, können Sie auf die Schlussabkühlung verzichten. Heiße oder warme Anwendungen sollten grundsätzlich nicht bei erhitztem Körper oder bei Fieber angewendet werden.

Wann sind Wasseranwendungen erlaubt?

Wasseranwendungen sind für viele verschiedene Beschwerden geeignet. Dennoch: Bei Übelkeit, Kopfschmerzen, Herzschmerzen oder starker Müdigkeit nach einer schlaflosen Nacht sollten Sie keine anstrengenden Anwendungen wie Vollbäder (Seite 248) oder große Wickel (Seite 253) durchführen.

Legen Sie zwischen zwei Behandlungen immer einen Mindestzeitraum von etwa zwei Stunden ein, um dem Körper die nötige Erholungsphase zu gönnen. Während der Menstruation sollten Sie mit allen Bade- und Wärmeanwendungen aussetzen, die die untere Körperhälfte betreffen. Vom zweiten Tag an können Sie zumindest Behandlungen des Oberkörpers (Armbäder, Armgüsse, Wickel) wieder durchführen.

Zubehör und Vorbereitung

Am besten stellen Sie schon vor Beginn Ihrer Wasserkur die nötigen Behältnisse, eventuelle pflanzliche Zusätze sowie Badethermometer, Waschlappen, Handtücher oder Wickeltücher bereit.

- Das Zimmer sollte gut gelüftet, aber ausreichend warm sein.
- Vor größeren Anwendungen sollten Sie Blase und Darm entleeren. Da die Bäder für den Körper anstrengend sind, können Kopfschmerzen, Herzbeschwerden und Benommenheit auftreten.
- Außerdem sollte die letzte Mahlzeit mindestens zwei Stunden zurückliegen.

BÄDER

Ein warmes Bad ist nicht nur Vergnügen oder dient der Körperhygiene, sondern kann bei zahlreichen Beschwerden heilend wirken. Sie haben die Wahl zwischen verschiedenen Anwendungsformen: Teil- und Vollbäder können als kalte, einfache, warme oder temperaturansteigende Bäder durchgeführt werden.

Den warmen und ansteigenden Bädern werden oft auch heilende Badezusätze hinzugefügt. In der Tabelle auf Seite 252 können Sie sich rasch informieren, ob und wann die einzelnen pflanzlichen Zusätze für Sie sinnvoll sind.

Bevor Sie sich allerdings in die Fluten stürzen, beachten Sie bitte einige Baderegeln:

- Bäder sind nicht für jeden geeignet. Wenn Sie unter Kreislaufstörungen, unter einem zu hohen oder zu niedrigen Blutdruck leiden oder kürzlich einen Herzinfarkt hatten, sollten Sie auf jeden Fall zunächst mit Ihrer Ärztin/Ihrem Arzt darüber sprechen, ob Bäder für Sie erlaubt sind.
- Kalte Bäder haben Leitungswasser-Temperatur, einfache Bäder 34 bis 35 °C, warme Bäder 36 bis 38 °C, und temperaturansteigende Bäder können bis 41 °C gesteigert werden.

➤ Am besten benützen Sie ein Badethermometer. Die Badedauer richtet sich jeweils nach der Wassertemperatur: je wärmer, desto kürzer! Achten Sie auf die angegebenen Zeiten!
➤ Legen Sie nach dem Bad immer eine Ruhepause ein, die Sie am besten gut zugedeckt in einem Liegestuhl oder im Bett verbringen. Die wohlige Müdigkeit, die Sie sicherlich empfinden, trägt dazu bei, dass Verspannungen und Verkrampfungen sich lösen können.

Ansteigendes Armbad

Armbäder kann man an einem Arm oder an beiden Armen anwenden. Sie lassen sich gut im Sitzen oder Stehen entweder vor dem Waschbecken oder in einer speziellen Armbadewanne durchführen, die bequem neben dem Körper platziert werden kann.

Ein ansteigendes Armbad fördert die Durchblutung von Herz und Armen und stärkt überdies den Kreislauf. Es hilft außerdem bei Anfällen von Brustenge (Angina pectoris), Atemwegserkrankungen und Durchblutungsstörungen.

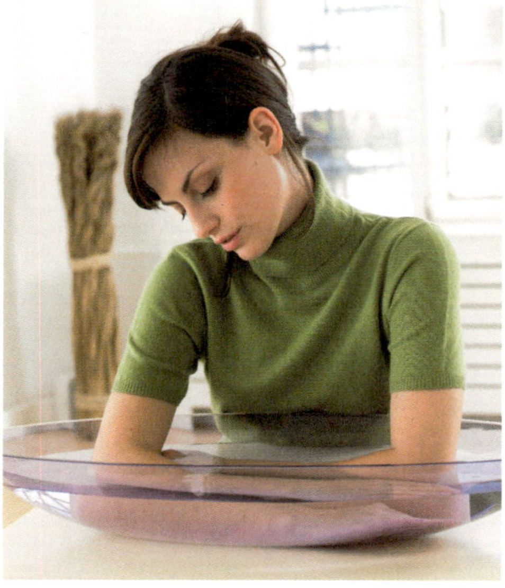

Legen Sie beide Arme in ein passendes Gefäß, so dass die Ellbogen gut mit Wasser bedeckt sind.

Bitte beachten Sie

Nicht anwenden bei Venenleiden der Arme, Lymphstau, Lymphödem der Arme oder Lähmungserscheinungen an den Armen.

So wird's gemacht

Die Raumtemperatur sollte etwa 19 °C betragen, die Wassertemperatur etwa 33 °C.

Legen Sie einen Arm oder beide Arme in eine Armbadewanne oder ein großes Waschbecken, so dass die Ellenbogen gut mit Wasser bedeckt sind. Lassen Sie nun langsam heißeres Wasser zulaufen, und steigern Sie die Temperatur auf 39 bis 41 °C. Die Badedauer beträgt 15 bis 20 Minuten. Danach führen Sie einen kalten Armguss durch (Seite 250) und halten anschließend 30 Minuten Ruhe.

Sie brauchen dazu

➤ eventuell eine Armbadewanne
➤ ein Badethermometer

Wechselarmbad

Diese Variante hilft bei Durchblutungsstörungen der Hände und Arme (auch in Kombination mit niedrigem Blutdruck), leichteren Kopfschmerzen, Kreislaufstörung sowie Abgeschlagenheit und Erschöpfung.

Bitte beachten Sie

Nicht anwenden bei Venenleiden der Arme, Lymphstau, Lymphödem der Arme oder Lähmungen sowie organischen Herzerkrankungen.

So wird's gemacht

In ein Becken füllen Sie 36 bis 38 °C warmes Wasser, in ein zweites kaltes Wasser (höchstens 18 °C) ein, und zwar so hoch, dass die Arme bis zur Mitte des Oberarms bedeckt sind. Verfahren Sie wie nachfolgend beschrieben, beginnen Sie aber stets mit dem warmen Wasser.

Die Warmanwendung sollte fünf bis acht Minuten, die Kaltanwendung etwa zehn Sekunden dauern. Kehren Sie dann wieder zum warmen Wasser zurück, und wiederholen Sie alles noch einmal. Anschließend ist es – wie bei allen Bädern – wichtig, dass Sie sich ausruhen und unter einer Decke aufwärmen.

Sie brauchen dazu

- eventuell zwei Armbadewannen, ideal sind zwei Waschbecken nebeneinander
- ein Badethermometer

Ansteigendes Halbbad

Halbbäder sind in Anwendung und Wirkung ähnlich wie Sitz- und Vollbäder (Seite 247 f.), doch reicht bei ihnen das Wasser immer nur bis in Hüfthöhe. Da der Brustkorb nicht von Wasser bedeckt ist, strengt ein Halbbad Kreislaufschwache wesentlich weniger an als ein Vollbad.

Ansteigende Halbbäder eignen sich zur Linderung der Beschwerden bei beginnenden und abklingenden Infekten, Nervenschmerzen (Ischialgie) und Muskelverspannungen.

(!) Bitte beachten Sie

Ein temperaturansteigendes Halbbad wirkt intensiver als ein normales Halbbad und ist deshalb anstrengender. Bei sehr geschwächtem Allgemeinzustand sollte man es daher nicht allein durchführen.

So wird's gemacht

Setzen Sie sich in eine handbreit mit körperwarmem Wasser (36 °C) gefüllte Wanne, in die Sie langsam heißes Wasser bis auf Bauchnabelhöhe hinzufließen lassen. Die Endtemperatur sollte 39 bis 40 °C betragen, die Badedauer 15 bis 30 Minuten nicht überschreiten.

Ein ansteigendes Halbbad sollten Sie maximal dreimal pro Woche durchführen. Bei Gewöhnung können Sie anschließend einen kalten Guss (Seite 249 f.) folgen lassen. Danach immer warm einwickeln und einige Zeit lang ruhen.

Fußbad

Fußbäder sind echte Allround-Hausmittel: Sie fördern die Durchblutung des gesamten Körpers und stabilisieren den Kreislauf. Besonders stressgeplagte Menschen profitieren von der wohltuenden Entspannung. Warme und ansteigende Fußbäder wirken noch besser, wenn Sie geeignete pflanzliche Heilkräuterzusätze verwenden. Rezepte finden Sie auf Seite 252, oder fragen Sie in der Apotheke nach Fertigextrakten.

(!) Bitte beachten Sie

Bei Krampfaderleiden und Lymphödemen keine warmen Fußbäder durchführen.

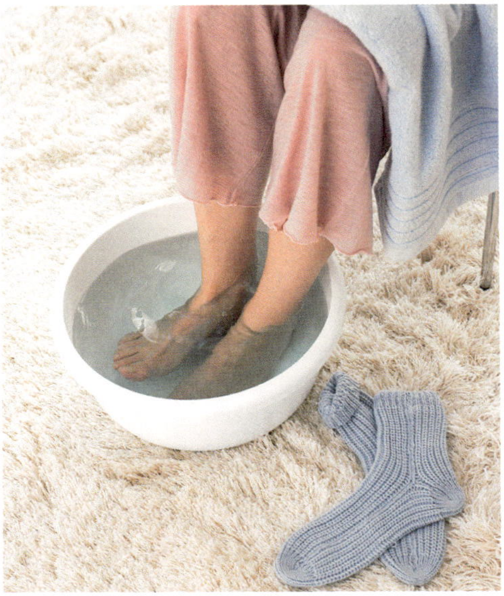

Warme Fußbäder wirken mit pflanzlichen Badezusätzen besonders wohltuend.

Warmes Fußbad

Das warme Fußbad wirkt wohltuend und schlaffördernd, wenn man zu kalten Füßen neigt. Gleichzeitig fördert es aber auch die Durchblutung der Unterleibsorgane.

So wird's gemacht

Füllen Sie eine Fußbadewanne oder das Duschbecken mit 36 bis 38 °C warmem Wasser, fügen Sie eventuelle Zusätze (Seite 252) hinzu, und stellen Sie Ihre Füße hinein. Badedauer: 10 bis 15 Minuten. Anschließend einen kurzen kalten Guss (Seite 249 f.) durchführen, die Füße abtrocknen und in Socken oder Hausschuhen warm halten.

Sie brauchen dazu

- Fußbadewanne oder hohes Plastikgefäß
- dicke Socken oder Hausschuhe

Ansteigendes Fußbad

Dieses Fußbad bewirkt eine Erwärmung des ganzen Körpers und fördert die Durchblutung der Nasen- und Rachenschleimhäute. So werden Krankheitserreger bekämpft – eine willkommene Wirkung bei einer beginnenden Erkältung.

So wird's gemacht

Halten Sie Ihre Füße in eine Fußbadewanne mit etwa 1,5 Liter warmem Wasser (35 °C), und lassen Sie langsam heißes Wasser hinzufließen, bis eine Endtemperatur von etwa 39 bis 40 °C erreicht ist. Die Badedauer beträgt 10 bis 15 Minuten. Dann die Füße abtrocknen und in dicken Socken oder Hausschuhen warm halten. Das ansteigende Fußbad kann täglich durchgeführt werden. Sind Sie es gewöhnt, spülen Sie die Füße danach kalt ab.

Sie brauchen dazu

- Fußbadewanne oder hohes Plastikgefäß
- dicke Socken oder Hausschuhe

Wechselfußbad

Ein Wechselfußbad hilft bei Kreislaufstörungen (besonders auch bei niedrigem Blutdruck), chronischen Erkältungskrankheiten, Kopfschmerzen, Einschlafstörungen und kalten Füßen (Durchblutungsstörungen).

So wird's gemacht

Füllen Sie in ein Gefäß warmes, in das andere kaltes Wasser, das jeweils mindestens über die Knöchel, aber maximal bis zur halben Wade reichen sollte. Setzen Sie sich auf einen Hocker, und stellen Sie zunächst fünf Minuten lang die Füße in das warme Wasser.

Dann ins kalte Gefäß wechseln und dort nur eine halbe Minute lang verweilen. Alles noch einmal wiederholen, dann Füße abtrocknen und in dicken Socken oder Hausschuhen warm halten.

Sie brauchen dazu

- zwei Fußbadewannen oder zwei hohe Plastikgefäße
- dicke Socken oder Hausschuhe
- einen Hocker

Kopfdampfbad

Das Inhalieren von heißem Wasserdampf, eventuell mit pflanzlichen Zusätzen angereichert, wirkt heilend auf alle Schleimhäute der oberen Atemwege. Diese werden besser durchblutet, durchfeuchtet und gereinigt.

(!) Bitte beachten Sie

Das Dampfbad sollte nicht bei Hautentzündungen, Augenerkrankungen, Gefäßerkrankungen oder einer allgemeinen Herz-Kreislauf-Schwäche durchgeführt werden.

So wird's gemacht

Am besten führen Sie die Inhalation in einem mindestens 19 °C warmen Raum durch. Geben Sie eine Hand voll Kräuter (zum Beispiel

Kamille, Seite 252) oder ein fertiges Präparat nach Dosierungsanleitung in den Topf, und übergießen Sie die Kräuter mit etwa einem Liter kochendem Wasser.

Stellen Sie den Topf auf einer Unterlage auf den Tisch, und setzen Sie sich davor. Nun halten Sie Ihr Gesicht über den aufsteigenden Dampf – Vorsicht, nicht zu nah! – und bedecken Kopf und Oberkörper mit einer bereit gelegten Decke oder einem Handtuch. Atmen Sie tief durch Mund und Nase ein – etwa zehn Minuten lang.

Waschen Sie danach Ihr Gesicht mit warmem Wasser. In der nächsten Stunde sollten Sie keinesfalls an die Luft gehen, sondern besser Bettruhe halten.

Sie brauchen dazu

- einen großen Topf, der drei bis fünf Liter fasst
- einen Kräuterzusatz nach Wahl
- ein großes Handtuch oder eine Decke

Sitzbad

Sitzbäder wirken durchblutungsfördernd und entzündungshemmend. Sie können sowohl als warmes oder auch als ansteigendes Sitzbad durchgeführt werden.

Bitte beachten Sie

Bei Hämorrhoiden Bäder nicht durchführen.

So wird's gemacht

Vor dem Bad sollten Sie die Füße anwärmen (zum Beispiel mit einem warmen Fußbad, Seite 246). Dann in die Wanne warmes Wasser (36 bis 38 °C) bis etwa in Bauchnabelhöhe einlaufen lassen, eventuelle Badezusätze hinzufügen (Seite 252) und Platz nehmen. Die Füße auf einem Hocker hochlagern und nun Beine und freien Oberkörper mit großen Badetüchern sorgfältig abdecken, damit Sie während der Anwendung nicht frieren. Die Badedauer beträgt 10 bis 15 Minuten. Anschließend trocknen Sie sich ab und legen eine Ruhepause ein.

Sie brauchen dazu

- eine spezielle Sitzbadewanne oder einen Plastikhocker, den Sie in die Badewanne stellen, damit Sie Ihre Füße hochlagern können
- dicke Badetücher für Beine und Oberkörper

Info

Wechselduschen

Sie sind fast Alleskönner unter den Wasseranwendungen – kein Wunder, dass viele Menschen regelrecht auf sie schwören: Wechselduschen beleben, regen Kreislauf und Stoffwechsel an, heben müde Morgenstimmung und niedrigen Blutdruck. Sie beruhigen aber auch die Nerven und regulieren depressive Verstimmungen, Abgeschlagenheit oder Einschlafstörungen.

So wird's gemacht

- Zunächst 1–3 Minuten warm duschen: Räkeln und dehnen Sie sich dabei genüsslich unter dem warmen Strahl.
- Jetzt drehen Sie auf lauwarm bis kalt – je nachdem wie streng Sie mit sich sind. Duschen Sie das rechte Bein ab – erst die Außen- dann die Innenseite – und anschließend das linke Bein. Dann kommen nach dem gleichen Schema die Arme dran. Danach folgen Brust, Bauch, Nacken und das Gesicht. Nun noch einmal den ganzen Vorgang mit Warm- und Kaltanteil wiederholen.
- Noch ein Tipp: Abends vor dem Schlafengehen sollten Sie die Temperaturen etwas mildern und insgesamt nicht zu lange duschen!

Ansteigendes Sitzbad

Diese anstrengendere Form des Sitzbades hilft bei Unterleibsbeschwerden.

Bitte beachten Sie

Nicht anwenden bei Herz-Kreislauf-Problemen oder Herzerkrankungen.

So wird's gemacht

Gehen Sie genauso wie beim warmen Sitzbad vor. Die Wassertemperatur sollte 33 °C betragen. Lassen Sie dann in den nächsten 15 bis 20 Minuten wärmeres Wasser zulaufen, bis eine Endtemperatur von 39 °C erreicht ist. Danach abtrocknen und etwa eine halbe Stunde Bettruhe halten.

Reibesitzbad

Diese Variante des warmen Sitzbades wirkt anregend und stoffwechselfördernd auf die Bauch- und Beckenorgane.

So wird's gemacht

Gehen Sie in allen Punkten so wie beim warmen Sitzbad vor. Während der Anwendung reiben Sie jetzt unter Wasser alle Hautpartien mit der flachen Hand kräftig ab. Die Badedauer sollte 15 bis 20 Minuten betragen.

Vollbad

Vollbäder helfen bei Übererregbarkeit, Erschöpfung und Stress, führen zu einer Erweiterung der Hautgefäße, steigern die Schweißbildung und lockern Verkrampfungen der Muskulatur.

Auch die Beschwerden von beginnenden Erkältungskrankheiten können mit einem Vollbad deutlich gemildert werden. Rezepte für pflanzliche Badezusätze, zusammen mit Empfehlungen für die Anwendung, finden Sie auf Seite 252.

Bitte beachten Sie

Nie mit vollem Magen ein Vollbad nehmen. Bei Venenleiden sollten Sie auf warme Bäder am besten ganz verzichten. Akute Entzündungen der Haut können sich durch ein heißes Vollbad verschlechtern. Bei Herz-Kreislauf-Erkrankungen sollten Sie Ihren Arzt fragen, ob ein Vollbad erlaubt ist.

So wird's gemacht

Die Raumtemperatur sollte 18 bis 21 °C betragen, die Temperatur des Badewassers etwa 35 bis 38 °C. Die Badedauer darf etwa 10 bis 20 Minuten nicht überschreiten.

Nach dem Abtrocknen unbedingt im Bett eine Ruhepause von einer Stunde einlegen, damit das warme Vollbad seine anhaltende Wirkung entfalten kann.

Sie brauchen dazu

- eventuell Badezusätze
- ein Badethermometer

WASCHUNGEN

Kalte oder temperierte Waschungen eignen sich vor allem als mildes Abhärtungstraining für Morgenmuffel, weil sie frisch machen und für wohlige Wärme sorgen. Je nach Lust und Verfassung können Sie ganz gründlich von Kopf bis Fuß loslegen oder auch nur Teilwaschungen vornehmen.

Das Vorgehen ist einfach: Ein Leinenhandtuch oder Waschhandschuh in kaltes (12 bis 16 °C) oder temperiertes (20 bis 23 °C) Wasser tauchen, auswringen und damit zügig den Körper abwaschen, so dass ein leichter Wasserfilm auf der Haut zurückbleibt. Da sich das Tuch durch die Körperwärme rasch erwärmt, sollte es häufig gewendet und erneut ins Wasser getaucht werden.

Wichtig: Danach nicht abtrocknen, sondern ein Hemd oder T-Shirt überstreifen und im Bett anwärmen lassen.

• Kalte Ganzwaschung

Die Ganzwaschung setzt sich aus Oberkörper- und Unterkörperwaschung zusammen, die Sie auch nach Bedarf einzeln durchführen können. Auch bei bettlägerigen Patienten regt sie den Kreislauf an und erfrischt.

(!) Bitte beachten Sie

Nicht anwenden bei kalten Füßen oder Händen oder wenn Sie frieren oder frösteln.

So wird's gemacht

Sie können die Ganzwaschung mit zimmerwarmem oder kaltem Wasser am Waschbecken vornehmen.

➤ **Oberkörperwaschung**

Beginnen Sie an der rechten Hand, und fahren Sie am Arm außen bis zu den Schultern entlang, dann innen wieder zurück. Machen Sie es am anderen Arm ebenso. Anschließend Hals, Brust und Bauch waschen, danach den Rücken.

➤ **Unterkörperwaschung**

Jetzt kommt das rechte Bein an die Reihe: außen am Fußrücken beginnend hoch bis zum Gesäß waschen und an der Beininnenseite wieder nach unten fahren. Beim linken Bein ebenso vorgehen. Zum Schluss beide Fußsohlen abgießen.

Nicht abtrocknen, sondern gleich etwas anziehen und entweder 30 bis 60 Minuten Bettruhe halten oder sich aktiv bewegen, zum Beispiel Morgengymnastik machen.

• Kalte Abreibung

Die kalte Abreibung – die kleine Schwester der kalten Ganzwaschung – ist auf die Rückenpartie begrenzt. Kalte Abreibungen regen ebenfalls den Kreislauf an und härten ab gegen Erkältungen und Atemwegserkrankungen. Sie brauchen allerdings einen Helfer dazu, der Ihren Rücken bearbeitet.

(!) Bitte beachten Sie

Nicht anwenden bei kalten Füßen oder Händen oder wenn Sie insgesamt frieren oder frösteln.

So wird's gemacht

Diese Maßnahme kann nur zu zweit durchgeführt werden: Ein Handtuch in kaltes Wasser tauchen, auswringen und auf den Rücken des sitzenden Patienten legen. Dieser hält die oberen Zipfel des Tuchs an den Schultern fest, während der Helfer mit flachen Händen von oben nach unten darauf so lange hin und her reibt, bis es sich erwärmt hat.

Zum Schluss wird der Rücken mit einem trockenen Tuch nachfrottiert. Ruhepause nicht vergessen!

GÜSSE – DIE MUNTERMACHER

Um die Blutgefäße zu trainieren und eine angenehme Wärmeentwicklung in schmerzhaft verspannten Muskeln zu erreichen, sind Güsse unschlagbar, allerdings auch gewöhnungsbedürftig. Denn das Wasser sollte dabei nur eine Temperatur von etwa 15 °C haben. Wichtig ist, dass der Wasserstrahl ohne Druck auf den Körper gerichtet wird, so dass das Wasser wie ein Mantel am behandelten Körperteil herunterfließt.

Zu kompliziert? Probieren Sie es doch einfach einmal aus: Schrauben Sie hierzu den

Duschkopf Ihrer Brause ab oder, falls möglich, stellen Sie die Brause so ein, dass das Wasser nicht spritzt, sondern die Haut weich als Strahl überspült.

Die Raumtemperatur sollte mindestens 19 °C betragen, sonst wird es wirklich zu kalt. Und hinterher bitte nie abtrocknen, sondern das Wasser nur mit den Händen abstreifen und anschließend gleich in bequemer Kleidung aufwärmen.

Armguss

Ein Armguss regt den Kreislauf der Arme, aber auch das Herz an: Der Puls wird gleichmäßig, die Atmung tiefer und voller.

So wird's gemacht

Machen Sie den Oberkörper frei, und beugen Sie sich über den Badewannenrand. Beginnen Sie am rechten Arm: Führen Sie den Wasserstrahl über den Handrücken an der Außenseite von Unter- und Oberarm bis zur Schulter. Dort verweilen Sie einige Sekunden lang.

Danach den Wasserstrahl an der Arminnenseite bis zum Handgelenk abwärts führen. Ebenso am anderen Arm. Die ganze Anwendung sollte nur 20 Sekunden dauern. Anschließend das Wasser abstreifen, anziehen und ruhen.

Wechselarmguss

Bei diesem Guss wechseln Sie während der Anwendung zwischen warmem und kaltem Wasser: Das warme Wasser sollte etwa 36 bis 38 °C haben, das kalte verwenden Sie so, wie es aus der Leitung kommt. Verfahren Sie grundsätzlich in allen Punkten wie oben beschrieben. Beginnen Sie aber stets mit warmem Wasser, und beenden Sie die Anwendung mit kaltem Wasser. Die Kaltanwendung sollte nicht länger als 20 Sekunden dauern. Warm- und Kaltanteil wiederholen Sie jeweils einmal.

Knieguss

Kniegüsse regen den Kreislauf und die Durchblutung besonders der Organe des kleinen Beckens und der weiblichen und männlichen Geschlechtsorgane an.

(!) Bitte beachten Sie

Nicht anwenden sollten Sie den Knieguss während der Menstruation, bei Ischiasnervenschmerzen oder Harnwegsinfekten.

So wird's gemacht

Beim rechten Bein beginnen: Führen Sie den Wasserstrahl außen am Bein entlang vom Fußrücken aufwärts bis eine Handbreit über das Knie, und halten Sie dort kurz an. Dann den Strahl an der Innenseite des Beins wieder abwärts führen.

Mit dem linken Bein verfahren Sie ebenso. Zum Schluss gießen Sie beide Fußsohlen kurz ab. Nun streifen Sie das Wasser lediglich mit den Händen ab und ziehen sofort warme Wollsocken an. Legen Sie eine Ruhepause von 20 bis 30 Minuten ein.

Wechselknieguss

Die Wirkung wird erhöht, wenn Sie während der Anwendung zwischen warmem und kaltem Wasser wechseln: Das warme Wasser sollte etwa 36 bis 38 °C haben, das kalte verwenden Sie so, wie es aus der Leitung kommt.

Verfahren Sie grundsätzlich in allen Punkten wie oben beschrieben. Beginnen Sie stets mit dem warmen Wasser, und beenden Sie die Anwendung mit kaltem Wasser. Die Kaltanwendung sollte nicht länger als fünf bis zehn Sekunden dauern. Warm- und Kaltanteil jeweils einmal wiederholen.

Unterguss

Der kalte Unterguss kann Stauungszustände im Unterkörper sowie im Magen-Darm-Bereich bessern.

Bitte beachten Sie

Wenn Sie an einer Blasen- oder Nierenbeckenentzündung oder an akutem Ischias leiden, sollten Sie Untergüsse meiden.

So wird's gemacht

Füße und Beine sollten gut warm sein. Der kalte Unterguss besteht aus einem Schenkelguss und einem Guss über den Unterleib.

➤ Führen Sie den Wasserstrahl von Ihrem Fußrücken über die Außenseite der Wade das Bein bis zum Becken hinauf und von dort bis unter die Schulterblätter. Dann den Strahl den Rücken wieder hinunterführen, jedoch diesmal an der Innenseite des Beins entlang.

➤ Dann kommt die Vorderseite an die Reihe: Führen Sie den Strahl an der Außenseite des Schienbeins und des Oberschenkels bis zum Bauch. Etwa eine Handbreit über dem Rippenbogen halten Sie kurz inne. Nun geht es wieder nach unten: an der inneren Bauchseite entlang, die innere Beinseite hinunter.

Streifen Sie anschließend mit den Händen das Wasser von Ihren Beinen ab. Kleiden Sie sich nun an, und sorgen Sie für Bewegung, oder legen Sie eine halbstündige Bettruhe ein.

Wassertreten

Neben der Abhärtung hat Wassertreten ähnliche Wirkungen wie Kniegüsse (Seite 250).

So wird's gemacht

Füllen Sie Ihre Wanne oder auch eine größere Fußbadewanne etwa drei Viertel voll mit kaltem oder kühlem Wasser (maximal 18 °C). Nun steigen Sie hinein und treten mit regelmäßigen Schritten auf der Stelle. Heben Sie dabei die Füße bei jedem Schritt über den Wasserspiegel – ungefähr 20 bis 60 Sekunden lang.

Danach das Wasser nur abstreifen, dicke Wollstrümpfe anziehen und gut zugedeckt ins Bett legen. Alternative: Machen Sie Gymnastik, bis Sie wieder warm sind.

Tipp

Trockenbürsten und Bürstenbad

Trockenbürsten aktiviert die Haut, regt den Kreislauf und die Durchblutung an und wirkt rundum belebend. Eine leichte Rötung der Haut ist die normale Reaktion. Kommt es aber zu ungewöhnlichen Hauterscheinungen, brechen Sie die Anwendung ab. Bei Hautentzündungen oder -verletzungen, Stoffwechselerkrankungen der Haut sowie entzündeten Krampfadern oder Beingeschwüren sollten Sie auf das Trockenbürsten verzichten.

Und so funktioniert es:

Beginnen Sie mit einer Naturfaserbürste oder einem Sisalhandschuh jeweils am Fußrücken. Dann bürsten Sie in kreisförmigen Bewegungen das Bein bis zum Gesäß hoch: erst außen, dann innen. Nun folgen Po und Oberkörper mit den Armen. Führen Sie die Bürstenstriche am Oberkörper zum Brustbein hin, bürsten dann den Bauch im Uhrzeigersinn und den Nacken in Richtung Schulter. Zum Schluss kommt der Rücken dran.

Alternative Bürstenbad

Wenn Ihnen das Trockenbürsten zu intensiv ist, versuchen Sie es mit dem Bürstenbad: Nehmen Sie ein Vollbad mit oder ohne Zusatz (Seite 248) und verfahren Sie mit Sisalhandschuh oder -bürste wie beschrieben – nur unter Wasser. Sie erzielen genau die gleiche positive Wirkung, aber die empfindliche Haut wird dabei nicht so stark gereizt.

Info

Badezusätze und ihre Wirkung

Badezusatz	Zubereitung und Dosierung	Eigenschaften	Anwendungsformen	Anwendungsgebiete
Arnika (Arnica montana)	Vollbad: 2–4 Esslöffel Arnika-Badeextrakt Umschläge: 1–3 Esslöffel Arnika-Tinktur auf 1 l Wasser	resorptionsfördernd, schmerzlindernd	Vollbad, Teilbäder, Wickel, Einreibungen	Verletzungen, Blutergüsse, leichte Formen von Rheuma, Gliederschmerzen nach Überanstrengung
Baldrian (Valeriana officinalis)	fertig gekauften Badeextrakt nach Anleitung verwenden	beruhigend	meist als Vollbad	Schlaflosigkeit, Überfunktion der Schilddrüse, nervöse Unruhe
Eichenrinde (Cortex quercus)	Vollbad: 1–3 kg Eichenrinde mit 5 l Wasser ansetzen, ½ Stunde kochen, abgießen, dem Bad zusetzen	gerbsäurehaltig, zusammenziehende (adstringierende) Wirkung	Vollbad, Teilbäder, Spülungen	nässende Hautausschläge, Ekzem am Darmausgang, Verbrennungen, Scheidenentzündungen, Hautpilz
Fichtennadel (Pinus silvestris)	150 g eines Extraktes für ein Vollbad	beruhigend, sekretionsfördernd, desodorierend	Vollbäder, seltener Teilbäder	Nervosität, Aufregung
Heublumen (Semina graminis)	Vollbad: 1–1,5 kg Heublumen in 5 l kaltem Wasser ansetzen, ½ Stunde kochen, durchseihen, dem Bad zusetzen	durchblutungsfördernd, krampflösend	Voll- und Teilbäder, Wickel, Auflagen (Heusack)	weichteilrheumatische Beschwerden, Gelenkentzündung, chronische Bronchitis, eitrige Entzündungen
Kamille (Matricaria chamomilla)	Vollbad: Aufguss aus 0,5–1 kg Kamillenblüten mit 5 l kochendem Wasser übergießen, ½ Stunde ziehen lassen, abseihen und dem Bad zusetzen	entzündungshemmend, desodorierend	Spülung von Körperhöhlen (Sitzbad, Schleimhautpflege), Tränkung von Wickeltüchern	akute, nässende Ekzeme, eitrige Wunden, Haut- und Schleimhautentzündungen
Salbei (Salvia officinalis)	Vollbad: 250 g Salbeiblätter mit 5 l siedendem Wasser übergießen, 20 Minuten ziehen lassen, Abguss dem Bad zusetzen	enthält ätherische Öle, Harze, Bitterstoffe, Gerbstoffe	Vollbäder, Teilbäder, Spülungen von Körperhöhlen (Schleimhautpflege), Umschläge	juckendes Ekzem am Darmausgang (Sitzbad, Umschläge), Spülungen bei Schleimhautkatarrhen und Wunden
Zinnkraut (Equisetum arvense)	Teilbad: 100–200 g Zinnkraut mit 2 l Wasser ansetzen, 1 Stunde kochen, abseihen und dem Bad zusetzen	enthält Kieselsäure, Oxalsäure, Bitterstoffe; Förderung der Gewebeneubildung	Teilbäder, Umschläge, seltener Vollbäder, Wickel	nässendes Ekzem, Unterschenkelgeschwür und andere schlecht heilende Wunden, Rheuma, Gicht

TRICKS MIT TÜCHERN

Ein Heilverfahren, bei dem Umschläge und Wickel – vorwiegend als schweißtreibende Maßnahmen – zur Anwendung kommen, wird auf den Naturheilkundler Vinzenz Prießnitz (1799–1851) zurückgeführt. Wickel setzt man auch heute noch oft ein. Sie sind auch von der Schulmedizin zur Behandlung bestimmter Beschwerden anerkannt.

WICKEL

Wickel sind eine wirkungsvolle Begleittherapie bei örtlichen Entzündungen und Fieber, wie Sie sicher selbst noch aus Kindertagen wissen. Wickel anzulegen ist nicht schwer, aber ein paar Regeln zur Anwendung sollten Sie kennen.

Wickel werden in zwei oder drei Lagen angebracht. Die innerste Lage besteht aus einem kalt-feuchten Leinentuch, das auch mit Kräuterauszügen getränkt sein kann, die nächste aus einem weiteren Leinen- oder Baumwolltuch. Außen wird das Ganze mit einer Decke oder einem Wolltuch abgedeckt.

Halten Sie sich bei der Anwendungsdauer immer an die angegebenen Zeiten, die Sie nur in Ausnahmefällen eine Stunde überschreiten sollten.

Beachten Sie bitte auch den Wärmehaushalt Ihres Körpers: Wickel werden normalerweise kalt angewendet, sollten aber stets nach 5 bis 15 Minuten als warm empfunden werden, sonst muss Wärme zugeführt werden (etwa mit Tee oder einer Wärmflasche).

Das Zimmer, in dem Sie sich mit Ihrem Wickel aufhalten, sollte gut gelüftet, aber ausreichend warm sein. Während des Wickels können Sie auch die Fenster offen halten.

Bei Unwohlsein sollten Sie die Behandlung unverzüglich abbrechen.

• Brustwickel

Brustwickel können kalt, warm oder mit Zusätzen wie Quark, Kartoffeln oder Senf (Rezepte Seite 256) angewendet werden.

Info

Anwendungsgebiete von Wickeln

Halswickel	➤	Hals- und Rachenentzündungen
Brustwickel	➤	Bronchitis, Asthma bronchiale, Entzündungen des Rippenfells, der Lunge (Pneumonie) und des Herzens
Leibwickel	➤	entzündliche Erkrankungen des Oberbauches, Verstopfung, Gallenbeschwerden, Durchfall und Darmentzündung
Wadenwickel	➤	Fieber, Venenentzündung, Zellulitis, Unterschenkelgeschwür, zur Nacht bei Schlaflosigkeit

(!) Bitte beachten Sie
Kalte Brustwickel nicht anwenden, wenn Sie frieren, warme Brustwickel nicht bei Fieber.

So wird's gemacht
Das Leinentuch mit kaltem oder warmem Wasser tränken, auswringen und glatt und straff um die Brust des Patienten wickeln: Der Wickel muss von den Achselhöhlen bis zum Rippenbogen reichen.

Darüber werden das Baumwolltuch und das Wolltuch gewickelt. Der kalte Wickel sollte so lange liegen bleiben, bis sich der Patient gut durchwärmt fühlt (etwa 45 bis 70 Minuten), der warme Brustwickel, so lange er als warm empfunden wird (etwa 30 Minuten).

Sie brauchen dazu
- ein Leinentuch
- ein Baumwolltuch
- ein Wolltuch

jeweils ca. 40 x 190 Zentimeter

Halswickel
Er wird kalt oder warm angewendet, oft mit Zusätzen wie Quark oder Senf (Seite 256).

So wird's gemacht
Ein kleines Leinentuch mit kaltem oder warmem Wasser anfeuchten, schmal zusammenlegen und um den Hals wickeln. Darüber das zweite Leinentuch wickeln, dann mit dem Wolltuch oder Schal abschließen.

Den Halswickel mehrmals im Abstand von einer halben bis zwei Stunden erneuern. Wird er abends vor dem Schlafengehen angelegt, kann er über Nacht liegen bleiben.

Sie brauchen dazu
- ein Leinentuch
- ein Baumwolltuch
- ein schmaleres Wolltuch oder einen Schal

jeweils etwa 10 x 70 Zentimeter

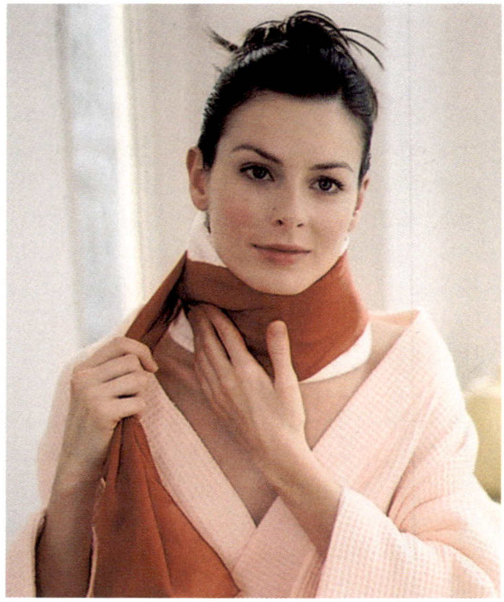

Halswickel sind einfach anzulegen und helfen bei allen Hals- und Rachenentzündungen.

Leibwickel
Er verbessert die Durchblutung der Bauchorgane und sorgt so für Entkrampfung und Entgiftung. Der Leibwickel reicht von den Achselhöhlen bis über den Bauch. Er hilft vor allem bei Erkrankungen des Oberbauches, Gallenbeschwerden, Verstopfung, Durchfall und Darmentzündungen.

(!) Bitte beachten Sie
Nicht anwenden bei Magengeschwüren oder Magenblutungen.

So wird's gemacht
Die Anwendung kann nur mit einem Helfer durchgeführt werden, denn der Oberkörper des Patienten muss vollständig im Tuch eingeschlagen werden.

Ein schmales, langes Tuch mit Kräutertee tränken, gut auswringen, zusammenfalten und zum Abkühlen ins Waschbecken legen.

Das größere Duschhandtuch auf dem Bett ausbreiten, Oberkörper und Bauchregion freimachen, hinsetzen und von der Hilfsperson die feuchte Auflage so auflegen lassen, dass sie das erkrankte Organ ganz bedeckt. Dann hinlegen. Nun kommt eine Wärmflasche auf die feuchte Auflage, darüber die großen Duschtücher, die über Ihnen straff zusammengeschlagen werden. Die zweite Wärmflasche kommt an Ihre Füße. Jetzt noch zudecken lassen und eine Stunde ruhen. Dann den Wickel entfernen, noch eine halbe Stunde nachruhen.

Sie brauchen dazu

- ein schmales langes Tuch als Leibauflage
- zwei breite, lange (Dusch-) Tücher
- zwei mit heißem Wasser gefüllte Wärmflaschen
- 2–3 Liter frischen Kräutertee

Wadenwickel

Kalte Wadenwickel wirken fiebersenkend. Länger als 20 Minuten angewendet, helfen sie bei Einschlafstörungen, hohem Blutdruck, Unruhe sowie Kopfschmerzen und beugen überdies Venenentzündungen vor.

Bitte beachten Sie

Bei Reizung des Ischiasnervs, Harnwegsinfekten oder wenn Sie insgesamt frieren, ist der kalte Wadenwickel tabu.

So wird's gemacht

Leinentuch in kaltes Wasser tauchen, auswringen und straff um den Unterschenkel legen. Mit dem Baumwolltuch umwickeln und darüber das Wolltuch wickeln (beide über das Knie hinaus). Beine ruhig ausstrecken. Soll die Körpertemperatur gesenkt werden, den Wickel fünf Minuten liegen lassen, dafür zwei- bis dreimal wiederholen. Ist eine beruhigende oder entzündungshemmende Wirkung gewünscht, 20 Minuten liegen lassen.

Sie brauchen dazu

- ein Leinentuch 30 x 70 Zentimeter
- ein etwas größeres Baumwolltuch
- ein Wolltuch

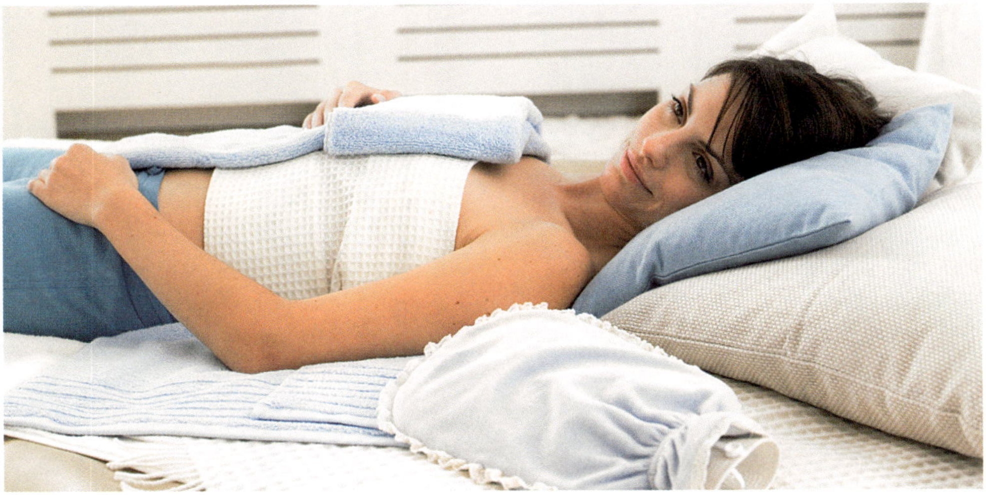

Ein Wickel besteht aus drei Lagen: einem feuchten, einem trockenen und einem wärmenden Tuch. Der Leibwickel lindert vor allem Schmerzen im Magen-Darm-Bereich.

Tipp

Die wichtigsten Wickelrezepte

Hier finden Sie alle auf einen Blick – die bei kleinen und großen Patienten oft unbeliebten, aber bewährten Wickelrezepte aus Großmutters Zeiten. Kein Wunder, dass sie auch heute noch bei Halsweh oder Husten zum Einsatz kommen. Die Vorbereitung ist einfach und geht schnell, die meisten Zutaten werden Sie tatsächlich griffbereit im Haus haben, und der Erfolg gibt Ihnen Recht.

Quarkwickel
Bei Schmerzen, Hautentzündungen, Sonnenbrand

- *Verwendung:* als Hals- und Wadenwickel (Seite 254 f.), Rezept ist auch für einfache Auflagen oder Umschläge geeignet
- Frischen Quark messerrückendick auf ein Leinentuch streichen und mit der bestrichenen Seite auflegen.

Lehmwickel
Bei Entzündungen, Hauterkrankungen

- *Verwendung:* als Hals- und Wadenwickel (Seite 254 f.), Rezept ist aber auch für einfache Auflagen geeignet
- 2–3 Esslöffel Heilerde aus der Apotheke mit etwas Wasser zu einem festen Brei verrühren, kalt stellen. Messerrückendick auf ein feuchtes Tuch streichen, mit der bestrichenen Seite auflegen.

Kartoffelwickel
Schmerzstillende Wirkung, Magen-Darm-Beschwerden

- *Verwendung:* als Hals- oder Leibwickel (Seite 254)
- Kartoffeln kochen, zerstampfen und heiß in ein Leinentuch einschlagen. Vorsicht, prüfen Sie vor der Auflage unbedingt die Temperatur!

Senfwickel
Durchblutungsfördernd, bekämpft Bakterien und Pilze, schleimlösend. Nicht bei offenen Wunden!

- *Verwendung:* als Hals-, Waden- oder Brustwickel (Seite 253 ff.); *Vorsicht:* Überempfindlichkeitsreaktionen möglich! Bei auftretenden Beschwerden Behandlung sofort abbrechen. Wichtig: Augen mit Kompressen schützen, Brustwarzen und Achselhöhlen immer abdecken.
- Je nach Größe des Wickels 2–3 gehäufte Esslöffel Senfmehl aus der Apotheke mit 3–4 Liter kaltem Wasser ansetzen, nach 10 Minuten mit heißem Wasser auffüllen, bis 48 °C erreicht sind (mit Badethermometer überprüfen!). Ein Leinentuch in dem Sud tränken, auswringen und auf die betreffende Körperstelle auftragen.
- *Anwendungsdauer:* einmal täglich 10–20 Minuten, danach den betreffenden Körperteil gründlich lauwarm abwaschen

Zwiebelwickel
Entzündungshemmend, schleimlösend. Nicht bei offenen Wunden!

- *Verwendung:* bekannt als warmer Ohrwickel, besonders bei Kindern, aber auch als kalte Kompresse auf die Haut
- Eine Zwiebel klein schneiden, mit einer Gabel zerdrücken und kurz ohne Fett andünsten. Auf einem Stofftaschentuch verteilen und in das Tuch einschlagen. Die Temperatur prüfen und auf das Ohr legen. Darüber ein Stück Watte und ein Tuch geben und mit einem Wollschal oder einer Mütze fixieren.
- *Anwendungsdauer:* solange der Wickel warm ist; nach Bedarf wiederholen

AUFLAGEN UND KOMPRESSEN

Wärme in jeder Form ist wohl das einfachste und erfolgreichste Hausmittel. Wasser als Wärmeträger haben Sie schon in den aufwändigeren Bädern und Wickeln kennen gelernt. Auflagen oder Kompressen dagegen gehören zu den kleinen, aber feinen Maßnahmen, die gezielt bestimmten Körperteilen Hilfe verschaffen – oft zusammen mit verschiedenen Zusätzen wie Heilerde, Kartoffelbrei, Leinsamen oder Kräutern. All diese feuchten Wärmeanwendungen sind ideal bei heftigen Schmerzen wie etwa Kreuzschmerzen oder Hexenschuss, denn hier wirkt die Wärme über einen gewissen Zeitraum schmerzlindernd. Achten Sie aber unbedingt darauf, dass Sie sich nicht verbrühen.

• Kartoffelauflage

Sie hilft bei Husten und Bronchitis, Nierenbecken- und Blasenentzündungen, Arthrosen, Schulter-, Nacken- und Rückenschmerzen.

(!) Bitte beachten Sie

Bei Wärmeempfindlichkeit, anstehenden Operationen, nachlassender Herzfunktion, bösartigen Erkrankungen oder nachlassender Nierenfunktion müssen Sie auf diese Anwendung verzichten.

So wird's gemacht

Die mit Schale gekochten Kartoffeln zu einem Brei zerdrücken, in ein Leinentuch einwickeln und vorsichtig auf den erkrankten Körperteil auflegen:

- bei Husten und Bronchitis: auf die Brust
- bei Nierenbeckenentzündung: auf die Nierenregion
- bei Blasenentzündung: auf die Blasenregion
- bei Arthrosen oder Schulter-, Nacken- und Rückenschmerzen: direkt auf die schmerzenden Stellen auflegen

Die Auflage sollte so lange liegen bleiben, wie sie als warm empfunden wird (meistens 10 bis 15 Minuten).

Sie brauchen dazu

- 500 bis 1000 Gramm gekochte Kartoffeln (je nach Größe des behandelten Körperteils)
- ein Leinentuch

• Leinsamenauflage

Sie ist bei Schnupfen, Stirn- und Kieferhöhlenentzündung sowie Bronchitis geeignet. Außerdem bringt sie Gerstenkörner und Furunkel zur Reifung.

(!) Bitte beachten Sie

Bei Wärmeempfindlichkeit, anstehenden Operationen, nachlassender Herzfunktion, bösartigen Erkrankungen oder nachlassender Nierenfunktion müssen Sie auf diese Anwendung verzichten.

So wird's gemacht

Den in Wasser gekochten heißen Leinsamen in einem Leinensäckchen fünf Minuten auf die gewünschten Stellen aufbringen, mehrmals aufwärmen und erneut auflegen.

Sie brauchen dazu

- 200 bis 500 Gramm geschrotete Leinsamen (je nach Größe des behandelten Körperteils)
- ein Leinensäckchen

• Peloidauflage

Darunter versteht man Auflagen mit Torf, Schlamm, Moor- und Heilerden, die gebrauchsfertig in der Apotheke erhältlich sind. Sie eignen sich besonders bei Wirbelsäulenschmerzzuständen, Hexenschuss (Lumbago), Muskelverspannungen und Nervenentzündungen.

(!) Bitte beachten Sie
Bei Wärmeempfindlichkeit, anstehenden Operationen, nachlassender Herzfunktion, bösartigen Erkrankungen oder nachlassender Nierenfunktion müssen Sie auf diese Anwendung verzichten.

So wird's gemacht

Fangokompressen auf 45 °C erhitzen und auf die gewünschten Stellen auflegen. Die Einwirkzeit beträgt 15 bis 20 Minuten (solange die Kompresse warm ist). Gönnen Sie sich anschließend 30 bis 60 Minuten lang Ruhe. Wenden Sie die Fangokompressen nicht häufiger als einmal täglich an.

• Heublumensack

Eine Heublumenauflage ist bei rheumatischen Beschwerden, Muskelverspannungen und psychovegetativen Spannungszuständen geeignet.

Heublumen bekommen Sie fertig in Säckchen abgepackt in der Apotheke.

(!) Bitte beachten Sie
Bei Wärmeempfindlichkeit, anstehenden Operationen, nachlassender Herzfunktion, bösartigen Erkrankungen oder nachlassender Nierenfunktion müssen Sie auf diese Anwendung verzichten.

So wird's gemacht

Erhitzen Sie das Säckchen in einem großen Topf, am besten in einem Siebeinsatz über Wasserdampf. Achtung: Das Wasser darf nicht kochen, weil sich sonst die Heublumen zersetzen! Nach der Entnahme wird der Beutel ausgedrückt und möglichst heiß auf die Behandlungsstelle gebracht – Vorsicht, nicht verbrühen!

Nun zur Wärmedämmung wollene Tücher oder Decken über den Heublumensack legen. Sobald Sie die Auflage nicht mehr als ausreichend warm empfinden, entfernen Sie sie. Danach 60 Minuten ruhen. Nicht öfter als einmal täglich anwenden.

Einen Heublumensack sollten Sie aus hygienischen Gründen nur einmal verwenden.

Sie brauchen dazu

- ein großen Topf, eventuell mit Siebeinsatz
- ein Kräutersäckchen
- Wolltücher oder Decken

• Heiße Dampfkompresse

Dampfkompressen sind ideale Anwendungen, wenn Sie sich für anstrengende Wickel oder Bäder zu stark angeschlagen fühlen oder zu großem Aufwand einfach einmal keine Lust haben. Die Kompressen ermöglichen dennoch die gezielte Behandlung erkrankter Körperteile und lindern schonend Schmerzen und Verspannungen.

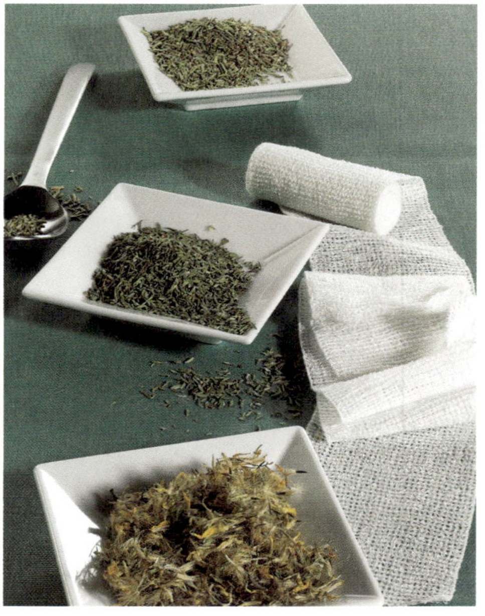

Heiße Kräuterkompressen und Heilpflanzenauflagen wirken lindernd bei Schmerzen aller Art.

Bitte beachten Sie
Bei Wärmeempfindlichkeit, anstehenden Operationen, nachlassender Herz- oder Nierenfunktion oder bösartigen Erkrankungen müssen Sie auf diese Anwendung verzichten.

Sie brauchen dazu
- zwei Frotteetücher
- Schüssel mit kochendem Wasser

So wird's gemacht
Ein in ganzer Länge gefaltetes Frotteetuch an beiden Enden fassen und seine Mitte in siedend heißes Wasser tauchen. Beim Herausnehmen das Tuch an den äußeren Enden kräftig auseinanderziehen und auswringen. Nun das Tuch vorsichtig auf die schmerzende Region auflegen, jedoch immer wieder kurz abheben, bis die Hitze erträglich wird. Die trockenen Tuchenden als Wärmeschutz zusammen mit dem zweiten Tuch darüber legen und gut zudecken.

Die Kompresse kann bei Bedarf etwa zwei- bis dreimal erneuert werden. Anschließend tut es gut, den behandelten Hautbezirk kurz mit kaltem Wassser abzuwaschen.

Kräuterkompresse
Eine noch wirksamere Form der Dampfkompresse erhalten Sie durch die Zugabe von Kräutern in das heiße Wasser. Arnika wird unterstützend bei Zerrungen, Prellungen, Verstauchungen, Muskel- und Gelenkschmerz, Schwellungen infolge von Quetschungen und stumpfen Verletzungen eingesetzt. Auch Blutergüsse werden schneller abgebaut. Rosmarin und Thymian fördern darüber hinaus die Hautdurchblutung.

Bitte beachten Sie
Bei Wärmeempfindlichkeit, anstehenden Operationen, nachlassender Herzfunktion, bösartigen Erkrankungen oder nachlassender Nierenfunktion müssen Sie auf diese Anwendung verzichten.

So wird's gemacht
Für eine Kräuterkompresse ein Liter Wasser mit je zwei Esslöffel Arnika, Rosmarin und Thymiankraut aufkochen, zehn Minuten ziehen lassen und abseihen. Ein einmal gefaltetes Frotteetuch satt befeuchten und möglichst heiß auf die schmerzende Stelle auflegen. Als Wärmeschutz nach außen dient ein trockenes Frotteetuch und eine Wolldecke. Die Kompresse so lange belassen, wie sie als warm empfunden wird.

Sie brauchen dazu
- je zwei Esslöffel getrocknete Heilkräuter (Arnika, Rosmarin, Thymian)
- zwei Frotteetücher
- ein Wolldecke

Tipp

Trockene Wärme: Rotlicht

Die Bestrahlung mit einer Infrarotlampe wirkt schmerzlindernd, durchblutungsfördernd und schleimlösend. Die Anwendung ist problemlos, Geräte erhalten Sie in Sanitätshäusern oder im Elektrohandel. Um Verbrennungen zu vermeiden, sollten Sie immer einen Abstand von 30 bis 50 Zentimetern einhalten und Kinder nie mit der Rotlichtlampe allein lassen. Die Behandlungszeiten richten sich je nach der Schwere der Erkrankung:
- bei Ohrenschmerzen das betroffene Ohr 5 bis 10 Minuten dreimal täglich bestrahlen
- bei Bronchitis, Stirnhöhlen- oder Nasennebenhöhlenentzündung 10 bis 15 Minuten dreimal täglich von vorne bestrahlen lassen

GESUND DURCH HEILPFLANZEN

Die Behandlung mit Heilpflanzen ist so alt wie die Menschheit selbst. Schon in der Volks- und Klostermedizin wurde ihre Heilkraft geschätzt. Damals verwendete man notgedrungen überwiegend Teezubereitungen, wusste jedoch wenig über die Hintergründe der »Wundermittel«.

ALTBEWÄHRTES NEU ENTDECKT

Auch aus der modernen Medizin sind heute Heilpflanzen nicht mehr wegzudenken – weil sie sich bewährt haben. Gerade in jüngster Zeit wurde die erstaunliche Wirkkraft von Heilpflanzen genauer unter die Lupe genommen. Bei diesen Forschungen ist etwas Gutes herausgekommen: eine Weiterentwicklung pflanzlicher Arzneimittel durch moderne industrielle Herstellungsverfahren. Diese neuen pflanzlichen Medikamente gewährleisten heute vielen Menschen eine gut verträgliche Therapie.

Was ist das Besondere an den neuen Herstellungsverfahren? Erwünschte Wirkstoffe können zusammen mit erwünschten Begleitstoffen angereichert werden, während unerwünschte Begleitstoffe, die bislang immer in Kauf genommen werden mussten, sich entfernen lassen. Zudem besitzen diese Präparate eine stets gleich bleibende Konzentration ihrer Inhaltsstoffe, so dass auch eine gleich bleibende Wirkung gewährleistet ist. Darüber hinaus kann man all diese Arzneiformen länger aufbewahren und anwenden als herkömmliche Teemischungen.

Noch ein Vorteil: Einige Arzneizubereitungen irritierten bisher durch einen sehr schlechten oder bitteren Geschmack, der bei industriell hergestellten Präparaten verbessert werden konnte. Und auch einen ökologischen Aspekt hat die industrielle Herstellung, denn sie nutzt die Wirkstoffgehalte der Arzneipflanzen bestmöglich aus – zum Wohle der Natur.

Von der Pflanze zur Arznei

Ob ein einfacher Teeaufguss oder ein Fertigpräparat später seine heilsame Wirkung entfaltet – zunächst einmal muss die Pflanze geerntet und entsprechend verarbeitet werden. Die meisten Arzneipflanzen werden für die Arzneizubereitung zunächst zerkleinert und dann schonend getrocknet. Dieser Vorgang sorgt dafür, dass die Wirkstoffe erhalten bleiben, und er entzieht außerdem Mikroorganismen wie Schimmelpilzen und

Info

Heilsame Drogen

Getrocknete Pflanzen oder Pflanzenteile, die direkt als Heilmittel (zum Beispiel als Tee) verwendet werden oder die der Zubereitung von Heilmitteln (zum Beispiel Tinkturen) dienen, werden »Droge« genannt. Diese haben nichts mit Rauschdrogen, Alkohol oder Abhängigkeit verursachenden Medikamenten zu tun.

Bakterien den Nährboden. Getrocknete Arzneipflanzen sind daher länger haltbar und können bis zur endgültigen Weiterverarbeitung gelagert werden.

Von einigen wenigen Arzneipflanzen stellt man Frischsäfte her. Dazu werden die gesamten Pflanzen zerkleinert, ausgepresst und in Flaschen abgefüllt. Sie enthalten immer noch einen großen Teil der pflanzlichen Wirk- und Begleitstoffe.

Was sind pflanzliche Arzneimittel?

Für die endgültige Herstellung von Arzneipflanzenzubereitungen werden ganze Pflanzenteile, wie Blüten, Blütenblätter, Laubblätter oder Wurzeln, verwendet, aus denen in mehreren Arbeitsschritten die Inhaltsstoffe herausgelöst werden. Dies geschieht in der Regel durch die Zugabe von Wasser und Alkohol in jeweils ganz bestimmten Mischungsverhältnissen.

Die so entstandene Lösung enthält verschiedene Inhaltsstoffe des jeweiligen Pflanzenteils, die entweder zur Wirkung beitragen (Wirkstoffe) oder die wirkungslos sind (Begleitstoffe). Je nach Weiterverarbeitung entstehen schließlich aus den Extrakten die auch für andere Medikamente üblichen Darreichungsformen wie zum Beispiel Tropfen, Tabletten, Dragees, Kapseln, Ampullen, Cremes und Salben.

Info

Hier helfen pflanzliche Arzneimittel

- Leichtere Erkrankungen der Atemwege
- Funktionelle Erkrankungen der Verdauungsorgane und andere Beschwerden im Magen-Darm-Trakt
- Funktionelle Herzerkrankungen
- Leistungsstörungen des Gehirns
- Depressionen
- Arterielle Durchblutungsstörungen der Gliedmaßen
- Venenerkrankungen
- Erkrankungen der Harn- und Geschlechtsorgane
- Psychovegetative Erkrankungen (nervöse Angst-, Spannungs- und Unruhezustände)
- Hauterkrankungen
- Menstruationsbeschwerden

(!) Bitte beachten Sie

Jedes pflanzliche Arzneimittel enthält eine ganze Reihe verschiedener Inhaltsstoffe, deren typische Komposition eine entscheidende Rolle für die heilende Wirkung spielt. Per Definition werden einzelne, isolierte Inhaltsstoffe aus einer Pflanze, zum Beispiel die Substanz Digitoxin aus dem Fingerhut, nicht zu den pflanzlichen Arzneimitteln gerechnet, da die sonst in der ganzen Pflanze vorliegenden Begleitstoffe fehlen.

Heilpflanzen sinnvoll einsetzen

Pflanzliche Medikamente werden hauptsächlich eingesetzt, um Befindlichkeitsstörungen zu beheben, also bei Krankheitsbildern wie zum Beispiel Angst- und Unruhezuständen, Verdauungsproblemen oder Schlafstörungen. Aber auch leicht ausgeprägte Krankheiten in der Kinderheilkunde oder Altersmedizin lassen sich erfolgreich mit pflanzlichen Arzneimitteln behandeln, weil diese ohne Risiko selbst über längere Zeit eingenommen werden können. Das liegt daran, dass Phytopharmaka im Allgemeinen viel verträglicher sind als chemisch-synthetische Mittel. Nebenbei erhält man sie auch noch viel preiswerter. All diese Kriterien machen deutlich, warum Heilpflanzenzubereitungen in keiner Hausapotheke fehlen sollten.

Selbstbehandlung mit pflanzlichen Arzneimitteln

Aufgrund ihrer geringen Nebenwirkungen und guten Verträglichkeit eignen sich pflanzliche Arzneimittel gut zur Selbstbehandlung. Dennoch sollten Sie die Grundregeln jeglicher eigenverantwortlicher Therapie beachten:

- Versuchen Sie als Erstes, die Ursache Ihrer Erkrankung herauszufinden.
- Wählen Sie nicht irgendeinen Tee oder ein beliebiges Medikament, sondern bemühen Sie sich, eine gezielte Therapie aufzubauen.
- Nehmen Sie nicht mehrere Medikamente gleichzeitig ein.
- Behandeln Sie Ihre Beschwerden mit einer möglichst niedrigen Dosis. Halten Sie sich daher immer an die auf dem Beipackzettel gegebenen Anweisungen.

Was Sie grundsätzlich über eine Selbstbehandlung wissen sollten, finden Sie auch auf den Seiten 11 bis 15 beschrieben.

Welche Arzneiform soll es sein?

Wenn Sie sich selbst mit Heilpflanzen behandeln wollen, sollten Sie sich nicht scheuen, moderne Fertigpräparate in der Apotheke zu kaufen. Diese sind einfach in der Anwendung und daher besonders auch für Berufstätige gut geeignet. Darüber hinaus haben sie den Vorteil, dass ihre Qualität streng kontrolliert wird und sie einen nahezu gleich bleibenden Wirkstoffgehalt aufweisen.

Tees wiederum, die aus der getrockneten Heilpflanze selbst zubereitet werden, wirken nicht nur über die darin gelösten Wirkstoffe, sondern auch durch ihre flüchtigen Stoffe wie ätherische Öle. Tees vereinen wohltuende, lindernde Wärme mit Wirkstoffen, die über den Magen-Darm-Trakt aufgenommen werden können. Und nicht zuletzt entfaltet schon ihr Duft seine heilsame Wirkung. Tipps rund um Teekauf und Teezubereitung finden Sie auf den folgenden Seiten.

Beachten Sie die Tagesdosis!

Selbst den Löffel schwingen oder zur schnellen Fertiglösung greifen – die Wahl liegt bei Ihnen. Doch in jedem Fall sollten Sie pflanzliche Arzneimittel nur in der Apotheke erwerben, da die Qualität dort höchsten Anforderungen entspricht. Dort kann man Sie auch darüber aufklären, welche Präparate die von Wissenschaftlern empfohlene täglich einzunehmende Mindestmenge (Tagesdosis) an Wirkstoffen enthalten.

Viele Mittel, die außerhalb von Apotheken angeboten werden, enthalten zu wenig Wirkstoffe und können gar nicht nützen!

(!) Bitte beachten Sie

Die empfohlene Tagesdosis richtet sich entweder nach der zur Arzneiherstellung verwendeten Menge des Pflanzenmaterials (zum Beispiel Artischocke, sechs Gramm Droge pro Tag) oder nach dem Gehalt an bestimmten Inhaltsstoffen (zum Beispiel Aescin in der Rosskastanie).

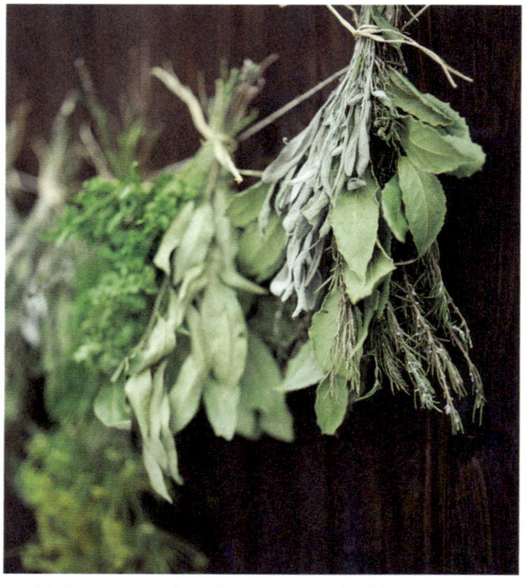

Heilpflanzen wirken bei einer Vielzahl von Beschwerden und sind im Allgemeinen gut verträglich.

AUS DER TEE- UND KRÄUTERKÜCHE

Traditionell werden viele Erkrankungen mit Tees behandelt, schließlich ist dies die älteste Form der Phytotherapie und denkbar leicht in der Anwendung. Doch kennen Sie den Unterschied zwischen Aufguss, Abkochung und Auszug? Im Folgenden finden Sie einige Grundrezepte, die Sie für die Selbstbehandlung mit Heilpflanzen kennen sollten.

Kleine Teekunde

Ob Sie Beutel-, Instant- oder lose Teemischungen kaufen, macht durchaus einen Unterschied. Kriterien wie Frische, Wirkstärke, Reinheit der Teekräuter und nicht zuletzt Preiswürdigkeit sind bei der Auswahl wichtige Entscheidungshilfen.

Tees in Teebeuteln

Prüfen Sie, ob gute Arzneipflanzenqualität verwendet wurde. So sollten etwa die getrockneten Arzneipflanzen klein geschnitten sein, um die Wirkstoffe freigeben zu können.

Info

Vorsicht, Zucker!

Bitte beachten Sie bei Instanttees: Damit ein Trockenextrakt dosierbar wird, muss er auf eine Trägersubstanz aufgebracht werden. Handelt es sich dabei um Zucker, besteht das Teegranulat zu 70 bis 96 Prozent daraus. Tees, die stattdessen mit Süßstoffen oder Zuckeraustauschstoffen gesüßt werden, sind prinzipiell auch für Diabetiker geeignet. Aber von zu hohem Süßstoffkonsum ist abzuraten (Seite 229). Die kalorienärmste, gesündeste und preiswerteste Lösung: Selbst aufgebrühte Tees ohne Zusatzstoffe sind zuckerfrei und gut verträglich!

Werfen Sie auch einen Blick darauf, wie diese Tees gelagert wurden: gut verschlossen, kühl und trocken? All diese Punkte erfüllen Teefilterbeutel in (möglichst umweltfreundlicher) Einzelverpackung; so bleiben die Inhaltsstoffe länger garantiert erhalten.

Möglicherweise nicht ganz preiswert, dafür aber zuverlässiger sind Tees mit Angaben zur Haltbarkeitsdauer.

Instanttees

Instanttees sind schnell zubereitet, aber oft anders zusammengesetzt als von Hand aufgebrühte Tees. Sie werden aus wässrigen, bisweilen auch alkoholisch-wässrigen Extrakten der getrockneten Arzneipflanze hergestellt und mittels Sprüh-, Vakuum- oder Gefrierverfahren getrocknet. Dabei können aber wertvolle Inhaltstoffe verloren gehen.

Um den Verlust an ätherischen Ölen auszugleichen, setzen einige Hersteller ihren Tees die isolierten Öle in standardisierter Menge zu. Das hat für Sie den Vorteil, ein Produkt mit gleich bleibender Qualität zu erhalten.

Lose Teemischungen

Lose Teemischungen bieten den Vorteil, dass unterschiedliche Teedrogen mit vergleichbarer Wirkung fertig gemischt vorliegen. Fragen Sie Ihren Apotheker,

- ob die Mischung sinnvoll ist,
- ob die Schnittgröße der Drogen ausreicht, um bei der Teezubereitung eine ausreichende Wirkstoffmenge herauszulösen,
- ob es bedingt durch die Schnittgröße der Drogen zu einer Entmischung kommen kann (in diesem Fall müssen Sie den Tee selbst noch einmal mischen),
- ob die Mischung aus Haltbarkeitsgründen zu Hause in ein Glasgefäß mit dicht schließendem Deckel umgefüllt werden sollte.

Der Kräuter-Kochkurs

Abrakadabra – Teeaufgüsse, Auszüge oder Abkochungen sind keine Hexerei. Die folgenden Rezepte geben Ihnen eine Übersicht.

Pflanzenaufgüsse

Aufgüsse werden aus getrockneten Arzneipflanzen hergestellt, deren Wirkstoffe sich beim Kochen zersetzen oder verflüchtigen würden (wie etwa ätherische Öle).

Zur richtigen Herstellung eines Aufgusses wird die vorgegebene Menge an zerkleinerter, getrockneter Arzneipflanze mit 200 Milliliter nicht mehr kochendem Wasser übergossen, in einem bedeckten Gefäß zehn Minuten belassen und durch ein Teesieb abgeseiht. Besonders einfach lässt sich dies mit so genannten Kräuter-Teetassen durchführen: Sie haben einen Deckel, damit die ätherischen Öle nicht verdampfen.

Tipp

Ihr Tee-Standardrezept

Ätherisch-ölhaltige Zubereitungen werden kurz mit heißem Wasser überbrüht. Danach lässt man den Tee fünf bis zehn Minuten ziehen und seiht ihn anschließend ab. Bei längerem Kochen würden ätherische Öle verloren gehen und zunehmend Gerbstoffe in den Tee übertreten.

Faustregel für die Dosierung

1 bis 2 Teelöffel des Tees oder der Teemischung pro Glas/Tasse Wasser (150 ml).

Anwendung

Trinken Sie zwei- bis dreimal täglich eine Tasse Tee in kleinen Schlucken. Günstig ist eine kurmäßige Teebehandlung über drei bis vier Wochen. Je nach Anwendungsgebiet und Inhaltsstoffen des Tees besprechen Sie dies am besten vorher mit Ihrem Hausarzt.

(!) Bitte beachten Sie

- Früchte, die ätherische Öle enthalten, wie Fenchel, Anis oder Kümmel, sollten Sie vor dem Übergießen mit heißem Wasser quetschen oder zerstoßen, damit sich die Aromen besser entfalten können.
- Aufgüsse aus getrockneten Pflanzen, die kein ätherisches Öl enthalten, wie Weißdornblüten und -blätter, können noch etwa fünf Minuten auf kleiner Flamme heiß gehalten werden.
- Bitterstoff-Aufgüsse dagegen dürfen nicht gekocht werden, da bei zu langem Erhitzen Gerbstoffe freigesetzt werden.

Abkochungen

Abkochungen werden meist von härteren Rinden-, Holz- und Wurzeldrogen oder von Arzneipflanzen, die langsam lösliche Stoffe enthalten, gemacht.

Zur Herstellung einer Abkochung wird die vorgeschriebene Menge der zerkleinerten Arzneipflanze (Teelöffel oder Esslöffel) mit etwa 200 Milliliter heißem Wasser übergossen und auf kleiner Flamme (mehr als 90 °C) etwa 30 Minuten lang heiß gehalten. Anschließend wird die Zubereitung durch ein Teesieb heiß abgeseiht.

Auszüge

Von einigen Arzneipflanzen (Bärentraubenblätter, Eibischwurzeln, Mistelkraut, Sennesblätter) stellt man Auszüge bei Raumtemperatur her. Dazu übergießt man die zerkleinerte Arzneipflanzenzubereitung mit rund 150 bis 200 Milliliter kaltem, eventuell zuvor abgekochtem Wasser und lässt sie bis zu acht Stunden unter gelegentlichem Umrühren stehen. Erst anschließend seiht man sie ab.

Einen Abführtee, der zum Beispiel Faulbaumrinde enthält, können Sie gut abends kalt ansetzen, über Nacht stehen lassen und morgens abseihen.

HOMÖOPATHIE

In der Homöopathie wird der ganze Mensch gesehen: Der Zusammenhang von seelischem und körperlichem Befinden wird hier in Diagnose und Mittelauswahl immer berücksichtigt. Die Wirkung kommt weniger auf stofflicher als vielmehr auf energetischer Ebene zustande.

Homöopathische Arzneimittel werden aus Pflanzen, Mineralien oder tierischen Produkten gewonnen. Ihre Herstellung und Anwendung unterscheidet sich grundlegend von chemisch-synthetischen und pflanzlichen Präparaten. Diese beiden Gruppen rechnet man zu den so genannten Allopathika: Frei übersetzt versteht man darunter Mittel, die eine der Krankheit entgegengesetzte Wirkung besitzen. Im Klartext heißt das, die Symptome werden bekämpft: bei Fieber mit einem fiebersenkenden Mittel, bei Husten mit einem Hustendämpfer oder Schleimlöser, bei einer bakteriellen Infektion mit einem Antibiotikum und so weiter.

Der Erfolg der homöopathischen Heilmethode, die ihr Begründer, Dr. Samuel Hahnemann (1755–1843), zu einem umfassenden Therapiesystem ausbaute, beruht dagegen auf einem völlig anderen Prinzip.

Info

Wann hilft Homöopathie?

Diese Erkrankungen können behandelt werden:

- Funktionelle Erkrankungen (zum Beispiel Reizmagen)
- Psychosomatische Erkrankungen (zum Beispiel migräneartige Kopfschmerzen)
- Seelische Erkrankungen (zum Beispiel depressive Verstimmungen)
- Infektionskrankheiten (zum Beispiel Erkältung)
- Chronisch-entzündliche und degenerative Erkrankungen (zum Beispiel Gelenkschmerzen bei Rheuma)

Die Ähnlichkeitsregel

Die Anwendung homöopathischer Arzneimittel erfolgt in erster Linie nach der so genannten Ähnlichkeitsregel. Hahnemanns bahnbrechende Erkenntnis, die er bei einem Selbstversuch mit Chinarinde gewann, besagte: »Ähnliches möge mit Ähnlichem geheilt werden.« Einfach erklärt, bedeutet das: Die Homöopathie heilt die Krankheit mit einer Arznei, die bei einem Gesunden ähnliche Symptome erzeugen würde.

Ein Beispiel: Die Einnahme von Nux vomica löst in hohen Dosierungen Erbrechen aus. Gemäß der Ähnlichkeitsregel wird Nux vomica zur Behandlung von Erbrechen eingesetzt. Dazu verabreicht man die Arznei in hohen »Potenzierungen« (Verdünnungen), bei denen die Wirkstoffmenge selbst so gering ist, dass sie kein Erbrechen verursachen kann. Die Wirkungsweise eines homöopathischen Mittels erklärt man sich dadurch, dass die Mittel in ihren geringen Dosierungen die Selbstheilungskräfte des Körpers gewissermaßen wachrütteln und mobilisieren.

Das Geheimnis der Arznei: gut geschüttelt

Alle homöopathischen Arzneien werden in äußerst geringen Dosierungen eingesetzt, die in einem aufwändigen Herstellungsverfahren entstehen. Der Ausgangsstoff wird dabei in einer Trägersubstanz (Alkohol, Wasser oder Zucker) im Verhältnis 1:10 (so genannte Dezimalpotenz D) beziehungsweise 1:100 (so genannte Centesimalpotenz C) verschüttelt oder verrieben.

Das Homöopathikum wird stufenförmig bis zur benötigten Arzneistärke weiterverdünnt, die auch als Potenz bezeichnet wird. Dezimalpotenzen werden jeweils aus einem Teil Ausgangsstoff und neun Teilen Trägersubstanz hergestellt. Aus der ersten Dezimalpotenz D1 werden dann analog bis zur gewünschten Dezimalpotenz die anderen Potenzen hergestellt. Der Prozess ist sehr aufwändig, da keine Zwischenstufe übersprungen werden darf.

Gesteigerte Wirkung durch Verdünnung

Eigentlich würde man erwarten, dass durch diese materiellen Verdünnungsvorgänge auch die Wirkung immer geringer wird. Ganz im Gegenteil verhält es sich jedoch so, dass – möglicherweise durch die Herstellung oder durch physikalische Veränderungen, die mit den heute üblichen Verfahren noch nicht erkennbar sind – mit jeder Verdünnung offenbar stärker wirkende Mittel entstehen. Das hängt offensichtlich nicht mit den Molekülen der Ausgangssubstanz, sondern mit einer durch dieses Herstellungsverfahren gewonnenen dynamischen Kraft zusammen. Man spricht daher im Zusammenhang mit der Herstellung homöopathischer Arzneimittel in ihren verschiedenen Potenzen auch von einer »Dynamisation«.

Gesucht: das richtige Mittel

Jedes homöopathische Arzneimittel hat ein so genanntes Arzneimittelbild, das durch die Anwendung des Arzneimittels in hoher oder gar toxischer Dosierung am Gesunden erstellt wurde. Dieses Arzneimittelbild beschreibt also alle Symptome eines Menschen, die nach der Einnahme des unverdünnten Mittels auftraten.

Um ein geeignetes homöopathisches Mittel für die Behandlung einer Krankheit auszuwählen, müssen jedoch nicht nur die Krankheitszeichen des Patienten mit dem Arzneimittelbild des entsprechenden Medikaments übereinstimmen, sondern es spielen auch bestimmte individuelle Empfindungen des Kranken eine Rolle, die ein homöopathisch behandelnder Arzt genauestens abfragt, ehe er sich für ein Mittel entscheidet. So kann es wichtig sein, ob sich die Beschwerden bei Kälte verbessern oder verschlechtern, ob die Haut berührungsempfindlich ist und ob sich der Kranke ausgeglichen, müde, aggressiv oder ermattet fühlt.

Ideal für »kleinere« Beschwerden

Das komplizierte Diagnose- und Therapiesystem der Homöopathie in seiner Gesamtheit beherrscht nur der Fachmann. Doch eine Vielzahl kleinerer Beschwerden wie etwa Kopf- und Zahnschmerzen, ein verdorbener Magen oder nervöse Störungen eignen sich durchaus auch für eine Selbstbehandlung mit homöopathischen Arzneien.

Prinzipiell könnten Sie alle Krankheiten, bei denen die Selbstregulation Ihres Körpers angeregt werden muss, mit homöopathischen Mitteln behandeln. Wenn sich allerdings bereits körperliche Veränderungen entwickelt haben (etwa Gelenkveränderungen bei Rheuma), lassen sich diese auch mit Homöopathika nicht mehr rückgängig machen. Es ist aber möglich, die Begleiterscheinungen wie Entzündung oder Schmerzen mit dem richtigen Mittel günstig zu beeinflussen. Bestimmte Erkrankungen können nicht mit homöopathischen Mitteln allein behandelt, sondern nur von ihnen begleitet werden: Dazu gehören Erkrankungen, bei denen Hormone zugefügt werden müssen (zum Beispiel Insulin bei Diabetes), sowie akute lebensbedrohende Krankheiten oder akute, schwere Krankheitsbilder.

Theoretisch kann in höherem Alter durch die Einnahme ganz bestimmter Medikamente (Kortison, Immunsuppressiva) oder nach langwierigen Erkrankungen die Reaktionsfähigkeit des Organismus so stark beeinträchtigt sein, dass in diesen Fällen Homöopathika nicht mehr wirken. Bleiben Sie bitte grundsätzlich verantwortungsbewusst, und beachten Sie die Warnhinweise im Text, wann Sie einen Arzt hinzuziehen sollten. Allgemeine Hinweise zu Selbstbehandlung und -medikation finden Sie auf Seite 11 ff.

Info

Dosierungen

- Als Dosierungsvorschrift gilt: Wo keine weiteren Angaben gemacht werden, nehmen Sie dreimal täglich eine Tablette oder fünf bis zehn Tropfen oder zehn Kügelchen ein.
- Bei Verreibungen sollten Sie dreimal täglich eine kleine Messerspitze ohne Verdünnung vor dem Essen im Mund zergehen lassen, damit eine Aufnahme über die Zungenschleimhaut gewährleistet ist.

Tipps zur Selbstbehandlung

Im Rahmen dieses Ratgebers konnten nicht alle prinzipiell geeigneten Homöopathika aufgenommen werden. Im Kapitel »Beschwerden und Krankheiten« finden Sie unter jedem Stichwort eine Auswahl von bewährten homöopathischen Arzneimitteln.

Die Mittelauswahl

- Beachten Sie bei der Auswahl die jeweils aufgeführten Symptome, und versuchen Sie, das für Ihre Beschwerden passendste Arzneimittel auszuwählen. Eine homöopathische Arznei sollte nur dann angewendet werden, wenn die Symptombeschreibung eine auffallende Ähnlichkeit mit Ihren Beschwerden aufweist. Es müssen aber nicht alle bei dem entsprechenden Mittel aufgeführten Symptome bei Ihnen vorliegen.
- Noch ein Hinweis: Begleitmaßnahmen wie Bäder, Wickel oder Ähnliches können die Krankheitserscheinungen beeinflussen. Wählen Sie also ein geeignetes Mittel stets nach den ursprünglichen Symptomen aus.
- Kein Grund zur Sorge, wenn sich Ihre Beschwerden nach der Einnahme des Mittels kurzfristig verschlechtern. Diese so genannte Erstverschlimmerung ist nur von kurzer Dauer und gilt als gutes Zeichen, dass Sie das für Sie geeignete Mittel gefunden haben.

Potenzen

Es werden jeweils nur die gebräuchlichsten Potenzierungen genannt. Wenn Sie unsicher sind, sollten Sie in Ihrer Apotheke nachfragen. Zudem werden in diesem Buch weitgehend Tabletten oder Tropfen empfohlen.

Grenzen der Homöopathie

Bitte berücksichtigen Sie, dass es Fälle gibt, in denen homöopathische Mittel nicht ausreichen. Fragen Sie im Zweifelsfall Ihren Arzt oder Therapeuten.

SCHÜSSLER-SALZE

Für die Funktion unseres Körpers durch einen gesunden Stoffwechsel sind Mineralstoffe lebensnotwendig. Sie müssen genauso wie Vitamine mit der Ernährung aufgenommen werden, da der Körper sie nicht selbst herstellen kann. Mangelzustände führen zu Krankheiten von Körper, Seele und Geist. Hier können die Schüßler-Salze helfen.

Der Arzt Wilhelm Schüßler (1821–1898) war ein überzeugter Anwender der Homöopathie, die eine sorgfältige Auswahl der damals zur Verfügung stehenden 300 Mittel (heute 3000!) voraussetzt. Er suchte nach einer wissenschaftlich nachvollziehbaren Heilmethode, die auch medizinische Laien einfach umsetzen können. Bald erkannte er die Möglichkeit, Erkrankungen durch systematische Zufuhr fehlender Mineralstoffe, die er als »Funktionsmittel« bezeichnete, zu heilen.

Die Zubereitung der Funktionsmittel ist vergleichbar mit derjenigen homöopathischer Arzneien durch Potenzierung (Seite 266 f.). Nicht unterschätzen sollte man den tatsächlichen Wirkstoffgehalt zum Beispiel einer Tablette (0,25 Gramm) einer D6-Potenzierung: Sie enthält immerhin 2,6 Billiarden Moleküle (das sind kleinste Einheiten einer Substanz). Rechnerisch sind das bei Einnahme 26 Moleküle für jede unserer 70 Billionen Körperzellen!

Mit seinem Behandlungsansatz war Schüßler seiner Zeit weit voraus. Inzwischen gilt es als belegt, dass potenzierte Salze ebenso wie nichtpotenzierte Salze Mangelzustände ausgleichen. Neben dem reinen Vitalstoffeffekt haben die Salze zusätzlich einen Regulationseffekt. Die im Körper gelösten Mineralsalze sind elektrisch geladene Teilchen (Ionen), die elektrischen Strom leiten und deshalb als Elektrolyte bezeichnet werden. Sie verbessern die Aufnahmefähigkeit der einzelnen Körperzellen für Salze und normalisieren so den Stoffwechsel. Aus der Physik ist bekannt, dass jede Materie auch Schwingung darstellt und elektromagnetische Wellen aussendet. Dabei wirken bestimmte Schwingungen normalisierend, regulierend und heilend auf den Organismus.

Darreichungsformen der Schüßler-Salze

Die heute gebräuchlichen Darreichungsformen zum Einnehmen sind Tabletten und Pulver auf Milchzuckerbasis, Globuli (bei höheren Potenzen ab D8) aus Rohrzucker und alkoholische Lösungen für milchzuckerempfindliche Personen. Die Tabletten werden nicht geschluckt, sondern man lässt sie im Munde zergehen. Kommen mehrere Salze zur Anwendung, können sie morgens in einem Glas mit abgekochtem Wasser aufgelöst und die Lösung über den Tag verteilt getrunken werden. Salben dienen der äußerlichen Anwendung. Den ursprünglichen elf von Schüßler beschriebenen Basissalzen wurden weitere Ergänzungsmittel hinzugefügt, so dass inzwischen 24 Schüßler-Salze zur Anwendung kommen.

Im Rahmen dieses Buches werden die elf ursprünglichen Basissalze vorgestellt und bei den Beschwerden berücksichtigt, die bereits das größte Spektrum an Behandlungsmöglichkeiten abdecken. Erhältlich sind die Schüßler-Salze in jeder Apotheke. Für weiterführende Informationen finden Sie Büchertipps im Serviceteil dieses Buches!

Dosierung und Dauer der Einnahme

Akute Beschwerden

- Erwachsene und Kinder über zwölf Jahren: alle 5 bis 15 Minuten eine Tablette bis zum Abklingen der Beschwerden.
- Kinder unter zwölf Jahren: ein- bis zweistündlich eine Tablette bis zum Abklingen der Beschwerden.
- Säuglinge: Tablette in wenig Wasser auflösen und den Brei auf die Lippen streichen.

Chronische Beschwerden

- Erwachsene und Kinder über zwölf Jahren: zwei- bis sechsmal täglich ein bis zwei Tabletten bis zum Abklingen der Beschwerden.
- Kinder unter zwölf Jahren: drei- bis viermal täglich eine Tablette bis zum Abklingen der Beschwerden.
- Säuglinge: Tablette in wenig Wasser auflösen und den Brei auf die Lippen streichen.

Entzündungsschema

Alle Entzündungen im Körper folgen nahezu identischen Regeln und machen sich durch Rötung, Wärme, Schwellung und Schmerz bemerkbar. Hier hat sich folgendes Schema bewährt:

Im ersten Entzündungsstadium hilft Nr. 3: Ferrum phosphoricum (Eisenphosphat) D12, Sauerstoff in das betreffende Gewebe zu transportieren, um den Stoffwechsel anzuregen. In der ersten Stunde (Kinder: in der ersten halben Stunde) wird alle fünf bis zehn Minuten eine Tablette genommen. Dann wird die Einnahme auf viertelstündliche, halbstündliche und stündliche Intervalle verringert. Üblicherweise genügt die Einnahme über einen Tag.

Hat sich die Entzündung im zweiten Entzündungsstadium festgesetzt (manifestiert) – zum Beispiel sind die Mandeln geschwollen und schmerzhaft, der Rachen ist gerötet, die Zunge belegt, es kommt zu Sekret- und Schleimbildung –, hilft Nr. 4: Kalium chloratum (Kaliumchlorid) D6.

Da das erste und zweite Stadium sich oft nicht klar trennen lassen, können Nr. 3: Ferrum phosphoricum und Nr. 4: Kalium chloratum bei Krankheitsbeginn auch im Wechsel genommen werden.

Im dritten, als Reinigungsphase bezeichneten Entzündungsstadium eignet sich Nr. 6: Kalium sulfuricum (Kaliumsulfat) D6. Haut- und Bindegewebsdefekte werden durch rasch nachwachsende Zellen repariert, gelblicher Schleim und andere Sekrete werden schneller ausgeschieden.

Die »Heiße Sieben«

Erwachsene lösen zehn Tabletten, Kinder fünf Tabletten Nr. 7: Magnesium phosphoricum (Magnesiumphosphat) D6 in heißem Wasser auf und trinken die Lösung schluckweise. Eine Wiederholung ist ein- bis zweimal im Abstand von einer halben Stunde möglich. In derselben Weise können auch die anderen Schüßler-Salze bei heftigen Beschwerden angewendet werden.

Äußerliche Salbenanwendung

Diese hat sich bewährt bei Muskel-, Gelenk-, Haut- und Knochenerkrankungen entweder allein oder in Verbindung mit der Einnahme von Tabletten. Reiben Sie betroffene Stellen mit einem ein bis zwei Zentimeter langen Salbenstrang ein (bei Krampfadern nur klopfen!). Massagen oder Umschläge, zum Beispiel über Nacht, sind ebenfalls möglich.

Verträglichkeit der Schüßler-Salze

Nebenwirkungen (außer einer abführenden Wirkung aufgrund des Milchzuckers bei der Einnahme von 30 bis 100 Tabletten auf einmal) oder Erstverschlimmerungen sind bislang nicht bekannt. Allergiker sollten sich sorgfältig informieren, ob sie die Salze mit Milchzucker als Träger bedenkenlos einnehmen können.

Auswahl der Salze

In erster Linie richtet sich die Auswahl der Salze nach den Beschwerden. Zusätzliche Hinweise auf fehlende Salze erhält man durch einen Blick auf das ungeschminkte Gesicht im Spiegel beziehungsweise auf Haut, Haare und Nägel. Veränderungen wie etwa bei Farbe und Struktur der Haut, bei Feuchtigkeitsgehalt oder Faltenbildung sind oft ein Hinweis auf einen Mineralstoffmangel.

Die einzelnen Salze sind im Nachfolgenden nach Vorkommen, Wirkung sowie Signaturen und Antlitzzeichen geordnet.

Nr. 1: Calcium fluoratum (Kalziumfluorid) D12

Vorkommen

Zellen der Oberhaut, Knochen, Sehnen, Bänder, Blutgefäße, Zahnschmelz.

Wirkung

Kräftigung des Zahnschmelzes, Schutz vor Karies; Knochenfestigung, zum Beispiel bei Osteoporose; Festigung von Bändern, Sehnen und erschlaffter Haut (auch bei Schwangerschaft oder Strahlenbehandlung); Elastizitätsmittel, macht Haut bei Schuppenflechte, Pilzerkrankungen, Narben und Rissen elastisch.

Signaturen und Antlitzzeichen

Hauterschlaffung im Gesicht und am Bauch, Gesichtshaut mit vielen kleinen Falten; Fin-

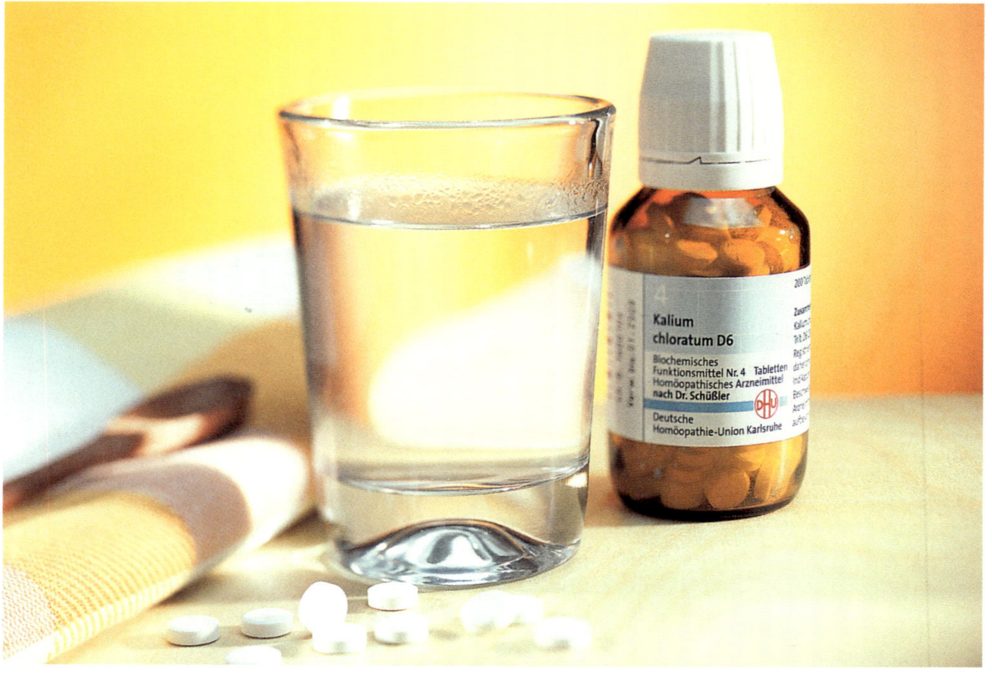

Kalium chloratum reguliert den Kalium-Haushalt im Körper. Besonders gut hilft es bei Verletzungen und Entzündungen von Haut und Schleimhäuten, wenn die Wundheilung bereits eingesetzt hat.

gernagelverformungen; Karies; übermäßige Hornhaut; Sehnen- und Bänderschwäche, Wirbelsäulen- und Fußfehlstellungen (Senk- und Spreizfuß); Venenveränderungen (Besenreiser, Krampfadern).

Nr. 2: Calcium phosphoricum (Kalziumphosphat) D6

Vorkommen

Wichtigstes Knochensalz zur Mineralisation von Knochen und Zähnen, das auch in Muskel-, Gefäß-, Nerven-, Gehirn- und Leberzellen enthalten ist.

Wirkung

Stärkungsmittel nach Erkrankungen; unterstützt Kinder bei der Zahnung; fördert die Muskelfunktion; wirkt entkrampfend, entspannend und beruhigend (auch bei Hyperaktivität). Löst eiweißartige Ergüsse, unterstützt den Lymphfluss.

Signaturen und Antlitzzeichen

Haut blass und wächsern, vor allem auf der Stirn, der Nasenwurzel, den Nasenflügeln und den Ohren; Mattigkeit, Schwäche; Wirbelsäulenveränderungen (wie bei Calcium fluoratum) – hier beide Salze im Wechsel verabreichen; eiweißähnliche Absonderungen, Hautbläschen.

Nr. 3: Ferrum phosphoricum (Eisenphosphat) D12

Vorkommen

Eisen ist als essenzielles Spurenelement in Eiweißen und Enzymen für Verbrennungsprozesse wirksam. Ebenso hilft es beim Kollagenaufbau. Phosphat ist an der Energiegewinnung in den Zellen beteiligt und unterstützt die Sauerstoffaufnahme. Es ist besonders wichtig für den Nervenstoffwechsel (Gehirnfunktion, Impulsübertragung von Nerven zu Muskeln) und wirkt schmerzstillend. Bei Entzündungen bewirkt Eisenphosphat die Umverteilung von Eisen in die Abwehrzellen der Milz und der Lymphknoten, wodurch sich die Erreger schwerer vermehren können.

Wirkung

Akutmittel bei inneren und äußeren Verletzungen sowie bei akuten Infekten und Entzündungen.

Signaturen und Antlitzzeichen

»Ferrum-Schatten« als schwarz-bläuliche Verfärbung an den inneren Augenwinkeln und Lidern durch Sauerstoffmangel (Blut wird dann dunkler); bei starkem Mangel zusätzlich leichte Rötung der Ohren, Wangen und Stirn; widerspenstige Haare, welke Haut, gerillte Fingernägel (längs und quer); Erbrechen von Nahrung, Durchfall mit unverdauten Nahrungsresten.

Nr. 4: Kalium chloratum (Kaliumchlorid) D6

Vorkommen

Schleimhautsalz, reguliert Ausscheidung von Wasser. Wichtig für Nerven und Muskeln sowie Eiweiß- und Kohlenhydratstoffwechsel, steuert Verdauung und Herzfunktion.

Wirkung

Gleicht Irritationen von Haut und Schleimhaut aus; manifeste (nicht akute) Entzündungen der Schleimhäute (zum Beispiel Dickdarm, Blase, Magen, Bronchien); Sehnenscheidenentzündungen; Fieber.

Signaturen und Antlitzzeichen

Bläulich-weiße Gesichtsfarbe, helle Augenumrandung; weißlicher Auswurf bei Erkältungskrankheiten. Bei Ekzemen trocknen die Absonderungen und gleichen Mehlstaub. Blutig schleimige Absonderungen.

Nr. 5: Kalium phosphoricum (Kaliumphosphat) D6

Vorkommen

Nervensalz, Muskulatur, Nährsalz für Körper, Seele und Geist.

Wirkung

Bei Niedergedrücktsein als Verstimmung oder nach Anstrengungen, bei Gedächtnis- und Konzentrationsstörungen. Hilft den Muskeln, Sauerstoff aufzunehmen, vermittelt den Zellen Energie. Bei Muskel- und Herzschwäche. Wirkt gärungswidrig im Magen-Darm-Trakt.

Signaturen und Antlitzzeichen

Gräuliches, aschefarbenes, blasses Gesicht mit deutlich eingefallenen Schläfen; Mundgeruch, schmierige, übel riechende Absonderungen, Hautbläschen mit blutigem Inhalt.

Nr. 6: Kalium sulfuricum (Kaliumsulfat) D6

Vorkommen

Zuständig für die Neubildung der Zellen in Haut, Schleimhaut und bei Gelenkerkrankungen sowie für das Haar- und Nagelwachstum.

Wirkung

Sauerstoffüberträger, wichtig für die Regeneration nach Entzündungen.

Signaturen und Antlitzzeichen

Gelbliche Absonderungen (Wundsekret, Nasensekret und Schleim); gelblich-bräunliche Veränderungen im Gesicht, an den Lidern sowie um Mund und Nase; deutlich erkennbare Altersflecken.

Nr. 7: Magnesium phosphoricum (Magnesiumphosphat) D6

Vorkommen

Knochen, Nerven und Muskelgewebe sowie Blutkörperchen.

Wirkung

Aufbau von Knochen und Zahngewebe; steuert die Erregungsübertragung von Nerv zu Muskel, gleicht die Muskelfunktion aus, steuert die Herzfunktion, wirkt beruhigend. Hilft bei Gesichtszucken, Augenzittern, Schmerzen, Muskelverspannungen, Krämpfen sowie Konzentrations- und Sehstörungen.

Signaturen und Antlitzzeichen

Neigung zum Erröten, seelische Erregung; häufig bei Kaffeetrinkern, Rauchern und Alkoholtrinkern; wässriges Erbrochenes bei gleichzeitigen Bauchschmerzen.

Nr. 8: Natrium chloratum (Natriumchlorid, »Kochsalz«) D6

Vorkommen

Fördert die Vitalstoffversorgung in allen Körperzellen; heute in viel zu hoher Menge verwendet; benötigt 23-mal mehr Körperwasser als Steinsalz.

Wirkung

Schnellstwirksames Schnupfenmittel! Außerdem bei Blutarmut und Bläschenausschlag.

Signaturen und Antlitzzeichen

Trockene großporige Haut und Schleimhäute, Schuppen, Zellulitis; schmierige Gesichtshaut; Vollmondgesicht; Gelenkknacken; wässriger Tränen- und Speichelfluss; wässriges Erbrochenes und Durchfall; wässrige Hautbläschen.

Nr. 9: Natrium phosphoricum (Natriumphosphat) D6

Vorkommen

Bei Stoffwechselvorgängen im Körper.

Wirkung

Entsäuerungsmittel; gleicht Stoffwechselstörungen aus, zum Beispiel Harnsäurestoffwechselstörung (Gicht), Fettstoffwechselstörungen, Magensäureüberproduktion; bei Muskelkater.

Signaturen und Antlitzzeichen
Störungen durch Harnsäureablagerungen (Gichtknoten), fettige Haare und Haut, Mitesser; saure, käsige Absonderungen, Hautbläschen mit gelbem bis eitrigem Inhalt.

Nr. 10: Natrium sulfuricum (Natriumsulfat, Glaubersalz) D6

Vorkommen
Im Bereich zwischen den einzelnen Körperzellen und in Körperflüssigkeiten.

Wirkung
Regt die Ausscheidungen an, vor allem über den Darm und die Nieren; reinigt von Schlackenstoffen. Ist entzündungshemmend; reguliert die Verdauung, auch bei Durchfall. Unterstützt die Sekretproduktion von Gallenblase und Bauchspeicheldrüse. Wirkt keimreduzierend.

Signaturen und Antlitzzeichen
Auffällige Gesichtsröte (violett), mit Aussparung des Mund-Nase-Dreiecks nach dem Essen und/oder Kaffeegenuss, rote Nase, grünlich-gelbliche Farbflecke vor allem an der Stirn; Blähbauch, heller Stuhl, grünliche Durchfälle; Neigung zu Wasseransammlungen in den Unterschenkeln; gelblich-wässrige Absonderungen, Erbrechen von Galle.

Nr. 11: Silicea (Siliziumdioxid, Kieselerde) D12

Vorkommen
Nach Sauerstoff das am häufigsten vorkommende Element (Spurenelement, kein Salz!) der Erdkruste: Ist in vielen Körpergeweben enthalten und verbindet die Eiweiße durch Verstrebungen.

Wirkung
Verleiht Elastizität und Festigkeit. Hilft bei Bänderschwäche, Gewebebrüchen (Nabel-, Leistenbruch), Bandscheibenleiden, Arthrose. Fördert die Hautheilung, strafft gealterte Haut, unterstützt die Knochenbildung und schützt vor Arterienverkalkung. Wirkt entblähend und hemmt Fäulnisprozesse im Darm. Fördert die Abwehrkräfte, wirkt entschlackend.

Signaturen und Antlitzzeichen
Welke, schlaffe, dünne, glänzende (auffallend häufig am Schienbein!) und empfindliche Haut. Der Glanz lässt sich nicht abwischen. Haarwuchsstörungen mit Haarausfall. Neigung zu Schwitzen, übel riechender Fußschweiß. Schlechte Knochenentwicklung. Die Augen liegen in tiefen Höhlen und sind sehr lichtempfindlich; eitrige Absonderungen aus entzündeter Haut.

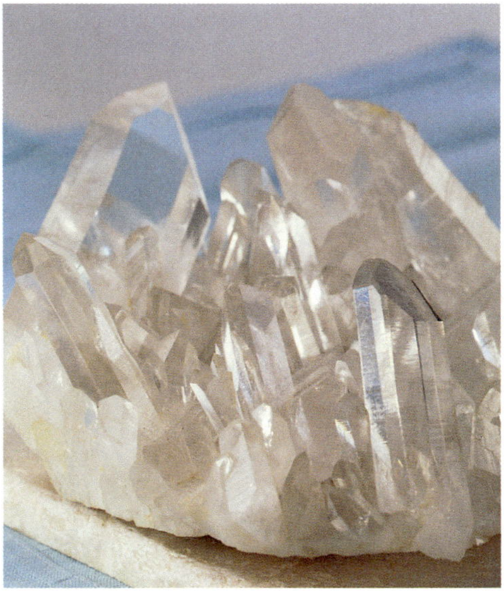

Der Bergkristall ist ein wasserheller durchsichtiger Quarzkristall und stellt die reinste chemische Verbindung von Siliziumdioxid dar.

Mit SANFTEM DRUCK – AKUPRESSUR

Unter Akupressur versteht man die gezielte Massage spezieller Punkte, die auf unserer Körperoberfläche liegen. Durch den Druck der Punkte kommen die Energien im Organismus wieder zum Fließen, und die Selbstheilungskräfte werden angeregt. Die Technik der Akupressur lässt sich rasch erlernen, die nötige Routine erlangen Sie durch Übung.

Akupressur ist eng verwandt mit der Akupunktur, die im 2. und 1. Jahrhundert v. Chr. in China und Indien entwickelt wurde. Beide Methoden basieren auf den gleichen Grundlagen und Vorstellungen traditioneller fernöstlicher Medizin: Danach sind alle Krankheiten oder Beschwerden auf Störungen des Energieflusses Qi im Körper zurückzuführen. Unsere Energie bewegt sich in einem Netz von Energiebahnen, den Meridianen, die im Körper und auf der Körperoberfläche verlaufen.

Alle in der Akupunktur und Akupressur verwendeten Behandlungspunkte stellen Zugangswege zu den Energiebahnen dar: Durch ihre Stimulation von außen, nämlich Nadelung (Akupunktur) oder eben Massagedruck (Akupressur), können Energieblockaden gelöst oder die überschüssige Energie abgeleitet werden. Auf diese Weise lässt sich das körperliche und seelische Gleichgewicht wiederherstellen, und die Beschwerden können beseitigt werden.

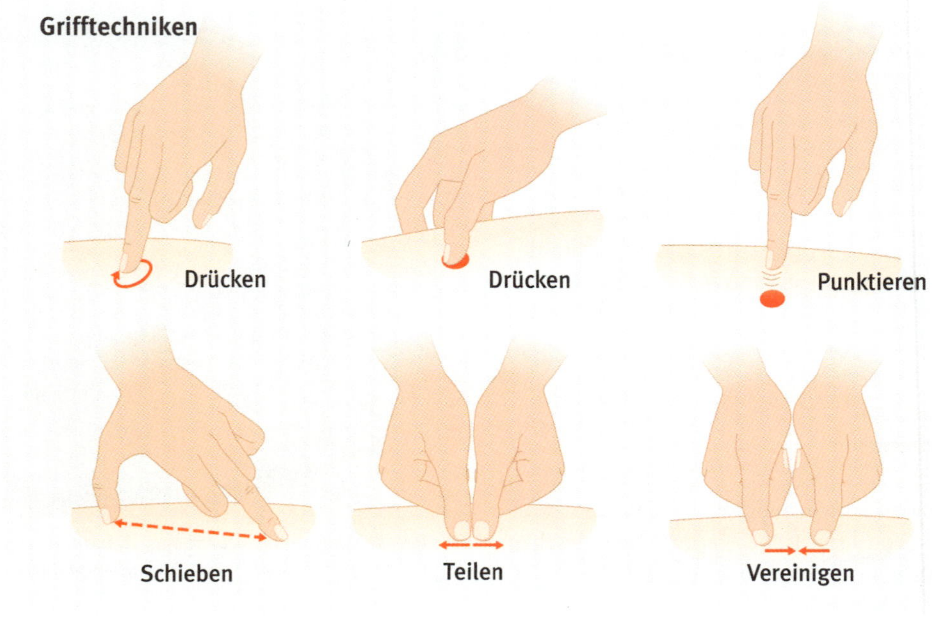

Ideal zur Selbstbehandlung

Die Akupressur ist eine typische Maßnahme zur Selbstbehandlung, denn sie erfordert keine Hilfsmittel und lässt sich leicht erlernen sowie überall schnell und einfach anwenden. Überdies sind auch Nebenwirkungen nicht bekannt.

In China nimmt sie deshalb auch einen wichtigen Platz in der medizinischen Versorgung der Bevölkerung ein.

Die Auswahl der Punkte

Es gibt eine ganze Reihe von Akupressurpunkten, die sehr unterschiedliche Reaktionen auslösen können. Um Ihnen die Selbstbehandlung zu erleichtern, wurden in der Hausapotheke einige der wichtigsten Punkte ausgewählt und in der Tabelle auf Seite 276 zusammengefasst.

Im Kapitel »Beschwerden und Krankheiten« (Seite 28 ff.) finden Sie jeweils unter dem Stichwort »Anwendungen» die passenden Punkte genannt, wenn die Akupressur als Erfolg versprechende Maßnahme vorgeschlagen wird. Die Lage der erwähnten Punkte entnehmen Sie bitte den Abbildungen auf Seite 277 f.

Richtig akupressieren

Alle beschriebenen Punkte können Sie mit der Fingerkuppe massieren, wie die Abbildung »Grifftechniken« links zeigt.

➤ Bewegen Sie dabei Ihre Finger mit kreisender Bewegung oder in Längsrichtung zur Körperachse.

➤ Bei Schmerzzuständen ist es günstig, wenn Sie die Punkte in Richtung des Hauptschmerzes akupressieren.

Druckintensität und Dauer

Der Massagedruck richtet sich nach der Lage der Akupressurpunkte: Punkte im Bereich von Muskeln können kräftig massiert werden, während Sie Punkte im Gesicht oder auf knöchernen Teilen vorsichtig behandeln sollten.

➤ Außerdem gilt: Kräftige, stabile Menschen vertragen in der Regel eine intensivere Behandlung als geschwächte und empfindliche Patienten.

➤ Wenn ein Punkt nahe am erkrankten Bereich sitzt, darf er nur 30 bis 60 Sekunden lang behandelt werden, während Fernpunkte an den Armen und Beinen ein bis zwei Minuten lang massiert werden können.

Info

Wann hilft Akupressur?

➤ Das Hauptanwendungsgebiet ist die Behandlung leichter und mittelschwerer Schmerzen wie Kopf-, Gesichts-, Zahn-, Nacken-, Schulter- und Nervenschmerzen.

➤ Auch Schlaflosigkeit, Nervosität, innere Unruhe, Übelkeit, Brechreiz, Seekrankheit, Verstopfung und Menstruationsstörungen lassen sich durch Akupressur sehr gut behandeln. Dabei kann die Akupressur gleichzeitig mit einer Akupunkturbehandlung erfolgen.

➤ Beachten Sie bitte auch hier, dass Sie wie bei jeder anderen Form der Selbsthilfe zuvor sicher sein müssen, dass keine schwerwiegende oder bösartige Erkrankung für Ihre Beschwerden verantwortlich ist. Durch eine zu ausgedehnte Eigenbehandlung ohne ärztliche Hilfe könnten Sie solche Erkrankungen verschleppen.

Info

Wann die wichtigsten Punkte wirken

Punkte	Wirkung/Anwendungsgebiet	Technik
Di 4–Hegu	➤ Allgemeine Schmerzstillung, Augen- und Zahnschmerzen, Erkältungskrankheiten	➤ Massage zwischen Daumen und Zeigefinger für 60–120 Sek. von der Hand in Richtung Körper
Du 26–Renzhong	➤ Notfälle, Ohnmacht, Kreislaufbeschwerden, Zahnschmerzen	➤ Massage mit dem Nagel des Zeigefingers oder Daumens für ca. 30 Sek. zentral
He 7–Shenmen	➤ Schlaflosigkeit, innere Unruhe, Nervosität, psychosomatische Störungen, Angstzustände	➤ Massage mit dem Nagel des Zeigefingers für ca. 60 Sek. vom Körper in Richtung Hand
Le 3–Taichong	➤ Allgemeine Schmerzen, Beinschmerzen, Gallenschmerzen, Bauchkrämpfe, Kopfschmerzen	➤ Massage mit dem Nagel des Zeigefingers für ca. 60 Sek. vom Fuß Richtung Körper
Ma 36–Zusanli	➤ Übelkeit, Durchfall, Verstopfung, allgemeine Magen-Darm-Erkrankungen, Beinschmerzen	➤ Massage mit dem Zeigefinger für 60–90 Sek. vom Körper Richtung Fuß
Ma 44–Neiting	➤ Kopfschmerzen, Zahnschmerzen, Erkältungskrankheiten; wichtigster Schmerzpunkt am Bein	➤ Massage mit dem Nagel des Zeigefingers oder Daumens für 30–60 Sek. vom Körper zum Fuß
MP 6–Sanyinjiao	➤ Menstruationsstörungen, Bettnässen, Schlaflosigkeit	➤ Massage mit dem Zeigefinger für 60–90 Sek. vom Fuß Richtung Körper
Pe 6–Neiguan	➤ Übelkeit, Brechreiz, Schluckauf, Seekrankheit	➤ Massage mit dem Zeigefinger ca. 60 Sek. vom Körper in Richtung Hand
Ren 4–Guanyuan	➤ Menstruationsstörungen, Durchfall, Prostatabeschwerden	➤ Massage mit dem Zeigefinger für ca. 60 Sek. auf den Nabel zu
Ren 12–Zhongwan	➤ Magen, Übelkeit, Appetitlosigkeit, Reisekrankheit	➤ Massage mit dem Zeigefinger für ca. 30 Sek. auf dem Brustbein
Ren 17–Shanzhong	➤ Lungenerkrankungen, Entspannung	➤ Massage mit dem Zeigefinger für ca. 60 Sek. zum Brustbein hin
SJ 5–Waiguan	➤ Kopfschmerzen, Erkältungskrankheiten	➤ Massage mit dem Zeigefinger für ca. 60 Sek. von der Hand

Wo Sie die Punkte finden

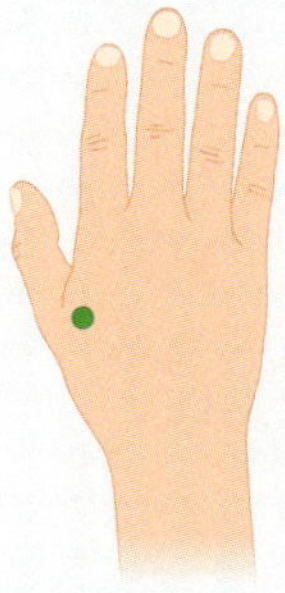

Di 4–Hegu – Talsenke
Den Punkt finden Sie, wenn Sie den Daumen an die Hand legen. Es entsteht ein kleiner Muskelwulst, an dessen höchster Stelle der Punkt liegt.

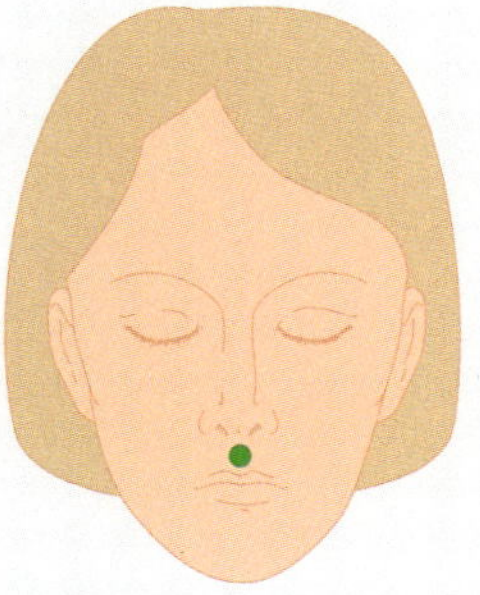

Du 26–Renzhong – Wasserrinne
Dieser Punkt liegt auf der Linie zwischen Nase und Oberlippe an der Grenze zwischen mittlerem und oberem Drittel.

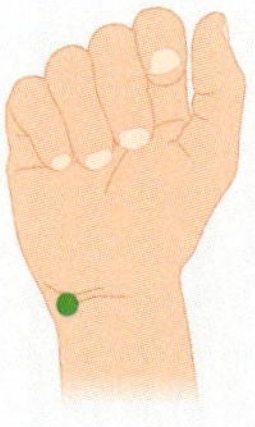

He 7–Shenmen – Göttliches Tor
Auf der Beugefalte des Handgelenks befindet sich der Punkt am äußeren Rand der äußeren Sehne.

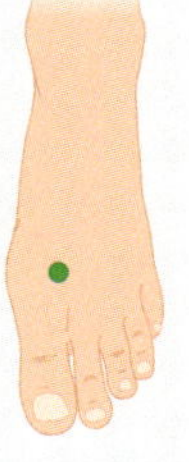

Le 3–Taichong – Höchste Attacke
Dieser Punkt liegt im Winkel zwischen dem ersten und dem zweiten Mittelfußknochen.

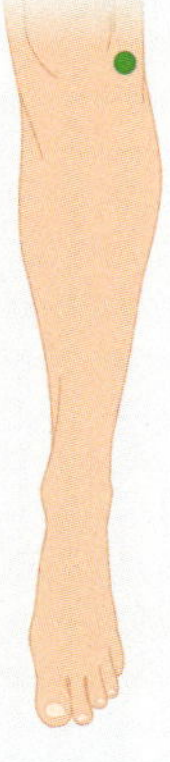

Ma 36–Zusanli – Göttlicher Gleichmut
Der Punkt liegt an der Außenseite der Schienbeinkante, etwa drei Querfinger unterhalb vom Kniegelenksspalt.

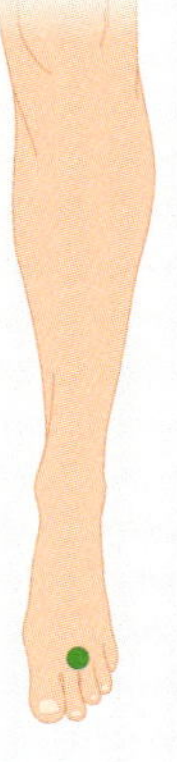

Ma 44–Neiting – Innenhof
Der Punkt liegt zwischen dem zweiten und dritten Zeh einen halben Querfinger entfernt von der Zwischenzehenhaut.

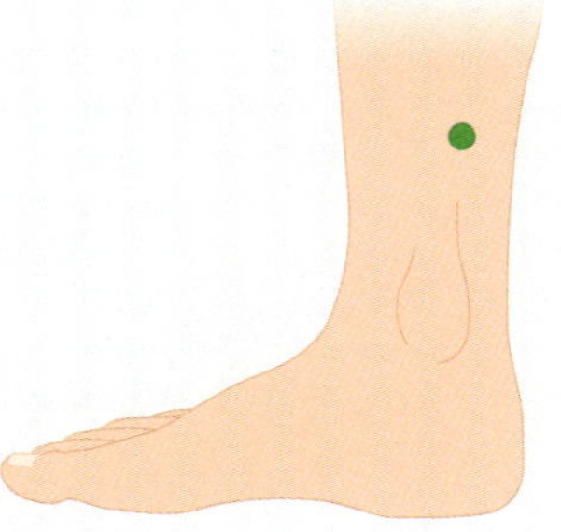

MP 6–Sanyinjiao – Treffpunkt der drei Yin
Sie finden diesen Punkt etwa vier Querfinger über dem höchsten Punkt des inneren Knöchels an der Seite des Schienbeinknochens.

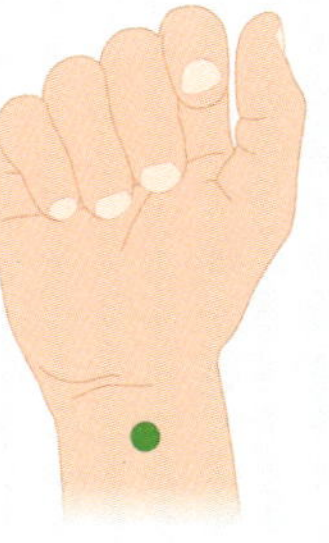

Pe 6–Neiguan – Innerer Grenzwall
Dieser Punkt liegt zwischen den zwei tastbaren Hauptsehnen zweieinhalb Querfinger Richtung Ellenbeuge, ausgehend vom Handgelenk.

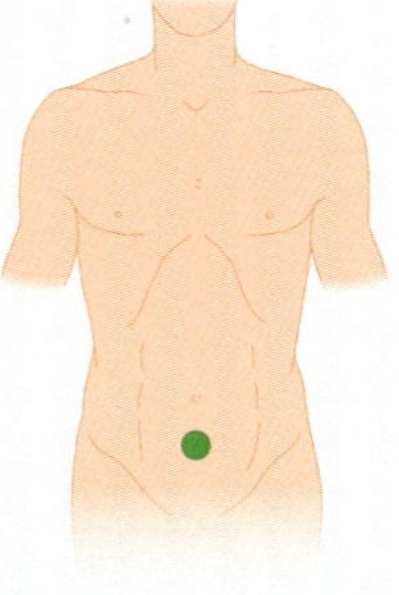

Ren 4–Guanyuan – Meer der Energie
Sie finden diesen Punkt in der Mittellinie des Bauches vier Querfinger unterhalb des Nabels.

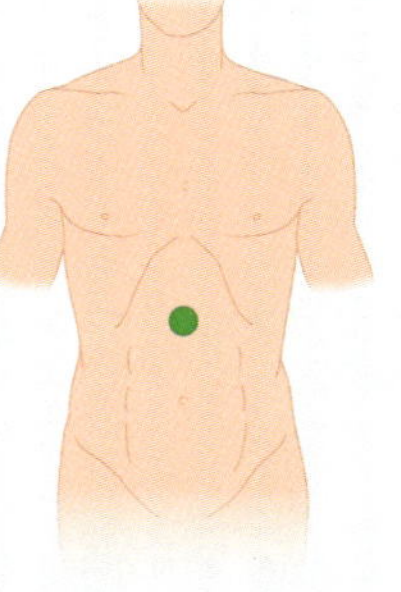

Ren 12–Zhongwan – Zentrum des Magens
In der Mittellinie des Bauches, etwa eine Handbreit oberhalb des Nabels, ertasten Sie den Punkt.

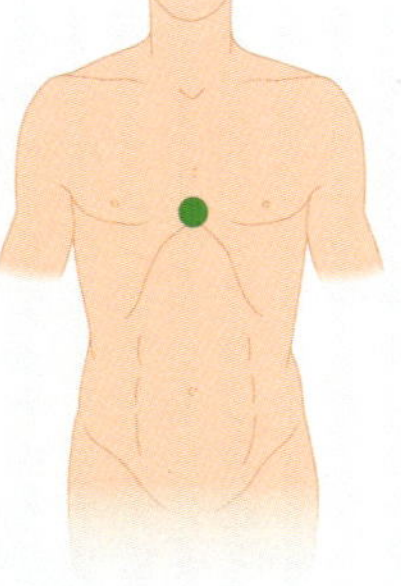

Ren 17–Shanzhong – Taubenschwanz
Dieser Punkt liegt in der Mittellinie des Bauches, und zwar in der Mitte des Brustbeins zwischen den Brustwarzen.

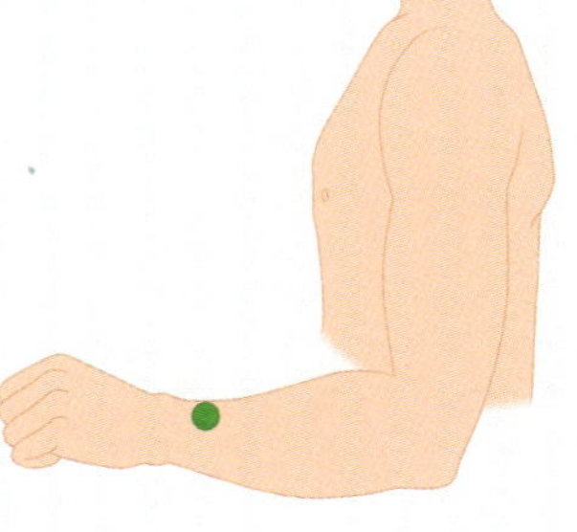

SJ 5–Waiguan – Äußerer Pass
Er liegt auf der Mitte zwischen Elle und Speiche, zweieinhalb Querfinger ellenbogenwärts von der rückwärtigen Beugefalte des Handgelenks.

BÜCHER, DIE WEITERHELFEN

Angres, Volker; Hutter, Claus-Peter; Ribbe, Lutz: *Futter fürs Volk.* Droemer Knaur.

Birus, Thomas: *Was macht Tiefkühlpizza knusprig?* Fischer.

Croft, John: *Heilkraft aus dem Meer.* Natura Viva.

Elmadfa, I.; Aign, W.; Muskat, E.; Fritzsche, D.: *Die große GU Nährwert-Kalorien-Tabelle.* GRÄFE UND UNZER.

Grimm, Hans-Ulrich: *Aus Teufels Topf.* Droemer Knaur.

Grimm, Hans-Ulrich: *Die Ernährungslüge.* Droemer Knaur.

Grimm, Hans-Ulrich: *Die Suppe lügt.* Klett-Cotta.

Grimm, Hans-Ulrich; Sabersky, Annette: *Mund auf, Augen auf.* Droemer Knaur.

Grimm, Hans-Ulrich; Zittlau, Jörg: *Vitaminschock.* Droemer Knaur.

Grünwald, Jörg; Jänicke, Christof: *Grüne Apotheke.* GRÄFE UND UNZER.

Heepen, Günther H.: *Schüßler-Salze.* GRÄFE UND UNZER.

Helmke Hausen, Monika: *Lebensquell Schüßlersalze.* Goldmann.

Hendel, Barbara: *Wasser vom Reinsten.* Ina Verlag.

Hendel, Barbara; Ferreira, Peter: *Wasser & Salz, Urquell des Lebens.* Ina Verlag.

Jentschura, Peter; Lohkämper, Josef: *Gesundheit durch Entschlackung.* Verlag Peter Jentschura.

Jopp, Andreas: *Risikofaktor Vitaminmangel.* Haug.

Klever-Schubert, Katrin; Knophius, Heike: *Klevers Fett-weg-Plan.* GRÄFE UND UNZER.

Lück, Erich: *Der Mensch is(s)t misstrauisch – Lexikon der Lebensmitteletiketten.* Humboldt.

Münchhausen, Marco von; Despeghel-Schöne, Michael: *Abnehmen mit dem inneren Schweinehund.* GRÄFE UND UNZER.

Münchhausen, Marco von: *So zähmen Sie Ihren inneren Schweinehund.* Campus.

Pies, Josef: *Immun mit kolloidalem Silber.* VAK.

Pollmer, Udo; Hoicke, Cornelia; Grimm, Hans-Ulrich: *Vorsicht Geschmack.* rororo.

Pollmer, Udo; Warmuth, Susanne: *Lexikon der populären Ernährungsirrtümer.* Piper.

Pollmer, Udo; Fock, Andrea; Gonder, Ulrike; Haug, Karin: *Prost Mahlzeit.* Kiepenheuer & Witsch.

Simons, Anne; Rucker, Alexander: *Gesund länger leben durch OPC.* Maya Media.

Simons, Anne: *Das OPC-Arbeitsbuch.* Maya Media.

Strunz, Ulrich; Jopp, Andreas: *Fit mit Fett – gute Fette von Killerfetten unterscheiden.* Heyne.

Strunz, Ulrich; Jopp, Andreas: *Forever young – Geheimnis Eiweiß.* Heyne.

Strunz, Ulrich; Jopp, Andreas: *Mineralien – das Erfolgsprogramm.* Heyne.

Stumpf, Werner: *Homöopathie.* GRÄFE UND UNZER.

Vonwald, Gabriela: *Gesundheit aus Dosen.* Kamphauser.

Wagner, Franz: *Akupressur.* GRÄFE UND UNZER.

Wiesenauer, Markus; Kerckhoff, Annette: *Homöopathie für die Seele.* GRÄFE UND UNZER.

ADRESSEN, DIE WEITERHELFEN

Deutschland

Aktionskommitee Kind im Krankenhaus e. V. – AKIK Bundesverband e.V.
Nordendstraße 32a
60318 Frankfurt
www.akik.de

Alopecia areata Deutschland (AAD) e.V.
Postfach 100145
47701 Krefeld
www.kreisrunderhaarausfall.de

Arbeitsgemeinschaft Allergiekrankes Kind e. V.
Hilfe für Kinder mit Asthma, Ekzem oder Heuschnupfen
Nassaustraße 32
35745 Herborn
www.aak.de

Berufsverband Deutscher Präventologen e.V.
Ludwig-Barnay-Straße 1
30175 Hannover
www.praeventologe.de

Biochemischer Bund Deutschlands e.V.
In der Kuhtrift 18
41541 Dormagen
www.biochemie-online.de
Dachorganisation der etwa 80 Biochemischen Gesundheitsvereine in Deutschland. Hier finden sich Freunde und Anwender der Mineralsalztherapie nach Dr. Schüßler

Bundesarbeitsgemeinschaft der Seniorenorganisationen BAGSO
Eifelstraße 9
53119 Bonn
www.bagso.de

Bundesgemeinschaft der Eltern und Freunde hörgeschädigter Kinder e.V.
Pirolkamp 18
22397 Hamburg
www.spektrum-hoeren.de

Bundesverband Neurodermitiskranker in Deutschland e.V.
Oberstraße 171
56154 Boppard
www.neurodermitis.net

Bundeszentrale für gesundheitliche Aufklärung
Ostmerheimerstraße 220
51109 Köln
www.bzga.de

Deutsche Haut- und Allergiehilfe e.V.
Gotenstraße 164
53175 Bonn
www.dha-allergien.de

Deutsche Herzstiftung e.V.
Vogtstraße 50
60322 Frankfurt
www.herzstiftung.de

Deutsche Kontinenz Gesellschaft e.V.
Friedrich-Ebert-Straße 124
34119 Kassel
www.kontinenz-gesellschaft.de

Deutsche Rheumaliga Bundesverband e.V.
Maximilianstraße 14
53111 Bonn
www.rheuma-liga.de

Deutsche Schmerzhilfe e.V.
Sietwende 20
21720 Grünendeich
www.schmerzhilfe.de

Deutsche Tinnitus Liga e.V.
Am Lohsiepen 18
42369 Wuppertal
www.tinnitus-liga.de

Deutscher Allergie- und Asthmabund e.V. (DAAB)
Fliethstraße 114
41061 Mönchengladbach
www.daab.de

Deutscher Neurodermitikerbund
Spaldingstraße 210
20097 Hamburg
www.dnb-ev.de

Deutscher Psoriasisbund e.V.
Seewartenstraße 10
20459 Hamburg
www.psoriasis-bund.de

Deutscher Verband für Gesundheitssport und Sporttherapie e.V.
Vogelsangerweg 48
50354 Hürth/Efferen
www.dvgs.de

Deutscher Zentralverband homöopathischer Ärzte e.V.
Am Hofgarten 5
53113 Bonn
www.dzvhae.de

foodwatch e.V.
Brunnenstr. 181
10119 Berlin
www.foodwatch.de

Greenpeace Deutschland e.V.
Große Elbstraße 39
22767 Hamburg
www.greenpeace.de

Homöopathie-Forum – Organisation klassisch homöopathisch arbeitender Heilpraktiker e.V.
Grubmühlerfeldstraße 14 a/b
82131 Gauting bei München
www.homoeopathie-forum.de

Informationszentrale Haut
bietet Links zu Selbsthilfegruppen für Hauterkrankungen
www. Informationszentrale-haut.de

Internationale Gesellschaft für ganzheitliche Zahnmedizin e.V.
Kloppenheimerstraße 10
68239 Mannheim
www.gzm.org

Kuratorium Knochengesundheit e.V.
Leipziger Straße 6
74889 Sinsheim
www.osteoporose.org

ÖKO-TEST Verlag GmbH
Kasseler Strasse 1a
60486 Frankfurt am Main
www.oekotest.de

Selbsthilfe Online Hrsg.: Fördergemeinschaft für Taubblinde e.V.
Katteweg 15a
14129 Berlin
www.selbsthilfe-online.de

Selbsthilfegruppe für Pilzerkrankungen und Chronische Müdigkeit – CFS und MCS
Weskammstraße 11
12279 Berlin
www.kunden.www-pool.de/cfs+mcs-berlin

Weight Watchers
Postfach 105344
40044 Düsseldorf
www.weightwatchers.de

Österreich

Biochemischer Verein Graz
Carnerigasse 28
8010 Graz
Büro:
Ordination Dr. Franz Reinisch
Keplerstraße 116/I
8010 Graz

Bundesministerium für Gesundheit und Frauen
Radetzkystraße 2
1030 Wien
www.gesundheit.bmsg.gv.at

ÖGHM – Österreichische Gesellschaft für Homöopathische Medizin
Mariahilferstraße 110
1070 Wien
www.homoeopathie.at

Schweiz

Bundesamt für Gesundheit
3003 Bern
www.bag.admin.ch

HVS – Homöopathieverband Schweiz
Postfach
8708 Männedorf
www.hvs.ch

Verein für angewandte Biochemie
Säntisstrasse 31
8964 Rudolfstetten
Sekretariat: Susanne Pancaldi
Langmattstrasse 28
5064 Wittnau/AG

Wichtiger Hinweis

Dieser Ratgeber stellt die häufigsten Alltagsbeschwerden vor; er gibt Ratschläge zur Vorbeugung und Selbstbehandlung und zeigt deren Grenzen auf. Alle Informationen in dem Buch stellen die Erfahrung bzw. Meinung der Verfasserin dar. Sie wurden von ihr nach bestem Wissen erstellt und mit größtmöglicher Sorgfalt geprüft. Wenn Sie sich in der Vorsorge oder bei der Behandlung nicht sicher sind oder wenn unvorhersehbare oder unklare Begleitumstände auftreten, suchen Sie unbedingt ärztlichen Rat, der durch kein Buch zu ersetzen ist! Weder Autorin noch Verlag können für eventuelle Nachteile oder Schäden, die aus den im Buch gegebenen praktischen Hinweisen resultieren, eine Haftung übernehmen. Naturheilverfahren können nicht grundsätzlich eine schulmedizinische Behandlung ersetzen. Jede Leserin, jeder Leser muss in eigener Verantwortung entscheiden, ob sie/er die in diesem Ratgeber dargestellten Naturheilverfahren und Vorbeugemaßnahmen einsetzen möchte.

REGISTER

IMPRESSUM

Genehmigte Lizenzausgabe für Verlagsgruppe Weltbild GmbH, Steinerne Furt, 86167 Augsburg

Programmleitung: Ulrich Ehrlenspiel
Redaktion: Monika Rolle
Lektorat: Gerdi Killer für bookwise GmbH, München
Bildredaktion: Henrike Schechter
Satz und Gestaltung: bookwise GmbH, München
Innenlayout: independent Medien-Design, München
Umschlaggestaltung: Atelier Seidel, Verlagsgrafik – Maria Seidel, Teising
Umschlagmotive: © shutterstock
Gesamtherstellung: Offizin Andersen Nexö Leipzig GmbH, Zwenkau
Printed in the EU
978-3-8289-4224-0

2013 2012 2011
Die letzte Jahreszahl gibt die aktuelle Lizenzausgabe an.

Einkaufen im Internet:
www.weltbild.de

Bildnachweis

Fotoproduktion:
Nicolas Olonetzky (S. 2 oben, 7 Mitte, 8-9, 51, 88, 183, 191, 220–221, 244, 245, 255). Katja Dingel (S. 2 unten re., 10, 26–27, 198–199, 258).

Weitere Fotos:
Arco Images: S. 83, 123. Avenue Images: S. 80, 163. Borucki, Hans-Christoph: U3. Corbis: S. 4 Mitte, 41, 62, 105, 173. Ernst, Beat: S. 77, 94, 133. Getty: S. 23, 69, 75. GU-Archiv: S. 4 re., 29, 145, 235, 238, 273 (H. Bischof); S. 6 li., 58, 106, 121, 171, 186, 197 (J. Rickers); 7 li., 127, 270 (A. Hoernisch); 59, 113 (L. Lenz); 149 (M. Weber); 180 (T. Roch); 254 (B. Büchner). IFA: S. 2 unten li., 7 re., 47, 119. Jump: S. 73, 125, 138, 194. Mauritius: S. 4 li., 6 re., 12, 33, 48, 55, 65, 117, 131, 184. Science Photo Library: S. 15, 56, 57. Stockfood: S. 71, 82, 93, 155, 169, 223, 227, 230, 241, 262. Wildlife: S. 39, 159, 179. Zefa: S. 31, 108, 152, 176, 219.

Illustrationen:
Holger Vanselow

Wichtiger Hinweis

Dieser Ratgeber stellt die häufigsten Alltagsbeschwerden vor, er gibt Ratschläge zur Vorbeugung und Selbstbehandlung und zeigt deren Grenzen auf. Alle Informationen in dem Buch stellen die Erfahrung bzw. Meinung der Verfasserin dar.
Sie wurden von ihr nach bestem Wissen erstellt und mit größtmöglicher Sorgalt geprüft. Wenn Sie sich in der Vorsorge oder bei der Behandlung nicht sicher sind oder wenn unvorhersehbare oder unklare Begleitumstände auftreten, suchen Sie unbedingt ärztlichen Rat, der durch kein Buch zu ersetzen ist! Weder Autorin noch Verlag können für eventuelle Schäden, die aus dem im Buch gegebenen praktischen Hinweisen resultieren, eine Haftung übernehmen.
Naturheilverfahren können nicht grundsätzlich eine schulmedizinische Behandlung ersetzen.
Jede Leserin, jeder Leser muss in eigener Verantwortung entscheiden, ob sie/er die in diesem Ratgeber dargestellten Naturheilverfahren und Vorbeugemaßnahmen einsetzen möchte.